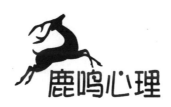

鹿鸣心理

HANDBOOK OF MENTALIZING IN MENTAL HEALTH PRACTICE

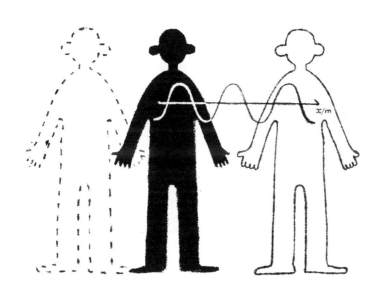

Anthony W.Bateman

Peter Fonagy

心智化手册

[英] 安东尼·W·贝特曼 [英] 彼得·冯纳吉 主编

吴明霞 主译

重庆大学出版社

谨以此书献给每天给我们启发和挑战的学生和来访者

巴尼特、恩菲尔特、哈林盖心理健康信托机构圣安医院哈利维克部门心理治疗的精神科顾问医生，伦敦大学学院客座教授，哥本哈根大学心理治疗兼职教授，伦敦安娜·弗洛伊德国家儿童和家庭中心顾问，得克萨斯州休斯敦贝勒医学院门宁格诊所与门宁格精神病学与行为科学系顾问医生

埃弗拉因·布莱伯格（Efrain Bleiberg），医学博士
得克萨斯州休斯敦贝勒医学院门宁格精神病学与行为科学系教授、副主席，儿童青少年精神病学主任

辛迪·德科斯泰（Cindy DeCoste），理学硕士
美国康涅狄格州纽黑文耶鲁大学医学院精神医学系母亲和学步儿项目副研究员

彼得·冯纳吉（Peter Fonagy），哲学博士，英国科学院院士
英国伦敦大学学院临床教育与健康心理学研究系主任、弗洛伊德精神分析荣誉教授，伦敦安娜·弗洛伊德国家儿童和家庭中心首席执行官，英国精神学分析学会成员及培训分析师

凯瑟琳· 弗里曼（Catherine Freeman），文学硕士
英国伦敦私人执业精神分析心理治疗师和人格障碍临床顾问

乌拉斯·卡恩（Ulla Kahn）
瑞典斯德哥尔摩郡议会依赖障碍治疗中心顾问、精神科医生、认证心理治疗师

米丽娅姆·卡兰（Mirjam Kalland），哲学博士
芬兰赫尔辛基大学社会科学学院社会工作和家庭研究系兼职教授，西贝柳斯学院音乐教育兼职教授，福克海森研究中心高级研究员

西格蒙德·卡特鲁德（Sigmund Karterud），医学博士，哲学博士
挪威奥斯陆大学医学系教授、奥斯陆大学医院人格精神病系医疗主任

莫滕·科尔比（Morten Kjolbe），医学博士

丹麦日德兰里斯考奥尔胡斯大学人格障碍诊所首席顾问心理治疗师，日德兰奥尔堡大学沟通与心理系副教授

亚历山德拉·莱玛（Alessandra Lemma），理学学士，文学硕士，哲学硕士，临床心理学博士

英国伦敦塔维斯托克和波特曼国家医疗服务信托心理疗法开发部门主任，伦敦大学学院精神分析部门客座教授，埃塞克斯健康和人类科学学院心理疗法客座教授

本尼迪克特·罗伊克（Benedicte Lowyck），哲学博士

比利时鲁汶大学科滕伯格精神病医院心理治疗师和研究者

帕特里克·卢伊滕（Patrick Luyten），哲学博士

比利时鲁汶大学心理学系副教授，英国伦敦大学学院临床、教育与健康心理学研究系高级讲师

琳达·梅斯（Linda Mayes），医学博士

美国康涅狄格州纽黑文耶鲁大学医学院耶鲁儿童研究中心阿诺德·格塞尔儿童精神病学、儿科和心理学教授，英国伦敦安娜·弗洛伊德国家儿童和家庭中心董事团队主席

弗林·奥马利（Flynn O'Malley），哲学博士

美国贝勒医学院门宁格精神病学和行为科学系副教授，得克萨斯州休斯敦门宁格诊所青年人指南针项目主任

马留卡·帕有罗（Marjukka Pajulo），医学博士，哲学博士

芬兰图尔库大学儿童精神病学系儿童精神病学家、高级研究员，芬兰赫尔辛基公共卫生学会公共卫生研究中心高级研究员

比约恩·菲利普斯（Björn Philips），哲学博士

瑞典斯德哥尔摩市政厅依赖障碍治疗中心心理治疗协调员，瑞典斯德哥尔摩克罗地亚人研究所临床神经科学系博士后研究员，瑞典林科平大学行为科学系讲师

特鲁迪·罗索（Trudie Rossouw），南非精神病学博士

英国伦敦东北基金会儿童和青少年精神病专家顾问

芬尼·斯卡德鲁德（Finn Skårderud），医学博士

挪威利勒哈默尔大学儿童和青年能力发展研究中心教授，挪威奥斯陆区域饮食服务部门高级精神病学家

南希·萨奇曼（Nancy Ellen Suchman），哲学博士

美国康涅狄格州纽黑文耶鲁大学医学院精神病系、耶鲁儿童研究中心精神病学系副教授

玛丽·塔吉特（Mary Target），哲学博士

英国伦敦大学学院精神分析教授，英国伦敦安娜·弗洛伊德国家儿童和家庭中心专业主任

巴特·范德尼德（Bart Vandeneede），文学硕士

比利时鲁汶大学精神病学中心心理治疗师、研究员

安妮莉斯·维赫特–普莱特（Annelies Verheugt-Pleiter），心理学硕士

荷兰阿姆斯特丹荷兰精神分析研究所儿童心理治疗与分析及成人部门心理治疗师、精神分析师

鲁迪·韦尔莫（Rudi Vermote），医学博士，哲学博士

比利时鲁汶大学医学与心理学系副教授，科滕伯格校区精神病中心人格障碍精神分析治疗部门主任，研究生精神分析治疗培训部门主任

朱利安·泽瓦尔金克（Jolien Zevalkink），哲学博士
荷兰阿姆斯特丹精神分析研究所科研质保部门主任，荷兰奈梅亨拉德布大学发展心理学讲师

权益披露
下述参与人科研项目支持来源为：

琳达·C.梅斯，医学博士——目前研究得到美国卫生与公众服务部的支持，基金来源包括：国家研究院酒精滥用与酒精中毒项目 R21AA017685；国家研究院儿童健康与人类发展项目 R01 HD044796（主要研究员[PI]）、R01 HD057947；国家研究院药物滥用项目，P01 DA0022446、P50 DA026437、R21 DA027737 (PI)、R21 DA029445、RL1 DA024856。

下列参与者与本书不存在经济利益冲突：

乔恩·G.艾伦，哲学博士

艾亚·阿森，医学博士，英国皇家精神科医院院士

道恩·贝尔斯，理学硕士

安东尼·W.贝特曼，文学硕士，英国皇家精神科医院院士

埃弗拉因·布莱伯格，医学博士

辛迪·德科斯泰，理学硕士

彼得·冯纳吉，博士，英国科学院院士

凯瑟琳·弗里曼，文学硕士

乌拉斯·卡恩

米丽娅姆·卡兰，哲学博士

西格蒙德·卡特鲁德，医学博士

亚历山德拉·莱玛，理学学士，文学硕士，哲学硕士，临床心理学博士

本尼迪克特·罗伊克，哲学博士

帕特里克·卢伊滕，哲学博士

弗林·奥马利，哲学博士

马留卡·帕有罗，医学博士

比约恩·菲利普斯，哲学博士

特鲁迪·罗索，南非精神病学博士

芬尼·斯卡德鲁德，医学博士

南希·萨奇曼，哲学博士

玛丽·塔吉特，哲学博士

巴特·范德尼德，文学硕士

安妮莉斯·维赫特-普莱特，心理学硕士

朱利安·泽瓦尔金克，哲学博士

我是从2008年开始接受精神分析的系统培训的。当时在中德班接受了第一期培训后，就发现精神分析这个东西太可怕了，它太有吸引力了！我担心自己一头扎进去之后在高校就活不下去了，因为预估学习精神分析和实践它，需要花大量的时间、精力和钱，可能就没有多少时间做科研了（而这是高校老师的基础款）。我就在想，有没有什么主题能够兼顾满足高校里存活的必要条件，"存活下去"意味着要做科研、做教学、做临床实践，是"既……又……叒……叕"的。在精神分析体系之内探索研究了一番之后，发现了心智化，它完全满足"既又叒叕"。可生活、可科研、可临床、可脑神经机制、可哲学艺术；而且任何学派都能用得上，可以说它是一个百搭款，它架起了精神分析与认知行为之间的桥梁，也可以与系统家庭疗法成为创造性的CP(couple)。

所以从2009年开始到现在，我就和研究生们一起做了一系列围绕心智化的研究和实践工作。最开始是翻译引进或者编制测评工具，后来跟着本书以及研究文献照猫画虎做干预，之后是做母婴、幼儿、儿童、青少年和父母、教师等心智化方面的研究，一路就这么"活了下来"。在阅读、研究和实践心智化期间，大概在2014年左右读了英文版的《心智化手册》，遂推荐给重庆大学出版社的王斌，他也觉得很不错，便引进国内来由我组织团队翻译。因而就有了现在这本书与大家的相遇。这真的很好啊！有的时候，就是这样，一个小小的发愿，慢慢地便开出一朵花来。随着近几年心智化在国内火热起来，我相信心智化会花香万里，花进万家，花开万家。

自"心智化"这个术语被纳入精神分析或心理治疗领域以来，虽然只有短短30多年的时间，但其理论及临床实证研究都飞速扩展。不仅如此，"从精神分析师到脑神经科学家，从儿童发展研究者到基因研究者，从存在主义哲学家到现象学家，无一不被它吸引，范围之广令人称奇！"皆因心智化这个概念构想，直指人性最核心的部分，它既是能力也是心理过程，可以说，它在我们普罗大众的生活中无处不在，包罗万象，谁的幸福生活能缺得了它呢？"好好地活着"（well-being）如此有赖于心智化，只是大多数人没从这个角度想而已。

《心智化手册》是一个指南，但不是特别具体的技术指南——告诉你什么问题要怎么做、怎么说，当然它也关注技术，这本书的重点还在于帮助专业人员理解心智化在发展上、在病理问题上、在生活中、在关系中如何起作用，丧失心智化如何产生误解且破坏关系（包括外在关系、咨访关系，也包括个人与自己的关系），咨询师何时、如何丧失心智化，又如何恢复心智化并保持心智化在线，如何帮助来访者恢复心智化，等等。手捧这本书，在治疗室里与来访者或者病人相遇，在生活中面对各种关系，便多少有了第三方位置，看看此时此刻自己/他人有没有丧失心智化，看到了便能"停下来""慢下来""回顾一下""好奇问询"等，这些技术实在是没什么技术含量！但能停下来反思，对于归位到心智化（乃至重启生活）的轨道本身就十足重要。

心智化是一个很好用的概念工具，因其基于常识，所以相较于传统的精神分析理论而言并不晦涩高深，通过有限的培训和适度的督导就可以学会，但要坚持不懈地践行它，却相当不易。不易不是因为技术和理论很难，而是因为心智化的立场、态度很容易丧失。因此首先且最重要的是，能够且必须用在作为助人者的我们自己身上，要像练习某块功能不佳的肌肉一样反复练习心智化，在与来访者工作时方能用得出来。

冯纳吉给心智化定调为"它不是一个新概念，它只是一个整合性的概念""心智化治疗师是普通人，在某些情况下也会丧失心智化"，他劝诫治疗师要让自己"平常一点儿"。然而做到"平常心"也颇不容易，尤其是接受了多年精神分析系统训练之后，有的时候我感觉自己变成了那个"最懂的人",从心智化的角度来说,这恰恰是丧失心智化的时刻。在接受赫利·德威尔·霍尔(Holly Dwyer Hall)老师的心智化干预督导时,她说:"你要忘掉精神分析"。这真的是一个很好的提醒,避免我过于醉心于深奥的精神分析理论而变得"自以为是"(knowing)。

这是一个矛盾的体验。一方面,学习精神分析让我变得敏锐、深刻、沉稳、厚重,更能理解人之复杂性和脆弱性。如比昂所说,现实是"O",有了精神分析的概念工具,我们有望将自体的边界向无穷无尽的"O"延展,如一点又一点知识的微光逐渐照亮多一点的广袤黑暗/未知(not-knowing)。另一方面,自体仿佛又被概念填充了。我的工作、生活、我的关系,都被这些知识概念充满了,如海绵吸饱了水,除了溢出去,好像内在没有"孔洞"来吸收其他东西,虚空的自体不见了,好像变成了实心球,变得越来越像个"精神分析取向的咨询师",在咨询时凹造型,表面冷静节制、不苟言笑,内在充满了精神分析概念的噪声。

而心智化强调的核心态度是:我们很多时候其实"不知道",也没有必要背负"知道"的责任,因而要"谦虚",进而"好奇、有兴趣"去了解,去承认自己不知道、很困惑、犯错误。这不是在扮演一个谦虚、好奇的咨询师角色,这本就应该是人的真实状态。这要求我们基于真实、诚实、直接、坦率来对待自己,而且大致也这样对待来访者,如此一来,我们的心理过程就是来访者可得的。有能力做个普通人,这样的立场本身就足以让人放松,变得因应当下、能允许被对方影响,不去固执地坚持"我是对的"。心智化的过程,便成了一个"去我执"的练习过程。我在翻译这本书和实践心智化的过程中,逐渐重新变得自然、自发、简单、灵活、自在一些了。

话说回来,一开始,我是因钟情于A(创造性的精神分析理论)而与B(心智化)打交道的。现在我脚踩两只船,觉得它们两个都十分重要、各有千秋。在理解人心时,它们是一体两面,离开谁都不完整。我们女士化妆要先打点粉底(精神分析理论的学习和运用),粉底打完了,再抹点腮红,描眉画眼涂个口红(心智化立场的态度和技术),整体效果才出得来。这些仅是我个人学习的心得,或许你有自己的体验,欢迎交流。

近几年随着精读精神分析文献,尤其是阅读比昂的文章和佛学的书籍逐渐增多,我甚至觉得心智化好像是对比昂的某些观点(比如关于"O")的操作化(当然,最初心智化的理论根源的确受比昂理论影响很大,后来心智化才进入发展心理学、脑神经科学的领域);又觉得比昂的思想好像是佛学某些思想的精神分析版本,由此觉得心智化仿佛佛学某些理论的科学版具象呈现,是被西方科学家从佛学中抽取出去科学化了的正念的"亲戚"……或者,人生难得,对于人生本质的思考,在所有学科里,在所有人的心里面一直都在发生,未来也会继续。

这本书很详细、很有用,但仅仅是阅读心智化治疗手册和实践指南,还不足以掌握心智化,也不足以把概念转化用来加强心智化的临床干预。培训和督导是必需的。从我个人的体验来说,最重要的是在生活中践行,即,所谓的"闻思修"三部曲,需步步到位。在形容心智化治疗师应有的人格时,冯纳吉提到"笨手笨脚"效应,他说:"探索性的态度是最重要的……要做好任何事情,你都必须谦逊地跟跄前行,凭着直觉去摸索,迷失方向,犯些愚蠢的错误。你要有勇气尝试一项重要而艰巨的任务,而且有可能做得很糟糕。而平庸者的标志就是:在尝试新事物时,害怕自己显得无能。"说得真好!朋友们,学起来,做起来,此处引用这句咱们共勉。

我在翻译上并非内行,翻译此大部头遇到了相当大的困难。最初翻译时,实在是才疏学浅,时常发觉每个字都认识,但就是不知道整句话要表达什么意思。有的时候,查阅若干文献,又四处请教,忙了大半天才翻译一小段,看着那几百页密密麻麻的英文字符,想想都泄气,特别想像孙悟空一样一个筋斗翻过去,却怎么都快不起来,焦虑得睡不好觉,反倒更慢,严重的时候几个月都打不开稿子。后来慢慢地放下心来,反正书再厚,还是有限的,一天翻译一点儿,总是能完成的,这样反而活在当下起来,翻译的同时也能享受吸收知识营养的过程了。而且,好在当时是一个团队一起做事,相互鼓励打气,终于走完了这漫长的翻译路。在此,我要感谢参与本书翻译工作的精神分析取向的咨询师治疗师们、精神科医生和我的研究生们,他们是安晓鹏(第三、四、八、九章)、代江燕(第十四章)、丁彪(前言和致谢、第五章)、范穹宇(第十章)、何梅(第八章)、李雄(第九章)、雷敏(第一章)、罗雅心(第五、十八章)、罗华中(第七章)、王碧恒(第二章)、王凝(术语表、第十一、十六章)、吴铮(第十二章)、许赛艳(目录、第十四、十七、十八章)、杨诗露(第十五章)、杨晓婷(第二、十三章)、赵润平(第六章)、张鸣(第十四章)、张越洋(第二章)。谢谢你们一路陪伴,一起经历这个过程!

受限于能力,本书的翻译虽然历经多次修改,还是一再发现疏漏之处和还可完善之处。读者们翻阅时一定还会发现不少问题,届时欢迎大家不吝赐教!

吴明霞

于重庆

2024年11月25日

　　这是一本关于心智化（mentalizing）的书。心智化这个概念，激发了很多人的兴趣和想象，从精神分析师到神经科学家、从儿童发展研究者到基因学研究者、从存在主义哲学家到现象学家，无一不被它吸引，范围之广令人称奇。对于不同领域的人来说，心智化这个概念都有用，这便在一定程度上说明了，为何心智化这个术语如此人气满满、运用广泛。更为重要的是，事实上心智化是我们的人性最核心的部分，它涉及这样一种能力：在我们尝试理解自己和他人的行为时，我们能够基于有意向性的心理状态来关注自己和他人。如果没有心智化，就不会有活跃的自体感和建设性的社交互动，同样也不会有人际关系中的交互性和个人的安全感。在本书中，我将与合著者们尝试进一步细化"心智化"这个概念，并勾勒它所涵盖的版图。

　　本书追随以下两本书的思路，尝试从发展和临床概念的角度来建构心智化。第一本书是《情感调节、心智化和自体发展》（Fonagy et al., 2002a），该书总结了心智化和依恋之间的关系，并提出：在儿童的发展过程中，应该赋予心智化过程以核心的重要地位。通过心智化的调节作用，童年时期社会认知的异常发展，就与成人心理病理之间关联起来，这个假设在过去的五年内已经被证实了。与此同时，该书还阐述了，如何通过聚焦于心智化过程来提高临床实践能力。第二本书是《边缘型人格障碍的心理治疗：基于心智化的干预》（Bateman & Fonagy，2004）。该书最终将心智化确定为治疗严重心理疾患时的核心心理过程，认为它值得关注，并将心智化治疗看成一种位于心理动力学疗法和认知疗法之间的心理治疗方法。

不同于其他整合性的方法（如人际关系疗法），心智化治疗（MBT）有一个理论参考框架，包括心智化的发展模型、心理病学理论，以及行为治疗的基本假设。识别出能促进心智化能力的特定治疗技术这一过程相当缓慢，但是最终，在《边缘型人格障碍的心智化治疗：实践指南》（Bateman & Fonagy，2006a）这本书中，总结出了关于治疗边缘型人格障碍的技术。这本书概述了治疗的具体操作方法，但是我们认为，只有在所有成分都被整合到一起，并且治疗师以坚持不懈的态度努力促进心智化能力的情形下，边缘型人格障碍的心智化治疗才算是原创的、新颖的。而"以坚持不懈的态度努力促进心智化能力"，一直是心智化治疗区别于其他心理治疗最重要的因素。

不管是在何种情况下使用心智化治疗，其目标都必须是增强心智化。心智化治疗师并不致力于认知重构，不提供洞见，也不试着直接改变行为。心智化过程才是治疗的焦点。但是，如果说在心智化治疗中不会发生认知和行为的改变，或者病人不会察觉到潜在的意义，又或者无法认识到本应认识到的内容，那也不对。研究证据显示，以上情况都会发生，但是这些变化几乎是作为附带现象发生的。它们都是心智化改变所带来的结果，这特别像正性副作用，而且，心智化概念本身很宽泛，几乎可以说是涵盖一系列基本心理过程的伞（umbrella）概念，所以，以上这些治疗改变也是心智化这个宽泛的概念所覆盖的范畴。

最初，心智化这个概念的宽泛程度，激发我们将它看作心理治疗中的多种共同要素之一。所有的心理治疗，无论它们聚焦于什么，都可能会去重建一个交互式的依恋矩阵，而心智化会在这样的矩阵当中得以发展，有时甚至会茁壮成长。干预激发出心智化的正性改变，作为副产品，且不管治疗的靶目标是什么，均可以作为认知、情绪和行为进一步改变的催化剂；而治疗师的心智化引发病人的心智化和更健康的心理功能。这并不是说，心智化是大多数治疗起作用的机制，尽管很有可能是这样，而是说，将病人的心理放在治疗师的心里面，将会让任何治疗工作都更加有效。这不是一个激进的观点——一个病人，若在治疗中感觉自己的主观心理状态被人理解了，那么他就更有可能接受治疗干预。

然而，心智化的催化剂模型多少有些小瞧了心智化的重要性，之所以这么说，有以下几方面原因。首先，有证据表明，在依恋关系背景下，心智化方面存在特定缺陷的人，可能是那些当前被界定为人格障碍的一类人。这是我们最初对边缘型人格障碍的看法，而如今看起来，《精神障碍诊断与统计手册（第5版）》（DSM-V）可能会将反思能力和自体感问题作为所有人格障碍的潜在共同要素。在《精神障碍诊断与统计手册（第5版）》中，人格障碍的定义是：在自体身份认同和人际功能方面的发展性失败，例如，难以对他人进行整合性的表征，而整合性的表征正是心智化的一个关键方面。因此，由心智化问题所导致的、有问题的自体感和功能不良的人际关系，可能是人格障碍评定的强有力标准，而且远超边缘型人格障碍所限定的范围。

其次，心智化是发展性的建构。这就提出了可变性的问题，不只是母亲-孩子之间互动的可变性，还有家庭的可变性，以及发展关键期的可变性，尤其是从儿童期迈入青春期的可变性。因此，心智化发展中的扭曲，有可能超出了人格障碍的范畴，并且，可能有其他人（除人格障碍以外）会因其心智化问题直接得到处理而获益。心智化问题是一系列发展性问题的根源，这一观点具有流行病学的重要性（见第十八章），可以解释某些心理障碍（如，饮食障碍、品行障碍、反社会型人格障碍和抑郁症）发病率增加的原因。这便开启了在儿童期做预防工作的可能性，泽瓦尔金克等人在第六章对此进行了讨论。

最后，心智化是一种基本的心理过程，与所有重大的心理障碍都有关系。因此，相比具有通用性的强化或其他一般心理原理来说，针对许多疾患，心智化治疗都有可能提高幸福感，这毫不令人吃惊。无论病理问题的根源是什么，也不管心智化是不是其核心焦点，有问题的心理过程都会影响一个人思考和表征心理状态的能力，或者，反过来，一个人思考和表征心理状态的能力会影响其心理过程，使其出现问题。例如，抑郁（在第十五章中，卢伊滕和他的同事对此进行了探讨）虽然不是一种心智化障碍，然而，一个人一旦抑郁了，他/她就失去了心智化能力，由于心智化会影响一个人的自体感及其人际关系，因而又会影响抑郁的改善过程，还会因此失去从抑郁中走出来的必不可少的心理能力。创伤（艾伦等人在第十六章中对此进行了探讨）也是一个例子。我们并不是说创伤代表着某种程度的心智化失败，但是，由于创伤对一系列心理过程都有全面的影响，它便不可避免地与心智化交界，而且，二者的交界地带极为重要，可以说，不管采取何种治疗技术和治疗方法来治疗创伤，都要设法处理这个交界地带。

一方面，我们在提到心智化的时候，还是那么谨慎，但是，另一方面，作为整合性的心理过程，心智化与广泛的心理功能相关，我们在提到其重要性的时候，还需要详细阐述。我们建议：在治疗中，不管心智化有没有被当成正式的治疗方法运用于干预之中，任何治疗师都需要从病人的角度看世界；只要聚焦于病人的内在心理过程占了主导地位，有力地致力于病人的主体性，这本身就很有价值。"持续聚焦于病人的主观现实"，体现在本书的所有章节之中。

本书分成两个部分。在这两个部分中，作者们聚焦于临床，不断探索采取心智化视角的治疗效用。总的来说，实证研究结果并不是说在治疗疾患时应首选心智化疗法，而是说，增强病人的心智化能力，可以使其他疗法更为有效。

本书的第一部分是一个综述，回顾了在不同的心理治疗背景下，心智化的视角如何影响我们对病人的治疗。写作的重点，一部分放在了治疗技术上，这些治疗技术用在特定的心理治疗框架或模型中，比如个体治疗、团体治疗和家庭工作，另一部分则放在如何将心智化运用于不同的设置下，如门诊、部分住院和住院。无论是在哪一种背景或设置下开启治疗，在开始治疗前，治疗师都必须很好地理解个体的心智化能力，并以系统而可靠的方式评估它。只有如此，在治疗中，心智化才能成为治疗师和病人的核心焦点。

因此，在本书的第一章里，我们将介绍心智化概念本身，并详细探讨它的多个面向或维度。从这个角度理解心智化，就涉及心智化的评估，在第二章，卢伊滕等人对此进行了探讨。他们认为，评估心智化意味着，通过心智化的多个面向来识别"心智化剖面"。在不同情况下，心智化的各个方面所受到的影响是各不相同的。因而，评估心智化的过程，不是界定某人的单一特质，而是详细界定一个矩阵的过程，在这个矩阵中，心智化的不同面向或多或少受到不同情境的影响，包括人际的、社会的和情绪互动的影响，还涉及更具体的背景的影响。

在第三章到第九章中，作者们阐述了如何在常见的心理治疗模式中实现心智化聚焦。在第三章（Bateman & Fonagy）中，心智化聚焦的方法得到了更好的发展和验证。因此，我们写这一章是为了澄清人们对个体心智化治疗不明了的地方，而不是去重复那些在其他地方呈现过的材料。尽管个体治疗是治疗师和病人的首选治疗设置，但它也有不足之处。首先，无论治疗师多么敏感、医患关系多么和谐，病人从一个治疗师提供给他的心理表征中的获益，仍然是有限的。其次，对某些病人来说，专门聚焦于他们自己的个体治疗，会令其深感压力，也会削弱其心智化功能。相反，团体治疗（Katerud & Bateman，见第四章）可以借助多个人对个体的心理表征所产生的影响，来增强个人的心智化能力。这不仅因为，有更多的人在体验病人的主观体验，还因为，病人也有机会感受其他人的多种主观体验，而且，最为重要的是，这是发生在病人尝试去理解一个人的心智如何影响另一个人的心智的背景下，并且这种关系是团体中的其他成员之间的关系，并不直接涉及病人。团体再造了过去的、发展性的环境，个体能够在其中正常地获得心智化。在过去，50多个人的团体会集体关注一个儿童的心理状态，但是，在西方社会中，这一发展任务已经交给了家庭。家庭成员持续不断地努力挣扎着、把彼此的心理放到自己的心里面来理解。感到不被理解，没人欣赏自己，这种状态令人十分厌恶。因此，家庭成员之间（尤其是父母对待孩子）若难以采取心智化的立场来对待彼此，某个成员就会体会到社会心理的压力，从而产生心理困扰。而这种情况本身也会威胁家庭成员之间的心智化，导致进一步的压力。这个非心智化的循环，令家庭成为一系列心理障碍的理想干预场所。阿森和冯纳吉（Asen & Fonagy）将在第五章探讨这个主题。但是，临床经验显示，某些儿童和某些家庭不太会从心智化治疗中获益。因此，这些儿童需要在父母参与或不参与的情况下单独见治疗师。在第六章，泽瓦尔金克等人（Zevalkink, et al.）将阐述如何把心智化治疗框架和治疗方法运用于问题相对严重的儿童。

　　然后，作者将阐述心智化治疗方法在不同背景下的运用。对于许多需要社会心理干预的人来说，长程治疗并不现实。我们已经开发出了一个简化版的心智化治疗模式，特别适用于团体。最初它是作为短程住院治疗项目的一部分，目的是让病人为进行长程治疗做准备，或者作为治疗模型的自选模块，以及其他治疗项目的临床选择模块。在第七章，艾伦等人将介绍如何进行这种短程心智化治疗。与之相对，某些患严重疾病的人，在其病情较为严重的几个月里，则需要治疗干预来支持和保护他们。第八章中，巴尔斯和贝特曼（Bales & Bateman）将介绍在部分住院项目和心智化治疗初始随机实验背景下的心智化模型。在第十章，韦尔莫（Vermote）等人将呈现住院设置下的心智化模型。与门诊设置相比（Kjolbe & Bateman，将在第九章中介绍门诊设置），在住院和半住院两种设置背景下，临床工作者都要敏锐地意识到：封闭、密集的互动环境，以及持续地关注治疗性环境，都有可能对病人造成伤害，尤其是边缘型人格障碍病人，当然，也可能会提供实质性的益处。我们认为，在这些治疗设置下，关注心智化，可以降低出现负性治疗反应的风险。

本书第二部分是从病人的角度来写作的。我们以诊断分类为出发点，针对每一类病人，较为具体地探讨其心智化问题，而且，无论其治疗设置是什么，我们都能识别出对其行之有效的治疗技术。在第十一章中，贝特曼和冯纳吉澄清了边缘型人格障碍治疗领域的干预技术，而这在最初的治疗手册中较少呈现，进而精进了边缘型人格障碍的治疗，此外，还对治疗师在治疗中的角色进行了深入说明。在临床实践和实证研究中，都较少有证据表明心智化治疗适用于反社会型人格障碍。不过，在第十二章中，贝特曼和冯纳吉阐述了一种新型心智化疗法，专门针对具有长期、严重反社会问题的成年人。这种干预方法基于这样的假设：心智化问题使得这些个体无法识别情绪对其行为的影响，再加上遗传和环境的脆弱性，进而就会引发他们的攻击性。我们将介绍一个项目，该项目在团体治疗背景下旨在增强心智化过程，而这看起来在临床上是有可能成功的。在团体成员之间建立关系，加上低频的个体治疗，可以有效减少暴力犯罪。

我们经由个体童年早期的经历来理解反社会型人格障碍的发展。纵向研究很好地证明了：紊乱的、敌意的、虐待性的早年养育环境与个体后来的攻击性有关联。如果需要理由的话，那么，这便是证明了：对母亲进行干预是正确的，在高风险家庭中，母亲通常是主要的（唯一的）照顾者，而对她们进行干预，可以支持她们与其婴幼儿发展出"将心比心"的情感联结。第十三章，萨奇曼和同事介绍了一个非常棒的早期干预方案，适用于那些身处社会困境，而几乎不可能给予其孩子将心比心照顾的人。这样的干预工作，为心智化在未来发展成为有力的临床工具，指明了一条令人兴奋的道路。

在第十四章，斯卡德鲁德和冯纳吉将从心智化多重失败这一角度来探讨进食障碍。进食障碍的治疗迄今依然是个难题，当前的治疗方法，如认知行为疗法和人际关系疗法，都只有中等程度的疗效。作者认为，夸张地关注身体，可能只是一个人脆弱的自体感的附属品，而有限的心智化功能，又削弱了这个人的自体感。若能处理病人心智化不足的问题，将会令极具挑战性的进食障碍病人获益，也可能给用于治疗进食障碍的其他疗法带来额外的好处。目前，研究心智化疗法对进食障碍的治疗效果，主要采用的是随机对照试验方法。进食障碍病人和其他临床组病人的一个特点是：他们的心智化困难，引起对身体的夸张的关注，关注身体是个体对无法表达和无法体验到的心理状态的表达手段，而这种排他性的关注，又削弱了自体的一致性体验。在第十五章，卢伊滕和他的同事将采用相似的方法来理解抑郁症病人的困难，将他们的认知扭曲（这些认知扭曲往往是糟糕的生活体验所带来的后果），视为因心智化的失败带来的淹没性的影响。我们认为在抑郁和进食障碍中，与其说心智化失败是触发因素，不如说是一个过程，这一过程对问题的维持，以及治疗中常见的阻抗，都起着重要的作用。一旦心智化被削弱，任何治疗技术的效果都不可避免地会受到影响。在第十六章，艾伦等人针对创伤深入地说明了这一心理动力。这里的议题，与其说是设计新的治疗模式，不如说是在探讨如何使优秀的治疗变得更为有效。我们和其他专家都认为，创伤是一种社会体验，这种体验会直接影响心理功能，而这些功能通常来说，本来是可以处理这种创伤的。与创伤有关的主观扭曲，导致了严重的创伤体验，它们被病人体验为物理现实，而非与记忆以及思想和感觉有关的心理现实。理解丧失心智化所带来的破坏性影响，或许有助于治疗那些长期受创伤折磨的病人。在第十七章中，菲利普斯（Philips）等人探讨了物质滥用或物质依赖，这是又一个心理障碍的例子，物质滥用损害社会认知能力，并且严重影响了用于构建治疗关系的心理能力。在这章中，作者们将讨论物质滥用的基本生物学因素，由于依恋和成瘾过程有相同的神经生物学基础，这就引导我们回到了依恋的主题上。虽然二者的关联还未被很好地理解，但是，这一关联以依恋和心智化的关系作为桥梁，将成瘾带入心智化领域。在第十八章，布莱伯格等人整合了前面所有章节中提到的心理疾患，聚焦于青春期这个成长性的阶段，而这个阶段又是人格障碍、抑郁、进食障碍、物质滥用以及其他心理障碍首次出现的时段。作者们概述了一系列专门针对青少年的治疗方法，也许有助于减少后续的发病率。这一章强调：要认识到青春期的重要性，青春期是一个以生物大脑的迅速发育为基础的时期，例如髓鞘形成和突触修剪，是心智化迅猛发展或被削弱的时期。这一章，我们重点突出了心智化发展滞后所造成的脆弱性，以及关注预防工作的价值。

　　我们希望，这本书能反映出当前心智化领域的相关知识，还能对这一领域的临床应用有个相当不错的总结。可以肯定的是，我们没有盖棺定论，这就留给其他人来做吧。对于当代关于心智的理解，我们两位以及我们的许多同事，已经激发起大家的讨论和建设性的审视，这真令人心生愉悦啊！

安东尼·W.贝特曼
彼得·冯纳吉

目 录

第一部分 临床实践

第一部分

临床实践

导论及概述

彼得·冯纳吉

安东尼·W.贝特曼

帕特里克·卢伊滕

心智化这个术语，被同时引入神经科学和临床考量，它指的是一种显著和普遍的人类倾向性，即超越可见的身体躯壳，依据内在心理状态来理解行为，并且对行为做出描述和解释。在《心智化临床实践》（Allen et al.，2008）一书中，我们大胆地邀请临床工作者将心智化视为心理治疗干预的基础，这样的邀请看似有些鲁莽，却也不无道理，因为"将心比心"，理解自己和别人，是心智化所强调的人类最根本的能力。功能失调的心智化导致自体体验障碍，这样的情况发生在所有严重到需要转诊寻求心理治疗的情形当中。秉持任何治疗模式的心理治疗师，无论他们是否在其理论中明确地将"心智化"进行概念化，都要用到这一能力，而且，好的疗效也都可以概念化为心智化能力的改善。不仅如此，很多心理治疗技术都可以专门用来加强心智化，现在，持多种理论取向的临床工作者（特别是欧洲和美国的），在其日常的临床实践中都会用到聚焦于心智化的方法。心智化视角下的心理治疗，现在已在多种不同的治疗情况下，用于治疗各种各样的心理问题。在本书中，我们的目的便是：在现今心理健康实践中，为普遍应用心智化理论和技术提供指南。

心智化是社会认知的一种形式。它是一种富有想象力的心理活动，能够使我们根据有意向性的心理状态（intentional mental states）（如，需要、欲望、感觉、信念、目标、意图和原因），去感知和解释人的行为（Allen et al.，2008；Bateman & Fonagy，2006a；Fonagy & Target，2005）。20多年前，我们就已研发出了聚焦心智化的临床治疗方法的初步版本,现在已经更为成熟(Fonagy,1989),而且,根据其他人和我们自己工作中的实践观察,我们已在心理问题治疗中尝试着完善和检验心智化疗法。

在以往的工作中(Bateman & Fonagy,2004;Fonagy et al.,2002),我们一致认为:

1. 依据他人可能的想法、感觉、愿望和渴望来理解他人的行为,这不完全是一种先天素质,在某种程度上也是一种发展性成就。

2. 获得这一能力,取决于依恋关系的质量——特别是(但不是唯一)早期依恋的质量,因为,早期依恋反映了我们的主观经验在多大程度上被我们所信赖的人所充分镜映。

3. 情感镜映的质量,会影响情感调节过程的发展,也会影响自我控制(包括注意机制和努力控制)的发展,还会影响心智化能力的发展。

4. 早年依恋的中断和后期的创伤,有可能会扰乱心智化能力,还会影响与之相关的连贯的自体结构的发展。

5. 心智化能力包含"特质"和"状态"两方面,它们随情绪唤起和人际情景的不同,而在质量上有所变化。

6. 通常来说,心智化及其相关的情感表征、情感调节、知觉以及注意控制能力,通常会与主体性(subjectivity)的形式混同在一起(obscure);从心理层面上讲,主体性的发展是早于心智化的。

7. 心智化失败,加上严重的自体结构紊乱,可以用来充分理解边缘型人格功能的核心特征。尤其是我们之前已经提到过,边缘型人格功能,可以理解为以下几种情况所带来的后果:

    a) 在情绪紧张的关系情景中,丧失心智化。

    b) 在这些情况下,再度出现完整心智化出现之前的、关于主观经验的思考模式。

    c) 我们认为,个体在将内部状态外化的持续性的压力(投射性认同)之下,会再度外化紊乱的、无法忍受的、痛苦的自体状态(自毁的异化自体)。

在某些已出版的刊物或书籍中,我们回顾了支持以上这些论点的证据(Bateman & Fonagy,2004;Fonagy & Bateman,2006a,2007,2008;Fonagy & Target,2006;Luyten et al.,2011c)。本质上,我们认为:社会认知的缺损,尤其是依据心理状态来理解自己和他人的能力的缺损,在诸多涉及自体病理的精神疾病的发展中都起着重要的作用(Sharp et al.,2008),尤其是边缘型人格障碍(Bateman & Fonagy,2004)、反社会型人格障碍(Bateman & Fonagy,2008a)和进食障碍(Skårderud,2007b,2007c)。聚焦于病人在依恋关系情景中心智化能力的治疗干预会有助于改善他们情感和行为方面的病理状况。在过去的几十年里,我们已针对各种障碍和问题行为开发出了一些干预和治疗项目(Bateman & Fonagy,2004;Fearon et al.,2006;Skårderud,2007a;Twemlow et al.,2001),有些干预和治疗项目还在随机控制实验里进行了评估(Bateman & Fonagy,2007,2008b;Fonagy et al.,2009)。某些控制实验还尚在进行中(Bateman & Fonagy,2007;Fearon et al.,2006;Sadler et al.,2006)。

在本章中,为了理解心理障碍,我们基于最近收集到的资料,提出了心智化框架的扩展版本。首先,我们将总结社会认知理论的发展。基于当前神经影像学的发现,我们重新检验了心智化的构念,并且提出了一个四成分模型,这也许可以帮助我们把心智化及其相关概念的关系说得更清晰些,还可以为评估心智化提供一个框架(Luyten et al.,2011c)。我们认为:不同的神经认知系统涉及心智化的不同成分或不同方面。因此,根据受到影响的特定认知神经回路的差别,心智化能力的缺损就会具有不同的特征。其次,我们将基于最近的社会心理学和神经生物学研究,探讨依恋与心智化之间的复杂关系,并概述生物行为转换模型,这一模型将暂时性的心智化缺损与应激、情感调节和依恋联系起来。最后,我们将讨论这一模型所蕴含的治疗原则。

需要一个发展的交互模型

在所有严重到要转诊的情况中,我们尝试采用动态发展的观点来思考心智化失调所起的作用(Crick et al.,2005;Hughes & Ensor,2008b)。该观点涉及以下假设:

1. 在不同的发展阶段,障碍的症状表现也会有所不同[异型连续性(heterotypic continuity)]。
2. 在某一发展阶段某个特定的影响也许至关重要,但在其他阶段可能无关紧要。
3. 某些特定心理缺陷所产生的影响,与儿童的发育阶段有关。

4. 诸如心智化这样的复杂能力,具有多重成分(每个成分各自有其发展性的前兆、替代性的调节机制,以及缺陷补偿策略)。

5. 情境因素会调节风险因子与致病结果之间的关系。因此,必须考虑个体达成一般发展阶段任务(normative tasks)的困难,才可能识别出非典型发展(atypical development)。

6. 这个动态模型,不仅必须能解释疾病的成因,还要能够解释有时会发生的心理障碍自发复原过程。

　　我们的观点是:理想的发展模型,既要能描绘心智化能力如何出现,也要能描绘诸多心理障碍中心智化功能缺失是如何发生的。这样的发展模型,是如此复杂,即便鲜有数据能说明它的复杂性,它也终归是一种发展的交互作用模型(transactional models of development)。基于基因和生物学因素建构的个体差异模型、聚焦于应激或创伤经历的环境模型,以及能够甄别出个体面临特定类型环境挑战时脆弱性的互动模型(如素质-应激模型),所有这些模型都不足以说明其复杂性。交互模型内部,蕴含着变化的可能性,因为它考虑了个人对环境的影响,以能够改变二者未来互动性质的方式来改变人和环境的特点(Cicchetti & Rogosch,2002;Steinberg & Avenevoli,2000)。然而,众所周知,交互模型存在线性因果的局限。有人用双手拍掌这个比喻来说明人与环境之间交互作用的病理过程,没有声音可能表明没有击掌,不过,却难以猜出是哪只手不合作(Baird et al.,2005)。

　　发展的交互本质,可能是理解最复杂的心理健康问题成因的关键。边缘型人格障碍就是一个有力的例证。比如,依恋系统的紊乱,可能会导致孩子愈发操纵和控制其所处的环境,但是,这些控制行为却很可能会逐渐损害养育者的能力,使得他们不能为孩子提供有助于其社会认知发展的、既规范又不乏趣味性的环境。

社会认知的发展

　　我们已经在别处详细阐述了边缘型人格障碍的发展模型(Bateman & Fonagy,2004;Fonagy et al.,2002a,2003)。我们的阐述聚焦于社会亲附系统(social affiliative system)的发展。我们认为,这个系统会激发出许多增强人际交往的高级社会认知功能,尤其是在依恋环境中。其中的四个能力对于我们理解边缘型人格障碍和其他严重心理障碍来说至关重要。

1. 情感表征,以及相关的情感调节。

2. 注意控制,也与情感调节密切相关。

3. 双重唤起系统:在大脑前侧区域和后侧区域所承担的不同心理功能之间保持着恰当的平衡。

4. 心智化,一个人际理解系统,在依恋环境中尤为重要。

以上这些能力,是通过孩子与主要养育者的互动发展而来的,因此,也就容易受到孩子体质上的脆弱性的影响。此外,还容易受到极端恶劣环境的影响,比如严重的忽视、心理或者躯体上的虐待、童年期性骚扰,或者其他形式的虐待。

严重的心理障碍都可以概念化为:人的心理能力在表征自身心理活动和心理内容上的失败,这些失败表征的类型是各式各样的,可能包括:思维障碍(反刍思维、认知扭曲、妄想,以及在话语中可检测得到的典型的思维障碍)、记忆障碍(如PTSD,即创伤性记忆在清醒的意识中持续存在)、自体的稳定性和整合性障碍(常见于对边缘型人格障碍的描述)、自体概念和自体意象障碍(在进食障碍病人中最明显,但也有可能是性虐待的结果)、自我认知障碍(在极端形式的障碍中存在,例如卡普格拉综合征,但也可能是自我伤害行为的一个诱因)。社会或关系自体障碍可能存在于一种关系形式之中(通常是亲密二元体之中),或者,也可能存在于更大范围的关系之中(如反社会型人格障碍)。以上这些例子都有一种共同的混乱状态,即心理主体对自身活动的意义、重要性和价值困惑不解。如果,正如我们所主张的那样心智化能力不稳定,或者心智化能力心因性地/防御性地降低是很多心理障碍的核心特征的话,那么任何成功的心理治疗都将会把心智化作为其焦点之一,或者至少会把激发心智化的发展作为其他治疗方法的辅助手段。下面我们会简略回顾该模型中的关键内容。

情感表征

为了获得正常的自体体验,婴儿需要依恋对象准确且因应地镜映自己的情绪信号

（Gergely & Watson，1996）。然而在镜映婴儿的过程中，养育者必须做的不只是（在时间、空间和情感基调上的）因应性。如果要让婴儿将养育者镜映的部分理解为自己情绪体验的一部分而不是养育者情绪的表达，那么，这种镜映还必须是"被标记的"（即夸张或略微扭曲的）（Fonagy et al.，2002a；Gergely，2004）。这将会让婴儿内化反映其体验的表征，从而形成内在心理状态的表征系统（一种社会生物反馈系统）（Gergely & Waston，1996）。因此，我们推测在婴儿期缺乏标记、因应性的镜映体验，会造成婴儿在处于情绪唤起的内在状态时，对自体的次级表征相对不稳固，因而格外容易出现情绪失调。这不仅会减损个体的自我控制能力，还会导致情绪体验具有过于强烈且不可预测的特点。发展出次级表征，意味着有能力给内部状态下定义、赋予意义，而且，还能意识到他人的意图、信念和情绪与自己的有差异。之所以出现这种情况，可能正是因为这一能力被破坏掉了。

该模型强调养育者在协助婴儿获得情感调节能力中所起到的作用，尽管如此，前面讨论的交互模型也要求我们考虑来自婴儿这一方的作用。比如，在某些情况下，我们所观察到的情绪调节障碍，可能是父母-婴儿二元体中，婴儿方面的缺陷所致，婴儿在反应性上有缺陷，会让父母很难或不能进行因应性的回应。再比如，海马体功能异常和杏仁核过度活跃（Herpertz et al.，2001；Schmahl et al.，2003；Tebartz-van Elst et al.，2003；Vermetten et al.，2006），可能会令婴儿出现高度焦虑和情绪不稳定的行为，他们无法从依恋关系的调节性品质中获益，他们以后也有可能会发展成边缘型人格障碍。这一系列情况，很可能会造成紊乱的依恋关系，而这些都主要是由孩子体质上的特征造成的（参见 Lakatos et al.，2000，2002 中的提示性证据）。

注意控制

我们已谈到过，紊乱型依恋会破坏自主能动性的自体发展，也会造成有意控制（Ellis et al.，2004；Posner & Rothbart，2000）方面的长期问题（Fonagy，2001b）。无法主导注意力，似乎直接关系到我们先前提到的情绪不稳定的问题。注意控制不当，加上情绪调节困难，很可能直接或间接地损害一个人在人际交往情境中的能力。特别是在面临社会压力时，这些人很难分配足够的加工处理能力，以理解他们的社会环境。他们可能会因为没有充分考虑社交伙伴的想法或感受而表现出鲁莽的行为，也可能因为他们不能去除一系列关于别人的想法和感受的预设，这些预设鲜有证据支持，大多数人都只能将其搁置一旁。自我调节,可能是通过养育者对婴儿活动的调节来教给婴儿的,或者更准确地说,是被婴儿模仿的。杰伊·贝尔斯基和帕斯科·费隆(Belsky & Fearon, 2002; Fearon & Belsky, 2004)在一项有1 000多名儿童参与的研究中,使用持续性操作测试(CPT)来测量儿童在年龄大些时的注意能力时,发现他们在14个月时的母婴依恋关系质量与其54个月时的注意力表现存在正相关。研究结果还表明,相对于不安全依恋的同龄人来说,安全型依恋的儿童似乎受到了某种保护,他们在持续性操作测试中的注意力表现,不受累积性的社交情境风险(以及性别为男性)的影响(Belsky & Fearon, 2002; Fearon & Belsky, 2004)。科汉斯卡及其同事(Kochanska, 2008a, 2008b)的纵向研究表明:自我控制和情感调节能力的内化,都根植于亲子之间的相互影响。简言之,我们认为婴儿对主要养育者的亲子依恋,对其自我控制的削弱可能具有保护作用,这种自我控制能力,源于运用注意力来协调和管理内在状态的能力。根据推论和确切的实证数据,我们认为这种内部控制力与自主感,以及承担起人际互动责任的能力有关(Weinstein & Ryan, 2010)。

双重唤起系统

研究表明,情绪唤起对于大脑前额叶和后皮层的影响是不同的,这一点很重要。虽然已有证据表明,压力或唤起能够促进自动的心智化,但它也抑制了与受控的心智化相关的神经系统(Lieberman, 2007; Mayes, 2006)。轻度至中度的唤起,有利于优化前额叶功能、习得灵活的心理表征和应对策略。随着任务复杂性的增加,最佳情绪唤起水平降低。互动中进行的心智化(比如在进行情感对话时的心智化)是最复杂的认知任务之一,在这种情况下,我们和病人都容易受到过度唤起的影响。

唤起系统不是单峰分布的,也不是基于单一神经系统的,而是具有不同神经化学基质的多重交互式神经系统,它会调节前额叶和后皮层,以及皮层下功能的特定部分和不同方面。笼统地讲激活是不对的,激活反映的是兴奋和抑制的差异性平衡。由前额叶调控的执行功能(包括计划、工作记忆和预期反应)和受后额叶调控的功能(自动化的反应、选择性注意),由两个不同的神经化学唤起系统来调节(Arnsten, 2000)。随着去甲肾上腺素α-2和多巴胺D1系统相互作用,皮层激活水平增加,前额叶功能在有意控制、计划和组织以及工作记忆方面都有提高。当刺激过度时,去甲肾上腺素α-1和多巴胺D1的抑制性的活动增强,前额叶"下线",由后皮层和皮层下功能(更为自动化的功能)

接管。

这些结论，可以澄清边缘型人格障碍病人情绪敏感性增高的问题。处在情绪唤起状态下的边缘型人格障碍病人，通常会几乎完全失去外显心智化能力。然而，矛盾的是，他们同时似乎会变得与周围人的心理状态调谐一致。这可以用其自动心智化系统激活的阈限值较低来解释。然而，由于他们的外显心智化系统受到抑制，他们尝试解释自己和他人内在心理状态的能力，很可能大打折扣。

心智化

心智化（心理的自体叙事），通常维持着能动主体性的自体感受（Fonagy & Target，1997）。在社会交往背景下，当心智化受损，自体组织失败的某些迹象就会变得很明显。此处，我们也不把自体视为一种表征，而是看作一种具有特定品质的过程，这种品质与自主的观念紧密相关，即与能够有意识地调节自己的行为的感觉紧密相关。很多概念多少都涵盖了与之相同的领域，比如反省（Bleiberg，2001）、正念（Brown & Ryan，2003）和自体叙事的连贯性（Westen & Cohen，1993）等（参见 Choi-kain & Gunderson，2008）。自我叙事的匮乏，会导致自体体验产生特征性的断层或不连续性。尽管我们强调将自体视为过程而非表征，但是，自体的现象学改变，毫无疑问与暂时性的心智化失败有关。面对负面情感时，病人可能无法将自己体验为其行为的发起人，而这不只会导致暂时性的身份弥散（Kernberg，1983），还会体验到不真实感，或痛苦的破碎感、空洞感、无法做出决定、身体意象混乱和性别认同障碍（Akhtar，1992）。通过对专业人员所提供的数据进行因素分析，这些结果均得以证实。这些专业人员专为成年病人（Wilkinson-Ryan & Westen，2000）及青少年病人（Betan & Westen，未出版的文献，2005）工作，具有丰富的临床经验。归根结底，心智化失败的标志是：误读自己和他人心理的倾向。因此，有这种困难的人，在社交情景中会表现得非常糟糕，他们不仅会让想要成为朋友的人感到不快（King-Casas et al.，2008），还会表现出解决社交问题方面的缺陷（e.g.，Hughes & Ensor，2008a）。以上这种倾向，可以看作心理病理的一般标志，在精神分裂症（e.g.，Chung et al.，2008）、抑郁症（e.g.，Uekermann et al.，2008）和自闭症（e.g.，Stichter et al.，2010）的研究中，都提到诊断特异性心智化异常。心智化一旦失败，组织主体性的前心智化模式便会开始出现，此类模式会扰乱人际关系，破坏正常心智化提供的叙事所产生的自体体验的连贯性（见本章后段，抑制心智化的后果）。

为了解释以上某些病理现象,我们将发展性视角,扩展到正常情况下心智化能力产生的背景之中,即,(至少在西方社会中)与主要养育者的关系背景之中,这可能会有助于大家理解这些障碍的发生原理。

依恋和心智化

在与父母、兄弟姐妹和祖父母等家庭成员相处的过程中,孩子们自然而然地就会对心理状态充满好奇。一旦他们尝试去理解与其肌肤相亲的人的行为,他们很快就会明白:行为是基于心理状态而产生的。家庭(确切地说是孩子的依恋关系),提供了一个理解心理状态的自然环境。实际上,孩子所采取的依恋策略,很可能表明了养育者对孩子心理状态的关注程度。(对心理状态)兴趣盎然和理解深刻,可能表明这是一个资源丰富的环境,在这样的环境中,心理状态受到尊重、思考心理状态对孩子的发展大有裨益。但是,如果敏感地对待孩子的心理状态的重要性,被置于确保生存的重要性之后,那么,孩子就可能会觉得,资源最好是用来发展身体能力,他们可能就会很少关注心智化。如果以上推测是合理的,那么,我们便可以预期,心智化能力和安全依恋是正相关关系。而过去几十年的文献研究也表明,情况很可能正是如此。

依恋质量和早期心智化。婴儿期依恋与早期社会性理解之间的关系,是由布雷瑟顿等人(Bretherton et al.,1979)首次报道的。他们发现,与其他婴儿相比,在12个月时安全依恋的孩子,在11个月时,比其他非安全依恋的孩子更多使用原陈述指向[①]。鲍尔比(Bowlby,1969,p.368)清楚地认识到这一早期发展步骤的重要性,这一步骤,对于孩子出现这样的能力是非常必要的:"不仅能够认识到,母亲具有她自己的目标和兴趣,与自己的目标与兴趣不同,而且,她还能够去考虑这些目标与兴趣。"此后,还有几项研究报告了儿童的主要依恋关系的质量与通过标准化的心理理论任务之间的关系(e.g., de Rosnay & Harris,2002;Fonagy & Target,1997;Fonagy et al.,1997;Harris,1999;Meins et al.,1998;Qntai & Thompson,2002;Raikes & Thompson,2006;Steele et al.,1999;Symons,2004;Thompson,2000)。由于依恋和心智化测量之间的相关较弱且不稳定,因此连接二者的路径不太可能是直接的。育儿行为可能同时促进安全依恋和心智化,这一观点最有力的证据来自以下观察:母亲倾向于从心理的角度来理解自己的行为或理

---

① 原陈述指向(protodeclarative pointing)是指:儿童会通过手指指示、展示等身体姿势表达意图,以分享他们对物品的兴趣。——译者注

解子女,包括母亲的将心比心(mind-mindedness)(准确解读主导婴儿行为的心理状态的能力),以及母亲在与婴儿互动或描述婴儿时,表现出"反思功能",这些与心智化和安全依恋都密切相关(Fongay & Target,1997;Meins et al.,2002,2003;Peterson & Slaughter,2003;Sharp et al.,2006;Slade,2005)。

什么样的育儿质量可以促进孩子形成好的心智化能力呢?

孩子在较小年龄理解错误信念,与以下因素有关:较为反思性的育儿实践(Ruffman et al.,1999)、父母控制的质量(Astington,1996;Cutting & Dunn,1999;Dunn et al.,1991b;Ruffman et al.,1999;Vinden,2001)、父母表达自己的情绪(Denham et al.,1994;Meins et al.,2002)、父母讨论情感的深度(Dunn et al.,1991a),以及父母的育儿信念(Baumrind,1991;Ruffman et al.,1999;Vinden,2001)。此类养育方式,很可能有助于孩子获得一个连贯的概念工具,以便从心理的角度理解行为。不难理解,父母执行纪律的策略,聚焦在心理状态(如,受害者的感受,或者违规行为的非故意性质)上,能让孩子更早地认识到理解心理状态的重要性。这种能力体现在孩子心智理论任务的表现中(Charman et al.,2002;Sabbagh & Callanan,1998)。相反,推崇权力专制的育儿方式(包括棍棒教育和吼叫式育儿),可能会阻碍对错误信念的理解(Pears & Moses,2003)。不过,根据我们所提倡的交互作用模型,我们应该考虑孩子-父母因果模式(孩子心智化能力低,更有可能诱使父母做出控制型的养育行为),以及,父母-孩子因果模式(父母更为关注心理,或者父母反思性的养育,能够促进孩子的依恋安全性和心智化发展)。

可以容忍负面情绪,是安全型依恋和有利于心智化的家庭的共同之处。例如,在家庭范围内讨论负面情绪(一般来说由孩子引发),能够预测孩子过后在情绪理解测验中的成功与否(Dunn & Brown,2001),反思强烈的情绪而不被情绪淹没,这是安全依恋的标志(Sroufe,1996)。因此,安全的母婴依恋,可能并不会直接促进心智化的发展,却是衡量养育者采用的育儿方法是否具有直接促进作用的指标。也许更为重要的是,安全的婴儿依恋意味着,在父母的行为中,不存在可能会削弱心智化的方面。初步证据表明,随着发育的进行,依恋模式的可变性会降低,这凸显出:持续的创伤的危险,会导致长期的依恋紊乱,随之而来的是,社会认知能力不佳,并且显著增加了患心理疾病的风险(Kobak et al.,2006)。不过,我们并不是说,父母将心比心的能力(Meins et al.,2003)必然对孩子情绪的发展带来帮助。将心比心可能是父母的特质之一,合理使用是有适应性的。虽然我们尚欠缺这方面的证据,但是根据临床观察,我们提出,父母对孩子进行心智化时,他们的不适应的心智化,可能表现为缺失的(具象的和受刺激影响的),或者表现为过度的,也就是说,过度心智化(必定是脱离实际的,通常是相当扭曲的,有时甚至是偏执的)(Fearon et al., 2006; Williams et al., 2006)。在前面提到的研究中,母亲将心比心能力的测验,在评分标准上是有问题的;低分者既可能是缺失心智化的,也可能是过度心智化的,因为这二者都会被评估为:不能根据我们所谓的"合理的想象",来反思孩子的心理状态(Allen, 2006)。尽管在评估养育方式的准确性和具体细节方面存在问题,然而文献表明,不是依恋本身,而是与父母养育方式相关的特征,特别是一个成年人对孩子的心理状态感兴趣,这可能才是持续发展心智化的关键所在。

催产素,可能是联结心智化和依恋的主要中介变量(Heinrichs & Domes, 2008)。实验研究发现:经过鼻腔给予催产素,似乎可以改善个体在心智化任务中的表现(Domes et al., 2008; Guastell et al., 2008)。在分娩前后和哺乳期间,女性体内的催产素水平显著升高(Macdonald & Macdonald, 2010),而这个阶段,母亲与婴儿的心理调谐尤为重要。针对女性群体的最新研究证据表明,安全依恋与母亲的高催产素水平有关(Buchheim et al., 2009; Strathearn et al., 2009a),而创伤和虐待似乎会降低催产素水平(Fries et al., 2005; Heim et al., 2008b)。

基于以上研究发现,图1-1和图1-2展示了我们关于心智化发展根源的暂定推断模型。我们认为,在安全的父母依恋情况下,提高催产素水平,会使父母在婴儿处于高度情绪唤起状态下时展现出更具心智化的立场,对婴儿做出标记性的、因应性的回应。这一心智化的立场有助于增加这一可能性:在孩子的内心,创造出自体状态的强大的象征性表征。在人际互动中,对身体的(constitutional)自体状态进行次级表征,能够促进一个人更好地进行情感调节。这种能力将有助于在孩子周围营造出一个有利于心智化发展的环境。最终,婴儿在面临压力性的社交体验时,可能会表现出更高的心理韧性。

相反,父母的不安全依恋与催产素水平降低有关,这可能会导致父母对婴儿表达出的痛苦做出非心智化(nonmentalizing)(非标记的和非因应性的)的回应。我们发现,这样的回应违背了婴幼儿的期望(即,根据互惠、公平和理性行为的基本原则来回应),从而损害了心智化的自然成熟过程。婴儿无法通过与父母的互动来内化自体状态,这就会造成他们潜在的脆弱性,使得他们的心智化更容易出现问题,尤其是在情绪高度唤

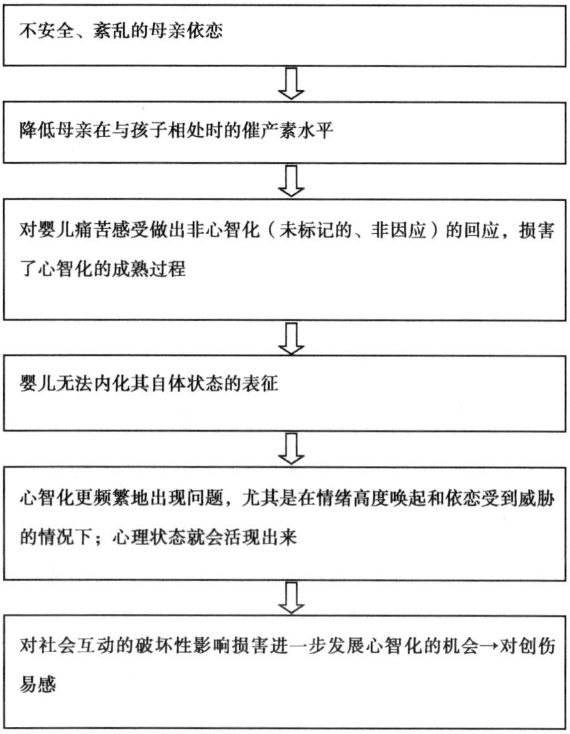

```
┌─────────────────────────────────────────────────────────┐
│ 不安全、紊乱的母亲依恋                                         │
└─────────────────────────────────────────────────────────┘
                            ⇩
┌─────────────────────────────────────────────────────────┐
│ 降低母亲在与孩子相处时的催产素水平                              │
└─────────────────────────────────────────────────────────┘
                            ⇩
┌─────────────────────────────────────────────────────────┐
│ 对婴儿痛苦感受做出非心智化（未标记的、非因应）的回应，损害          │
│ 了心智化的成熟过程                                           │
└─────────────────────────────────────────────────────────┘
                            ⇩
┌─────────────────────────────────────────────────────────┐
│ 婴儿无法内化其自体状态的表征                                   │
└─────────────────────────────────────────────────────────┘
                            ⇩
┌─────────────────────────────────────────────────────────┐
│ 心智化更频繁地出现问题，尤其是在情绪高度唤起和依恋受到威胁          │
│ 的情况下；心理状态就会活现出来                                 │
└─────────────────────────────────────────────────────────┘
                            ⇩
┌─────────────────────────────────────────────────────────┐
│ 对社会互动的破坏性影响损害进一步发展心智化的机会→对创伤           │
│ 易感                                                      │
└─────────────────────────────────────────────────────────┘
```

图1-1　心智化发展起源的暂定模型：不安全、紊乱的母亲依恋的情况下

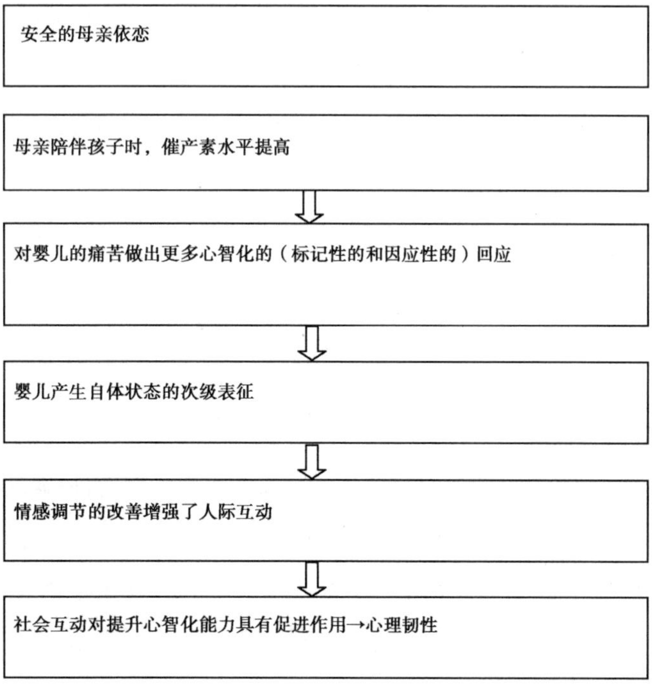

```
┌─────────────────────────────────────────────────────────┐
│ 安全的母亲依恋                                              │
└─────────────────────────────────────────────────────────┘

┌─────────────────────────────────────────────────────────┐
│ 母亲陪伴孩子时，催产素水平提高                                 │
└─────────────────────────────────────────────────────────┘
                            ⇩
┌─────────────────────────────────────────────────────────┐
│ 对婴儿的痛苦做出更多心智化的（标记性的和因应性的）回应            │
└─────────────────────────────────────────────────────────┘
                            ⇩
┌─────────────────────────────────────────────────────────┐
│ 婴儿产生自体状态的次级表征                                    │
└─────────────────────────────────────────────────────────┘
                            ⇩
┌─────────────────────────────────────────────────────────┐
│ 情感调节的改善增强了人际互动                                   │
└─────────────────────────────────────────────────────────┘
                            ⇩
┌─────────────────────────────────────────────────────────┐
│ 社会互动对提升心智化能力具有促进作用→心理韧性                    │
└─────────────────────────────────────────────────────────┘
```

图1-2　心智化发展起源的暂定模型：安全的母亲依恋情况下

起、依恋受到威胁的情况下。心理状态会被活现出来,而非被体验到。这样的行为,会对孩子的社交情境造成破坏性的影响。活现出来的这些行为,会扰乱或者扭曲社会交往过程,而这又可能会破坏进一步发展心智化的机会。养育者和其他人若表现出违背健康的期望,孩子的心智化资源就会以一种特殊的方式被调用,此类情境是令人担忧的。因为孩子需要额外的资源,来理解那些让自己面临人际逆境的人的动机、想法和感受(如,依恋创伤;Allen,2004)。

极端的依恋经历和依恋创伤。 我们把受虐待的儿童定义为:被剥夺了预期的、调谐性的社会性互动的人。这可能会导致被虐待儿童扭曲的、有缺陷的心智化。有合理的证据表明,虐待和心智化问题之间有关联。我们知道,被虐待的孩子们更少参与象征化和二元互动性的游戏(Alessandri,1991),他们也无法对其他孩子的痛苦表现出通常的共情反应,他们所表现出的这一系列问题,表明他们在情感表达方面存在困难。这又会增加其社会认知的脆弱性,加上其他环境和个性特点,就可能使得他们在成年期易患上严重的心理障碍。

现有研究证据不足以证明受虐待儿童的心理理论理解滞后这一结论(Cicchetti et al.,2003;Pears & Fisher,2005)。不过,这可能是许多遭受虐待的儿童所经历的、更广泛的智力迟滞造成的(Maccfie et al.,2001)。遭受虐待的儿童,尤其是遭受身体虐待和性虐待的孩子,表现出更多的解离、身份认同的紊乱和不一致的父母表征,他们在儿童依恋访谈中表现出的反思能力相当有限(Ensink,2003)。我们把所有这些看作心智化能力失败的潜在指标(Fonagy et al.,2002a)。虐待会通过损害父母与孩子之间,或者孩子与孩子之间自由自在的、开放的、反思性的交流来影响心智化(见 Fonagy et al.,2007 的评论)。若孩子将父母的(虐待)行为、与其行为背后的心理状态联系起来思考,那么作为父母在孩子心中的信任感,就被虐待这个行为给破坏掉了。如果虐待行为是由家庭成员实施的,那么我们就很容易理解,也可以预见:孩子与他们之间的交流沟通是受限的。即使虐待不是家庭成员所为,孩子对于被虐待的强烈感受,加上父母忽视孩子在家庭之外遭受的虐待带来的感觉,也可能会让孩子无法与父母交流自己的主观心理状态。因此,显然,反省式的表达是不符合孩子主观体验的核心状态的,而缺乏反省式的表达将减缓或者减少心智化在产生能动的自体感方面的促进作用。这里提出的构想意思是:家庭功能的一般特征而非虐待本身会导致个体产生压力下丧失心智化的易感性。因此,预防性干预的目的应该是:让遭受虐待的儿童,在适当的环境下,参与到因果连贯的心理对话当中来。

心智化治疗模式并没有把心理创伤置于核心地位。不过,我们预计,有些人,由于早期镜映不足和依恋紊乱,容易受到压力性的社会心理经历(尤其是在依恋背景下的社会经历)的影响,对他们而言,在其心理病理的塑形方面,虐待可能会起到关键的作用。我们认为,更普遍的问题是"不能从孩子的角度来思考",而创伤所带来的后果,很可能只是这一更普遍问题的一部分。这些问题包括被忽视、被拒绝、被过度控制,以及关系断裂、不连贯和混乱,这些问题合在一起,会摧毁正在发育中的孩子的经验世界,留下了深深的伤痕,且明显地扭曲他们的社会认知功能和行为。

然而,直接针对孩子的攻击和残忍的行为,如果存在的话,除了会产生前面提到的非特异性的影响,通常还会产生特定的后果。这些影响可能是他们防御性地压抑了自己思考他人的恶念,以及思考自身感受的能力所致。我们在别处也曾提到过,施虐者针对一个易受伤害的小孩子采取行动,他们确实抱有真实的敌意、恶毒的想法和感觉,考虑到这一点,那么也就不难理解,为什么受虐者抗拒思考心理状态了。根据上述假设,各种满怀恶意且明确针对儿童的虐待形式(如,躯体虐待、性虐待和心理虐待)对儿童的心智化都有巨大的损害。

心智化失败的诱发因素

唤起和心智化。唤起强烈的情绪,就会激活战斗或逃跑的反应,在这种情况下,心智化很可能无法主导人的行为。这一过程在阿恩斯滕(Arnsten,1998)的一篇名为"关于疲惫烦躁状态的生理机制"的文章中论述过。若要理解情绪唤起和心智化之间的关系,重要的是,不要局限于单一的唤起概念(Robbins,1997)。某些关键的神经递质,会促成不同类型的情绪唤起。比如应激时,在去甲肾上腺素的作用下,会出现戒备、谨慎和有控制的注意加工过程;多巴胺可以激发趋近反应,以回应潜在的奖励刺激;5-羟色胺,会调节去甲肾上腺素和多巴胺系统的唤起(Pliszka,2003)。此外,唤起的效果,不仅随(神经)递质的分泌度的不同而不同,也因所激活的受体亚型的不同而有所差异(Arnsten,1998;Arnsten et al.,1999;Mayes,2000)。通过兴奋模式和抑制模式的动态变化,这些相互交织的唤醒系统,调节着由不同大脑皮层区域和皮层下区域所主导展开的,不同活动之间的相对平衡。

想要理解情绪唤起所引发的心智化削弱,就必须认识到,随着情绪压力水平不断升级,会出现"神经化学转换开关"(Arnsten,1988;Mayes,2000),大脑的功能模式会从灵活适应模式切换到自动化模式,也就是说,从受前额叶(PFC)调节的、相对缓慢的执行功能,转换到受后脑皮层(PTC)(例如,顶叶)和皮层下结构(例如,杏仁核、海马和纹状体)调节的、更为迅速的、习惯性的、本能的行为。与此同时,一旦自我保护性躯体反应(战斗-逃跑-僵住)主导了行为,就会丧失心智化,而这是"正常的"。面对威胁,能够在不同的功能模式之间迅速转换,这种能力显然具有进化价值,这可以促使个体对危险信号即刻做出适应性反应。然而,在人际压力状态下,需要用到复杂的认知-情绪功能(如,心智化),此时丧失心智化,至少会带来重大的不便。因此,人际关系情景所产生的情绪唤起程度非常关键。其次,更普遍地说,从执行(心智化)反应到自动化(战斗-逃跑)反应之间转换的阈限值,是由社交压力触发的,这一转换阈限值存在情境差异性。与阿恩斯滕和梅耶斯的观点一致,我们也认为,儿童遭遇早年压力和创伤,会导致转换阈限值变低。情境性的差异和个体自身的差异,都可能与特殊的情绪背景有关,或者与处于一天当中哪个时间点有关,而这也可能受到生物遗传因素的影响。

依恋激活与心智化去激活同时发生。神经影像研究,进一步将依恋现象与心智化失活联系起来。基于啮齿类动物的依恋神经生物学研究发现,依恋系统和中脑边缘多巴胺系统的奖赏回路相关,这个回路可能在调节某些化学物质成瘾方面起着重要作用(Insel, 1997; Maclean, 1990; Panksepp, 1988)。具有讽刺意味的是,也可以把依恋理解为一种成瘾问题,因为由社交和性活动所激起的"坠入爱河"的状态,需要激活催产素敏感回路和抗利尿素-敏感回路(Insel, 2003),这些回路处于下丘脑前部与腹侧被盖区和伏隔核壳相连接的位置。人类功能核磁共振成像研究也倾向于表明,与看到熟悉的别人的婴儿,或者别人的伴侣相比,在看到自己的婴儿或伴侣时,大脑中的这些奖赏-敏感通路被特异性地激活了(Nitscchke et al., 2004)。早期剥夺经历会影响催产素和利尿素系统,对建立社交纽带和调节情绪的行为来说,这两个系统是至关重要的(Fries et al., 2005)。

在两项独立的神经影像研究中,巴特尔斯和泽基(Bartels & Zeki, 2000, 2004)发现:调节母性依恋和浪漫依恋的大脑区域,在激活的同时,也抑制了大脑其他调节认知控制的区域,包括那些与社交判断和心智化相关的区域。巴特尔斯和泽基(Bartels & Zeki, 2004)建议,将这些能够相互激活的区域,分为两大功能区。第一个系统主要涉及:位于右半球的内侧前额叶、下顶叶和内侧颞叶皮层以及后扣带回。这些区域是专门用于注意和长时记忆的大脑回路的一部分,它们也以各自不同的方式,影响着积极情绪

（Maddock，1999）和消极情绪（Maybergetal.，1999）。有人认为，这些区域可能专门负责整合情绪与认知（如，对情境记忆进行情绪编码；Maddock，1999）。此外，有关脑损伤的研究表明：这些区域也对负性情绪的判断起作用（Adoplhs et al.，2000）。来自情感导向的边缘系统和边缘旁区域的投射，会调节这些区域的活动，因此，它们可能会抑制或增强以情绪为中介的认知加工过程（Mayberg et al.，1999）。这些脑区也可能在回忆与情绪有关的材料、产生与情绪相关的意象方面起作用（Maddock，1999），而这可能有助于理解依恋类型。

因依恋激活而去激活的第二组大脑区域系统包括：颞叶端、顶颞叶交叉脑区、杏仁核和中央前额叶。我们认为，这些脑区的激活，始终与负性情绪、社交可信度判断、道德判断、心智理论任务和对自己情绪的关注有关。这些系统，可能构成了基本神经网络的一部分，是识别和解释自己（Gusnard et al.，2001）与他人（Frith & Frith，2003）心理状态（包括想法和感觉）能力的基础。这些脑区，也与道德适宜性（Greene et al.，2002）和基于面部表情的社交信任度的直觉判断（Winston et al.，2002）有关。我们认为，除了更普遍的人际压力诱发的情绪唤起，依恋系统的唤起，会导致普遍性的心智化丧失。任何创伤都会唤起依恋系统（如寻求保护），而且，依恋创伤可能会长期唤醒依恋系统。

创伤史可能会起到一定的作用。创伤快速触发战斗-逃跑反应，这可以解释个体心智化的抑制，说得更具体一些，依恋系统的过度激活，有时可能是由于在依恋情境中被虐待带来的结果。创伤和依恋同时出现，可能会形成一个生物学上的恶性循环。创伤会驱使孩子亲近依恋对象。这就会产生特有的对施虐者的依赖，可是这又会增加进一步被虐待的风险、还会增加痛苦，以及由此而产生的对依恋对象更大的内在需要。依恋创伤可能会过度激活依恋系统，因为孩子在焦虑状态下寻求庇护的那个人，同时也是起初令他恐惧的那个人。这一焦虑没有解决之道；通过（内心）接近施虐者，来寻求安慰和保护，反而会产生更多的恐惧。依恋创伤史效应，是依恋对心智化的抑制与创伤对依恋系统的过度激活，二者共同作用的结果。边缘型人格障碍病人的依恋系统易被触发，可能是过去创伤史的后遗症，表现为人际关系亲密度快速升高，也表现为很容易短暂丧失心智化。

综上所述，心智化抑制可以有以下几种途径。首先，心理防御可能会抑制个体去思考那些对弱者心怀恶意的人的心理状态。其次，大脑活动中，唤起相关的转换可能会"关闭"心智化，这更容易发生在有过创伤经历的人身上。最后，与缺乏安全感有关的依恋系统过度激活,可能会驱使个体寻求接近施虐的依恋对象。

心智化的失败会带来问题,这不仅是因为,它使得在依恋背景下形成恰当的社会关系变得困难,而且还因为,对自体和他人的前心智化思维模式会再度出现,会让情况变得更为复杂和混乱。我们会探讨这些问题,不过,且让我们先来考虑心智化的不同维度,在危及人格发展的环境中,各个维度都可能受到不同程度的损害。

心智化:一个多维建构

本书所提出的心智化治疗方法,其关键特征是:在治疗过程中的不同阶段,治疗性干预都必须根据病人的心智化能力量身定制(Bateman & Fonagy,2006a)。作为特定的心理病理形式(如边缘型人格障碍)的标识,心智化概念已受到了恰如其分的批评,因为在其最初的理论构想中,提出了一个过于宽泛、多面的概念,以至于无法操作化(Choi-Kain & Gunderson,2008;Holmes,2005;Semerai et al.,2005)。我们必须认识到:心智化并非一个静态、单一的技能或特质。相反,它是一种动态的能力,容易受到压力和情绪唤起的影响,尤其在特定的依恋关系中更是如此(Allen et al.,2008)。另外,心智化是一个多层面的能力。多个极性构成了心智化能力的基础,病人可能在某些极性上表现出损伤,但是在其他极性上未必受损(Fonagy & Luyten,2009;Luyte et al.,2011c,in press)。

根据社会认知的脑成像研究,帕特里克·卢伊滕及其同事们提出:心智化由四大功能极性构成:

1. 自动化的一受控制的
2. 内部聚焦的一外部聚焦的
3. 自我导向的一他人导向的
4. 认知过程一情绪过程

每一极性分别对应相对不同的神经系统(Luyten et al.,2011)。它们组合在一起就是一个综合矩阵模型,这不仅可用于对心智化的各个方面进行概念化和评估,而且可以厘清心智化与其密切相关的心理概念之间的关系,比如:心理理论、共情、正念/内观、述情障碍、情绪智力、心理学头脑和洞察。通常来说,这些极性构成了多个系统,在某一系统中,该极性的某一端存在单一表征功能障碍,那么在其另一端则可能会过度表现。比如,认知聚焦的心智化存在障碍,也许会表现出过度情绪聚焦的心理表征(因为,没有适当的认知性思考来平衡情绪聚焦的心理表征),从而表现出不恰当的情绪状态表征。

自动化的(内隐的)和受控的(外显的)心智化

构成心智化最基本的一个极性是:自动化的或内隐的心智化、与受控的或外显的心智化(Lieberman,2007;Satpute & Lieberman,2006;Uddin et al.,2007)。受控的或外显的心智化,反映的是一个连续的、相对缓慢的过程,通常通过语言来呈现,需要反思、注意、有计划、有意识和付出努力(Allen et al.,2008;Fonagy & Luyten,2009;Luyte et al.,2011c 提交)。相反,自动化的或内隐的心智化,则涉及并行处理过程,因此处理速度要快得多,而且通常是反射性的,几乎不需要注意、计划、有意识,也不需要付出努力(Satpute & Lieberman,2006)。

在我们的日常人际互动中,心智化主要是内隐的和自动化的,因为在大多数人际情境中,我们依靠的是:对我们自己和他人、对彼此关系的自动化的、非反思性的预设。事情进展顺利的时候,特别是在安全的依恋关系中时,依靠自动化的心智化看起来是很正常的,因为那时候没有必要更多地使用反思性的加工处理(Fonagy & Bateman,2006a)。事实上,就大多数人际互动展开的速度而言,使用外显的或受控的心智化,实际上可能会阻碍,而非促进人际互动。而且"过度心智化"立场(细碎到多余且完全不准确的心智化),在很多人际互动情况下,特别是在与依恋对象之间的互动中,很可能会适得其反。"过度心智化立场",可能是具有人格障碍风险的标志(Sharp et al.,in press)。事实上,常识心理学和神经科学都曾表明:个体在安全依恋关系("爱是盲目的")(Bartels & Zeki,2004)中,会放松受控的心智化,以及对社交意图和社交信任的判断,并且依靠更多自动化和直觉的加工过程。与孩子玩耍的母亲或者在晚餐时与妻子讨论度假计划的丈夫,都主要依靠迅速的、非反思性的[①]和自动化的心智化。当然,如果有必要,她/他应该能灵活地切换到受控的心智化上,而这种适应性的应变力(adaptive flexibility)(Allen et

---

① 此处原文是"nonreflexive",但根据上下文应为"non-reflective"。——译者注

al.,2008)可能是安全依恋和较高水平的心智化的重要标志,这一点到现在为止,都出乎意料地很少被人关注。例如,当孩子在玩耍时哭起来了,妈妈会立刻想这是怎么啦,并且会主动询问孩子情绪变化的原因——是否因为她说错了或做错了什么,或者是其他可能的原因导致了孩子的哭泣;当丈夫注意到,妻子在讨论度假计划时异乎寻常地沉默,就会问妻子是不是有什么不对的地方,或者是否有什么心事。因此,高水平的心智化能力,意味着觉察心灵,以及从自动化的心智化转换到受控的心智化这一适应性的应变力。

相反,如果仅仅依靠有关自体和他人的自动化假设来进行心智化,而这些假设又是扭曲的或过于简单的,抑或是很难有意识地反思和挑战这些自动化的假设,那么,心智化就很有可能出现问题。实际上,无论其心理治疗的理论取向如何,都涉及挑战关于自体和他人扭曲的或简单化的自动化假设,使得这些假设被意识到,并邀请病人在治疗关系背景下,参与到共同反省这些假设的过程之中。当前心理治疗的整合性方法的其中一个基本假设就是:心理治疗的本质,就是心智化的过程(如,将非心智化状态转化到心智化状态,或者把非心理的转化为心理的)(Allen et al.,2008)。而这听来颇为简单,实则并非易事。

自动化和受控的心智化,涉及两个完全不同的加工过程,这与临床观察是一致的;神经影像研究证据也表明,这两种类型的心智化有着不同的神经系统基础(Keysers & Gazzola,2007)。与自动化的心智化相关的神经系统有杏仁核、基底神经节、腹内侧前额叶、颞叶侧部和背侧前扣带回;而与受控的心智化有关的大脑回路包括外侧前额叶、内侧前额叶、侧顶叶、内侧颞叶和前喙扣带皮层(Lieberman,2007;Satpute & Lieberman,2006;Uddin et al.,2007)。因此,自动化的心智化似乎是由某些种系发生上的较原始的大脑回路支撑的,这些回路主要依赖于感官信息(sensory information),而受控的心智化则牵涉到种系发生上的较新的大脑回路,这些回路更多依靠语言和象征信息。

如前所述,压力或情绪唤起启动了自动化的心智化,同时抑制了与受控的心智化有关的神经系统(Lieberman,2007;Mayes,2006)。对于我们理解治疗过程和评估心智化这一点有重要的意义。任何需要反思的临床干预,比如,澄清或详细阐述细节,都要求病人使用受控的心智化。尽管许多病人在低压力或低唤起中表现得相当不错,但是面临高水平的压力情景时,自动化的心智化就会占据主导地位,他们可能会发现,自己难以理解和反思自己和他人的体验。比如,边缘型人格障碍病人也许能相当成功地完成实验中的心智化任务(Arntz et al.,2006),一旦他们的情绪被唤起,自动化的心智化占主导地位,就可能会表现得十分混乱。因为关于他人的内心状态,他们有过度图式化的假设,一旦自动化的心智化主导了他们的内心状态,他们就很难反省和调节这些假设。换言之,在情绪唤起状态下,他们通常会失去受控的心智化能力,要他们提出另外的可能性来解释他人的内心状态是非常困难的。

此外,最初需要有控制地努力而进行的心智化,变得越来越自动化,从而规避掉了有意识的、深思熟虑的反思(Satpute & Lieberman,2006),这使得要改变根深蒂固的性格特征特别困难,因为这样的性格特征源自对自体和他人自动化的和先入为主的判断。这些发现给咨询师带来了特别的挑战。无论理论取向如何,治疗师们都常常需要讨论那些会引发强烈情绪反应的议题,比如挑战性的人际情境,目的是提供更全面的理解,而这些人际情境,往往会涉及强烈的羞耻感、内疚感或不足感(Fonagy & Bateman,2006b)。然而,治疗师们通常会假设,病人能够对这些议题进行有意识的反思和有控制的心智化。但是,许多病人在情绪唤起水平相当高的情况下,都难以完成这些任务。这种情况很可能发生在依恋关系(即与治疗师的关系)背景下,这样的讨论会将病人置于压力之下。在面临压力时,我们每个人都有可能重回自动化的心智化状态,不过,外显心智化能力相对较弱、加上易于产生强烈的情绪唤起,这就可以解释,为什么具有这样特点的病人难以从心理治疗中获益,以及他们为什么难以改变对自体和他人的自动化的内隐假设(Arntz et al.,2005),尤其是治疗师没有将病人的心智化缺陷考虑进病人问题的治疗方案中去,那么病人要发生好的变化就更为困难(Fonagy & Luyten,2009)。

基于自我和他人的内部或外部特征的心智化

神经影像研究已识别出构成心智化的第二个重要极性(Lieberman,2007)。内部聚焦的心智化(internally focused mentalization)指的是:心理加工过程是聚焦于自己或他人的心理内部(如,想法、感觉和体验),而外部聚焦的心智化(externally focused mentalization)指的是:心理加工过程关注的是身体和可见特征,以及自己或他人的行为。这不同于本章后面将要介绍的自体-他人这个极性,因为内部聚焦和外部聚焦的心智化既可以针对自体,也可以针对他人。

从评估的角度来看,区分内部聚焦-外部聚焦尤其重要,有助于我们理解,为何有些病人在更多思考内部特征之后(如渴望、希望),似乎在对他人"读心"的能力上却严重地削弱了,但他们却对情绪高度敏感,而这来自他们对面部表情或身体姿势的观察。比如,边缘型人格障碍病人发现自己难以理解他人的意图(基于内部聚焦的任务;King-cases et al.,2008);然而,他们通常对面部表情过度敏感(基于外部聚焦的任务;Domes et al.,2008,2009;Lynch et al.,2006)。相比之下,反社会型人格障碍的病人,通过面部表情解读恐惧情绪的能力不足(基于外部聚焦任务;Marsh & Blair,2008),但是,他们通常擅长解读他人的内心状态,并基于这种能力来胁迫或操纵他人(Bateman & Fonagy,2008a)。

同样,临床工作者们,常常会对年轻的父母们没有能力去心智化自己的婴儿感到震惊(Slade et al.,2005)。在婴儿早期发展中,尤其是不足24个月、正处在非言语阶段的婴儿,父母必须基于婴儿的行为和面部表情等外部特征,对婴儿的内部心理状态进行心智化,从而为其内部心理状态赋予意义(Beebe et al.,2008,2010)。虽然有些父母在这个阶段会遇到相当大的困难,但是,当孩子稍大一点之后,在反思自己孩子的内在心理状态上,他们往往有所提升,而此时的心智化,更多的是基于内部特征来进行的(Sharp & Fonagy,2008a)。例如,斯莱德和冯纳吉(Sleede & Fonagy,2009)发现,当通过外部信号导向的录像对母婴互动进行评级时,一些母亲看起来与其宝宝高度调谐,但是根据斯莱德及其同事的父母发展访谈,来测量基于母亲对孩子内部状态的表征的反思功能,结果却发现,她们得分很低。这也可能有助于解释母婴干预项目中使用录像反馈的效果(Slade & Sadler,2007)。在这些干预项目中,邀请父母们与咨询师一道,去反省行为和表情的可能的含义,以此发展他们基于内部特征解读他人心理的技术,并将这种技能与他们基于内部特征反思他人心理的能力联系起来。

我们已经发现,构成内部聚焦与外部聚焦心智化能力的,是不太相同的神经网络。这可以解释早先描述过的解离现象,也可以将它们与自动化的心智化和受控的心智化之间的差异联系起来。相对而言,基于自体和他人外部特征的心智化,反映的是外侧额颞顶神经网络的功能,基本上只需要较少的控制性和反思性过程,而聚焦于内部特征的心智化,激活的是内侧额顶神经网络,涉及更多主动的、受控制的反思性过程(Satpute & Lieberman,2006)。

只有考虑到用于建构他人心理状态的内部和外部线索之间的平衡,才能理解扭曲的心智化。比如,边缘型人格障碍病人通常对他人的情绪过度敏感(Gunerson & Lyons-Ruth,2008),包括对治疗师的情绪也是如此。他们通常无法基于这些感受,就他人的心理状态提出合理的解释,也不能或不愿考虑其他可能的解释。许多边缘型人格障碍病人会认为,如果治疗师稍稍往后靠并打哈欠,那一定是治疗师感到乏味。如果治疗师露出短暂的愤怒或厌恶表情,那么他肯定是对病人来气或心生厌烦。心智化干预往往要从检查基于外部特征的理解开始,然后对内部心理状态做出可能的合理解释,对人的内心世界的微妙性和复杂性尤其要这么做。

某些病人对外部特征过于敏感,而另一些病人似乎又对他人的面部表情或姿态表达完全不感兴趣,或者说他们似乎缺乏解读这些表情的能力。某些病人(特别是具有自恋特质的人)似乎无法从他人的表情和非言语迹象中解读出别人已感到无聊或感到时间紧迫了;而且,这些病人也不喜欢阐述自己的基于内部线索的心理内容,无论这种线索有多么准确,他们都没有兴趣。然而,也正是这些病人常常沉浸在思考他人的内部心理状态当中,结果导致了过度心智化的倾向,这也许是因为缺乏由准确的心理状态探察所引发的自我设限过程。

这些关于社会认知中内外线索整合的失败,为发展出察觉(awareness)内部心理状态的能力提供了重要信息。通常情况下,养育者通过教学交流立场来促进儿童发展出这种察觉能力。这种立场为孩子提供了机会,来观察、镜映,并最终内化养育者表征、反思内部状态的能力(Fonagy et al.,2007)。这种教学立场将孩子置于"学习"模式("learning" mode)当中(Csibra & Gergely,2006;Gergely& Unoka,2008;Gergely et al.,2007),尤其是关于对基于外部线索的自体与他人意向性内部心理状态的学习更是如此。养育者明确清晰的线索,伴随着情感镜映,会引起婴儿产生"教学立场"的指称性解释态度(the referential interpretive attitude)并激活其对意指物(the intended referent)的搜索。其"标记"(markedness)(轻微的、生物编码的指针,被镜映的情感不是情感展示者本人的情感)带来这样的结果:情绪表达从养育者那里"脱钩",并且被婴儿理解为表达的不是养育者自己的情绪状态。然后,婴儿必须去弄明白被"标记"的情绪指代的是什么(即情绪背后的内在状态是什么)。在这样做的过程中,婴儿依赖指称识别外部线索,如养育者眼睛注视的指向,而这伴随着互动性的情感展示。由于在养育者产生这些指向婴儿的标记性的情绪镜映展示时,他们是看着并朝向婴儿的,那么婴儿的注意力就会指向他自己的脸和身体——婴儿自己的外部生理自体,这就是养育者的线索所指向的指代物,而且这也是养育者标记(并脱钩)的情感展示应该被指代锚定的对象(Fonagy et al.,2007)。这种因应性的反馈为婴儿发展出理解他人及自己的情绪和意图奠定了基础(Fonagy et al.,2002a;Gergely & Watson,1996)。这些过程从根本上来说,是相互依存和相互交织在一起的,也是在自体和他人的内部与外部特征之间不断地来回转换的。

如果父母的情感表达不是因应于婴儿的情感,这就可能损害婴儿对自己和他人内在状态进行适当标识的能力(即构建内在状态的、内省可获得的次级表征)。那么,婴儿的这些内在状态就还是令其困惑或恐惧的,并且被体验为非象征化的、难以调节的。这种问题既是严重人格障碍病人的特点,也是躯体化障碍病人所具有的特点。这类病人表现出防御性的回避,回避将自体的内部和外部特征联系起来,或者没有能力将这些内外特征联系起来。比如,某些躯体化障碍病人在生活中有压迫感,可能同时又有身体上的压迫感(如感到被挤压),但却不能将二者联系起来理解。病人在多大程度上能够将身体和内心的感觉联系起来,是衡量其心智化潜能的重要指标。

心智化自体与他人

关于心智化的对象(即自体或他人),重点是去评估以下几方面表现出的受损程度:

1. 对自体与他人的心智化都受损。
2. 心智化自体和他人明显失衡。
3. 以不同的方式心智化自体和他人时,出现失衡。

关于第一类受损,我们的理论方法的核心原则是:自体和心智化能力都是在依恋关系背景下发展起来的。孩子会观察、镜映,然后内化其依恋对象的表征和反思内部心理状态的能力(Fonagy et al.,2007)。因此,自体与他人以及反思自体与他人的能力是紧密交织在一起的。根据这些假设,神经影像学研究发现对他人进行心智化的能力与反思自体的能力紧密相关,因为这两种能力都依赖于相同的神经结构(Dimaggio et al.,2008;Lieberman,2007;Lombardo et al.,2010;Uddi et al.,2007)。因此,那些以自我身份认同感严重缺陷为特征的障碍(最明显的是精神病和边缘型人格障碍)(e.g.,Barnow et al.,2005;Bender & Skodol,2007;Blatt & Auerbach,1988;Fuchs,2007;Kernberg et al.,2002),还同时表现出对他人心理状态的反思能力有严重缺陷,也就不足为奇了。不过,如果存在反思自体能力的缺损,并不意味着心智化他人心理状态的能力一定也受损。

第二类受损不那么普遍,涉及两种能力之间的不平衡性,这或许反映的是二者的补偿性关系。如前所述,反社会型人格障碍病人通常精于解读他人内心,但是却对自己的内心世界缺乏真正的理解(Bateman & Fonagy,2006a,2008a)。同样,许多病人过度关注自己的内心状态(过度心智化自己),甚至显得具有非凡的自我反思能力,以至于有时很难与真正的心智化区别开来。然而,他们却缺乏任何兴趣或能力去感知他人的心理状态(Dimaggio et al.,2008)。

　　第三组潜在的损伤与了解自体和他人的两种不同方式有关,这两种方式似乎由不同的神经网络支撑(Lieberman,2007;Northoff et al.,2010;Uddin et al.,2007)。涉及心智化自体和他人的第一个,也是个体发展中更基本、更早期的神经系统,主要由一个更基于身体的额、顶镜像神经元系统构成,该系统通过运动模拟机制(motor simulation mechanisms)参与到多模态具身自体(multimodal embodied self)(比如面部和身体识别)和他人的理解当中(Gallese et al.,2004;Rizzolatti & Craighero,2004)。因此,我们之所以能够理解他人的行为和情绪,其基本机制就是:直接共享他们的行为 (a direct sharing of their actions)(Keysers & Gazzola,2006;Rizzolatti et al.,2006)。而且一个由共享神经回路支撑的单一机制既适用于目睹其他个体的行为、感知觉(sensations)和情绪,也适用于我们自己执行同样的行为(Calvo-Merino et al.,2006)。同样地,感受到与他人同样的感觉和情绪,将别人的行为和感受的图像和声音翻译转化为我们自己的行动和感受,这就为观察者提供了对被观察者内心生活的直觉洞察。这种内隐的、自动化的系统提供了生理上的"自体到他人"和"他人到自体"的映射(mapping),这就与对他人和对自我的即刻理解(或误解)有关。所谓的变色龙效应,就是无意识模仿谈话对象的手势(Chartr & Bargh,1999),或者,当他人打哈欠时,自己也不由自主地打哈欠,这些都可能是直接从他人到自体映射系统的例子。

　　第二个系统是皮层中线系统,由内侧前额叶、前扣带回皮层和楔前叶组成,这个系统更少以身体为基础,而是以更为抽象和象征性的方式加工自体和他人的信息(Frith,2007;Northoffet al.,2009;Uddin et al.,2007),它在区分个体自己的经验和他人的经验中起着关键作用。重要的是,这个系统更以经验为基础,在发育过程中出现得较晚,主要由发育过程中的人际关系所塑造而形成,而额、顶镜像神经元系统则较少基于经验。

　　理解他人心理的内在(interior),意味着,认识到他人具有欲望、想法和感受,且与自己的不同。早期基于心智化方法对心理病理的构想,主要强调的就是这种能力,这一点在反思功能量表(the Reflective Functioning Scale,RFS;Fonagy et al.,1998)中被操作化,该量表与心理理论、信念-愿望推理、观点采择和认知共情方面的研究紧密相关(Choi-kain & Gunderson,2008;Decety & Moriguchi,2007)。另一种了解他人的方式更加自发(visceral)、更为直接,通常在情感共情和镜像神经元系统的研究中涉及(Decety & Moriguchi,2007;Fonagy et al.,2007;Uddin et al.,2007)。临床实践和神经影像学研究均表明,认识自体和他人,有两种不同的方式。具身的(embodied)、自发的、直接的(unmediated)系统(反映的是自动化加工过程),可能会对外在(exteriors)做出反应;而更为抽象的系统,则涉及对一个人心理的内在状态的象征性推理(反映的是更加受控制的加工过程)。前一种能力在东方哲学和近来的正念疗法中都居于中心地位(Allen et al.,2008;Hayes et al.,2004;Linehan,1993a;Teasdale et al.,2000)。后一种自我表征能力的失败,与述情障碍、躯体形式障碍、进食障碍、将躯体感觉翻译转化为有意识的觉察过程,都密切相关,同时也与对洞察、心理感受性(psychological mindedness),以及对自体的语言理解紧密联系在一起(Bouchard et al.,2008;Choi-Kain & Gunderson,2008;Holmes,2006;Zonnevijlle-Bender et al.,2002)。

研究发现,两个不同的神经系统,参与了对自体与他人的心智化,这对心智化进行概念化具有重要的意义。具体而言,研究表明,当一个人思考他人的想法时,其侧前额叶亚区会抑制自身的反应,这方面能力的受损与天真现实主义(naïve realism)有关(Pronin et al.,2004)。天真现实主义[①],是一种忽视行为和行动的背后意图的倾向性,也被称为心理等价模式(psychic equivalence mode)(Fonagy & Bateman,2006a)。众所周知,在有关看法和行为所产生的潜在影响力的内省方面,人们更倾向于相信自己而不是别人,这就加剧了天真现实主义。我们倾向于认为自己的立场具有普遍性,这有其发展上的根源,因为人类文化的进化就是建立在需要婴儿转向他人寻求有关世界的基本信息基础之上的(Csibra & Gergely,2006;Fonagy et al.,2007;;Gergely & Csibra,2005)。尤其是,孩子们会认为他们被教导的东西是所有人都可以共享的文化知识。因此,小孩子也会认为,他们的知识是所有人都拥有的知识:他知道的,别人也都知道;别人教给他的,其他人都能理解。小孩子也会认为自己的想法和感受并非独有的(Fonagy et al.,2007)。随着孩子逐渐长大,他们会认识到并非所有的知识都为所有人所共享——这也

[①] 朴素现实主义是一种现象学立场,它使得人们在看待自己时,觉察不到自己的偏见,在看待别人时,也因为更易受到自身认知和动机的扭曲,而看不见别人。

是心理理论的关键部分(Bloom,2004),孩子通常会学会在什么情况下要搁置"所有知识都为所有人共享"这个想法。高估自己的观点是天真现实主义的特征,与"知识偏见的诅咒"(curse of knowledge bias)一样,来自相同的发展性根源(Birch & Bloom,2004),即倾向于认为如果某个人的所知,也一定为其他人所知(Camerer et al.,1989),这可以很好地解释幼儿的自我中心现象。三岁的孩子很容易认为,其他人也知道他自己刚刚学到的东西(Birch & Bloom,2003)。要让他们去欣赏别人的观点是颇具挑战性的,重要的是,并非因为,他们认为每个人的观点都和自己的一样,而是因为,他们认为每个人都知道同样的东西(Birch & Bloom,2003;Keysar et al.,2003)。因而,皮亚杰的自我中心主义概念(Piaget & Inhelder,1948/1956),与实际发生的事情有完全相反的情绪效价。从发育的角度来看,在侧前额叶及区分自体和他人的能力发展出来之前,并非是因为过度看重个人知识,而是因为共享知识的未分化体验阻碍了观点采择能力的发展。

　　因此,这就需要对自我中心的观点和直接模仿的行为进行抑制这一能力。神经影像学研究发现:大多情况下,最常用到的抑制模仿行为的神经脑区是:前额叶内侧皮层和颞顶叶联合区(Brass et al.,2005;Derrfus et al.,2005),皮层区域也与心智化、自体参照加工(self-referential processing)和自体能动性(self-agency)相关。颞顶叶联合区与观点采择(Aichhorn et al.,2006;Ruby & Decety,2001,2003)、自主能动感(sense of agency)(Decety & Grezes,2006;Farrer et al.,2007)以及心智化(Frith & Frith,2006)相关。前额叶内侧皮层参与到心智化(Amodio & Firth,2006;Frith & Frith,2006;Gilbert et al.,2007)和自体参照加工(Northoff et al.,2006)。实际上,布拉塞特及其同事(Brass et al.,2007)认为:抑制模仿行为和信念-愿望推理能力之间存在功能性关联。

　　内侧前额叶和颞顶叶联合区功能受限的病人,可能会过度受到产生"变色龙"现象的那个脑区的影响。他们对别人的态度过于敏感,作为原初认同过程(Sandler,1993)的一部分,他们的自体感很容易被他们对他人的体验所替代。或许,通过投射性认同来"确保"自己与他人的分离性(separateness),对于这些人而言,是有意义的,这种投射性认同会达到让人觉得过度的程度(正如我们在临床上看到的严重人格障碍的诸多情况一样)(Leiman,1994;Meissner,1980;Ogden,1982)。

　　在正常发展中,通过反省和探察他人的意图,我们逐渐将自己与他人的体验区分开,并且,在看到他人的行为时,我们学会了将直接激活的相应的动作表征分离开来。有能力抑制模仿行为可能是关键所在,它使我们通过隔离自己的观点获得"非他"性

（"not-other"ness），从而形成"我"（"me"ness）（Allen et al., 2008）。换言之，每当我们解释他人的行为时，可能会有一个序列，在此序列中，运动神经元的自体-他人系统中的原初模仿反应，可能会与反省性的心智化自体-他人系统交互作用。这必然涉及对镜像系统的抑制，降低对他人的"原初认同"的程度。如果内侧前额叶和颞顶叶的心智化功能衰退，那么，这可能会导致个体难以将自己对其他人的体验的表征与其自体表征脱钩，从而使其易受情绪传染的影响，因为，在观察他人时，他们无法足够地抑制强加给自己的另一个人的心理状态。因此，这些人感到非常容易失去分离感和个体性（individuality）。反思性的心智化，通过让我们区分自我与他人的意图，抑制过度具象他人的体验（就像它们是我们身体的一部分一样），从而维持了自我-他人的区别。

理解心智化严重缺损病人的暴怒和受挫感的一种方法（Akiskal, 2004），就是考虑到他们在思考别人的心理时，无法抑制自己的反应。这些病人很容易爆发脾气、感到受挫，可能是因为，他们无法将共享的世界与个人的心理清晰地区分开来，他们期望别人完全知道他们自己的想法和感受，并期待别人以与自己完全一致的方式去看待事情。因此，对这些病人来说，阻挠他们的计划，就像是别人恶意或故意装傻，他们无法理解为人与人观点上的不同，也无法理解别人还有其他的侧重点。因此，此类挫折对他们来说，不仅仅是伤害性的，更是令他们无法忍受的，是在否定他们所认为的共同现实。这些倾向性有助于我们理解与这类病人一起工作的临床工作人员，众所周知，他们容易过度认同病人的焦虑，在反移情中把问题弄得更复杂（Gabbard, 2005）。

最后，值得注意的是，涉及自体与他人心智化的认知神经系统，也涉及对过去经历和自我概念的反思（Spreng et al., 2009），而这一能力在各种形式的心理治疗中都起着关键作用。更重要的是，自我反思能够激活内侧前额叶，而研究已证明，激活内侧前额叶可以抑制诸如杏仁核激活的自动化过程（Pasley et al., 2004）。

认知与情感心智化

完整的心智化需要整合认知与情感，这已在诸如情感共情和心智化了的情感（mentalized affectivity）这些概念中谈到过（Fonagy et al., 2002a；Jurist, 2005）。因此，理想情况下，心智化整合了心理理论所强调的信念-愿望推理和观点采择（反映的更多是受控制的加工过程），以及这些推理中的情感和具身基础（更多反映的是自动化加工过程），这也是情感共情研究的核心内容。这两种能力涉及不同，但多少有些重叠的认知神经系统(Sabbagh,2004;Shamay-Tsoory & Aharon-Peretz,2007;Shamay-Tsoory et al.,2007)。认知导向的心智化涉及前额叶的好几个区域,而情感导向的心智化与腹内侧前额叶尤为相关,它似乎在"标记"自体和他人带有情感信息的心理表征中起着重要作用,这些情感信息随后会与认知知识(如,信念-愿望推理)整合起来(Rochat & Striano,1999)。因此,更多基于抽象和言语加工的皮层中线结构,就与具身的和偏侧化系统(embodied and lateralized system)区别开来了。

更基本的"情绪感染"系统,与更高级的认知观点采择系统之间存在差异,这一研究发现与前面所述的结论是一致的(Shamay-Tsoory et al.,2009)。在这一背景下,巴伦-科恩(Baron-Cohen et al.,2008)区分了心理理论机制(Theory of Mind Mechanism)和共情系统。心理理论机制,处理所谓的想法-表征(M-representation),涉及主体-态度-命题(Agent-Attiude-Propositions)(例如,"妈妈-相信约翰-拿了饼干"),而共情系统,处理情绪-表征(E-representation),涉及自体-情感状态-命题(Self-Affective state-Propositions)(如,"我很抱歉-你感到很受伤-因我所说的话")。此外,巴伦-科恩还主张,共情系统总是会产生一种表征,在该表征中,他人的情绪与自体情感状态是一致的。比如,它不会产生诸如"你很痛苦,为此我很开心"的表征;自体所产生的情绪状态,必须是当自体处在他人的假定状态时所能产生的状态。重要的是,这一限制在具有反社会特征的个体身上可能并不明显存在(Blair,2008)。

因此,根据所涉及的一个或两个系统的抑制、去激活或仅仅是功能不良,可以区分不同形式的心理病理,导致两个系统之间潜在的解离,或者心智化的情绪和认知方面的整合困难,意识到这一点是非常重要的。

众所周知,某些人过分看重心智化的认知或情感方面(Allen et al.,2008)。因此,多少有点图式化地来说,大致可以区分出两种类型的个体。一些人显示出对心理状态相当多的认知性理解,但是却不触及这些体验的情感内核。比如,在具有自恋特征和反社会人格特征的病人身上,通常可以观察到这一点(Blair,2008;Blatt,2008)。相反,具有依赖性、边缘性或表演性特征的病人,往往被自动化、情感驱动的心智化所淹没,并且缺乏将这些情绪体验与更多反思和认知知识整合起来的能力(Blatt,2008)。对这些病人来说,似乎更基本的"情绪感染"系统过度补偿了认知观点采择系统的缺损(Shamay-Tsoory et al.,2009)。因此,这些病人对情绪感染的易感性,以及对特定情绪线索过度敏感,也许可以解释为对心理理论机制系统功能失调的过度补偿。此外,更重要的是,巴伦-科恩提出了共情系统的限制，即，要与自体情感状态一致，这意味着这些人倾向于将自体情感状态归于他人。这会导致他们真正的共情能力严重受限，当在面对他人的悲伤或痛苦时，他们会表现出自我导向的悲痛，而非真正以他人为导向的共情。因此，一个人对他人的苦难或痛苦的回应，以及引发的是真正的他人导向共情还是自体导向的痛苦，通过考虑这些，可以获得评估心智化能力的重要线索。

相反，有的病人表现出对心理状态相当高的认知性理解，但却不触及这些体验的情感内核，也许表明他们的心理理论机制系统的过度活跃，以及共情系统的抑制、去激活或功能受损（Blair，2008；Blatt，2008）。这些人通常表现出过度心智化，一种伪心智化形式，很难与真正的心智化相区别。冗长的叙述、缺乏真正的情感内核或者与现实没有任何关联，都可视之为伪心智化。他们似乎是在以**假装模式**运作，这是一种早于完整心智化出现之前的思维模式，它具有表征性思维的特征，但却脱离现实，表现为：对内在状态随心所欲式的幻想，而非真正的心智化。乍一看，他们似乎有非凡的心智化能力，但是，却无法与他们自己努力进行心智化的内容背后的情感产生共鸣（Allen et al.，2008）。此外，因为没有真实的情感或情绪体验来限制他们，他们就可能会滥用自己的认知能力来为自我服务（比如，使他人关心或者同情自己，或者控制或胁迫他人）。

最后，有些人（如躯体形式障碍主诉的病人），似乎具有高述情障碍（即，难以识别情绪，以及，难以区分感受和情绪唤起的躯体感觉）的特点。尽管这些病人的共情系统和心理理论机制系统可能都在正常运作，但是，在情绪体验的认知解释与这些体验带来的躯体感觉方面，他们在整合这两个系统上可能存在特定的困难（Bermond et al.，2006），而非表现出两个系统之间的解离的情况。

总而言之，不同类型的心理病理的特点，可能都具有要么过度强调心智化的认知方面，要么过度强调情感方面，以及在整合二者方面存在困难。心智化内在心理状态有以下三个阶段：1）命名内在状态（如，情绪），2）区分内在状态，3）表达内在状态（Allen et al.，2008），缺陷可能表现在其中一个或多个阶段里。命名，对许多病人来说都很困难，不仅是因为他们对自己的内部状态一无所知，也是因为他们否认内部状态的重要性，还因为他们没有能力对非常普遍和广泛的类别范畴进行深化和细化。比如，当被问及他们的感受时，许多病人除了说他们感到紧张或愤怒，没有能力说得更具体（如，他们说不出自己感到挫败，是由于被人阻碍达成目标，还是由于感觉"真的气疯了"）。此外，许多病人难以区分内在状态，因为大多数的经历和冲突都会唤起不同且常常互相冲突的情绪(如爱与恨),这会把很多病人彻底搞糊涂,或者如果有人提到这一点,会让他们大吃一惊。简单的干预,比如"你还有其他的感受吗?",或许有助于他们明确说出这种冲突或复杂的内部心理状态。最后,完整的心智化包含有能力调节和表达内部心理状态。这个更可控的加工过程,不仅涉及下调某些心理状态(如,愤怒和悲伤),也涉及相反的一面(即,放大心理状态),尤其是对于那些缺乏词汇表达内在心理状态的病人,或者因倾向于拒绝考虑情绪而掩饰情绪的病人,他们会刻意尝试最小化、回避和压抑情绪(Allen et al.,2008)。深入表达内在心理状态,可能会通向病人隐藏于内心深处的其他心理状态,而且,在理想情况下,这样的表达和调节随后会带来态度和行为的改变,让病人有一种自我效能感和控制感。

尽管心智化能力受限的模式,可能因人而异,也可能因诊断情况的不同而有所不同,但是,我们认为,在大多数涉及人格的严重心理障碍中,在患有临床心理障碍的成年人身上,上述四个极性之一的不平衡的心智化状态,都是显而易见的。

抑制心智化的后果:再现内部心理状态的前心智化表征

我们认为,缺乏完整的心智化功能最显著的表现,就是再现主观表征的前心智化模式。最清楚的例子是:20个月龄的正常的孩子,他们倾向于认为心理状态就是心理现实的直接表征(Gopnik & Meltzoff, 1997)。心智化让位于"心理等价"模式(Target & Fonagy, 1996)。临床工作者通常把这看作"思维的具象化"。心里想到的内容,被体验为现实的和真实的。同样地,通过主观全能感,外界的一切事物也都被认为是可知的。幼儿对他们的主观体验有着无比的确定感,有的时候边缘型人格障碍病人也是这样。如果他们觉得情况危险("床下有老虎"或"这些药品对我有害"),就要用极端的方法去回避,因为这些危险信号是在心理等价模式下体验到的,所以,哪怕是一闪而过的念头也会感觉是真实的,不存在其他想法的可能性。怀疑感暂停了。因此有时候,生活会令人恐惧,因为它"真的是这样"。这会给人际体验增加戏剧性和危险性。有的时候他们会做出夸张的反应,那是因为他们突然体会到自己和他人想法的严重性,所以他们的反应也就事出有因了。这些生动怪异的主观体验,可以作为边缘型人格障碍病人的准精神病症状(Zanarini et al.,1990)出现,也可以在PTSD的躯体性强制性回忆(physically compelling memories)当中呈现出来(Morrison et al.,2003)。

与心智化失败相关的主观体验障碍,也可以表现为其他形式。想法和感受可能会解离到无意义的程度。幼儿创造了心理模型和假想世界,但是,只有当他们达到与物理世界完全分离时,才能维持这些模型和假想世界(Gopnik,1993)。以类似的方式,病人可以讨论体验,而无须将其置于任何物理或物质现实的背景之下,就好像他们正在创造一个假想的世界。如果治疗师试图为假装模式的病人进行心理治疗,就可能会导致冗长且琐碎地讨论内部体验,而这些讨论与真实体验没有任何联系。

在发育的早期阶段,儿童会根据显而易见的信息来对行为进行概念化,这一模式会主导他们的动机。在这一"目的论"的结果导向的模式中,占主导地位的是物理的和可观察到的结果。只有结果对所有人都是显而易见的,体验才被认为是确凿真实的。比如,爱,只有伴随着躯体形式的表达(如触摸和拥抱),才真的存在。

心智化失败最具社会破坏性的后果是:容易在他人的内心产生难以接受的体验。我们据此推测,孩子若不能够经由镜映发展出自己的体验的表征,而是把养育者的意象内化为其自体表征的一部分(Winnicott,1956)。我们把这种自体内在的不连贯性称为异化自体(alien self)。我们把有紊乱型依恋史的儿童的控制性行为(Kochanska et al. 2001;Solomon et al.,1995),理解为持续存在着一种类似于投射性认同的模式,在这种模式中,经由外化,自体内部的不连贯性体验得以减少。在童年中期,儿童对养育者的强烈需求,若具有与紊乱型依恋有关的分离焦虑的特点(如,Moss et al.,2004),那么,这可能不只是表明这是不安全的依恋关系,而且,还反映了儿童把养育者作为"异化自体外化的工具"这一强烈的需求。紊乱型依恋关系的孩子,把无组织的自体中分裂出去的部分外化,这对于他们来说是称心如意的事,但是对于受过创伤的人来说,则是生死攸关的事,因为他们把施虐者体验为自体的内化的部分,会产生一种难以忍受的、内在的、坏的感觉。与边缘病人工作的治疗师,具有共通的反移情反应,比如愤怒和憎恨、无助感与无价值感、恐惧和担忧、怨恨和拯救病人的冲动,在这些反移情反应中,可以普遍识别出病人外化出来的内部心理状态(Gabbard & Wilkinson,1994)。

运用投射性认同的另一种方式是,通过目的论模式的自我破坏(如,伤害自己的身体、自杀),从淹没性的体验和无法忍受的情绪中解脱出来(Kullgren,1988;Yen et al.,2002)。这些自我破坏的行为以及其他行为,也能在他人(治疗师、朋友或父母)内心创造出一个恐惧的异化自体,他们因此就成为难以忍受的情绪的载体。因此,病人需要这个"他人""无比地理解"(并因此而受苦)病人自己失调的情感,这一需求可能会演变成压倒性的、黏附的、成瘾性的伪依恋,这也就不足为奇了。

我们认为,对于受过创伤的人来说,心智化能力尤为有用。对逆境进行心智化,能够调节创伤带来的消极后遗症(Fonagy et al.,1994;Stein et al.,2000)。心智化赋予受到过创伤的人以力量,来抑制原始的心理功能模式,这些模式的再现可能会产生不利的影响。因此,如果我们想要帮助这些病人,让他们更好地调节和控制被扰乱了的心理功能模式,那么,心智化应该是治疗干预的焦点,这一点从理论上是说得通的。

"改变心理":心理治疗、改善了的心智化和大脑

心理治疗技术之所以有效,是因为它既能改变人的心理(mind),也能改变人的大脑(brain)结构。我们认为,谈话疗法是通过促进病人心智化的良好运作而产生治疗效果的(Allen et al.,2008)。很多心理治疗方法都在努力增强心智化,部分是通过激活依恋环境来达成的,人类的依恋环境(据我们所知)为我们理解心理(我们自己的心理和善意的他人的心理),提供了关系的基础。在所有的心理治疗形式当中,某种程度上都存在着多个特征,这些特征很可能都会启动鲍尔比(Bowlby,1977)所描述的、创造情感纽带的普遍动力。鲍尔比(Bowlby,1969)认为,人类这一需求的强度,来自人类发展的不成熟期延长,在这一时期,孩子因恐惧而引发了对人际亲近的迫切的主观需求,该需求具有确保儿童安全这一进化的功能。根据鲍尔比(Bowlby,1988b)的观点,成人的照顾行为会激活依恋行为系统,因而即便在成年期,我们也会产生对特定个体的依恋。

处于痛苦之中的人,需要可信任之人帮助他/她进行自我调节,此时就有可能强有力地激活依恋。大量探讨当前与过去的依恋关系,就会进一步激活依恋系统,这就加剧了当前依恋关系的内部工作模型的重要性。一般而言,治疗师可以通过多种方式帮助病人调节情感,但通常采用的还是对病人的情感进行因应性的、标记性的回应,以及创设出一个安全且敏感的人际环境来实现的(Gergely,2007)。更明确地说,不论理论取向如何,在治疗性相遇之中,治疗师要么通过移情解释,要么与病人一起工作、解除对治疗联盟的误解或修复破裂的治疗联盟,从而创设出另一种视角来理解心理体验。一般来说,治疗师总的目标是创设安全而敏感的人际环境,以帮助病人调节情感,同时增进

病人对心智化的关注。在某些治疗中,治疗师会明确鼓励病人与治疗师建立依恋关系(这种邀请对很多病人来说都几乎没有必要)。大多数情况下,病人对治疗师的依恋,是治疗师通过言语和非言语的策略来达成的,即使是内隐的方式,也不可避免地会激活依恋(治疗师使用"治疗语"的方式,与大多数妈妈很快就学会对婴儿说的"妈妈语"的方式一样)。在团体治疗情境中,治疗师会尝试在团体成员之间建立依恋关系。

因此,治疗关系几乎不可避免地会激活依恋系统,然而,这是否如鲍尔比(Bowlby,1988a)所认为的那样,必然会对治疗起到促进作用呢?弗洛伊德和布洛伊尔(Freud & Breuer, 1895)在早期心理治疗过程中发现,至少对某些人来说,依恋纽带被激活的强度,可能会让病人不堪重负。我们是否能通过依恋理论的视角,来理解这样的过度反应呢?在这样的心理治疗中,会出现依恋系统过度激活的情况。治疗情境中的情绪挑战,使病人产生轻度的焦虑甚至痛苦,这种焦虑在生物学上是为了激活依恋系统,从而产生亲近寻求行为,目的是唤起成人的照顾行为。一个敏感的治疗师,会对病人在人际交往中的苦恼做出人性化的回应,并且探究其缘由,这会诱发数千年进化过程中所筛选出来的心理系统,使病人产生强烈的情感纽带。在大多数情况下,依恋系统的激活还是有益的,但对于有高度不安全感或紊乱依恋史的人来说,依恋关系图式的重新激活,在治疗设置下,难免会给病人在情感上带来具有挑战性的经历。

举例来说,有一位女士,小时候有时会感到不被母亲接纳,尤其在她有强烈的情感需求的时候。更糟糕的是,她认为妹妹得到了母亲更多无条件的关怀。假如这些关系模式被激活,当她回忆起过去的时候,如果治疗师没有立刻给予关注,病人会变得高度敏感。她也会对治疗师与其负有专业责任的其他病人之间的来往格外敏感。因此,对于一个有不安全依恋史的人,激活孩童时期的关系图式,就会在其治疗中体验重复性的情绪挑战。当然,治疗中的"手足之争"所产生的困难的体验,将会让病人感觉痛苦和焦虑,这会进一步激发其依恋系统,从而产生更多亲近寻求行为。这会诱发治疗师的照顾行为,使得情感纽带更加稳固。病人强烈的依恋,会增加他/她与其他病人发生情感冲突的可能性,或者会增加被治疗师轻微拒绝的可能性。因此,对这些人来说,高冲突的内部工作模型已被激活,治疗情境通常就会给他们带来痛苦,而痛苦又加固了依恋关系,之后,病人会更容易体验到治疗中相关的痛苦。

根据不同的心理治疗模型,我们至少可以用两种不同的方式去看待这种情况。一是,依恋系统的治疗性激活,可以看作为病人创造了一个机会,去修通其高度冲突的关系模式,这一关系模式在很多其他关系情境下被激活,且给他们带来了极大的困难。体验、表达、反思并解决人际关系中高度冲突的模式,这是很好的,而心理治疗恰恰就提供了这样的机会。对于大多心理动力学治疗师而言,这个观点显然是衬人心意的(如,Davies,2004)。即使从认知行为疗法的角度来看,我们也有明确的理由,来探索病人呈现出的图式,检验其有效性和稳健性(Young,1999)。

二是,从心理治疗过程的心智化模型的角度来看,我们要小心过度激活依恋系统。有效证据表明,依恋神经行为系统的强烈激活与情感调节系统的去激活相关(Luyten et al.,2011a),也可能与产生人际怀疑的认知神经系统的去激活有关,这些认知神经系统,涉及社会认知或心智化,包括外侧前额叶、内侧前额叶、侧顶叶、内侧顶叶、内侧颞叶和前喙扣带皮层(Bartels & Zeki, 2000, 2004; Liberman, 2007; Mayes, 2000, 2006; Satpute & Lieberman, 2006)。"爱是盲目的",这种表达存在于大多数人类语言当中,它表达的是:依恋系统的强烈激活与有意义且具有反思性的(与反刍性的相反)心理状态是不相容的。简言之,随着依恋和情绪唤起增高,心智化从最初由前额叶主导的、兼具受控制的、反思性的、内部聚焦的、复杂认知的加工过程切换到由后皮层和皮层下驱动的自动化的、外部聚焦的、情绪强烈的加工过程。

鉴于心理治疗的总体目标是提高心智化能力,这种基于依恋视角的观点,会对心理治疗产生怎样的影响呢?增强治疗师-病人关系中的依恋,最初能在促进病人关注心理状态方面,发挥重要作用,还可能增加病人对心理状态的好奇心和认识的准确性。要使病人从关注心理状态中获益,治疗师还必须保有"标记的"镜映能力。正如安全依恋的母亲,能够标记镜映孩子的悲伤,而不是被悲伤所淹没(Stratheam et al.,2009b)。治疗师必须能够表达对病人情绪的调谐与同情,同时,还要通过"标记"他们的镜映,来传达自体-他人的分别。而这一标记镜映,要在其情感展示中,带有应对的迹象(比如,夸大的、减慢的、图式化的,或者,对于病人主要的典型运动模式,治疗师仅部分运动执行)(Fonagy et al.,2002a; Gergely, 2004, 2007; Gergely & Unoka, 2008; Gergely & Waston, 1996)。短程治疗录像研究表明,较之于没有经验的治疗师,经验丰富和更有疗效的治疗师,更少表现出明显的面部情绪(Anstadt et al.,1997)。也许经验丰富的治疗师更清楚:过多表露共情会过度刺激病人。为达到最佳治疗效果,治疗师必须停止通过"煽起"病人的依恋系统,来制造该系统的过度唤起。治疗师必须避免将依恋关系激发到有过度唤起和紊乱风险的地步。依恋的过度激活会削弱病人的心智化能力,尽管治疗提供了强烈的依恋,仍会使其无法从治疗中获益。因为那时,心智化降低开始呈现不安全的关系模式的记忆且主导病人的心智,影响着他们对治疗关系的体验。在紊乱的治疗性依恋中,非心智化的移情的火热中,病人由此产生的(错误)感知体验,被体会为"好像是真的"。目的论导向的行为("活现"),可能会频繁发生。如果假装模式取代了心智化模式,病人可能会说得很多,但鲜有意义。

在与自体结构紊乱的病人工作时,治疗师尤其需要觉察病人心理状态每时每刻的变化,并准备好从"相遇的火热"中退后(Bateman & Fonagy,2006a)。可悲的是,正如我们在其他文章里指出的那样(Fonagy & Bateman,2006b),诠释(需要相当高的反思功能),往往是在病人最没有能力理解和执行治疗师评论的含义时给出的。

我们认为,心理治疗是通过同时激活两套可能会相互抑制的大脑系统来起作用的。通过运用特定的技术(如,诠释行为、引起反思),以及一般性地鼓励病人关注心理世界并对病人的心理世界感兴趣,治疗师可以尝试提高病人的心智化能力。同时,治疗师也要有意识地、有目的地激活病人的依恋系统。通过直接激活依恋,以及保持对病人心理状态的聚焦,治疗师就创设了一种矛盾的状态。我们假设,这种复杂的心理状态(我们曾将其称为心智化了的情感;Fonagy et al.,2002a),使病人对心理治疗所提供的情绪体验产生了洞察。

对治疗双方来说,如何在保持聚焦心理状态的同时,保持活跃的依恋系统,这可谓极具挑战性的。就这一点而言,也许可以说,心理治疗科学走进了表演艺术(performance art)的范畴(Allen,2006)。这一矛盾的激活模式以两种方式维持:1)当治疗师鼓励病人直面当前的逆境和创伤经历时,滴定激活(titrated activation)负面情绪;2)鼓励复盘(retrieve)满载情感的情景性记忆,包括创伤性记忆。

如果说心理治疗需要矛盾地激活大脑内两个正常情况下相互抑制的系统,那么,这能获得什么?为什么治疗必须激活依恋系统?为什么治疗联盟是治疗性改变的必要条件?为什么更坚固的治疗联盟可以预示病人会发生更大的改变?为何早期治疗联盟可以预测治疗结束后症状的改善程度(e.g.,Horvath & Bedi,2002;Orlinksy et al.,2004)?

治疗技术激活了与负性情绪相关的系统,同时,社会和道德判断以及心智化,也部分受到依恋系统的抑制。治疗要求病人探索其记忆和想法,此时病人利用的是依恋系统中已编好程序的联结;从某种意义上来看,这个依恋联结起到的是麻醉病人的作用,使其无法感知到自身体验的完整现实。除非依恋系统被过度激活,否则,病人会通过正性的依恋经验所提供的"玫瑰色"眼镜来看待自己。相较于通常的情况,心理治疗需要对感受、想法和信念进行更多(且更准确和更认真)的思考,而这是通过适度激活依恋系统来获得的。我们推测,激活依恋感觉创造了一种大脑状态,这一状态减少了通过过去局限性地理解现在,从而创造了重新思考和重新构建主体间的关系网络的可能性。在精神分析著述中,作者们借用了温尼科特"过渡空间"这一概念(Winnicott, 1953)来指代这种特别的、专属于治疗的心理状态。

在弗洛伊德(Ferud, 1900)关于心理动力学治疗起源的思考中,他提到了席勒(Schiller, 1788)的评论。在他看来,这些评论描述了认知抑制去激活现象(deactivated constraints on cognition),我们也尝试将其用于此地:"另一方面,在有创造性思维的地方,理性,在我看来,放松了对'大门'的监察,各式想法蜂拥而至,仅仅在这个时候,人类的理性才能大规模地、仔细地审视它们"(Schiller, 1788, Ferud, 1990, p.103)。弗洛伊德接着明确识别出了同样的现象,但是却忽略了依恋(治疗关系)在促成这一过程中的关键作用:"非评判式的自我观察态度……绝非难事。我的大多数病人在他们接受第一次指导之后都能做到。借助于'什么想法冒出来就写什么'这个方法,我自己也完全可以做到这一点"(Ferud, 1900, p.103)。我们没有证据来证明,弗洛伊德关于他自己能够达到这种心理状态的说法,在多大程度上是站得住脚的。然而,资料显示,激活依恋系统,就会使得压倒性的道德审查受到钳制,这与大脑系统受到抑制有关(这部分脑区使得批判性地思考当下经验的功能得以发生),因而,自打弗洛伊德以来,若没有另一个人的心智有技巧地运转,从而创造和维持某种环境,使得敏锐的自我感知成为可能的话,那么,能够轻而易举靠自己进行自我理解和洞察的人,也就微乎其微了。

我们认为,心理治疗影响大脑,是通过提供一个环境,让病人重复暴露在新的感知觉刺激当中,使得新的学习成为可能。新的刺激包括:使用新的方法监控自己的想法和感受、使用新的语言方式来阐述体验、对恐惧产生新的行为反应,或对记忆中已经编码的体验重新进行新的评价。所有的心理治疗技术,都在一定程度上提高了心智化,不过,有些技术比其他技术显得更加有效,这取决于心智化的哪一方面需要增强。所有内心痛苦的病人,都可以从心理治疗中获益,不过,重要的是,针对病人提出的主诉,要使用正确的技术,以及需要定期回顾每个病人的治疗需求。

所有的心理治疗,通过对病人的心理进行新的反思(新的元认知内容),都会呈现新鲜的刺激,但是,却很少在治疗关系之外进行。我们认为,大脑层面的解释也存在这样的局限。轻微激活依恋系统，似乎可以促进心智化，从而有助于治疗师鼓励病人对自己的心理状态采取一种受控制的、内部聚焦的，以及对自体-他人分化的立场。然而，从进化的角度来看，强烈地激活涉及依恋感受和依恋经历的神经网络，似乎也会抑制对心理内容的情绪和认知方面进行仔细、彻底地审查的强度。这种状态也为咨询师创造了一个独特的机会。通过在激活依恋与呈现负性心理内容这二者之间保持平衡，治疗师可以向病人呈现新的心理内容，且在将体验世界的新方式融入病人现有的认知-情绪图式之中时，不会引发他们的阻抗。

这个过程也可能因过度激活依恋系统而受影响。鉴于我们对依恋系统和心理治疗的了解，以上情况都是可以预料到的。或许是因为治疗中浮现出的材料令病人感到恐惧，而治疗师却无法或不愿抚慰病人，此时治疗本身将会引起病人的痛苦和恐惧，那么，病人的依恋系统将不可避免地被激活。病人寻求亲近治疗师，而治疗师却缺乏抚慰的能力，抑或是治疗师的干预给病人制造了额外的焦虑，那么，这就可能存在治疗性依恋系统紊乱的风险。当然，这种情况最有可能发生在那些依恋经历异常糟糕的人身上。一旦治疗过程再次激活这些依恋经历，就可能会导致治疗关系中的痛苦体验。在这些情况下，就需要恢复心智化和依恋之间的平衡，之后有意义的治疗性工作才能开展。如果做不到这一点，该治疗就有可能会带来这样的后果：不仅没有改善病人的情况，反而给病人带来无心的伤害，这样的病例占了5%~10%。我们希望，治疗师能够适当考虑损害心智化的因素，这将有助于减少那些令人遗憾的事件发生的频率。

治疗启示

本章所概述的心智化治疗模式的治疗应用，我们将会在后面的章节中详细阐述。我们的构想暗含着这样的意味：需要放弃对具体治疗技术的过分看重，而要强调一种跨理论流派的、通用的治疗性立场。对于心智化治疗的某些突出要点，我们在这一章点到为止。这些要点在本书的其他章节，以及其他专著中，都有更为详细的阐述（Allen et al., 2008；Bateman & Fonagy, 2004, 2006a）。

以本章的观点来看，治疗的总体目标应当是：激活病人的依恋关系、促进病人参与治疗，并帮助病人维持心智化，这三者同时进行。在激活依恋关系的同时，滴定的且多少有些专门地聚焦于病人当前的心理状态,尽管这个过程不可避免地会激活依恋系统,但仍然有望增强病人的心智化能力而不产生医源性的影响。因此,期望病人谈论那些无法与其主观感受到的现实相联系的心理状态,这样的治疗情境是应当避免的。这样说来,关于心理动力学治疗,就意味着需要注意如下方面:

1. 不强调对深度无意识的诠释,而侧重于意识或接近意识的内容。
2. 治疗目标从洞察变为恢复心智化(即,达到连贯和整合的表征),针对严重精神障碍病人尤其如此。
3. 对于心智化脆弱的病人来说,要小心避免让他描述复杂的心理状态(冲突的、矛盾的、无意识的),因为他理解不了。
4. 避免漫无边际地讨论过去的创伤,除非是在对以下情形进行反思:反思当前对施虐者心理状态的感知,以及反思从过去作为受害者的心理状态到现在的体验的变化。

我们的理论模型还表明,为最大限度提升病人在关系情境中思考想法和感觉的能力,尤其是在治疗的早期阶段,治疗师若按以下的方式提供干预,可能是最有助益的:

1. 简单且易于理解。
2. 关注情感。
3. 主动让病人参与。
4. 聚焦于病人的心理而非行为。
5. 涉及工作记忆中的当前的事件或活动(病人当前感觉到的心理现实)。
6. 把治疗师的心理作为示范(即,告诉病人,在所谈论的情境中,治疗师自己可能会有什么样的反应)。

此外,治疗师必须能够根据病人情绪唤起的强度,灵活地调整干预的复杂性和情绪体验强度(当病人情绪唤起和依恋被强烈激活时,要退后)。

治疗的关键任务是:促使病人对"人的心理状态如何推动和解释自我和他人的行为"感到好奇。为了达成这一点,治疗师要审慎而明智地采取"好问的立场",突显出治疗师自己对行为背后的心理状态的兴趣,确保他们自己的理解和推论是合适的(表现出对心理状态不透明性的尊重),并向病人展示,这些信息可以怎样帮助病人理解自身的经历。治疗师必须明确识别出病人的伪心智化，以及其他取代真正心智化的"填充物"，也要清楚地强调，伴随着这些伪心智化和"填充物"，实际的成效可能微乎其微。通过这样的方式，治疗师可以帮助病人学会，他们是如何思考和感觉自己和他人的，这些又是如何影响他们自己对他人的回应的，以及对自己和他人的理解中的失误是如何导致不适宜的行为的。

简言之，治疗师不应该告诉病人他们的感受、他们的想法、他们应该如何表现；或者告诉他们导致困境的有意识、无意识的背后原因。任何治疗方法，如果倾向于宣称知道病人是怎么回事，他们应该怎么做、怎么想，以及他们为什么是这样的人，都很有可能给心智化脆弱的病人带来伤害。这个原则适用于心理动力治疗，同样也适用于认知行为疗法。例如，戴维森及其同事（Davidson et al., 2007）报告说，在认知行为疗法中，咨询师的整合复杂性（其指标是：在一个表述中整合观点看法的数量）水平很高，但却会带来糟糕的治疗结果，不过，病人的整合复杂性若提升，则标志着其社会功能有了改善。

从实践的角度来看，有效的心智化治疗干预，需要沿着以下线路展开：

1. 治疗师识别出心智化的中断（如前所述的心理等价、假装或目的论的思维模式）。
2. 病人和治疗师回顾主观连续性中断之前的那一刻。
3. 通过识别治疗师和病人之间的瞬时情感状态，来探索该次会谈中断的那一时刻的情绪背景。
4. 治疗师要明确地识别出心智化中断，并坦然承认自己对此中断所起的作用。
5. 治疗师要尽力帮助病人去理解内隐于治疗师–病人关系中的当前心理状态（心智化移情）。

治疗师的心智化治疗立场应该包含以下内容：

1. 保持谦逊，谦逊源自治疗师能意识到自己不知道。
2. 尽可能花时间识别观点上的差异。
3. 不同观点都有存在的理由，应接纳不同的观点。
4. 主动询问病人的体验，要求详细描述（"是什么"的问题），而非解释（"为什么"的问题）。
5. 有意避免去理解难以解释的事情（比如，明确说出：某些事情不完全明白）。

这一立场的重要成分是：监督并承认自己作为治疗师所犯的错误。这样做不只是示范诚实和勇气,以及通过治疗师承担责任来降低病人的情绪唤起,同时也提供了非常宝贵的机会来探索,对于不透明的心理状态持有不正确的假设,是如何导致误解发生的,以及,误解是如何导致巨大的负面体验的。在这种情况下,重要的是要意识到,治疗师在面对非心智化的病人时,会经常面临失去心智化的风险。因此,我们认为,治疗师偶尔的活现,是治疗联盟中附带发生的事儿,是可以接受的,也是必须坦然承认的。与其他心智化中断的情况一样,这样的事件,也需要复盘心理治疗的过程,并对其进行探索。因此,在这种治疗师-病人的合作关系中,参与其中的双方都有连带责任去理解活现的过程。

总　结

通过此序章的阐述,我们希望,我们已为那些在各种情况下开展工作的精神科医生和心理健康专业人员,介绍了心智化临床方法的运用原则的相关背景,以帮助他们针对不同病人群体进行工作。同时,我们也希望,我们已经把心智化能力的基本性质中所有的要点都提出来了,这些要点在任何心理健康干预当中,都将一如既往地发挥作用。治疗师需要考虑病人对他们自己的心理状态的体验,这是心理干预的核心,而且,基于此,我们也就能理解病人对他人的想法和感受了。我们认为:这些观点会对病人的自体感有重要的影响,而且,当一个人对自己主观力量的信心动摇之时,就会转向一个可信任的他者,这是一种普遍的人性,而这是早于"谈话疗法"而存在的。病人希望通过理解他人对自己的看法,来恢复更为稳健的自体表征体验。无论何种理论取向或者治疗方法,对这一过程保持觉察都是至关重要的。病人需要通过我们专业人员的眼睛来看到他们自己,如果我们没有关注到这一点,那么,我们就可能会伤害到他们,而他们本是我们致力于去保护的人。

推荐阅读

Allen J, Fonagy P, Bateman A: Mentalizing in Clinical Practice. Washington, DC, American Psychiatric Publishing, 2008.

Allen J, Fonagy P（eds）: Handbook of Mentalization Based Treatment. Chichester, UK, Wiley, 2006.

Bateman A, Fonagy P: Mentalization based treatment for borderline personality disorder. *world Psychiatry* 9:11-15, 2010.

Fonagy P, Bateman A: The development of borderline personality disorder: a mentalizing model. J Pers Disord 22:4-21, 2008.

Fonagy P, Bateman A: Mentalizing and borderline personality disorder. J Ment Health 16: 83-101, 2007.

第二章

心智化的评估

帕特里克·卢伊滕

彼得·冯纳吉

本尼迪克特·罗伊克

鲁迪·韦尔莫

正如第一章所述,心智化损伤存在多种不同类型,相应的治疗方法和治疗焦点就有必要有所区别。因此,在治疗前和治疗过程中,均有必要对构成病人心智化基础的各个极性进行细致的评估和监测。详细了解心智化损伤的具体类型,尤其是要了解在特定依恋情境中表现出的心智化损伤,这不仅可以凸显出治疗的焦点,还可以提醒评估者和治疗师们未来可能发展出怎样的关系类型,以及出现何种心智化缺陷,如此一来,就可以在之后的治疗中将它作为重要的"移情追踪物"(transference tracer)(Bateman & Fonagy, 2006a)。因此,评估个体的心智化需要细化其心智化剖面,即个体在心智化各个极性上的功能,特别是,由于这些极性之间还可能存在解离的情况(例如,在一个极性上有损伤但其他极性上却没有)(Luyten et al., 2011c),这就更要细化心智化剖面了。

本章我们会提供心智化评估的具体准则,这些准则基于这样的假设:心智化是一个多层面的建构,受到依恋中情境因素和个体差异的影响。评估个体的心智化,必定要去评估个体在心智化的四个极性上每个端点的功能,也要评估个体在依恋策略上的差异,这些差异会影响唤起或压力与心智化之间的动态关系。在评估个体心智化时,重要的是要认识到:心智化并不局限于想法或感受,而是要延伸到我们想象得到的整个心理状态的范畴。这对评估一个人探索自己与他人内在世界的能力来说,尤为重要。接下来我们将讨论心智化的关系特异性和人际特性,并概述评估心智化的结构性和非结构性方法。

依恋、心智化和压力中的个体差异

正如第一章所述,心智化不是静态的、单一的能力,而是一种动态的、多面的能力。在这一节中,我们会思考心智化与唤起或压力之间的关系,特别是在依恋关系背景下二者的关系。在使用依恋去激活或过度激活策略(Mikulincer & Shaver,2007)以及使用内射(introjective)或情感依附(anaclitic cognitive-affective)的认知-情感风格(Blatt & Luyten,2009)来进行心智化时,存在个体差异(Fonagy & Luyten,2009;Luyten et al.,已提交2011c)。通过思考心智化压力和唤起之间的关系,我们可以进一步说明真正心智化的本质,并与完全心智化之前的思维模式进行对照,这些模式包括过度心智化和伪心智化。

我们首先探讨依恋、压力和心智化之间的矛盾关系。研究表明,依恋系统的激活与中脑皮层类固醇多巴胺能系统的激活有关,这在大脑的奖赏回路中起着重要作用(Insel & Young,2001;Strathearn et al.,2008),并且与对社会线索敏感性的提高、压力水平降低和社会回避减少有关联(Fonagy & Luyten,2009;Luyten et al.,2011c)。然而同时,该系统的激活与唤醒和情感调节系统,以及涉及心智化的神经认知系统(包括外侧前额叶、内侧前额叶、外侧顶叶、顶叶内侧皮层、内侧颞叶和喙前扣带皮层)的相对去激活相关(Bartels & Zeki,2000,2004;Bull et al.,2008;Hurlemann et al.,2007;Lieberman,2007;Mayes,2000,2006;Satpute & Lieberman,2006)。这种社会行为和压力反应的复杂关联,有助于我们解释依恋史和心智化之间令人困惑的、既促进又抑制的关系。

更具体地说,现在有良好的证据表明,这些系统的相对激活和去激活,与唤起和压力调节密切相关(Heinrichs & Domes,2008;Lieberman,2007;Mayes,2006)。在这种情况下,基于阿恩斯滕(Arnsten,1998)的双重过程模型,梅耶斯(Mayes,2000,2006)认为:随着压力的增加,会出现从更靠近前额叶的、可控的执行功能模式,到更自动化的功能模式的转换(见图2-1)。图2-1中描述的生物行为转换模型指出,在应对压力时,个体使用的是依恋过度激活策略还是去激活策略,以什么强度激活这些策略,这些方面存在个体差异,而这些个体差异决定了心智化从受控到自动化的转换中的三个关键参数:1)转换发生的截距(阈限值);2)压力与(受控制的和自动化的)心智化激活之间关系的强度(斜率);3)从压力中恢复到受控的心智化所需的时间(见图2-1和表2-1)。

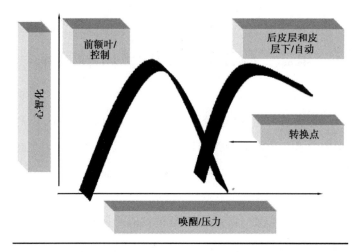

图2-1　压力与（受控制的或自动化的）心智化关系的生物行为转换模型

表2-1　依恋策略、唤起和心智化

依恋策略	转换阈限值	自动化的回应的强度	恢复受控的心智化
安全	高	中等	快
过度激活	低(过度反应)	强	慢
去激活	较高(低反应,但在压力增高的情况下会失败)	弱(但在压力升高时为中等或强)	较快
紊乱/无组织的	不连贯的(过度反应,但经常极力试图下调)	强	慢

　　来自行为、生理、神经生物学和神经影像学的研究发现,的确证明了从皮层到皮层下系统的神经生物学转换,并且由于这个转换,就会从受控的心智化切换到自动化的心智化、随后的后果就是,压力或唤起带来非心智化的模式,这些都与依恋过度激活和去激活策略的相对使用有关(见图2-1和表2-1)(Fonagy & Luyten, 2009; Luyten et al., 2009, 2011c)。焦虑依恋的人(如,那些具有贯注型依恋风格的人),通常会使用依恋过度激活策略,这种策略常常会让这个人疯狂寻求支持和安慰,经常表现出苛求、黏附、索求的行为。通常在回避型的人(如,具有恐惧型回避,尤其是回避型依恋的个体)身上,可以观察到依恋去激活策略,这些策略包括:在下调压力的时候,否认依恋的需要,坚守自身的自主、独立和力量。

　　因此,从某种程度上,可以将依恋策略、压力和心智化之间典型的交互作用区分出以下四种类型。

过度激活策略

压力反应的过度激活策略(Mikulincer & Shaver, 2007)与受控的心智化所涉及的脑区的去激活低阈限值联系在一起,因此,包括杏仁核在内的、更自动化的皮层下系统对压力反应的阈限值很低(见表2-1)。这种特点的组合可以解释为何焦虑依恋的人倾向于轻易、快速地对他人产生依恋,而后往往又大失所望,这不仅是因为依恋系统激活的阈限值低,也因为受控的心智化相关的神经系统(涉及参与判断他人的可信赖程度的神经系统)的去激活阈限值也低(Allen et al., 2008; Fonagy & Bateman, 2008)。此外,鉴于他们在使用过度激活策略时,兴奋性反馈回路会使其对压力线索更加警惕(Mikulincer & Shaver, 2007),这些人恢复心智化所需的时间可能也更长。他们很可能需要相当长的时间才能恢复受控的心智化能力,在评估期间发现这种情况(如治疗师主动探测或挑战病人自动化的假设时,产生了这样的后果)应当被临床工作者视为明确的警示:不要对这种病人使用过度诠释的治疗路线。

去激活策略

相比之下,主要使用依恋去激活策略的人,能让受控的心智化所涉及的神经系统(包括参与判断他人可信度的神经系统)更长时间地保持"在线"(Vrticka et al., 2008; 见表2-1)。因此,如前所述,要区分伪心智化(由去激活策略驱动)与真正的心智化,就变得尤为困难。这种心智化具有过度认知和假装模式的特征,而且,在压力水平不断增加时,这些去激活策略往往会失败,进而重新激活强烈的不安全感,再次激活更强的消极自体表征,以及更高的压力水平(Mikulincer et al., 2004)。因此,抗拒的(dismissive)和回避的(avoidant)人,若面对艰难的挑战,他们的依恋系统被高度激活,其心智化缺陷便很容易被观察到。例如,有研究收集了成人依恋访谈(AAI; George et al., 1985)的叙述(e.g., Fonagy et al., 1996; Levinson & Fonagy, 2004),其中通常包括很多必答问题,比如一个人的依恋史,这些问题会涉及满载情感的议题。然而,去激活策略也与心智化能力恢复所需的时间相对较短有关(Mikulincer & Shaver, 2007),这使得区分伪心智化与真正的高功能心智化更加困难。此外,研究还发现,使用去激活策略的人,其生物性应激指标有可能相当高(如血压升高),但他们看起来却很平静,不仅如此,他们还报告说主观上感觉并无压力(Dozier & Kobak, 1992; Luyten et al., 2011a)。然而,主观痛苦和生理痛苦之间解离的潜在指标,还包括:在相应情境下,这些人要么表现得过于平静(如,谈论被情感忽视的过去经历,却未表现出任何不适),他们无法提供能说明其综合陈述的例子(如无法提供支持其综合陈述的特定依恋经历),要么一开始看起来很平静,然后突然变得极度不适(如,开始出汗或突然开始头晕)。而且,这些人通常不会将这些突然的变化归因于所谈论的话题,而是归因于外部环境(如,当天没有吃饱,所以感到头晕)。

紊乱/无组织的策略

紊乱型依恋的个体,可能会表现出明显的心智化缺陷和过度心智化倾向(Bateman & Fonagy, 2004),这与他们会在过度激活策略失败时使用去激活策略(或者反过来)有关,而这往往会导致个体在这二者之间明显摆荡(见表2-1)。一方面,使用过度激活策略与受控制心智化脱钩有关,这会让这个人无法理解自己和他人的心理状态,而这是他们过度依赖完全心智化产生之前的那些社会认知模式所导致的(Bateman & Fonagy, 2006a),另一方面,去激活策略通常与最小化和回避情感内容有关,因此使用这些策略的人,也有过度心智化的倾向(如,持续地尝试心智化,但并不成功)。

安全依恋策略

安全依恋与保持高功能心智化的能力有关,即使在压力情景下也是如此,安全依恋也与心智化能力较快恢复有关(见表2-1)。如前所述,心智化的暂时失败,是正常功能的一部分,但是,真正心智化的标志是:从自动化的心智化到受控的心智化的适应性转换的能力;即便在压力情景之下,仍继续心智化的能力;从心智化的失败中较快恢复的能力。此外,在相当大的压力下继续心智化的能力,与所谓的依恋安全的扩展和建立(Fredrickson, 2001)循环有关,这强化了安全依恋的感觉、个人的自主能动性以及情感调节("建立"),并引导个体进入不同的、更具适应性的环境("扩展")(Mikulincer & Shaver, 2007)。因此,具有高功能心智化的人,在面对压力情景时,通常表现出很强的心理韧性,在经历逆境之后,他们往往能够获得一种不同的、常常令人惊讶的人生观。而且,他们表现出良好的关系构建能力(relationship recruiting)(也就是说,乐于照顾和帮助他人)(Hauser et al., 2006),以及,在压力和逆境之下,有效共情调节的能力(Luyten et al., in press, 2011a)。此外,这些人通常具有很好的探究外在世界和自己内在世界的能力,例如,表现为突出的创造力,有象征化的能力,有能力改变对自己和他人生活的看法,以及对梦想、幻想、艺术或一般人的内在世界的关注和兴趣。这种真正的、往往是丰富的将心比心,或许是高功能心智化的最好指标之一,它与探索想法、感觉、欲望和经验时的内在的自由感有关。有这种能力的人,具有内在的安全感,使得他们甚至能够去探索和言语化非常困难的记忆或体验,他们也有着探索这些记忆的明确愿望和好奇心。如上所述,这种可能由积极体验或消极体验驱动的心理探索的安全感(Allen et al.,2008),也令他们拥有了寻求和接受帮助的自由(Grossman et al.,1999)。

过度激活和去激活

相反,依恋过度激活策略和去激活策略,则会制约人们在面对压力时"扩展和构建"的能力,还会抑制涉及心理韧性的其他行为系统,如探索、交往和照顾(Insel & Young,2001;MIkulincer & Shaver,2007;Neumann,2008)。因此,使用这些策略的人,通常难以进入持久的关系,其中也包括与心理健康专业人员的关系;在探索自己和他人内在世界时,其兴趣或真正的能力有限;他们经常在主要的人生任务中(如建立亲密关系和繁殖)停滞不前。简言之,主要使用过度激活策略者之关系模式,通常是中心化的(centralized),极易导致自体-他人混淆(Fonagy & Luyten,2009)。这些人在面对压力时,要么表现出过度的"索求"行为,要么表现出先理想化再贬抑的模式。相反,主要依赖依恋去激活策略的人,通常表现出更分散化的(distributed)关系模式,其特征为疏远他人或强烈的趋-避冲突,并在面对压力时,常常拼命彰显自己的自主性(参见Bateman & Fonagy,2006a & Luyten及同事,"抑郁症",本书第十五章)。如前所述,这些人可能看上去心智化水平很高,但却缺乏真正的反思自体和他人的能力。虽然,具有中心化或分散模式的人,可能对自己的内在世界、梦和幻想感兴趣,但除了一些重要的例外情况,他们似乎通常缺乏真正的创造力。因此,他们的梦和幻想往往是贫瘠的,或者看起来有创造性,但进一步考量就会显现出相当贫乏和陈旧的画面和想法("伪象征化")。

重要的是,从受控的心智化到自动的心智化的转变,涉及对内在状态的更自动化的、往往是前心智化的思考模式的重现,如,表征自体和他人内在世界的心理等价、假装和目的论模式(Allen et al.,2008)。心理等价使主观体验太过于真实,假装模式则切断了与现实的联系且可能导致解离体验。目的论模式是指一种将对他人想法和感觉的思考与可观察的行为等同起来的思维模式。比如,在许多边缘型人格障碍病人看来,只有肢体接触才算是爱。在很多躯体形式障碍病人看来,只有存在疾病的"客观证据"(如医学检验)时才算生病,有的时候,比如在对遭遇过性虐待的肥胖者进行减脂手术时,专业人员会以目的论的方式回应他们的要求(Morgan,2008;Wildes et al.,2008)。

这些模式非常容易出现在有创伤史的人身上。通常这些人会自我保护性地关闭心智化,以免回想创伤体验(经常伴随着自伤或物质滥用),且倾向于在别人的心里面再次制造出令人害怕的状态(如,通过喊叫或羞辱、威胁他人)。具有反社会特征的人,可能会使用后一种策略来控制他人或逐步削弱他人的思考和心智化的能力。

在"推理错误"研究中,即使在没有心理障碍的人身上,也有大量思维发展早期模式持续存在的证据,包括"后见之明的偏见"(hindsight bias)"知识的诅咒"(curse of knowledge)和"行动胜于雄辩"(actions speak louder than words)等现象(Birch & Bloom,2007;Blank et al.,2008;Wertz & German,2007)。

如前所述,这些思考给我们的第一个重要的启示是:评估心智化应该首要考虑,在心智化的实际事例当中,心智化的不同的唤醒水平。这必然会涉及在不同唤起情境中去探索心智化,也需要使用主动的探测和挑战。当然,这需要根据个人的能力量身定制。比如,有创伤史的人容易被情绪淹没,而要评估有自恋特征的人的心智化能力,则往往需要很大的努力。此外,心智化的评估,是在与评估者的新的依恋关系中进行的,这一点很重要,需要密切监控被评估者对这一新的依恋关系如何反应及其对心智化的影响。被评估者对评估者的想法或感受表现出任何兴趣了吗?或者相反,他们对评估者的回应过度警惕吗?此外,在评估中,被评估者在多大程度上能够利用评估者来调节唤起水平,并因此能够在探索自己的内在世界的情况下共同调节压力,这一点为评估一个人在"世事艰难"时的心智化能力提供了重要的线索。

第二个重要的启示是:使用次级依恋策略上的个体差异,应当密切监测。这可以通过评定病人的心智化模式与前述原型在多大程度上匹配来进行。然而,很可能没有哪个病人会完全契合任何一个原型,这是因为,在不同的依恋关系类型中,心智化能力可能千差万别,这一点我们将在下一节讨论。

最后,治疗师制订干预方案,应该根据与这些依恋策略有关的具体的心智化缺损来进行。具体来说,有证据表明,对于主要使用过度激活策略的人(如那些集中化模式的人),治疗应该强调的是治疗设置的支持性方面,而且,治疗师也应该尽其所能为病人的心智化能力提供脚手架,治疗早期尤其应这样做(Blatt,2008)。此外,治疗师应该密切监控远近距离之间的平衡,因为靠得太近,可能很容易导致自体-他人混淆,破坏病人的心智化能力,而离得太远,又可能给病人带来被拒绝感,或者导致病人早期脱落(Fonagy & Luyten,2009)。类似地,对于主要使用去激活策略的病人,重点是整合认知和情感心智化,我们尤其要帮助病人与其情绪相联结,特别是在治疗关系中出现的情绪,更应这样。这里的风险在于,病人若开始意识到,治疗包含着新的依恋关系,而这个关系又会威胁到他们的去激活策略,这时他们就很容易脱落。另一重要的风险是治疗师轻易假定病人已经具有了足够的能力进行洞察,从而迷失在对病人问题本质的理智化的解释之中(Bateman & Fonagy,2006a)。

关系特定的心智化和心智化的人际特性

由前文的讨论可以推断,尽管现有的心智化评估方法,比如反思功能量表(Reflective Functioning Scale, RFS; Fonagy et al., 1998)、儿童依恋访谈(Child Attachment Interview,CAI;Ensink,2003)、父母发展访谈(Parent Development Interview,PDI;Slade et al.,未发表的草稿,2004a)聚合了不同依恋关系和情境中的心智化,但是,更恰当的做法是:将心智化概念化为一种关系特定的能力,这是首要的事情。心智化总是嵌入特定的依恋关系之中,所以,在不同的依恋关系中的心智化可能差异甚大。

与这一假设一致,研究发现,随着时间和关系背景的变化,心智化可能会发生较大的波动(Luyten et al., in press, 2011c)。比如,有学者(O'Connor & Hirsch, 1999)发现,相对于最喜欢的老师,青少年对最不喜欢的老师,具有更低水平的心智化和更多扭曲的心智化。此外,越来越多的证据表明,人们在心智化自己的婴儿时,存在巨大的个体差异,且与根据成人依恋访谈(AAI)得到的心智化评分之间的相关性不大(Sharp & Fonagy,2008a)。最后,研究发现,在一次心理治疗会谈当中,以及多次会谈之间,心智化水平存在相当大的波动,而且这与治疗师有关(Diamond & Yeomans,2008;Diamond et al.,2003;Prunetti et al.,2008;Vermote et al.,2009)。

此外,不仅在不同的关系背景下心智化水平会波动,在同一关系背景下心智化水平也会起伏变化。依据前文讨论的转换模型,在不同的依恋关系之间,或者在同一依恋关系之内,可能包含不同的压力水平,从而会导致依恋系统中不同的激活梯度和转换点。

再者,这些转换点也取决于关系对象的心智化能力,这再次凸显了心智化的二元交互性本质。关系对象可能会提供矫正性的经历,反过来,人们也可能在使用这些矫正性经历时表现出显著性的差异。相反,关系对象也可能会进一步加剧心智化失误,导致心智化能力螺旋式下降。因此,从这一观点来看,心智化不只是个人的内在能力,也是人际能力。心智化能力自依恋关系中发展而来,也继续与依恋关系紧密相连。即便一个人心智化的是自己的内在状态,他/她在多大程度上能找到内化的安全依恋表征,或者在多大程度上允许自己接受外在安全依恋客体(比如治疗师)的帮助,最终决定了此人探索自己和他人内部世界的能力。比如,躯体形式障碍病人常常不能够心智化自己的身体感觉,但是,他们能够被关系对象强化或者纠正,而这取决于该关系对象的心智化能力。同样地,戴蒙德等人(Diamond et al.,2003)发现,治疗师-病人二元体的心智化质量是交互作用的,因为,治疗师的心智化水平部分决定了病人可观察到的心智化水平,反之亦然。类似地,普鲁内蒂等人(Prunetti et al.,2008)的研究发现,边缘型人格障碍病人在接受辩证行为疗法中的确认干预时,会暂时丧失心智化,比起接受中立的干预(neutral interventions),病人接受这种干预会更频繁地激活依恋系统。至于心智化的发展,生物特征(如儿童期气质)和环境特征(如贫困),极有可能影响父母-婴儿二元体及其他关系中的心智化。

因此,评估心智化而不考虑情境,或只基于单一关系进行评估,都多半可能有些误导之处(also see Choi-Kain & Gunderson,2008)。临床工作者应该特别留意的是,在不同情境或关系中,总体心智化的失衡状态。比如,一些病人似乎在许多关系中都有相当好的心智化能力,但是,在与母亲、父亲或伴侣的关系中,却缺乏心智化。因此,在评估心智化时,评估者应该努力扩展情境,常规化地探索不同的关系,尤其是那些病人没有自然谈论到,或者只是简略提到的关系。最后,还应该评估病人在与评估者的关系中共同调节压力的程度,以及,在评估期间恢复心智化的能力。我们将在接下来的两节中总结评估心智化的这些方面和其他方面的含义,并为结构性和非结构性评估心智化提供一系列指导准则。

结构式评估心智化

反思功能量表(Fonagy et al.,1998)的研发工作,激发了大量关于心智化的原创性构想和研究。反思功能量表广泛应用于心智化的测量,可基于访谈进行编码,这类访谈包括:成人依恋访谈(AAI, Hesse, 2008), 近期发展的儿童依恋访谈(CAI; Shmueli-Guetz et al.,2008;Target et al.,2003),以及客体关系调查(Diamond et al.,未发表的研究手册,1991)。反思功能量表近来也用于对心理治疗中的文字转录稿进行评分(Karlsson & Kermott, 2006; Szecsody, 2008), 以 及 对 主 题 统 觉 测 验 (Thematic Apperception Test)的反馈进行评分(Luyten et al.,2011b)。尽管反思功能量表最初用于对集合了不同情境和依恋体验(与成人依恋访谈一样)的一般心智化能力进行评分,但也可用于对具体问题或症状(比如,焦虑发作)(Rudden et al.,2006,2009),以及特定依恋对象和关系(Diamond et al.,2003)进行心智化评分。目前,反思功能的自评问卷(Reflective Function Questionnaire)正在编制中(Fonagy & Ghinai,未发表的草稿,2008; Perkins,2009)。此外,利维及其同事已开发了临床评定多维反思功能量表(a clinician-rated multidimensional Reflective Functioning Scale;Levy et al.,未发表的草稿,2005),以及瓦鲁瓦和冯纳吉(Vrouva & Fonagy,2009)则在近期报告了青少年心智化故事测验(Mentalization Stories Test for Adolescents)效度研究的初步数据。

针对特定关系心智化的测量,包括对父母心智化的测量,如修订后的反思功能量表,可用于对父母发展访谈(PDI;Slade等,未发表的草稿,2004a, Slade et al.,未发表草稿,2004b),或者修编版的儿童访谈工作模型(Working Model of the Child Interview, WMCI;Schechter et al.,2005)进行评分。由伊丽莎白·梅恩斯及其同事开发的母亲将心比心量表(Maternal Mind Mindedness Scale, MMMS)可用于对不同类型的叙事材料(Meins & Fernyhough,未发表的草稿,2006)进行评分,这一量表也涉及父母心智化的某些方面。另外,一个父母反思功能自我报告问卷正在编制中(Luyten et al.,2009)。此外还开发出一些实验范式用以评估儿童青少年(特定关系)的心智化(特定关系)的心智化(Sharp & Fonagy,2008a)。

然而,心智化的评估绝不止这些工具和量表,正如本章所概述的那样,多种测量儿童、青少年和成人社会认知的方法,也会涉及心智化的不同方面或不同维度。因此,这些测量工具也可以作为测量心智化潜在极性的替代方法。表2-2虽未穷尽所有的测量工具,但却概括性地说明了心智化极性的各个方面(also see Sharp & Fonagy,2008a)。大家可以挑选这些测量工具组成部分标准化测量组系,或是适用于特定病人或群体的部分测量组系。比如,主要与反社会型人格障碍的病人工作的临床工作者,可能想要认知和情感心智化方面的测量工具(Bateman & Fonagy,2008a),而与边缘型人格障碍病人工作的人,则很可能主要想测量对自己和他人进行心智化的能力损伤程度(Fonagy & Luyten,2009)。因此,表2-2列举的测量工具,可能有助于临床工作者和研究者形成有关心智化的概貌。不仅如此,表2-2中所概括的测量工具,也可以给予研究者和临床工作者一定的支持,在对特定病人或病理人群的心智化缺损进行假设检验时,挑选出合适的研究工具。

除了少数例外,表2-2中列出的大多数测量工具,都主要评估受控的心智化,尽管其中一些(如成人依恋访谈-反省功能量表)也包含对更加自动化的心智化的评估,或者,可以改编之后用于评估较少受控的心智化(比如,使用压力和情感启动程序,或者使用眼动追踪或脑电图,可引发较少受控的心智化)。此外,其中一些测量方法是对心智化的回顾性评估("离线的"),其他方法则评估社会互动演变中的心智化("在线的")。然而,后面这类评估方法目前使用起来非常烦琐。不过,正如下面(对心智化的非结构化评估)所言,评估压力之下(尤其是社会互动中)心智化丧失的程度,可能对临床工作最有意义。因此,必须针对心智化这一关键特征开发出简洁、易操作的评估工具。表2-2中列举的大多数测量方法,都需要受测者在完成任务或测评时,将其认知和情感方面加以整合。比如,读眼测验(Reading the Mind in the Eyes Test,RME,Baron-Cohen et al.,2001),明显包含认知和情感信息以及两者的整合。然而,分别评估心智化的认知和情感方面的程序也已开发出来了。这些程序包括巴伦·科恩的测量认知和情感共情的自我报告方法(Baron-Cohen & Wheelwright,2004)、测量认知和述情障碍的方法(Bermond & Vorst,未发表的手册,1998),以及沙梅·特苏里等人(Shamay-Tsoory et al.,2009)开发的实验程序。然而,未来的研究工作需要设计出能够捕捉认知和情感整合方面更为细微损伤的评估方法(Bouchard et al.,2008)。最后,对非心智化的测量已有用于评估推理错误和自我中心的实验范式,如"后见之明偏误""知识的诅咒"和"行动胜于雄辩"(Birch & Bloom,2007;Blank et al.,2008;Wertz & German,2007),不过,这一领域还有很多工作要做。

尽管很多测量方法都涉及心智化的不同潜在维度,但是,关于心智化的评估还有很多问题尚未解决。在我们对心智化能力评估给出比较明确的建议之前,尚需在这一背景下进行大范围的心理测量学研究,也包括探索心智化不同维度之间的相互关系的研究。这些研究目前正在进行中,我们希望本章对此能有所引领指导。

表2-2　心智化维度评估方法的图解清单

	自我-他人	认知-情感	内部-外部	自动化-	受意识控制
问卷					
情绪信念量表(Beliefs About Emotions Scale)(Rimes & Chalder,2010)	× (×)	×	×		×
多伦多述情障碍量表(Bagby et al.,1994)	×	×	×		×
肯塔基正念技能量表-有意识描述和行为分量表(Baer et al.,2004)	×	×	×	(×)	
沉浸体验量表(Brown & Ryan,2003)	×	×	×	(×)	×
情感意识水平量表(Lane et al.,1990)	× ×	×	×		×
心理正念问卷(Shill & Lumley,2002)	× ×	×	×		×
人际反应指标问卷-观点采择分量表(Davis,1983)	×	×	×		×
共情智力(Lawrence et al.,2004)	× ×	×	×	(×)	×
梅耶-沙洛维-库索情绪智力测验(Salovey & grewal,2005)	× ×	×	×	× (×)	×
反省功能问卷(Fonagy & Ghinai,未出版的草稿,2008)	× ×	×	×	(×)	×
父母反省功能问卷(Luyten et al.,2009)	× ×	×	×	(×)	
青少年心智化故事测验(Vrouva & Fonagy,2009)	×	×	×	(×)	×
访谈/叙述编码系统					
成人依恋访谈-反省功能量表(Fonagy et al.,1998)	× ×	×	×	(×)	(×) ×
父母发展访谈-反省功能量表(Slade et al.,2002)	× ×	×	×	(×)	(×) ×
儿童工作模型访谈-反省功能量表(Grienenberger et al.,2005)	× ×	×	×	(×)	(×) ×
多伦多述情障碍结构化访谈(Bagby et al.,2006)	×	×	×	(×)	×
心理状态测量和情感言语表达(Bouchard et al.,2008)	× ×	×	×	(×)	(×) ×
元认知评估量表(Carcione et al.,2007)	× ×	×	×	(×)	×

续表

	自我-他人		认知-情感		内部-外部		自动化-	受意识控制
意向性量表（Hill et al.,2007）		×	×	×	×	(×)	(×)	×
内部状态词汇（Beeghly & Cicchetti,1994）	×	×	×	×	×		(×)	×
实验/可观察的任务								
读眼测验（Baron-Cohen et al.,2001）		×	×	×		×		×
语音测验（Golan et al.,2007）		×	×	×		×		×
电影测验（Golan et al.,2008）		×	×	×	×	×		×
国际情绪图片系统（Lang et al.,2008）		×	×	×		×		×
NimStim 面部表情集（Tottenham et al.,2009）		×	×	×		×		×
面部变体（Bailey et al.,2008）		×	×	×		×	(×)	×
动态身体表达（Pichon et al.,2009）		×	×	×		×	(×)	×
面部模仿肌电图（Sonnby-Borgstorm & Jonsson,2004）	(×)	×	(×)	×		×	×	
情感标签（Lieberman et al.,2007）		×	×	×		×		×
社会认知电影评估（Dziobek et al.,2006）		×	×	×	×	×	(×)	×
信任任务（King-Casas et al.,2008）	(×)		×	×	×			×
内感受敏感性（Barrett et al.,2004）	×			×	×	×		×
对他人痛苦的共情（Hein and Singer,2008）	(×)	×	×	×		×	×	×
操控身体意识（Brass et al.,2007;Lenggenhager et al.,2007）	×	×	×	×	×	×		×
儿童动画心智理论量表（Beaumont& Sofronoff,2008）		×	×	×	×	×	(×)	×
母亲将心比心（Meins& Fernyhough,未出版,2006）	×	×	×	×	×	(×)	(×)	×
母亲准确性研究范式（Sharp et al.,2006）		×	×	×	×	(×)	(×)	×
陌生故事任务（Happe,1994）		×	×	×				×
投射测量								
主题统觉测验（Luyten et al.,2010）	(×)	×	×	×	×	×	(×)	×
投射想象测验（Blackshaw et al.,2001）	(×)	×	×	×	×	×	(×)	×

备注：× ×=适用；（×）=部分适用。

心智化的非结构式评估

我们认为,全面评估心智化至少要基于一次(两三次更好)详细的临床访谈。这种访谈需要回顾病人的依恋史,特别要注意过去和现在的关系。而且,这些访谈必须包含明确的必答问题,清楚地探测过去和现在依恋关系情境中的心智化,以及病人体验自身症状和主诉的方式和相关背景。如果没有这些明确的探测,对病人的初始评估可能会给评估者(和治疗师)留下错误的印象,即他们正在与一个心理意识相当高的人工作,并且这个人很适合洞察取向的心理治疗。有关依恋史的必答问题包括:"你的父母(伴侣)为什么要那样做呢""你觉得你小时候发生了什么使得你成年后是这样子的""从小到大,你和父母的关系发生了怎样的变化""从小到大,你发生了什么样的变化",有关丧失、虐待和忽视的经历,临床工作者都应该问:"那时候你有什么感受"(Bateman & Fonagy,2006a)。

病人为自身症状和主诉的陈述提供了一个重要的、额外的机会,可以评估暂时的或者更全面的心智化失败的潜在可能性,也可以评估病人从这些心智化失败中恢复的能力。例如,大多数病人在回应自伤或自杀时表现出部分丧失心智化,随后他们能够在接下来的访谈中恢复心智化。然而,某些病人却完全不能陈述这样的经历,而且整个儿被情绪淹没了(如,有严重创伤史的病人),或者在过于冗长地描述自身症状的过程中变得压抑了(例如,有强迫症或躯体形式障碍的病人)。有的病人采用"预先准备好的"或者"借来的"话来解释自己的症状、主诉,或者空泛地解释问题的性质,针对这种情况,评估者应该对他们的心智化能力打些折扣,这一点很重要,因为他们对自己的问题的理解往往是从其他专业人员、病人、家人、朋友或网上学到的。

在评估访谈的过程中,评估者应该从一般性的评估开始,描绘一幅被评估者的心智化剖面图,进而,评估者还应该致力于描绘被评估者心智化剖面更为详尽的图画。具体阐述如下:

首先,评估者应该尝试了解病人的一般心智化能力,形成印象。类似于成人依恋访谈-反省功能量表的评分,需要进行跨情境和关系的整体评估(见表2-3、表2-4和表2-5)。

表2-3 好的心智化是什么样子

安全地进行心理探索和开放地去发现,甚至能够内心自由地探索创伤的记忆和经历

承认心理状态的不透明性和暂时性

对自己的心理状态、他人的心理状态及自己-他人的关系有真正的兴趣

从自动的心智化向受意识控制的心智化转换中具有适应的灵活性

承认心理状态的可变性,包括发展性的视角意识(如一个人自身的依恋史影响其现在与人建立
关系的方式)

整合自体和他人的认知和情感特征(具身心智化)

对心理状态有现实的可预测性和可控性的感觉

在与他人的相处中具备调节痛苦的能力

具备放松和灵活的能力,不"困"于某个观点

具备玩性,有幽默感,且幽默感是有趣的而不是伤人的或疏远的

能够在自己和他人的观点之间进行取舍来解决问题

有能力描述自己的体验,而不是给别人的体验或意图下定义

愿意表达"自己是自己行为的主人",而不是认为自己的行为"碰巧"发生在自己身上

对他人的观点好奇,并且愿意被别人的观点影响而扩展自己的观点

关系上的长处

　好奇

　安全的不确定性

　沉思与反省

　观点采择

　原谅

　影响意识

　非偏执的态度

觉察自己心理功能

　发展性的视角

　基于现实的怀疑

　意识到内部冲突

　自问的立场

　觉察情感的影响

　承认潜意识或前意识的功能

　具有可变性这个信念

自体表征

续表

丰富的内在生活

自传体的连续性

很好的解释和倾听技能

普遍的价值观和态度

暂时性

谦逊(节制)

玩性和幽默

灵活性

互谅互让

责任和义务

表2-4 糟糕的心智化是什么样子

非反思性的、幼稚的、扭曲了的自动化的假设占主导地位

对自己或他人的内心状态无正当理由地确定

僵化地坚持自己的观点,或者太过于灵活地改变自己的观点

过度聚焦于自己和他人的外部或内部特征,或者完全忽视了其中之一,或者二者均忽视(心理盲性)

不能同时考虑自己和他人的观点

强调心智化的认知或情感的某一方面(如过度分析,或者被自己或/和他人的心理状态淹没)

过于简略或者过于详细的心智化

聚焦于外部因素(比如,政府、学校、同事、邻居)

聚焦于"空白"(empty),完全是行为层面的人格描述("劳累的""懒惰的")或诊断

对心理状态缺乏兴趣,或者,通过变得具有攻击性、操控、否认、改变主题或者不合作("我不知道")进行防御性的尝试以避免心智化

其次,评估者应该如图2-2所描绘的那样细化个体的心智化剖面。这里,应该先分别描绘病人在不同维度上的位置,然后考虑在不同极性之间的关系(互补性的,或者相互增强的),还要特别注意各极性内部及相互间的心智化能力的显著差异(见表2-6到表2-10)。这个过程也包含了对转换模型的不同参数的评估——心智化激活的斜率(例如,个体开始心智化的速度),受控的心智化和自动化的心智化之间的转换,以及受控的心智化恢复的时间(见表2-9)。这一测定必须对个体的关系情境进行详细的评估,特别需要注意依恋史和安全依恋策略、过度激活策略和去激活策略的使用情况。评估者应

该特别留意不同的特定依恋关系中这些参数的差异程度,以及个体能够自我纠正心智化失误和允许来自评估者(和更一般的依恋对象)的回应来纠正这些失误的程度。

表2-5 反思功能量表

分数	描述	水平
9	**全面的或超常的**:受访者的回答显示出超常的复杂性,是令人惊讶的、相当复杂的、阐述详细的,并且始终以因果关系的方式使用心理状态来呈现想法	中等到高的反省功能
7	**显著的**:有很多陈述都显示出全部的反省功能,显示出对心理状态本质的觉察,也表现出在梳理行为背后的心理状态时做出了明确的努力	
5	**明显的或一般的**:受访者显示出了一些反省功能的例子,尽管有的是由访谈者激发出现的,而非受访者自发出现的	
3	**可疑的或低的**:在整个访谈中,有一些证据表明对心理状态有思考,不过处于相当初级的水平	负反省功能到受限制的反省功能
1	**缺乏但是不拒绝的**:反思功能全部或者几乎全部丧失	
−1	**负面的**:在访谈中受访者完全拒绝采取反思性的立场	

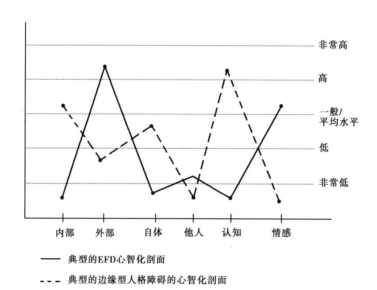

图2-2 典型的心智化剖面

表2-6 内聚和外聚心智化

- 觉察到自体和他人的内部和外部特征以及两者之间的关系
- 对自我和他人的内部和外部特征具有敏感性
- 能够依据外部特征觉察并且自我纠正初始印象,也能够允许他人纠正这些印象(例如,"我立刻从他脸上看出他是不可信的";"我不喜欢他说话的方式,所以我不可能喜欢他")

表2-7 关于自体和他人的心智化①

- 呈现出自我中心(例如,从自己的角度看待他人),或者控制或抑制自己观点的程度
- 易于情绪感染(将自体-他人的心理状态相互混淆),或者防御性地区分自己的心理状态与他人的心理状态
- 回应反方向的移动①,特别是在自体和他人的观点之间灵活转换
- 能够将具身的信息与对自体与他人更具反思性的信息相整合

表2-8 认知和情感心智化

- 倾向于认为读心是一种智力的、理性的游戏
- 倾向于使用认知或情感的过度心智化或伪心智化
- 在思考心理状态时易于被情感淹没
- 有能力使用"心智化了的情感"和"具身心智化"(例如,整合自体和他人的认知与情感的信息)

表2-9 在特定情境和关系中评估自动化的和受控的心智化

- 是否存在全面的心智化缺损(如基于对自我和他人的歪曲假设而出现明显的自动化的心智化),或更多是部分有困难?
- 在无压力和有压力情境中心智化是否存在显著差异,或者,在两种情境下,心智化水平基本上是一样高(或低)?
- 什么是恰当的心智化的最佳压力水平?
- 关于自体-他人以及情境(特别是依恋关系中)心智化是否存在差异(例如,对自体和他人的心智化,或者对不同依恋对象的心智化明显失衡)?
- 在压力下,心智化失败的范围有多大?
- 恢复所需的时间有多长(较快或是较慢)?
- 在高压力情况下,病人是否有能力自我纠正和接受别人的纠正?
- 对于评估者或治疗师,病人是否有足够的现实的安全感(例如,病人可能感觉到很有压力,可能持续处于防卫状态,或者可能会有不真实的安全感,就像认识治疗师已经多年了一样)?
- 有没有会导致心智化损伤的特定的依恋关系?

---

① 指在同一极性的两个极点之间反方向移动。——译者注

重要的是,这些极性提供了有意义的评估指导和评估结构,因为它们阐明了一个完整的心智化评估应该包括:主动探测病人关注自体和他人的内外部特征,主动探测病人的内部状态以及他人的内部状态,以及主动探测病人认知和情感特征的整合情况。例如,评估者可以问这样的问题:"你认为他为什么那样愤怒地看着你?""你已经告诉我你对她的感受,那么你认为她是什么感受呢?"或者"你已经告诉我在这个情境中你的想法,那么你有什么感受呢?"这些视角的转换,或者通过反事实回应挑战病人的心智化(例如,提出一个与病人的解释相反的解释),可以区分心智化能力中的重要差异。例如,一个病人可能完全不能从自己的观点转向他人的观点,或者反过来,一旦问及病人在特殊情境中与其想法对应的感受是什么,或者询问病人"应有的感觉是什么",病人可能就会感觉完全出乎意料。最后,挑战病人的观点,发现病人很容易改变自己的观点,或者僵化地坚守自己的观点,那么就可以因此揭示出病人的伪心智化。

最后,应该评估前心智化模式的发生率和性质,这包括对伪心智化的评估。表2-10提供了一些评估的标准,可以用在这样的背景下(Bateman & Fonagy,2006a)。注意这些不同的类别并非互相排斥的。例如,根据定义,过度心智化涉及假装模式,通常也包含一些反映心理等价模式的叙述。这些非心智化模式,大多数是自我服务的,要么是内隐的,要么是外显的。事实上,心智化缺损最严重的病人往往是那些利用最扭曲的心智化去否认痛苦感受或现实,去引诱、操纵或控制他人的人。比如,边缘病人对他人的情绪状态过度敏感,加上他们极易受情绪感染,往往会导致恶性的人际循环,这种循环的特征是:敌意归因、诱发内疚和羞耻感、攻击冲动爆发,以及随后被他人拒绝等(Fonagy & Luyten,2009)。反社会型人格障碍的人常常利用自身对他人内在状态的敏感性让人产生信任感、侦测别人的敏感性、诱使别人买卖商品,或者勾起别人的同情,他们也可能使用这些能力来故意破坏他人的心智化。

表2-10　非心智化和伪心智化模式

- 假装模式(如,对心理状态进行归因,但却与现实无任何真实关联)
- 心理等价模式(即具象化的理解,例如,"因为你没有打电话给我,所以你不爱我","因为你对我笑了,所以我知道你爱我")
- 目的论模式(即内在心理状态被简化为可观察的行为,如,"只有当你在我身边时,我才感到被爱")
- 伪心智化(如,心理状态基本上是自我服务的、过度活跃和不准确的)
    - ◆ 自我服务的:"知道别人在想什么"
    - ◆ 过度活跃的("过度心智化"):过于详细,与(情感的)现实失联的
    - ◆ 不准确的:否认他人的内在状态,并用自己的想法代替别人的想法(如,"你想要毁灭我,我非常确定这一点;不要否认;你永远都否认不了")

结　论

　　对心智化进行综合评估能够为后续治疗提供信息,这样的评估必须涉及不同压力情境下、不同关系背景中(包括与治疗师的关系)心智化的不同方面。还有必要探测和检验心智化的限度,而不去理会"预先准备好的"心智化。

　　因此,对心智化的评估需要一个将情境考虑在内的多维视角,尤其要注意在高低压力情境下的心智化能力,而这通常与特定依恋关系相关。

推荐阅读

Allen J, Fonagy P, Bateman A：Mentalizing in Clinical Practice. Washington, DC, American Psychiatric Publishing, 2008.

Choi-Kain LW, Gunderson JG：Mentalization：ontogeny, assessment, and application in the treatment of borderline personality disorder. Am J Psychiatry 165：1127-1135, 2008.

Diamond D, Stovall-McClough C, Clarkin JF, et al：Patient-therapist attachment in the treatment of borderline personality disorder. Bull Menninger Clin 67:227-259, 2003.

Fonagy P, Luyten P, Bateman A, et al: Attachment and personality pathology, in Psychodynamic Psychotherapy for Personality Disorders: A Clinical Handbook. Edited by Clarkin JF, Fonagy P, Gabbard GO. Washington, DC, American Psychiatric Publishing, 2010, pp 37-87.

Mayes LC: Arousal regulation, emotional flexibility, medial amygdala function, and the impact of early experience: comments on the paper of Lewis et al. Ann N Y Acad Sci 1094:178-192, 2006.

第三章

基本模型之个体治疗技术

安东尼·W.贝特曼

彼得·冯纳吉

在这一章,我们将阐述某些运用在个体会谈中的心智化治疗技术。培训课程中的经验告诉我们,某些主题在之前曾经引起过混淆。最初,我们基于通用的治疗过程的基本原理创建了平衡心理治疗手册(Bateman and Fonagy,2006a),希望新手能从中学会心智化治疗,在一定程度上,我们已经证明这是可能的。不过,对我们来说,要把一套连贯的导引治疗方向的理论立场转化成明晰的治疗性互动,显然要困难得多。读者们如果结合第十一章边缘型人格障碍的内容来阅读本章的话,可能会更受益一些,那一章概述了发展心智化立场的基本原则。而有能力采用这种立场,对于有效运用我们在此阐述的个体治疗的特定技术来说,是至关重要的。

不担忧和不知道

我们常说,治疗师不必对心智化治疗的首要任务——在失去心智化时激励心智化——过分担忧,因为,他们很可能已经在无意中做了这些工作。任何能够促进心智化的技术都是有效的,无须另起炉灶,我们的模型要求治疗师从自己的治疗"是激励还是事实上抑制了心智化"这一视角,重新审视自己现在的治疗实践。而且,治疗师还需要意识到自己的心智化状态。正如我们之前所言,"搞笑的是,当你意识到你做的是非心智化的干预之时,你就已经在进行心智化的工作了。更有意思的是,当你开始执着于在会谈中进行心智化之时,你就丧失了心智化,因为,你的注意力已不在病人身上了"(Allen et al.,2008,p.164)。关注病人的心理是心智化的核心。矛盾的是,正是那些聪敏的或者高度受训的治疗师,更有可能带着专家的角色而关闭了病人的心智化。一旦治疗师自认为知道病人因为什么而出问题,以及如何纠正它,治疗师就不是在心智化了。治疗师大体上不情愿承认自己其实不知道在治疗会谈中发生了什么,这种状态又会加重上述问题。

"知道",表现为多种形式——治疗师宣称对无意识过程有深刻的理解、肯定好的或坏的思维过程、共情地告诉病人其感受是什么,这些统统都是非心智化的立场。心智化治疗师需要做的是激发病人与其联合起来思考,而不只是声称自己理解它;去探索思维过程的不同成分,而非苏格拉底式地点出其谬误之处;去帮助病人关注他自己的感受,而不是有板有眼地为病人命名这些情绪。治疗师聚焦于病人情绪或思维的过程而非内容,而且,在这样做的时候,也要求病人有意识地关注自己以及他人的内心过程,并在情绪波动的时候保持这一关注。为了发展这一过程,治疗师使用了一系列的干预,目的在于保持心智化,以及在丧失心智化时恢复之。

治疗会谈中的情感亲近

一旦治疗师采取了心智化的立场,并激发了心智化的过程,治疗的任务就是保持自己和病人的心智化,同时还要认识到,随着依恋系统被激活,治疗可能会潜在地破坏心智化(Fonagy et al,在第一章有关于这一现象的讨论)。可能仅仅因为治疗师探测和激发病人的感觉、问病人问题,就可能令病人感到焦虑,让病人的心智化面临威胁。治疗师要对此保持警惕,在会谈中,治疗师要判断病人是否处于丧失心智化的边缘,情感上接近病人只能到这一点为止。治疗师在那时要后退,与病人保持距离,以降低情绪唤起水平。这一过程是临床上很重要的悖论——当治疗师自然而然地想要在情感上更加亲近病人时,我们要求他远离。任谁和一位越来越心烦意乱的人交谈时,都会自然而然变得更加富有同情、关爱之心。在这样的时刻,治疗师可能变得举止温和,言语更加轻柔,试图表现出对病人情绪状态更为深刻的理解。然而,这样会激活病人的依恋系统,会进一步削弱病人的心智化能力,这种情况尤其会发生在边缘型人格障碍病人身上,因为他们的依恋系统极为敏感。

正因如此,当病人变得情绪化的时候,我们要求治疗师控制自己同情心泛滥的自然倾向,并通过减少表达(即使是暂时的),与治疗师自己的情绪保持距离。一旦心智化得以恢复,治疗师便可以恢复情感卷入,开始再次探查、共情,并聚焦于治疗师-病人间的关系。然而,治疗师如果发现这一行为再次唤起病人的依恋系统,也无须惊讶,只需继续敏锐地监控,以免病人进一步丧失心智化,并在必要的时候立即后撤。这并不是说我们建议一个有爱心的治疗师变得漠不关心,而是,在这种时候,体现为爱心的和蔼可亲、关心、同情,都只会火上浇油,煽起病人依恋的需要,刺激其进一步的心理退化,而此时,却恰恰是寻找方法以激发病人更稳健的心智化过程的紧要关头。

A女士在谈到男友出轨时显得非常痛苦。她说想要离开他,但又说,因为爱他所以离不开他。在倾听这个故事期间,治疗师表达了大量的同情,在处理A女士的冲突体验时,对她的问题说了很多支持性的话。A女士变得越来越痛苦,在会谈余下的大部分时间里,都伤心欲绝,难以安慰。于是,治疗师觉得她应该额外提供一次会谈。这让病人的需要变得更强烈了,A女士问,是否可以延长当下的会谈,因为她感觉自己无力离开这间屋子了。

不经意间,治疗师唤起了A女士的依赖,通过显得更富有同情心以及提供额外的会谈,治疗师让她变得更加脆弱,而此时正相反,她需要的是从病人那里退后一步。

在痛苦面前后退一步,若想要敏锐地做到这一点,治疗师就需要有意识地努力。这种方法不但违反本能和自然倾向,也与培训中所学的内容相背离。治疗师倾向于在变得越来越关切、同情之时降低声音、言辞温柔、显露理解的面部表情。要降低情感互动的强度,治疗师首先必须以某种就事论事的方式回应,或者把病人从现在的焦点中转移出来,而不是继续聚焦于病人和治疗师之间的情感或互动,因为这二者都会继续刺激病人的依恋需求。在前面A女士的案例中,治疗师本来应该让A女士远离内部情感聚焦,并淡化治疗师-病人关系。要做到这一点,其中的一个方法可能是:推动A女士考虑她男友的动机,脱离会谈本身,转而去关注某个"不在现场"的人。当病人心智化的某些方面被压垮了的时候(这个案例中表现为自我反思的能力),治疗师应该把目标放在让病人保持心智化的另一些元素(在这个案例中是思考他人的心理)上。在病人情绪被唤起时,坚持深入探索其内部状态,只会让病人负担过重;我们建议这时候要做反向移动。

反向移动

治疗师应该考虑,在病人聚焦自体时,需使他们移向外部,当他们聚焦他人时,则需使他们移向自体内在;当病人远离治疗师时,治疗师需向病人靠近,当病人向治疗师靠近时,治疗师需远离病人(见表3-1)。我们设想,这是一种治疗师和病人拉锯式的平衡动作,它推进了反思和对话的范畴。我们预计,随着治疗师滴定评估依恋关系的强度的变化,治疗师和病人的交互的注意流来来回回地移动。有时病人会聚焦自体,这是治疗师应该表示赞赏的行为;有时病人的自我反思可能会带有反刍的味道;有时病人可能会陷入消极、羞耻和自我谴责的僵化模式之中。无论在哪种情况下,治疗师都应该试图让病人从自己的内心走出来,并进入另一个人的内心:"你怎么看那件事对她的影响?""她发生了什么事使得她那样做?"一旦治疗师确定这是治疗中的恰当步骤,就不应该偏离这一任务。很多病人的反应是"不知道",然后很快回到反刍思维中去关注自己的内心状态。治疗师可能需要更加坚持:"请稍微容忍我一下——你是怎么想的,在他身上发生了什么,让他做出那样的反应?"

有时治疗师需要采取相反的步骤。对于那些专注于理解别人以及别人怎么样的病人,则需要推动他们反思自己的心理状态:"对此你的感受如何?""你怎么理解你的反应?"

表3-1　反向移动

病人/治疗师	治疗师/病人
知道	不知道
反思自体	反思他人
远离情绪	接触情绪
确定	怀疑

这些治疗步骤,反映了心智化概念中固有的自体与他人之间的平衡。这一平衡必须在会谈里病人和治疗师之间的互动之中反映出来,交互的注意流要在病人和治疗师之间来来回回地移动,反之亦然。治疗师必须展现出有能力对过程中的任何时刻进行反思,并再次示范这一积极主动的立场。

干预过程

从实践的立场出发,也为了更清晰地培训大家进行心智化干预,我们建议,有效的心智化干预应该沿着一条特定的路线逐渐展开,虽然在治疗会谈当中,往往难免会不按这一路线的顺序开展。尽管如此,我们还是倡议,心智化治疗师尽最大可能遵循这一路线。治疗师的操作步骤概括在表3-2中。

表3-2　心智化治疗的干预过程

- 支持、共情、澄清
- 挑战
- 情感焦点
- 心智化移情

首先,治疗师要识别心智化的中断,这可能表现为心理等价模式、假装模式或目的论模式。出现这些思维模式,表明(病人的)心智化很脆弱,这警示治疗师需要先共情,再探索心智化丧失的触发点,以此来激发心智化。其次,治疗师会让病人"回顾"他的主观连续性中断之前的那一刻。如有必要,治疗师应当明确地指出他认为变化发生的那一时刻。再次,治疗师通过识别病人和治疗师之间短暂的情感状态,来探索在当前会谈中导致心智化中断的情绪背景。最后,治疗师明确地确定并承认自己在心智化中断中所负的责任。只有做到这些,治疗师才能尝试着帮助病人理解内隐于当下治疗师—病人关系之中的心理状态(见之后对移情心智化部分)。

我们这些干预的操作步骤的建议,不可避免地遇到了一些批评,被指过于程式化,将一个交互和动态的过程定型了,把复杂的过程简化了。这些批评有一定的可取之处。然而,我们希望这一进程的明确具体性,能够帮助治疗师认真地思考自己在做什么,以避免在超出病人当下心智化能力水平的状态下工作。

分步干预的临床实例

病人：在我看来，你们的接待员好像受过忽视病人的训练。

治疗师：是什么让你这样觉得？

病人：我按了门铃，没人开门。我从窗户里看到有人在办公室里面说话。所以，很明显他们不想让我进来。

治疗师：我不太明白。他们究竟为什么不让你进来？

这里，病人对接待人员的叙述和给出的结论，说明他的心理运作是目的论模式——他通过实际发生的事情来理解他人的动机，在这个案例中，病人觉得"就是他们不想让他进来"。治疗师开始试着让病人注意这个事实：在他自己看来非常明显的事情，在治疗师看来却并不那么明显。

病人：因为我很高大，有一米八高，所以他们害怕我。

治疗师：哦，你身高一米八，非常高大，但是我知道，他们以前没有不让你进来过，所以这次有什么不同吗？

病人：你不相信我，是吧？他们就是不让我进来。我最终进来，是因为我一直按门铃引起了他们的注意。

治疗师：我很高兴你进来了，不过，我们可不可以回到当他们不让你进来时你的感受？对我来说，这要比你身高一米八、非常高大这一事实更复杂，因为接待人员是认识你的。

病人：哦，很多人看我一眼就转过头去了。

在此，治疗师试图"回顾"到病人好像对他的结论有点怀疑的地方。这没有达到很好的效果，所以治疗师倒回到更早的时候。

治疗师：哦，不想让你进来，这真让人难过。我能理解这种感受，我们可以再往前一点吗？在这次会谈之前你感觉如何？

病人：很糟糕。我觉得房管所想骗我。

之后,治疗师就可以探索病人在房管所的经历了。病人怀疑房管所的人想欺骗他,想推脱对他的房管所负的责任———一句话,他们不想见他。然后,治疗师探讨了他离开房管所后的经历和心理状态,询问这可能会对他与接待人员的经历产生什么影响。这样做的时候,他也就发现了会谈中的情感焦点(见之后情感焦点部分)。

> **治疗师**:会谈开始的时候,当我问你为什么认为接待人员不让你进来,你的反应相当强烈,说我不相信你。现在你还坐在这儿,和我一起思考更复杂的情况,你觉得我真的不相信你的解释吗?
>
> **病人**:(马上回应)哦,你没有,对吧?
>
> **治疗师**:看得出来,当我指出你的身高一直都是一米八,很高大,这可能让你以为我不相信你了。从某些方面说,我想我不认为这是他们不回应你按门铃的主要原因。

在此,治疗师提到自己在激发病人产生不被信任的感受上起到了一定作用。

> **病人**:所以我是对的,你不相信我。
>
> **治疗师**:是的,在某种程度上是这样。我没有完全相信你的解释。我突然想到,在大多数时间里,你都非常仔细地听我是怎么说的,看我是不是相信你。
>
> **病人**:我想我真的不相信你会站在我这边。

在此,治疗师指出了情感焦点与当下会谈的关联。现在,只要病人表现出灵活性和反思他自己以及治疗师的心理状态的能力,治疗师就可以向着心智化移情的方向前进了。我们将在后面再行详述。

挑战

有时,治疗师需要挑战病人的非心智化。当其他治疗技术无法再激发心智化,且有潜在的害处时,我们推荐"挑战"这一干预技术。挑战是一种高风险的干预,但这种风险是有回报的;有的时候,挑战能够避免不加约束的非心智化,造成不可避免的灾难性后果,无论这些后果是指向自己或指向他人的破坏性行为,还是一场突然失控的情绪风暴。

挑战的目的,是通过在对话中插入某些意料之外的东西来激发心智化,而不是面质病人进行辩论。很多病人变得擅长于预测他们的治疗师可能会说什么。他们知道治疗师的惯常反应,同样,治疗师也知道病人的个人主题和观点。使用挑战,重要的是,治疗师的表述和评论是意料之外的,不同于预期当中治疗师和病人通常的谈话。首先,治疗师可以简单地提出反事实的评论,来进行温和的挑战。比如,病人抱怨他的女朋友不爱他,治疗师可以简单问他:如果她爱他的话会是什么样子? 他如何知道她是爱他的? 实际上,治疗师让病人反向思考,并推动对话流转向相反的方向,这样做的目的是,重新激发病人的心灵并开始对其进行反思。

若要进行更重大的挑战则需要格外小心,不过,在会谈中情绪混乱的时刻,这些挑战可能还是有必要的。想要这么做,就需要治疗师首先确保良好的治疗联盟已经建立起来了。治疗师的这些挑战与病人对治疗师的任何期待都相去甚远,它们都必须保持在治疗的边界之内进行。挑战通常包括幽默和自嘲的成分,在当前的对话流展开的过程中,同时或并行进行挑战,而非替代当前的对话流。挑战的目的,是使病人的心理过程偏离轨道,并建立一个心智化得以重启的窗口。如果挑战已使病人的对话流偏离了轨道,那么,治疗师需要立即将会谈暂停在这一时刻,然后开始将病人的关注点聚焦于一直在发生的事情之上。

B女士正在谈论当地医院的护士如何与她作对,以及她如何下定决心反抗医院管理部门,她认为,医院管理部门没有认真对待她获准急性住院病房的投诉。治疗师试着让她更详细地思考她的投诉内容,以及更明确地界定它们,但是她不断地驳斥他,她认为,治疗师只想阻止她投诉。"你不想让我投诉,因为你也是他们一伙的,投诉也会给你带来麻烦"。尽管治疗师试着让她详细说明这一点,但B女士没有这样做。B女士越来越情绪化,她决心为自己没有被好好对待而索赔。

这时,治疗师正努力思考还有什么别的干预方法可以用来降低她的情绪唤起,他向窗外瞥了一眼。B女士马上说:"不要看窗外,你听我说。"

治疗师回应道:"我是个男人,我能一心多用。我可以边看边听。"这一反应让B女士大为惊奇,她忍不住停下来大笑了一会儿。这时,治疗师马上说:"咦,至少我抓住了你的注意力一小会儿。我们何不休息一下,想想我们已经跑到哪里去啦?

对我来说是迷糊的,但是你好像很笃定。所以咱俩有了个问题。"

在这个例子中,治疗师成功地把他自己和他的心理状态楔入病人的心理中。之后他便开始了聚焦于会谈的工作。

情感焦点

以前,我们在使用"情感焦点"这个术语的时候存在一些模糊的地方。之所以出现这种情况,是因为:情感焦点通常更容易被理解为对病人当下的情感状态聚焦的过程,识别他感受到的是什么,然后给情绪命名。尽管这个过程很重要,但并不足以描述会谈中的情感焦点,它只是情感焦点的一部分。情感焦点是心智化治疗实践的核心,在心智化治疗的语境中,情感焦点是指:在一次会谈中任何给定时刻,病人和治疗师当时共享的情感。它倾向于在病人和治疗师的意识水平之下起伏波动。识别并表达它是治疗师的任务,这样它才得以成为治疗师和病人联合工作的一部分。

识别情感焦点具有主观性,要求治疗师极为仔细地监督自己的心理状态。比如,治疗师可能开始担心病人,注意到病人的某些举动针对自己,发现自己无法清楚地思考,以及不能理解是什么导致了这些体验。所有这些情况都可以用于识别情感焦点。在下面的例子中,心智化治疗师想要形成完整的理解,但他没有这样做,而是向病人表达了自己的体验,以便和病人一起思考这些体验,为了确保这一点,他将这些体验描述为自己的体验。

C女士曾有一段时间谈论过她的自杀感觉,但是,现在她说她觉得已经处理得很好了,能够更好地应付了。

治疗师:太好了。再多告诉我一些,你是如何应付它的? 什么让你觉得能够应付得更好?

通过这一提问,治疗师试图说服C女士更详细地解释她当下的体验,但在这么做之前,他对她能设法做得更好的感觉给予了赞扬,夸她这样做很明智。

病人:我联系了我的朋友,告诉她所发生的事儿,她真的非常好。她提出到我的公寓来待一个晚上。

C女士继续谈论着,治疗师开始担心,他觉得她依然很脆弱,还未足够安全地放弃她曾经说起过的自杀企图。然而,从C女士所讲的内容中,只能看到有限的证据,但可以确定的是,C女士显得很紧张。

治疗师:你知道吗,你说话的时候很紧张,我也有点紧张。这发生在我们的会谈只剩15分钟的时候,可能我们两个都在担心我们没能巩固你昨晚的良好表现。
病人:我想我不敢肯定,我不知道今晚该怎么做。
治疗师:或许这是我们需要共同考虑的事情,而不是你或者我单方面觉得我们之中的哪个人想出解决的办法。

在这段对话里,治疗师正试着抓住情感焦点。这种情况下,与情感焦点有关的是:病人和治疗师实际上都感到紧张和不确定,却一起假装C女士很安全。治疗师描述这一共有的情绪,并试着在会谈之中将其聚焦。

识别情感焦点是心智化治疗的重要步骤,这是因为它将一般性的探索工作运用澄清进行"回顾",以及对心智化移情这个重要过程进行挑战,所有这些方面联系在了一起。这里,随着依恋关系被激活到最高水平,在病人和治疗师之间,具体的工作内容得以完成。

心智化移情

某些临床工作者认为,使用"心智化移情"这个术语,会与一个可简称为"心智化关系"的过程相混淆。我们同意这一批评,但在下面的阐述中,用"关系"替换"移情"会有点问题。我们将尝试说明缘由。在发展心智化治疗的过程中,我们使用"移情"这个术语,部分是因为它来源于动力学理论,但我们知道,移情这个术语的使用历史漫长而复杂。因而,我们想精确地界定我们使用这个术语的意思,同时也想把充分心智化移情的必要步骤明确一下。心智化移情的步骤见表3-3。我们没有特别地基于"移情是通往过去的窗户"这一观点,而是基于"治疗师和病人之间的关系,是一个重要工具,帮助病人在日益增长的亲密互动中演练心智化"这一观点,来构建心智化移情的步骤的。

表3-3　心智化移情

1. 确认体验
2. 探索当下的治疗关系
3. 接受并探索活现(治疗师的作用,治疗师自身的歪曲)
4. 合作以达成理解
5. 呈现其他视角
6. 监测病人的反应
7. 探索病人对新的理解的反应

我们的第一步是确认体验,即确认移情感受,移情感觉是通过第二步——探索当下的治疗关系而得来的。传统处理移情的方法,风险在于它可能会潜在地否定病人的经验。而心智化治疗师花很长时间待在"不知道"的立场当中,来核实病人是如何体验他/她在述说的当下所体验到的感受。这一探索形成的结果,就产生了第三个步骤。随着产生移情感觉的那些事情被识别出来,萦系着想法或情绪的行为被外显出来,有时候痛苦的细节被表达了出来,治疗师对这些想法或情绪的促成作用,也就变得明显起来。在第三步,治疗师必须接受他自己的活现,以及他/她对病人的体验所起的作用。病人对自己与治疗师互动的体验,很可能基于他/她对治疗互动的某些部分的(即便只是一小部分)精确感知。治疗师通常会卷入到移情中来,以病人对治疗师的某种感知相一致的方式行动。将这一活现归因于病人或许很容易,但是这样做毫无帮助。相反,在一开始治疗师就应该明确承认,即便是部分的移情活现,也是治疗师自己的自愿行为,是他/她所接受的,并且代理了的、无法解释的自愿行为,而不是将移情活现认定为来自病人的歪曲。要做到这一点,需要治疗师具有真实的品性。提请注意治疗师的贡献这一点可能特别重要,因为它向病人表明,一个人要接受——作为非自愿的行为的代理人——这一点是有可能的,这种行为并不会使治疗师试图传达的一般性态度失去效力。而且,只有在思考治疗师所起的作用之后,才可以探索病人歪曲的部分。

第四步是,通过合作获得替代性的视角。针对治疗师-病人的关系,进行其他视角的心智化,这必须和其他所有形式的心智化一样,需要本着同样的合作精神。我们在培训中使用这样的比喻来说明这一点:治疗师必须想象自己坐在病人身边,而不是坐在他/她的对面。他们"并排坐在一起",讨论病人的想法和感受;如有可能,双方都保有好问的立场(inquisitive stance)。第五步,治疗师呈现其他视角。第六步,谨慎地监测病人和治疗师双方的反应,而最后一步——第七步,则是探索病人对新的理解的反应。

我们建议按照顺序进行这些步骤,使用心智化移情,将移情过程与对移情的诠释区分开来,移情诠释通常是一种用以提供洞察力的技术。而对心智化移情,则是一个简写的术语,其用意是鼓励病人思考当下所处的关系(与治疗师的关系),目的在于将他们的注意力聚焦于另一个人——治疗师的心理上,并且,在他们将对自己的感知与别人(比如治疗师或者治疗团体的成员)对他们的感知进行对比的时候,帮助他们分辨两者的区别。我们可能会指出病人在治疗关系、童年期的亲子关系或者治疗之外的现实关系中,具有相似的模式,但这样做的目的并不是为病人提供一个诠释(洞察),以便他们使用这一诠释来掌控自己的行为,而是帮助病人识别一种需要深思和静观的、更为费解的现象。在这个过程中,我们采用一般性的好奇询问的立场,目的在于帮助病人在情感状态中恢复心智化,而我们将这一点视为治疗的整体目标。

反移情

若没有对反移情的思考,对移情的讨论就不彻底。在心智化治疗中,我们对反移情的技术性应用大量借鉴了拉克尔的工作(Racker, 1957),他区分了互补性反移情和一致性反移情。不过,除此以外,我们还结合了有关情绪体验的"标记"(marking)的理解(见第一章)。

互补性反移情指的是,病人将治疗师作为病人早期关系中某个客体时治疗师所产生的情感。这与投射性认同的概念紧密相关。这一观点,让治疗师将自己的反移情看作病人内部状态的部分体现,从而将他们自己在治疗当下的体验,放回到病人身上。实际上,治疗师体验到的情绪,被理解为是病人内心状态的投射,在动力学理论中,治疗师处理这种情况时最常用的技术是:用自己的体验更多地描述病人的心理状态。在心智化治疗中,当治疗师体验到某些与病人有关的强烈情绪时,则要避免使用这一技术操作。为什么? 治疗师的反移情体验,通常与病人内心状态的混乱有关;让病人去思考,"他/她把自己的感受错误地归咎于治疗师"这样一种可能性,将把他们本来就摇摇欲坠的心智化给压垮了,而此时正是他们需要心理支持的时候。比如,尽管病人并未显露明显的攻击性,治疗师还是有可能会觉得一直都在被病人攻击。不仅如此,病人还可能会说,她感到被治疗师攻击了,虽然治疗师并没有觉得自己在攻击她。从心智化治疗的角度来看,这种情况表明,病人和治疗师的心智化都有困难。所以打个比方来说,最重要的任务,并不是将丧失心智化归咎于病人,而是去强调当前心智化的不稳定状态,并思考这一困境的起因。因此,治疗师不应该说:"也许这会儿,你感到有点被攻击了。"因为这要求病人去仔细审视自己心理状态的细节,与此同时还要挣扎着保持稳定,不过,治疗师可以说:"弄清楚此刻正在发生什么,这对我们俩来说的确都很困难。"而这并不需要病人做太多的自我审视。

相反,**一致性反移情**的定义是:治疗师基于对病人的情感共鸣而做出的共情的、一致性的反应。因此,与一致性反移情有关联的是情感调谐、共情和镜映,而且,所有关系的某些方面都建立在情感认同(而不只是投射)的基础上,这一观点也与一致性的反移情有关。斯特恩(Stern, 1985)的母婴"情感调谐"观点及其延伸"治疗师-病人之间的情感调谐",以不同的方式对这一互动(一致性反移情)做出了解释,这涉及母亲(治疗师)有能力"读懂"孩子(病人)的行为,并且,能够以孩子(病人)可以"读懂"的互补方式来做出回应。从技术上讲,在心智化治疗中使用反移情体验时,要牢记这一点。我们把反移情称为治疗师的体验,就是说,它是"被标记了的"。它不再被理解为投射性认同的产物,治疗师必须清楚地把这些体验当作他自己的。要做到这一点,最简单的办法就是,在干预开始时用"我"来表达。有趣的是,这看起来对治疗师挺难的,他们担心违背治疗边界,这是可以理解的。不过,我们并不建议治疗师在治疗过程透露自己的个人问题,或者谈论他们自己在会谈中出现的任何情绪,无论这些情绪是否与治疗有关。但是我们主张,治疗师坦率地分享当下对病人的体验,以确保这一互动过程的复杂性得以思考。病人需要知道,他们的心理过程会对别人的心理状态产生影响,而这反过来也会影响互动的方向。

在治疗边缘型人格障碍病人时,治疗师有几种常见的反移情体验,这和心理功能的特定模式有关,如表3-4所示。治疗师需要逐渐能够游刃有余地处理这些心理状态,并能在延伸治疗师-病人协作服务的过程中,建设性地表述它们。正因为这些感觉是普遍存在的,所以我们建议,所有的治疗师,都应该经常就他们所体验到这些感觉的某些方面进行角色扮演。

很多非心智化的心理状态,也表现在治疗师的实际行为当中,在相当长的时间里,治疗师可能并不知道自己的行为一直都在变化之中。那些随着病人的诉说而嘟哝、明显注意力不集中的治疗师,通常正在被病人的假装模式影响着;那些开始为解决问题提建议或不加思索地告诉病人该做什么的治疗师,则很有可能已经陷入目的论模式之中;困惑的治疗师在若有所悟地点头时,他们多半是挣扎着想要理解病人正在谈论的是什么,他们也正用力过猛地想要去理解心理等价的思维模式。在所有这些情况下,一旦治疗师对自己的行为变化有所警觉,就要更为仔细地聚焦于自己的感受并识别之。

表3-4　心理功能和常见的反移情体验

心理功能	反移情体验
假装模式	感到无聊
	觉得病人的陈述很琐碎
	看起来像"自动驾驶"
	缺乏恰当的情感调适(感到沉闷、僵化、失去联结)
目的论模式	想做点什么
	列出清单
	提供应对策略
	给予实际的建议
心理等价模式	感到困惑
	感到混乱
	频频点头
	不确定要说什么
	生病人的生气

我们要重申一下要点:治疗师在治疗中表达自己的潜在感受,是一个有用的工具,但条件是:这种表达是坦率的,且被谨慎标记的。这些感受归治疗师所有,以确保不让病人因情感责任而不堪重负。治疗师如果含蓄地告诉病人,治疗师内心的这些感受是因他/她而引起的,那么这样做,就是在病人的心智化已经处在丧失边缘的情况下,增加病人所需的心智工作,从而不经意间提高病人丧失心智化的可能性。

结　论

在这一章,我们讨论了心智化治疗中会用到的某些技术,在治疗师想要完善自己的实践时,就会面临这些问题。我们希望,我们已经澄清了由我们自己造成的个体治疗技术方面的混淆。本着真正的心智化精神,基于我们所发现的内容,我们将继续倾听、反思和修正我们的立场,这可能会产生额外的不确定性。但是一名好的心智化治疗师,其重要品质特征就是能够容忍不确定性,而没有哪种情况比起带领团体时更需要这种个人品质的了。在下一章,我们将讨论团体心理治疗中用到的技术。

推荐阅读

Allen JG, Fonagy P, Bateman A: Mentalizing in Clinical Practice. Washington, DC, American Psychiatric Publishing, 2008.

Bateman A, Fonagy P: Mentalization Based Treatment: A Practical Guide. Oxford, UK, Oxford University Press, 2006.

Racker H: The meanings and uses of countertransfercence. Psychoancal Q 26: 303-357, 1957.

Stern DN: The Interpersonal World of the Infant: A View From Psychoanalysis and Developmental Psychology. New York, Basic Books, 1985.

第四章

团体治疗技术

西格蒙德·卡特鲁德

东尼·W.贝特曼

在第三章,贝特曼和冯纳吉讨论了一些具有心智化治疗特点的个体治疗技术。心智化的个体治疗技术,在很多方面都比团体治疗技术要阐释得更具体、明确一些。在这一章,我们要试着去纠正这一不平衡状态。对团体治疗中的心智化阐述得少,这并不让人惊讶。团体中的互动复杂且难以抓住要领,要在近乎无限的人际和情感交流中,识别出特定的干预技术来,这看上去是一项几乎不可能完成的艰巨任务。也许正是因为这种复杂性,我们才欠缺团体动力学疗法指导手册。总之,我们对于团体中心智化的理解迫切需要被提炼出来。

心智化治疗是在长程日间医院治疗人格障碍病人的动力学背景中开发出来的,这样的治疗涉及多位治疗师和多种治疗形式(Bateman & Fonagy, 2001),其中团体起了重要作用。从结构上来看,心智化治疗本质上是一种"联合的心理治疗"(conjoint psychotherapy),它整合了个体和团体心理治疗,这是心智化治疗的关键。密集门诊模式还保留着这种联合结构(Bateman & Fonagy, 2008b)。本章大部分内容都致力于将团体心理治疗视为这一联合结构中的一个组成部分。我们希望这能够帮助心智化治疗师,逐渐了解如何在团体中激发病人的心智化,以及如何将其与个体治疗整合起来。随着时间的推移,实践者已然开始在单独模式的团体治疗当中使用心智化的理论和某些相关的干预了,我们称此为蕴含心智化的团体心理治疗,以便与心智化团体治疗相区别。而心智化团体治疗是个体加团体治疗的组合治疗的一部分。我们希望,对那些有兴趣将他们的团体心理治疗实践改良为独立治疗的读者,与那些正在实施更为正式的心智化项目的读者而言,阅读这一章都会有所裨益。

并行心理治疗

团体和个体并行心理治疗(concurrent psychotherapy),形式可以是组合治疗(combined),也可以是联合治疗。在组合治疗中,团体和个体心理治疗由相同的治疗师进行。在联合治疗中,个体治疗师与团体治疗师是不同的人,所以团体中的每位病人都可能有各自不同的个体治疗师。

团体和个体并行心理治疗可追溯至1949年(Wender & Stein, 1949)。对这方面的文献资料做出了突出贡献的是奥蒙特和斯特林(Ormont & Strean, 1978)、卡利戈(Caligor et al., 1984)以及波特(Porter, 1993)。卡特鲁德等人对并行心理治疗的发展历程做了总结(Karterud et al., 2007)。并行心理治疗已被认为是治疗各种心理疾病的有效方法,尤其需要强调的是,并行心理治疗一般而言针对的是严重人格障碍病人(Ormont, 2001),对边缘型人格障碍尤为有效(Schachter1988; Scheidlinger, 1982; Stein1964)。人们普遍认为,个体治疗和团体治疗具有协同效应,能提供互补性的方法来满足病人的需要,因为团体治疗强调探讨人际关系,而个体治疗强调探索个人内心深处。然而,并行心理治疗的疗效和治疗机制的假设,都尚未进行过适当的研究检验。不过,美国和英国的边缘型人格障碍治疗指导纲要,都主张使用并行心理治疗(American Psychiatric Association, 2001; National Institute for Health and Clinical Excellence, 2009b)。英国健康与临床优化研究院(NICE)的指导纲要明确规定,至少应以两种形式(如个体和团体)提供治疗,应该具有一个建构良好的方案和连贯的实践理论,还应在治疗框架内包括对治疗师的督导。这些建议建立在辩证行为疗法和心智化治疗随机对照实验良好研究结果的基础之上,二者都具有并行的模式和专业共识。然而,还没有研究将并行辩证行为疗法(或心智化治疗)与单独在个体或团体治疗中使用辩证行为疗法(或心智化治疗)做过比较。

据我们所知,到目前为止,仅有一项研究对组合治疗与同一疗法的单一模式进行了对比。伊瓦迪(Ivaldi et al., 2007)的意大利研究团队,对人格障碍门诊病人(大多数为边缘型人格障碍)($n=85$)所进行的组合(相同治疗师)个体和团体认知演化治疗、与单一模式的个体认知演化治疗($n=24$)进行了比较。结果发现,在一系列测试结果中(脱落率、大体功能量表得分、症状减轻、生活质量和自我伤害),看起来使用组合疗法治疗效果更佳。然而,这一设计并非随机对照实验,病人在各条件下的分配并不均衡。这一研究并不是结论性的,但是,这是第一个证明对人格障碍病人进行组合治疗可能要优于仅进行个体治疗的实证研究。

严格说来,我们假定,若操作得当,这两种治疗形式相互之间会产生协同效应。然而,重要的是,要强调这两种模式一起操作,并不完全等同于两种形式一起单独操作。个体心理治疗,当它与团体治疗配合进行时,与作为单一模式而进行的个体心理治疗相比,在某些方面是不同的。团体心理治疗也同样如此。当两种模式结合进行时,在每一种模式中的治疗师,都会自然而然地探讨病人在另一模式中的体验。但更为重要的是,每位治疗师的心里都将持有该病人在另一治疗模式中持续存在,且不断变化的表征。这些表征不同于病人与其他依恋对象的关系表征。因为,这些表征并不只是从病人讲述的故事中获知的,它们也来自其他治疗师所提供的信息和反馈。凯格里斯(Kegerries,2007)的研究中也突出强调了这一点,他描述了一个针对英国国家卫生服务门诊心理治疗部的边缘病人的联合个体与团体心理治疗项目。凯格里斯强调:病人自体的某些部分被分开,且呈现于一组治疗中的某一种治疗模式之中,如果想识别和涵容这些被分开的自体部分,那么,治疗师配对以及信息共享的方式就非常重要。这种类型的分裂,很难在任何一种单独的治疗模式中在此时此地进行整合。然而,一对儿治疗师之间的紧密合作,也许能让他们更多地意识到这些动力,进而促进涵容、反思和改变的过程。

心智化治疗曾经是一种在联合框架中的组合治疗,从某种程度上来说是日间医院治疗项目中的成果。过去,在日间医院,团体和个体心理治疗由不同的专业人士指导,包括社会背景治疗师、心理学家、精神科医生,还有职业治疗师。联合治疗被看作一种"自然"的合作方式。而且,日间医院团体传统上由两个治疗师带领,所以一半病人可以被指派给其中一位团体治疗师做个体会谈,而其余的则划归另一位治疗师。但由于这样做有激发分裂、竞争和嫉妒的风险,所以有人认为这会适得其反。

我们认识到,难治的边缘病人通常需要多位治疗师参与治疗的不同方面,因而我们采取团队模式来进行心智化治疗。团队模式的优势在于几个人共担重任、共享反移情,对错综复杂的问题有不同的视角,能够相互补充与丰富。而它的风险在于:不同治疗师的那些不同而对立的视角,可能会增加破坏性地活现病人内心戏剧的可能性。因此,心智化治疗模式姑且认为治疗师们共享相同的理论立场,不过,这需要有一个程序来保证治疗师之间经常交换信息。

临床片段

A先生是一位33岁的病人,他在其母亲去世时感到严重抑郁,之后他蓄意过量饮酒企图自杀,结果只是造成他急性胰腺炎复发。在他被转介到日间医院进行治疗之前,他在这种绝望与自毁中生活了很多年。他的轴Ⅱ诊断是边缘型和自恋型人格障碍。A先生在日间医院至少每隔一天缺席一次,以此牢牢地控制自己的卷入和依恋的程度。尽管具有这样的去依恋模式,且治疗联盟也很糟糕,医院还是为他提供了每周一次的联合追踪治疗。

在个体治疗中,A先生对团体不屑一顾,先是评论其他病人卑劣,又评论团体治疗师能力不行。他说其他成员是"病态""愚蠢"的,他对他们的痛苦和无助一点也不在乎。他相信自己多年前就靠自己智力上的成就而发展出了远超其他人的成熟水平。他认为团体只是个体治疗那不尽如人意的附属品,这样他接受起来会更容易些。对于个体治疗,他也认为不可能有啥了不起的作用,因为他觉得自己的破坏倾向是文明中普遍的堕落与罪恶的反映。

总而言之,A先生表现出一种伪心智化的风格,这显然让他在其所参与其中的地下艺术场景中有了一定的可信度。他拥有"几百位朋友和知己",他宁愿与他们交谈并给他们提供忠告,也不愿意与"令人毛骨悚然的团体"讨论事情。当个体咨询师问他关于团体治疗的体验时,A先生会用一个词来回答,比如"无聊"或"无趣"。他没法明确地指出哪个特定片段或哪个小组成员"无聊",只是觉得一切都没劲。他还无法连贯地叙述任何有关团体的事件,也无法描述自己是如何感知每个成员的,而这些叙述和描述本来可以帮助个体治疗师了解团体中正在发生什么。而且,超过一半的团体会谈他都缺席了。所以,不难理解团体治疗师有多么绝望了。

关于他很少参与谈话这个话题,治疗师们与A先生谈了很多次,但都只有短暂的效果。很快他又会回到他的拒绝模式中去。在个体治疗师的鼓励下,团体治疗师们坚持了下来。个体治疗师发现了A先生对亲密体验具有破坏性的态度,而这是有意义的;他还指出,A先生倾向于进入伪心智化状态,这是他用以与其他人保持距离的主要策略,并且,他的破坏性(心理等价功能)正在稍稍减轻。他对团体的贬低将这些主题带入此时此地,并有助于个体治疗师避免落入与A对个体治疗防御性的理想化共谋的陷阱。尽管团体治疗师看起来因为A先生长期贬低他们的工作而感到非常恼火和被挑衅,但个体治疗师的这些看法还是令他们信服了。

第一年就这样过去了。过了几个月,个体治疗师像往常一样问:"昨天团体怎么样?"A先生平静地回答:"哦,还好。"治疗师怀疑自己是不是听错了,"还好?""是的,还行。""那么对我多说一点吧。"实际上没有发生什么戏剧性的事情。不过,看上去A先生似乎能够以一种更亲密的方式谈论当前的某个关系了,他的这种方式引起了别人的某种回应,而那些回应是他能够接受的,有某段对话令他感觉"还可以"。这是一个转折点。接下来的一年里,他继续进步,在他的伪心智化、心理等价思维、回避型依恋和犹豫不决等方面都能够涵容并进行持续的工作。在这期间,他试着接近当时遇到的一个女孩,其中他的进步表现得更突出了。从那时起,A先生进步很快。他的出席情况和亲密关系的能力得到了改善,随之而来的是连贯的叙事能力也增强了,他能够更为连贯地进行主体间交流的叙事,也能够探索这些人际交流了。

这个片段描述了在与严重人格障碍病人工作时的主要问题和挑战。虽然团体心理治疗可能提供大量卓有成效的治疗机会,但是,大多数严重人格障碍病人很容易体验到对团体的强烈恐惧和焦虑,他们通常的反应便是心智化能力的退行。团体治疗情景激发了A先生,以至于他觉得他的同组成员(他非常厌烦他们)是有病的、愚蠢的。如果独自与团体在一起,他肯定会脱落。然而,在一对一的关系中,在敏感的治疗师的帮助下,他成功做到了恢复、发展和巩固心智化能力,这最终使他能够在更为复杂和更具挑战性的团体情境中获益。那么,为何团体如此令人恐惧? 又该如何利用这一点为治疗目的服务呢?

团体的焦虑和心智化

人类在团体情境下潜在的退行行为,成为几个世纪里西方哲学所重点关注的焦点(Trotter,1915)。对这一现象开创性的心理探索始于麦独孤(McDougall,1920)和弗洛伊德(Freud,1921),后来又成为比昂(Bion,1961)的巨著《团体中的经验》的重要主题。比昂观察发现团体中的退行并不是随机和无序的,而是看似以某种"有组织"的方式发生,好像每个人都受到相似的集体力量的影响。最终团体(即处于退行状态的团体)的典型类型便是战斗或逃跑团体、依赖团体,或配对团体,它们中的每一种都可由共同的基本假设来界定:1)团体存在的原因是与一个共同的敌人作战或逃离这个共同的敌人;2)团体存在的原因在于,作为无助的人类等待全能的主的保护,此时团体成员在相互帮助中彼此支持和关心;3)团体存在的原因是,在满怀希望地等待美好未来之时,能沉溺于快乐、享受和性。

比昂认为,按这些基本假设中的任何一个来行事,都会退行性地远离心理治疗团体最基本的自我反思任务。根据比昂的观点,自我反思(它的某些方面,我们现在可以看作心智化)是令人深感恐惧的。正是这一过程引起人们退行,并根据那些原始(而且错误)的基本假设行事。比昂(Bion,1961)引用克莱因的理论提出:团体情境中的自我反思太过于接近极端的早期俄狄浦斯场景,其中破坏性的攻击性被调动起来,转而激发早期毁灭性的精神病性的焦虑,以及对这些焦虑的原始防御。这些团体的基本假设体现了这些原始的防御。

且不考虑克莱因理论的正确性如何,这里的重点在于,恰恰是在一起反思自己和他人心理的过程中,一个人可能会遇到极难思考或表征(心智化)的令人困惑的自我状态(或情感),并且,这个人心理等价思维的具象化,让他/她从那种困惑状态中解脱出来,这里的具象化指的是:人们感觉到实际地聚在一起、团结一致地对抗某个具体的敌人。这样的概念化更接近心智化的理论,而非最初弗洛伊德所持有的观点。弗洛伊德的观点认为,团体中退行倾向的原因是:个体为了形成有凝聚力的团体,将自我理想的一部分投射到领导者身上,而丧失了他们自己的某些心理功能。自体心理学的观点是:个体的退行只是因为失去了习惯性的、自体客体的控制策略和反应,而这些策略和反应对自体凝聚性至关重要。面对陌生人所带来的不确定性,个体将退回到古老的内部结构,比如古老的夸大自体之中,或臣服于对古老的理想化自体客体的渴望(Karterud,1990)。

团体分析与心智化治疗

小团体发展理论明确地说明了团体新成员可能会体验到的典型的焦虑和担忧。治疗师的反应可以被视为影响团体向何方演变的决定性因素。在认知团体、认知行为团体,以及短程动力性团体(在较小程度上)中,治疗师通过诠释、指导和构建团体,起到了坚实的领导作用。病人在得知团体有可管控的任务时,通常都会感到松了一口气,因为治疗师会强有力地带领大家完成这些任务,而这类团体是时限性的组织。

虽然这样的治疗策略让病人获得了即刻的解脱,但却无法处理人们更深层次修复自体的渴望,这正是心理动力学的一贯观点。心理动力学者认为,要达到这一目标,需要具有更少指导性的团体治疗师所提供的长程治疗,这样的治疗师允许团体根据它自身的内在动力,使用自己的资源更缓慢地前进。团体分析的核心观点是,在成为负责任的团体成员的过程中(比如,通过和团体内的其他成员商讨诸如规章制度、保密原则、行为规范、分享和容忍的需求,以及参与创建一种鼓励探索羞耻的情感及想法的团体心态),个体实现了发展。团体分析的口号是"把它留给团体"。但是,"有病"的人如何才能几乎全靠他们自己发展出一个有治疗功能的团体呢?福克斯(Foulkes,1975)对此的回应是,虽然每个个体都在某些方面偏离了社会规范,但每个人都只是在某些方面是这样的,作为一个团体,他们能互补彼此的缺陷。每一位团体成员的困难,最终都会以偏离团体规范的形式出现。因此,团体分析师的主要任务,就是帮助团体成员处理和解决自己的问题,同时逐渐成为一个有治疗功能的团体。

这种团体取向和集体主义方法,在欧洲比在美国的地位更为稳固。在美国,心理动力团体治疗中会更为仔细地监控个体的心理动力(Rutan et al.,2007),当团体治疗单独进行没有效果时,允许门诊病人同时接受团体和个体治疗,这是一个务实的考虑(Alonso & Rutan,1990)。而在欧洲,让接受团体治疗的个体再接受个体治疗,基本上是有问题的,类似于把团体不敢处理的问题转嫁给个体治疗师。这两种模式的不同之处总结如下(见表4-1)。

表 4-1　动力团体和心智化团体对照

心理动力学团体治疗师	心智化团体治疗师
被动>主动	主动>被动
商讨规则、条例、行为规范	申明规则、条例、行为规范
观察者>参与者	参与者>观察者
团体取向聚焦>个体取向聚焦	个体取向聚焦>团体取向聚焦
有时把团体作为一个整体来干预	很少把团体作为一个整体来干预
很少停止、放慢或对团体"回溯"	通常会停止、放慢或对团体"回溯"
交给团体	实施干预
通过在团体中发现自体而发生改变	通过在复杂的人际环境中激发心智化而发生改变

　　关于这些议题，心智化治疗的立场是什么呢？从语用学来说（concerning pragmatics），它（MBT）更接近（美国的）心理动力团体治疗，而非团体分析。它也更加个人化取向。在多数情况下，治疗师不会等着看"团体怎么处理"，而是在有机会或有需要时，就进行心智化的干预工作。就我们所知，没有研究证据支持福克斯所断言的那样：即使有严重人格障碍的成员，团体也能在团体分析师最小限度的参与之下，发展出健全而富有成效的团体文化。相反，文献中充斥着包含边缘和自恋病人的团体情境中的奇闻轶事。此外，这类团体的脱落率非常高，病人通常解释说他们做出退出的决定，是因为痛苦的消极情感被激活却没有被团体所消解（Hummelen et al.，2007）。在我们看来，这里有一种低估边缘病人心智化缺陷的倾向，将这样的病人暴露在团体情境中，远远超出了他们的能力所及。在这里我们也与达拉（Dalal，1998）的观点一致：福克斯对人类本性和团体动力持有理想化的观念，并且低估了破坏性的力量。

心智化团体治疗

　　对于边缘型人格障碍病人的个人或集体退行的高风险，心智化治疗的处理办法是解决结构和动力两方面的议题。结构化的成分概括在表 4-2 中。当我们进展到动力性议题时，需要把这一结构记在心里。

表 4-2　团体心智化治疗的结构化成分

● 给每位病人制订危机干预计划

● 安排团体和个体会谈时间表

● 定期与联合治疗师们会面

● 每周督导

● 每三个月会面一次，监控治疗进展

● 咨询精神科医生讨论药物治疗

● 提供 8~12 周的心理教育团体作为预备前置干预（或者作为治疗的开始），介绍像心智化、情感、依恋、边界和其他人格障碍动力学的问题，还有治疗计划背后的原理。这些元素协同起来，作为一个坚实的抱持性环境起作用

　　理想的情况是，病人在加入心智化治疗团体之前应该先做一些准备工作：接受临床的、标准化的诊断，以便构想和探索他们的人格和关系动力；接受介绍心智化治疗团体的会谈（见第七章）。按照心智化的精神，这个过程对于他们应该是公开的、合作的和协商进行的。在这一评估和介绍的过程中，他们会了解到团体的主要任务是提供心智化的训练场所，而他们在团体中的体验，会在个人治疗会谈中进一步探索。我们将心智化理解为自体内聚力的核心机制。成功的心智化（比如，在特定情境中"真正地"理解与别人的心理相关的自己的感觉、动机和想法），在一个人的心理能力中提供自体感、身份感以及对自己的心理能力的确信感。而它的反面，即失败的心智化，可能会引发混乱、误解、痛苦和莫名的情感、紊乱感，并动摇自体状态，以及与他人的去依恋感。要告知病人，在团体中，每个人都偶尔会有丧失心智化的体验，包括治疗师。治疗师通常的职责是识别这些丧失心智化的情况，引导团体成员探索之，理解之，并恢复团体成员思考和感受的能力。处理这些问题的过程就是所谓的团体疗效机制。这一观点与福克斯的概念"在行动中锻炼自我功能"，以及更为时髦的版本"通过主体间互动发展自体"（Brown，1994）相共鸣。改变并不是通过揭示某些隐藏的秘密，或治疗师的深邃诠释，或因接受病人同伴的良好建议而发生的。

　　当然，当病人丧失心智化，在团体过程中变成心理等价思维的受害者时，这些理智上的理解也就收效甚微了。在这种模式下，他们会忘掉所有预先准备的心理教育。然而，病人的同伴们可能并未同时丧失心智化，而是保持着他们的心智化能力，他们可能成为负责任的团体成员，与治疗师一起工作，来缓解主要成员的痛苦并恢复其心智化能力。在团体水平上，治疗师就在为"互动良好的心智化团体"而努力奋斗。一旦团体有

了心智化,大部分病人就会积极探索、有好奇心、提供替代性的视角、挑战刻板观念和错误信念、分享他们自己的经历,并以新颖的视角来反思所发生的事情。在这种情况下,治疗师便可以抑制自己的主动的言语行为。然而,在致力于防止集体退行方面,心智化治疗师要比团体分析师和心理动力团体治疗师更加主动(即避免出现战或逃反应和依赖的团体功能)。我们待会儿会再回到对治疗师有用的技术方面来。现在,我们来简短评论治疗师的主动性和依赖性。

治疗师的主动性与依赖性

和我们在个体治疗中的方法一致,心智化治疗模式提倡积极参与的团体治疗风格。把团体作为一个整体来深入干预是少有的。治疗师要反复公开地阐明团体的主要任务,也可以在团体成员表现得恰到好处时予以赞赏,或在团体似乎要误入歧途时将其指出来。我们进一步建议治疗师要结构化团体工作,做到:(1)不允许攻击爆发升级;(2)当团体进程徒劳无益或错失心智化探索的良机之时,将团体进程停留在此时此地;(3)着手一步步地仔细探索至关重要的主体间交互;(4)展示和阐明此时此地的重要性。

相对于团体分析,对于病人个人的感知以及病人与他人的互动,心智化治疗模式会进行更频繁和更长序列的探索及诠释。然而,"团体中的个体治疗",或者专门进行轮流治疗,并不是心智化治疗的目的。治疗师竭力构建一种团体成员积极参与的氛围,不是为了"通过团体互动进行心理治疗",那是其他几种心理动力团体治疗的理念。如果将此作为有意义的目标,治疗师需要更加耐心地等待团体中复杂情节的活现。我们建议,心智化团体治疗师要更加频繁地进行干预。但是,如此积极主动的治疗师该如何避免让团体产生依赖性呢?

我们的经验是,通过消除被动和服从,团体中的心智化立场似乎让病人们鲜活起来,富有生气了。关于其他人的心理内容,以及这些内容如何影响他们之间的互动,治疗师以诚恳的"不知道"和"让我们试着去发现"的态度,平衡了他/她在结构性问题上的领导力。我们认为,并非治疗师被动或主动本身促成了团体的依赖性,而是或明显或隐藏的信号传了这样的感觉:治疗师有某种特权知晓个体或团体的无意识。告诉个体和团体什么是"真正"在发生的事,这样的诠释在心智化治疗中是被禁止的。

这种"不知道但好奇去发现"的心智化立场(也见于第三章)远不止是一种技术。它是一种普遍的态度,渗透到整个更具体的干预类型当中。举个简单的例子,对病人表露这样的态度:"我完全理解你说的意思",或者,"我也有完全相同的体验"。这样的表达常常可以开启病人间的言语交流,就感兴趣的问题达成某种所谓的一致。在心理动力团体中,这样的表达被认为有助于产生(积极的)共通和普遍的体验:"我在世上并不孤单""我也有同伴和病友""我的问题并非特例,别人也有"。心智化治疗模式并不假定情况是这样的,而是温和地挑战一下:"有可能,但你确定吗?"或者补充道:"对我来说,要领会琳达在说什么有点难""让我们试着多了解一点,在琳达描述的情境中发生了什么吧",或"我好奇在……的时候,琳达有什么样的感受呢"。一般而言,团体成员有直接跳到结论的倾向。他们通常是基于广泛而刻板的总体印象来行动。心智化治疗师的一个主要任务就是使这个过程慢下来。

团体会谈举例

为了说明心智化治疗的方法,我们将描述一次团体会谈,评述个体和团体动力以及治疗师用到的干预手段。我们所评论和引述的内容是基于一段会谈录像,该录像是出于研究的目的而录制的。此处的报告和分析已获得病人们的同意(已稍加伪饰):

> 这个团体有8位病人,他们都受困于严重的人格障碍。他们中的大多数在治疗前都有住院史。除G先生外,所有人均已失业多年。他们与原生家庭的关系要么非常糟糕,要么已全然中断,他们建立自己家庭的能力也同样受损。L先生与他的两个女儿都断了联系,G先生因为混乱的人际关系、多次崩溃和尝试自杀,他的三个孩子已被儿童福利机构带走。这一特别的团体,是在最初短程(18周)日间住院治疗之后延伸进行的团体治疗。在此次会谈中,大多数团体成员都有明显进步。
>
> J先生是最近(4个月前)加入团体的成员,因此尚不稳定。一开始他的状况很糟糕,他因为心理崩溃和自残入院(进了急诊病房),参加团体时他两臂缠着绷带,大量用药、衣衫褴褛。其他成员参加团体已有1~3年。其中有几位已经结束了他们同时进行的限时(2年)的个体心理治疗。团体治疗师时常因为J先生不按时参加团体、Q先生持续的物质滥用,而与他们各自的治疗师联系。

● L先生,45岁,中东移民,不能很好地融入现在的社区。对他的诊断是偏执型人格障碍、广泛性焦虑障碍和重度抑郁复发。他的慢性的愤怒和报复的念头使他孤立无援、形单影只。他没有家庭、朋友,有过多次严重的自杀尝试。

- I女士,23岁,有精神分裂特征的边缘型人格障碍。她描述了内在自体感深深的匮乏、混乱的自体状态,以及那些她无法形容的感觉,而且经常陷入自己意识不到的虐待性关系之中。

- R女士,42岁,抑郁人格障碍。她是团体中最具反思能力的成员,但是她容易迷失在冗长的伪心智化状态中而变得与自己和他人疏离,之后会开始哭泣。

- F女士,35岁,参加团体是因为边缘型人格障碍、双相Ⅱ型障碍、注意缺陷与多动障碍和强迫症,并服用多种药物。

- G先生,38岁,有回避型人格障碍和述情障碍。他不知道该如何反应,因为他没什么情绪感受,但是身体上很不舒服。

- J先生,一个26岁的种族主义帮派中的一员,因暴力行为已被判刑,有边缘型人格障碍、反社会型人格障碍和物质依赖(苯丙胺和其他成瘾物质)。

- O先生,30岁,有依赖特征的回避型人格障碍,并有成瘾物质和安定依赖。

- N女士,35岁,被诊断为有精神分裂特征的边缘型人格障碍(周期性出现被投毒的妄想)、进食障碍和广场恐怖症。

在这次特别的会谈中,I女士因流感缺席,N女士也不在,因为她正在另一城市探望某个病危的家庭成员。这次会谈有几个片段,主题略有不同但相关。在第一件事中,F女士宣称,她将在这个月做全职护士工作,成员们接收到这一消息都赞颂有加,大家分享着满足感和自豪感。F女士和其他成员就她自己刚开始参与治疗时的状态和现在的情况进行了对比并发表了评论。那时候,F女士定期住院,强迫症很严重,伴有惊恐发作,不能在无人陪伴的情况下走出房门,严重依赖药物,对未来悲观绝望。她当时绝对无法想象自己现在会变得独立,能一个人生活,照顾自己的儿子们,甚至享受工作。治疗师温柔地赞扬这种真诚地分享好消息和自豪感的做法。因为F女士计划在几个月内结束治疗,所以治疗师将这件事提了出来。F女士的回答是她这些日子工作太忙,很难再抽出时间参加团体(下午1:30至3:00),所以她希望快些结束治疗。治疗师心里觉得这里有情感否认的成分,但是他转向L先生(这开启了下一片段),询问他怎么样,因为他也要结束治疗了,在上一次会谈中,结束治疗这个话题对他来说很艰难。

会谈中,L先生变得怒气冲冲而且不饶人,这多少有些激怒其他人,他们就与他对抗起来,但是会谈结束的时候,当有人说L先生看起来好像还有别的什么情绪,L先生就变得非常悲伤了。此刻,L先生双目含泪讲述他的悲伤之情,这种情绪已经持续了整整一周,在一定程度上,好像也传到了其他成员身上。他第一次谈及自己内心不同的、相反的感觉和想法。这个主题也和团体相关。他内在的某些部分想要参加团体,但也感到想要远离团体。

R女士问这是否与这是他的最后一次会谈有关,L先生点点头,然后R女士说:"是的,我们没有让你(因此)陷入自责之中。"

J先生之前曾对L先生想要带着怒气离开团体表达过自己的愤怒,现在看来也在支持他,J先生说:"是的,我们都有悲伤和消极的一面,也有积极的一面。我们必须向着积极面努力。我们必须找到我们自己的路。但是我不知道你的路是什么。不过看起来你经常认同自己的消极面。"

L先生:是的,我是个很悲观的人。

R女士:你可能并没有接纳自己啊。

L先生:对,我不是,但那是个客观事实。

R女士:(挑战心理等价)我不认为你的自我贬低是客观事实。

L先生:(现在更为谦逊)谈论这些太难了。我没有像现在这样和其他人分享过我的想法,我都把它们藏起来的。

治疗师认为这一段针对L先生的工作对所有人都非常有帮助(L先生承认了他的悲伤,停在悲伤中并表达出来。同时承认了其他攻击性和报复性的情感,这与他即将到来的依恋断裂有关,与上一次会谈的联结有关,与其他病人对他的关切乃至对他心理等价思维的挑战有关)。不过,由于L先生已经占了最后一次会谈的一大块时间,所以治疗师转向J先生,说他很高兴地注意到J先生在这次会谈中是积极而投入的一员,他看起来比以前好多了,这很可能表明他的自我感觉在变好。治疗师还注意到J先生连续参加了两次会谈,他想知道这是否标志着J先生与团体关系的某种改变。J先生说他确实感觉好多了,他把这个归功于找到新工作后他的生活方式变得正常起来。关于团体,他谈到了解其他成员并参与探讨他们的问题对他来说很困难,因为这些看起来与他自己的生活经验大不相同。

然后J先生补充道:"但是我为了我自己而来到这里。我无法保证自己可以稳定地参加,当我感到挫败的时候,我就不得不退出。"R女士对他发出挑战:"所以你指望我们是稳定的,构成这个团体,而你却可以来去自如吗?"由于愤怒对于R女士来说是比较难表达的情绪,治疗师评论道:"听起来现在你好像有点被惹恼了,是这样吗?"

R女士:是的,是这样的,不过我也感到悲伤。J先生说的话把我身上的尖酸刻薄勾起来了。

L先生:你可能会对自己和别人都非常严厉,你会变得非常生气。你觉得你在这儿对那个问题做足够多的工作了吗? 就像上次和I女士那样?

接着大家讨论了R女士的愤怒情绪。R女士纠正了L先生的印象,她说,L先生对她的观察是对过去的她的精确描述,但是她自己的感觉是她现在已经有所改变。R女士澄清这一点,她解释了她是如何看待和思考与I女士的冲突的,以及之后她如何感到心平气和、镇定自若一些,这就是她之后没有找人絮叨而是直接回家的原因。治疗师评论说,她对这件事以及她如何反应的解释,符合她自己在那次特别的会谈里的观察(确认)。

R女士接着讲到一件事,是她和她母亲有关两个月后的某个活动门票的电话交谈。她母亲说,R女士应该知道在活动举行的时候她不在小镇,所以她就不应该问她要不要门票。R女士回答说:她并不了解她所有的行程。谈话逐步升级为争吵,而她母亲让R女士别说了,因为谈话已变得让她很不爽了。

治疗师心想,R女士呈现这事的方式表明她有进步。通常她会迷失在冗长而晦涩的叙述中,无法抓住其他人的注意力(伪心智化)。现在她的叙述简短、切中要点,从繁杂无关的细节中解脱了出来。他不知道自己是否应该对此发表评论,不过他还是选择了询问其他成员对这个故事的想法和感受。

无论选择哪一个行为都符合心智化治疗的方法。如果治疗师选择对其评论,他就要分享自己对故事的所思所感,成为团体的主动参与者而非观察者。他可能会说:"听到你说这些,让我发现你现在跟我们讨论事情的方式不同于以往。在我看来,你的讲述很清晰且能切中要点。这真是太好了。其他人怎么看呢?"

经由这种方式,治疗师通过表达自己的体验,给予R女士明智的赞赏,再尝试从其余成员那里得到其他视角。

其他团体成员和治疗师的提问和评论,帮助R女士更加详细地描述她与母亲之间的互动。"你对她说的话是怎么回应的?""你为什么会那样理解她说的话?这不是很奇怪吗?"除了这些有利于心智化的探索性问题以外,有几位小组成员还热切地比较了R女士的母亲和自己的母亲("听起来就像我母亲一样"),大家还描述了他们在类似情境下会如何应对。通过这一鲜活的互动,R女士持续探讨她的主题,这使得她更加自信地面对母亲。她谈到,她父亲从小就把一个角色强加给了她,那就是R女士的特别任务——安抚母亲以及她那敏感的神经,不要打扰她。治疗师问,现在她对之前和母亲通话的方式有何感受。她回答道:"我很自信,但也觉得羞耻。我内心有些部分在说我不该那么做。"

现在会谈大约过去了一半。治疗师逐渐注意到O先生还没有发过言,他问道:"你呢,O先生?关于R女士和她母亲你有什么想法吗?"

O先生回应,他自己的母亲既有不同又有相似之处。"我对她隐瞒了很多事情,我相信我尽了力去保护她。我可以对她大喊大叫,但之后我又会说'对不起'。"

R女士大声说:"对我来说很重要的就是知道什么时候我不应该说'对不起'。"

"对不起"这个词好像触发了整个团体。在接下来的时间中,他们谈论了自己如何经常说或者很少说"对不起",以及这么做的原因。

G先生:我也经常说"对不起"。

J先生:我从来不说"对不起"。

治疗师:你是不是说"对不起"太少了呢?

J先生:是,确实很少。在这23年里,没有什么是我的错。

G先生:我一直是有罪的那个。

R女士:我也是。甚至与我无关的事,我也会为我的存在、为我存活于世上、为我是我、为我不够聪明而有负罪感。

J先生:我完全不同。如果有人在街上不小心撞到我,或在公共汽车上妨碍到我,我会说:"哦,有病吧。"汽车如果离我太近,我就会在车头踹上一脚,向他们竖中指。有时候回到家里,我心想,"哦,已经在崩溃的边缘了。"

治疗师: 所以,过后你有一些思考,但听起来不像是负罪感。

J先生: 对,我不觉得是负罪感。更像是我差点要打架之类的。很难说。

G先生: 但是很高兴听到你还是有别的想法。它们虽然来得晚了点,但总好过没有。

F女士: 我好奇的是"谢谢你"这句话。我也这么说,但也许方式是不同的。我不清楚。我可以对儿子说出来,今天离开我工作的康复中心时,我对其中一位客户说:"谢谢你,克里斯,干得不错。"

J先生: 这不一样,不是吗? 我好斗,我说那个是个讽刺。你好像在奖励别人。

F女士: 是的,我想是这样。是不一样,要更正面些。真奇怪。

R女士: 一直请求原谅真是累人。

L先生: 是你爸爸把你推到这样的角色里的,这不公平。

R女士: 感觉我母亲那么虚弱。

F女士: 哦,嗨! 我曾经做过多少这种蹑手蹑脚的事情啊! 不要打扰任何人。我再也不能忍受了,这让我恶心。

（F女士举手到胸部以上示意说话）

治疗师: 怎么了,F女士?

F女士: 我不太清楚。我觉得被填满了。恶心? 受够了。

R女士继续,她讲了和母亲的另外一件事,是关于周日晚餐的邀请。她母亲在周六给她打了电话。R女士感到有点困扰,因为周末她有一些其他的安排,但还没确定,但她母亲要她立刻答复,因为她马上要准备去采购食材。一些成员评论说,她母亲看起来顽固而苛求。

F女士: 真像我母亲。她们怎么就不能灵活一点呢,嗯? 我自己曾经也像那样过,但现在,感谢上帝,我有了改变。我可以更从容地和孩子们相处了。

治疗师: 看来这个话题吸引了在场的每个人,但是我们可不可以也从母亲的角度看一看呢?

　　然后大家开始试着从 R 女士母亲的角度来考虑问题——那天是周六，已经有些晚了——但是总体而言，大家持怀疑的态度。

治疗师：我们现在怎么想呢？ R 女士的妈妈有利用这种情况，并施加某种形式的压力吗？

L 先生：R 女士，你的母亲真可怕、丑陋、歇斯底里，没有给你任何自由。

治疗师：L 先生，你从这里所听到的话，看来好像让你对 R 女士的母亲形成了非常坏的想象，其他人看来也像是以某种方式做出了判定。

F 女士：我想，我们听到的，唤起了很多我们与自己父母的体验。

治疗师：是的，我也这么认为。所以，也许重要的是试着找出我们内在的想象在多大程度上与事实相符。

L 先生：我相信你当年是在这种严厉的独裁统治下长大的。

G 先生：L 先生，你真的是这么想的吗？ 我看不出你是如何从我们掌握的这么少的信息如此肯定地对 R 女士的母亲得出"她很严厉"的看法的。

　　一些人点头，接着 J 先生说："是的，我们是否应该给她一个机会？ 每个人都有好的方面。"

　　R 女士接着就她自己对父母养育方面的看法做了冗长而晦涩的解说，并说她能自由选择和母亲待在一起的时间了。

治疗师：在我听来，你用有些复杂的方式在说，你发现你妈妈也有一些好的方面。

R 女士：是的。

F 女士：即使是我一直认为很糟糕的母亲，也有好的方面。

　　J 先生接着开始谈他和父母的关系。团体成员先前得知他是从其他国家领养来的，他曾经是困难儿童，无法融入新的国家，而且，他宁愿把自己认同为来自同一地区年轻移民帮派中的一员。现在他谈到去探望他的养父母，在他还是孩子的时候，他们是如何对待他的(每一位团体成员都在点头)，他们多么顽固，从多久之前他就停止了改变父母的尝试。随后，他想起了和父亲去罗马旅行的美好记忆。那时他父母的婚姻状况很糟糕,但他和父亲相处得相当不错。J先生对父亲讲了一点他使用成瘾物质的事情。不久,等他回来,J先生听母亲说,她非常担心他父亲告诉她自己的儿子在使用成瘾物质这件事。他感到失望和被背叛。他得到一些团体成员的支持,他们似乎在暗示父母不应该表现得像团结成一体的一对儿那样。J先生想和父母两位分别建立单独的关系。团体成员倾听他的故事,并在他还在讲述时就发表评论,支持他被背叛的感受,但并没有妖魔化他的父亲。

J先生通过下面这样的表达结束了这一片段:"是的,之前我觉得他们没希望了,然后我退缩了。但是好吧,虽然如此,他们并没有那么坏,也许我应该做点改变。"

G先生:我想我今天应该谈谈,可以吗? 嗯,你们知道我有攻击性方面的问题。我几乎没有生过气。现在一些新的变化发生了,我有生气的感觉了,这种感觉很好。

J先生(大声):棒极了!

G先生说起他与自己的某位前妻的电话交谈,是关于他的一个儿子探视日的事情。他与前妻们、儿子们以及儿童福利机构的关系一直是他治疗中的主要话题。对于牵涉的各方来说,这些复杂的事务现在看来都运作得好一些了。但这次,G先生的前妻想更改他们的约定,当他还在犹豫着要不要遵从这些新的约定时,前妻指责他是个糟糕的父亲。他向团体成员描述了他们之间的这次交流,以及他如何变得越来越恼怒,最后他说由于他觉得她不讲道理,也不想听他的想法,他就把电话挂掉了。

治疗师问G先生他的愤怒值从1~10分,是多少。"9。"他回答。其他成员称赞他仍然能让自己的行为在可控范围之内。"是的,我差点把电话扔到墙上,对她大喊大叫了,但我没有,我想她感受到了我有点被惹到,但并没有勃然大怒。"

J先生:太棒了,合理的攻击性!

团体成员讨论了愤怒、愤怒的水平,以及如何有控制地表达愤怒,在一定程上表达感受而又不会破坏互动和关系。

治疗师问G先生,现在回想起来,他是如何看待自己处理这一复杂问题的方式的。G先生说他很满意,尤其是在参照了小组讨论的情况下更是如此。他补充说,第二天他再次和前妻做了交谈,尽管非常紧张,但这次他感觉对不起她,也理解了她的想法。虽然如此,他依然觉得是她的问题,他并不觉得自己不讲道理,所以他坚持了原来的立场,最终她接受了。治疗师说,看起来G先生很好地处理了这一情况,而且他很开心听到G先生能想到前妻有他可以尊重的、好的方面。治疗师以这段话结束了这次团体治疗。

对此次团体资料的讨论

如果我们要督导此次会谈,首要的问题是,就大多数成员参与了此时此地的心智化活动中而言,这是不是一个相当好的心智化治疗团体？如心理等价和伪心智化被挑战了吗？有没有某个情感焦点可以把情感连接到当前人际事件和此时此地？发现的过程是不是比获得洞察和接受建议更有优先权？我们首先在团体层面上讨论这些问题,然后讨论治疗师的干预。

团体层面

这个团体肯定不是一个依赖性的团体。这个团体相当有活力,成员们时而倾听R女士一贯的长篇大论,时而互相打断投入激烈的唇枪舌剑,不时还幽默一番发出阵阵笑声。它更接近一个“战或逃”团体,有时有一点点激烈,有点偏向心理等价思维,比如F女士觉得R女士的母亲“真像我母亲”,而L先生觉得她“可怕……歇斯底里”,还觉得R女士在“严厉的独裁统治下长大的”。然而,团体并没有进行过多恶意的、集体性的投射性认同。相反,G先生面质了L先生认为R女士的母亲“很严厉”的看法,从那时起,核心议题就变成了如何处理依恋对象的好坏两方面,以及相关的情感和责任。J先生、G先生、R女士和F女士是这个“工作小组”的活跃分子。L先生可能被G先生怼了一下而闭口不言,转而采取了局外人的立场,而O先生参与其中俨然一个饶有兴味的旁观者。最理想的情况是,治疗师应该把大家的状态梳理出来,但鉴于最后15分钟G先生参与的热切程度来看,这么处理似乎并不合适。

此次会谈中的“工作亚团体”,给了观察人员或读者一种团体凝聚力的感觉,然而,随着时间的推移,团体自体(group self)——对团体目标的集体关注和忠诚(Karterud and Stone，2003）——变得高度脆弱，对这类团体来说，是非常典型的。这不是一个可以鼓励在治疗师缺席时成员们自行会面的团体。没有治疗师在维护心智化的对话上所做的持续努力，团体将会恶化。我们在稍后反移情部分再回到这一点。

治疗师层面

团体治疗师的行动很清晰。在会谈早期，他提出F女士将要结束的事情；他因为O先生一直沉默而问他问题；他成为团体的一部分，积极主动地运用自己的印象来激发大家的不同看法；他坚持"让团体去考虑他人的动机"这一不同的视角——比如，要求团体从R女士母亲的角度来考虑问题；他给予G先生合情合理的赞赏，指出G先生可以在保有自己观点的同时，还能从他妻子的角度来看待事情；他说R女士没有烦琐冗长地描述细节，而是说到了点子上，这让他能更容易理解她，对此他表达了欣慰；他分享了他的观察，说他发现J先生似乎更加专心，看上去感觉好多了。治疗师这些方面的行动，强调了心智化取向治疗师的一条重要原则——治疗师的心理过程向团体开放，并成为激发团体成员心智化过程的重要元素。

在团体中，若心智化治疗师缺少开放其心理的行为，则提示团体治疗师已经迷失在团体中，理解不到正在发生什么，或者理解不到团体正在讨论什么话题，或者说，治疗师已经变得防御了。事实上，治疗师缺少行动，提示他不再能心智化了。当然，情况未必如此。也可能仅仅是因为团体成员之间已经有活跃的心智化状态，因而治疗师安静不语，不过，即便在这种情况下，成员们可能也期待治疗师加入团体讨论当中来。有的时候，一旦心智化丧失，无论来自治疗师自身还是团体进程，我们都建议治疗师进行团体"回顾"。

回顾和探索

有三种形式的回顾。第一种回顾形式是在当下的团体进程中进行回顾。在当下的进程中积极回溯团体是心智化治疗的常用步骤，这是因为，要想跟随边缘型人格障碍病人的团体互动进程是异常困难的。团体必须慢下来！否则，就会产生这样的现象：各种假设、很多观点都来不及质疑，各种事件都没有被用作学习的机会，团体变得无法聚焦。

在这次团体会谈中，并不需要做这些，因为团体能够聚焦，治疗师也一直积极地投入其中。然而，若有必要，治疗师要带领团体回到自己尚能理解团体正聚焦于何处的那一刻："抱歉，我现在有点糊涂了。我们可以回到……的时候吗？"然后，治疗师可以带着团体一个时刻一个时刻地往前推，探索当时的互动情况，并插入他自己的理解或疑问。

团体成员们的心理进程得到回溯,这样他们就可以自我反思,而且可以更详细地考虑心理上的细微差别。

第二种回顾形式是请病人对其所描述的、某个发生在治疗团体以外的情境进行自我反思:"现在回头看当时发生了什么,你怎么理解当时你身上发生的事情?"

在这个团体,治疗师让G先生回顾和思考他是如何调整与前妻的对话过程的。治疗师这样做是在鼓励G先生再次反省自己管理冲动和情绪的能力(而通常这种情况下,G先生都会被激惹而失控),以及思考这样做带来的好处。这也确保了团体其他成员参与所发生的事情当中,能描述他们自己的反应,从而继续心智化的过程。如果团体成员没有回应,治疗师会通过询问其他团体成员来促使其参与以向前推动:"关于G先生对事情的管理,其他人怎么想?"在本团体中,还不需要做这样的干预。

第三种回顾形式的是让团体将自身置于之前的团体会谈中发生的某些事情的背景下来思考他们自己。在这里,治疗师让L先生考虑在之前的团体会谈中发生过什么,积极鼓励L先生反思他先前反应的复杂性,以及为什么团体好像感到被激惹了。L先生的回应是谈论上周他想到了什么,以及这些给他怎样的感受。团体抓住了这个主题,部分原因在于治疗师识别出了情感焦点。

情感焦点

心智化治疗师的关键任务,是为团体识别出情感焦点。在第三章里,贝特曼和冯纳吉已经对其中的一些方面进行了讨论。在团体情境下,情感焦点指的是:当前决定团体成员之间或成员与治疗师之间互动的主要情感。这些情感通常是隐蔽的或处于前意识水平的。把这样的情感识别出来很重要,因为它汇聚了团体成员的情感互动,而这样就可以创造出一个情境,该情境往往会诱发边缘型人格障碍病人丧失心智化,即在人际情境中刺激依恋系统。这听着有点没道理,不过它更类似于真实情境练习,其中,在复杂人际互动中,病人和治疗师通过保持心智化而逐渐提升他们管理情感的能力。治疗师的工作就是帮助他们做到这些。

在团体治疗开始的时候,治疗师意识到,团体在上次会谈结束时就已经变得困难了,那些记忆看起来会影响当下的团体。首先,他允许F女士表述将开始全职工作的好消息。这本身就是在鼓励互动,团体成员对她的成就表达了喜悦之情。我们不应该把这混淆为情感焦点。在这个背景下,情感焦点是影响心智化过程的隐秘情感。当团体对F女士成功的喜悦已经减弱的时候,治疗师说了一些内容,诸如"不过,我想知道你怎么样？L先生，因为你也要离开了。我突然感到，我对现在说的这个感到有点焦虑，由于上周团体中发生了一些事情，我上次是带着相当不舒服的感觉结束团体的。"在这个案例中，治疗师其实并无必要对他自己的感想做如此多的陈述，而只需简单询问L先生感觉如何，但是为了讨论的目的，我们在此增加了更多的细节。治疗师做这样的陈述，是在试着识别可能正在影响团体成员的情感，但他表达了他自己的理解——换言之，他清晰地表明了那是他当下的心理状态，可能与团体其他成员有关，也可能无关。这并不是一个关于把这个团体自身作为一个功能性有机体而做出的陈述。L先生立即抓住这个主题，提示治疗师理解了大家当下共有的情感，而这在R女士继续讨论时得到了进一步确认。如果L先生或团体忽略了这个提示，那么，心智化治疗师可能只能让团体思考一下他说的哪里不对，然后再让团体往前进行，这样做是希望重新开启团体心智化的过程。

动员、参与和确认

如果病人想要获益，就需要参与到团体当中来。这在病人准备参加一个心智化治疗团体时就要讲清楚。为了与这保持一致，心智化治疗师要持续动员成员们积极参与到团体之中。在本团体中，治疗师通过直接问问题来动员其中一些病人，提问经常会把正在讨论的话题带入更鲜明的焦点上去。治疗师带动了L先生、J先生，最后，一度沉默的O先生请治疗师给他机会说出他对R女士和她母亲的看法。有的时候，如果治疗师知道某个主题与某个病人相关的话，他会问该病人一些特定的问题："皮特，这对你很重要，我想，你可以从你的角度对此说点什么吗？"

我们建议，有的时候，治疗师要站在某个特定的病人那边支持他/她。以下几种情况都需要治疗师做这种角色转换：某病人成了替罪羊，某病人在团体中被孤立，以及某病人被群起而攻之。这时，治疗师必须评估该病人有多脆弱，以及他有多大可能会做出消极的反应。病人越脆弱，就越有可能用行动来应对（比如，离开团体、伤害自己或抛弃整个团体），那么治疗师就应该越快站到该病人一边去支持他。

临床片段：绝望的病人

B女士不断地抱怨没人真正理解她的感受。大家花了相当多的时间倾听、回应她的描述，甚至还给她建议。B女士总是回答说，她早就试过这些建议了，结果毫无用处。当B女士说到要结束与男友关系的时候，她拒绝接受同伴的帮助，而让同伴们感到无助,这一心理动力突然在团体中被公开表达出来了。

一位病人说:"每次我们有什么建议,你总是说你早就试过了。我们还不如不打扰你,因为你发现没有任何帮助。你咋就不待在家里自个儿绝望呢?"

另一位病人表示赞同,说:"你总是这么消极。也许你得接受你就是个消极的人,你不能从生活中吸取任何教训。"

在这一点上,治疗师识别出B女士存在的风险,当她感到被拒绝和绝望之时,会过量服药。因此他打算站在病人这边,参与到团体中去:"我觉得这不太公平。依我看,B女士已经在很努力地试着思考大家对她说的话了,而且,我对她上周如何考虑事情印象深刻。"

其他病人说他们可没这印象。治疗师已经把火力从B女士这里暂时移开了,但现在重要的是重启心智化过程,越快越好。

治疗师:据我所见,B女士最近一直在努力尝试。对我来说,问题是,当事情看起来没有帮助、不确定该怎么做或怎么说的时候,我如何处理。

病人:她不听我们的。

治疗师:我不这样认为,我怀疑我们是不是说的方式不对。这是我正在尝试弄清楚的。所以,如果我们能回到"你可以联系男朋友,但你觉得不好"的那个建议上来,可能会有所帮助。那个建议有什么地方忽略你的感受了吗?

B女士:他们就是不喜欢我。

治疗师:我能理解你怎么会这么想(确认),但在我看来其他人更加有挫败感。关于我们建议B女士联系男友时漏掉了什么? 你对此有什么感觉[朝向最初提出这个问题的病人]?

会谈继续进行,治疗师试图从保护病人的立场、转变为站在病人那一边的立场,再移动到识别和思考无助感和挫败感,这要在确保不疏远B女士的情况下进行。事实上,她觉得没人能理解她觉得有多丢脸,对她来说像是"爬回"男友那里去,而他可能会虐待她,这又会让每个人都把她当成傻瓜。

在这个临床片段以及前边的团体会谈报告中,治疗师对病人体验的确认是显而易见的。但确认并不是简单地同意病人的体验,而是促进思考和理解心理状态是如何被引发的。在这个绝望的病人的例子中,尽管治疗师表示说他能理解 B 女士不被人喜欢的感受,但他依然需要在当下的团体情境中,对不被人喜欢的体验做更深入的评估,以便一开始的确认可以成为进一步心智化的一个步骤,而非心智化的终止。事实上,在治疗师将焦点指向开始这段对话的病人身上之后,通过询问 B 女士是否可以思考如何管理自己不受欢迎的感觉,治疗师让焦点重新回到病人身上。这确保了治疗师坚持心智化治疗模式的另一个成分,即关注当下的情绪状态。

在加入病人时,治疗师经常利用自身的反移情体验,在这个例子中,治疗师说他感到 B 女士一直在努力,以及当事情毫无进展时,他很难知道该做什么或说什么。如果治疗师没有这个感觉,就不适合这样讲出来。这一表达的真实性是干预的必备要素,也是最重要的。边缘型人格障碍病人会迅速感觉到其中的不诚实之处,并立即强烈反应。在这个案例里,治疗师关于他当下体验的那些话是他自己强烈感觉到了的,这也再次强调了治疗师在团体中开放卷入的重要性。

反移情

在第三章中,为了阐明反移情的概念,贝特曼和冯纳吉对一致性和互补性反移情进行了区分(见第三章)。我们通常说:团体"稀释了移情",反移情反应也是这样。不过,我们现在所指的这类团体,持续背负着几乎无法承受的情绪状态,这挑战了团体的根基。极端的自毁性、毁灭他人的倾向、暴怒、丧失信心、绝望,这些状态又都会在其他成员身上激发出类似的状态,它们协同作用,起到强大的反心智化作用。而治疗师也绝不可能对此免疫。比较普遍的情况是,当下至少一位团体成员的痛苦被带到团体中,引起一系列恐惧、焦虑和退行,这会打击治疗师的心智化努力。我们用上面那个团体的一个小片段来阐明这种动力。

团体最近加入了一位新成员,E 女士,24 岁。在第四次会谈中,她描述了和一位叔父长期的乱伦关系,她与其他几个团体成员有类似创伤经历。这次坦白之后,E 女士似乎受到了团体的欢迎。从那之后,她变得有点健谈,但大部分时间还是处在一个听众的角色。一个月后,E 女士面带泪痕神情悲苦地来到团体会谈中。治疗师给出了惯常的开场白,然后等了一会儿,以便给某位成员反应的机会,但这次没有人回应。然后他评论道:"E女士,你看起来非常不开心。你可以就此说点什么吗?"

E女士低声说:"真可怕。我再也受不了了……我没什么要说的。"团体气氛变得极为紧张,其他成员都被激发了,注意力高度集中,呈现出死一般的安静。

治疗师:(短暂的停顿后)听起来很可怕,是的,但也许你可以通过在这里谈论它而有所缓解呢?

E女士:(可能有点被激惹到了)不,我不能!我没什么要说的。

治疗师:发生什么事情了吗?

E女士:不!(咕噜一些听不清的话)

治疗师:你说什么?我听不到。

J先生:你还好吗,G先生?

G先生:还好,可能会变糟。

治疗师:J先生,好像你只说了半截话。

J先生:是,我是只说了半截子话,难道你没看到她想一个人待着吗?那应该得到尊重。但你却强迫她。

(G先生和O先生表示同意。R女士点头)

J先生:这让我要疯了。我很生气。如果还不停止,我要把这个瓶子砸到墙上了。

N女士:J先生,得了吧。你是不是疯了?冷静下来。

J先生:我没疯。我只是不喜欢有人被人强迫做他们不愿做的事情。人应该得到尊重。

这时,治疗师体验到很多相互冲突的情感、想法和行为选择。他之前对E女士的回应是一致性反移情反应。她表现出深深的痛苦,激起了治疗师正常的关心反应("我注意到了你的痛苦,我可以在某些方面帮助你吗?")。被拒绝后,他做了新的温和的尝试。再次被拒绝之后,他接收到了无声的信号:"一边待着去!"他有些挫败,但还是感到以某些方式继续对话很重要。之后出现了J先生的攻击,并立即得到另外两位男士的支持,继而被威胁要扔瓶子。突然,在这儿出现了互补性反移情。治疗师发现自己处于残忍和不尊重人的加害者的角色。他不喜欢这样,如果跟随自己的直觉,他可能就会对J先生说:"出去。我不接受威胁,等你接受了团体心智化的目标之后再回来。"他也几乎要提示J先生说,他认为他可能想要保护E女士,就像他希望自己被保护一样。但是治疗师认识到如果这样做会偏离治疗框架,因为这超出了那个时刻J先生的心智化能力。这两种反应方式都没有表达出来,他对E女士的担心和焦虑(过去E女士有几次严重的自杀未遂史,团体并不知晓),也没有表达出来。

治疗师现在被困在这样的处境中,一个有自杀可能的病人不肯说话,而其余病人禁止他对此做任何事情。他该怎么办呢?治疗师要停顿下来恢复他的心智化能力。他被N女士救了。N女士挑战了J先生("冷静下来"),并联合I女士,就当前事件,以及就人们在不知所措时一般会"说不出话来"这一点,表达了不同的观点。渐渐地,治疗师也找回自己的语言来表达了。之后,针对类似于团体头五分钟发生的那种情形,整个团体会谈围绕着如何理解、容忍和行动而向前推进。会谈从始至终都贯穿着很强的张力,特别是在处理被感知为威胁的愤怒这个议题时更是如此,治疗师认为这与发生在E女士内心的战斗是对应的。她没有离开团体,这是个好事儿。

在随后的那次会谈中,E女士(她已经因企图自杀而入院治疗过了)来到了团体。又用了另一次会谈来处理这一事件的方方面面。有趣的是,E女士现在能就她的心理状态说得多一点了。她觉得,不是她上次有多么不愿意说,而是她当时觉得自己根本无话可说。

回想起来,治疗师感到欣慰,因为团体成员恢复了他们的功能,也愿意进行心智化了。然而,他可以看到他的反移情——被男性小团体控制的恨——是如何阻止他做出恰当的情境"回顾"的——回顾到E女士泪流满面走进屋子时刚开始会谈的时刻。事实上,本来完全可以对这一戏剧性的开场进行细致的探索。治疗师本可以承认这对每个人都带来深刻影响,包括他自己,而且也本可以表达他对如何处理这一困难情境的不确定感。更积极地使用他的反移情,本可以帮助团体更容易接受其他观点,从而替换掉团体对治疗师是"强迫的"和"不尊重人的"这个僵化的指责。

心智化治疗团体督导的主要焦点就是反移情。我们强烈建议录制视频,并详细审视团体互动。若有第二次机会,来反思此时此地的那些容易困在其中的复杂过程,治疗师们会发现这超级有用。

结 论

心智化治疗团体治疗,是专门针对复杂的团体动力而设计的,而复杂的团体动力,产生于严重人格障碍病人聚集的团体当中。它与个体的心智化治疗组合起来。"一般的"心理治疗团体,作为单一的治疗模式,是由功能更高的病人组成的。因此,治疗师有更好的团体凝聚力可以依赖。很少有戏剧性的事件发生,如果发生,治疗师也与其他较为沉着冷静的团体成员有着稳固的联盟。病人相互之间有比较现实的表征,团体是一个整体,氛围更温暖更关切。成员相互表达关心、同情,表达相互学习的收获和感激,这些都较为常见。治疗师注意到时不时的"会心时刻"(Stern,2004),团体所在的房间里充满了浓浓的情感和爱。这并不是说,"一般的"治疗团体不包括人格障碍病人,在建立足够强的团体凝聚力方面,许多团体都有严重问题。

那么,"一般的"团体能够从心智化治疗模式中受益吗?有着大量督导、培训分析性团体候选治疗师经验的卡特鲁德医生,对这个问题的回答是:"可以。"尤其是,心智化治疗模式能够让候选治疗师有能力描述团体进行过程的质量。候选治疗师通常在区分"真正的心智化"和心理等价思维、伪心智化和其他防御运作方面存在困难。因此,他们经常感到迷惑,不知道何时需要干预,他们常见的反应就是等待("把它留给团体")。而心智化治疗能够给治疗师提供一份核验表,让大多数人都能够据此辨别自己在遵守通识性的治疗原则上达到了什么程度。

治疗师形成更为灵活和自信的治疗风格,可以说是用心智化治疗的模式和技术补充一般团体心理治疗技巧的主要效果。治疗师会更有能力来带领团体,对人际互动进行深入的探索,也能更加自信地决定何时旁观让团体来工作是合适的。

推荐阅读

Hummelen B，Wilberg T，Karterud S：Interviews of female patients with borderline personality disorder who dropped out of group psychotherapy. Int J Group Psychother 57：67-91，2007.

Ivaldi A，Fassone G，Rocchi MT，et al：The integrated model（individual and group treatment） of cognitive-evolutionary therapy for outpatients with borderline personality disorder and Axis-I/II comorbid disorders：outcome results and a single case report. Group 31：63-88，2007.

Kegerreis D：Attending to splitting：the therapist couple in a conjoint individual group psychotherapy program for patients with borderline personality disorder. Group 31：89-106，2007.

第五章

心智化家庭治疗

艾亚·阿森

彼得·冯纳吉

　　在前面的章节,我们已经探讨了心智化技术在个体和团体心理治疗中的运用。这一章,我们将转向家庭工作。心智化已经成为家庭治疗的核心,这并不奇怪,因为没有哪一种情况比家庭互动更容易导致心智化丧失的了。在家庭背景下,人际关系往往会处于最焦虑、最充满爱意和最强烈的情绪状态当中,而且,这种人际关系的舞台是置于日常交流互动基础之上的,而这些互动可能会刺激一个或多个家庭成员令他们丧失心智化。本章,我们将首先探讨与家庭相关的某些心智化的内容,然后阐述心智化家庭治疗(Mentalization-Based Family Therapy, MBFT)的结构,最后,我们将阐明在心智化家庭治疗当中用以提升心智化的某些技术。

　　人们普遍认同,增强心智化有助于提高所有心理治疗的有效性,包括家庭工作(Allen et al.,2008)。心智化家庭治疗的主要目的是吸引家庭成员参与与其问题相关的情形的讨论,引发成员们显露出情感状态,凸显它们,并强调其重要性。本章所述的治疗方法适合用作短程干预,目的是促进对心理状态的理解、促进理解这些心理状态与自我及他人行为之间的联系。心智化家庭治疗可以作为一种独立的干预手段,其概念和技术还可以用作系统式家庭治疗和夫妻治疗的补充。心智化家庭治疗的结构如表5-1所示。

表5-1　心智化家庭治疗

---

1. 处理家庭背景下的心智化问题

2. 整合依恋理论与系统理论

3. 将外部关系与内部世界联系起来

4. 将行为及互动模式与意义构建联结起来

5. 聚焦于情绪,并以此作为理解心理过程的纽带

6. 关注情绪调节

7. 增加父母对孩子(以及孩子对父母)的共情性理解

心智化家庭治疗中用到的许多技术,都是以广为人知的系统式实践为基础的,因此,心智化家庭治疗并不是一种"新"的疗法。不过,它有一个特定的焦点,即在家庭背景下强调心智化的过程。它将依恋理论与系统式实践整合起来,将外部人际关系与内部世界联系起来,将行为和互动模式与意义建构联结起来。心智化家庭治疗聚焦于将情绪当成人们行为的线索,它关注情绪调节,试图富有成效地改善这种情绪调节能力。心智化家庭治疗的目的在于:帮助家庭成员最大限度地相互理解和理解自己,帮助他们接触到自己的感受和相关的想法。主要的、特定的目标可以是:增进父母或者其他照顾者根据孩子的心理发展阶段对其进行共情性的理解,反之亦然。

心智化家庭治疗的主要目标如表5-2所示。很明显,这些目标之间是紧密相关的,只能将这些目标合在一起考虑,且将其视为专业人员看待家庭时所采取的一种立场。只有系统中的所有成员最终都采取了这样的立场,治疗才起作用。一名专业人员独自承担采取这个立场的责任,是行不通的。

表5-2　心智化家庭治疗的目标

---

1. 仔细考虑家庭中的每个人对有症状的家庭成员(们)的问题行为的卷入程度和所起到的作用

2. 促进个体对自己及他人的心理状态的觉察

3. 在家庭背景下,运用心智化来加强自控力和调节自己感受的能力

4. 帮助家庭及其个体成员从逼迫性的、非心智化的互动循环转变为心智化的讨论和互动之中,
以促成父母和孩子之间形成信任和安全依恋的氛围

5. 提升父母帮助其孩子发展心智化能力的胜任感

6. 练习心智化的相关技术,特别是在心智化能力受阻或被抑制的特定领域内的交流和问题解
决的技术,这将会提升做出平衡的反思性决策的能力

7. 发起活动、创设情境,使得家人、朋友、同辈、专业人员和其他相关人员都能够参与心智化,并
能在此思考和感受的尝试中互相支持

增强心智化是心智化家庭治疗的主要关注点。为达成这一目标可以这样做,比如,治疗师可以反复要求大家试探性地推测或标记某位家庭成员的隐而不现的感觉状态。此外,治疗师还可以主动鼓励家庭成员命名自己的感觉,并鼓励大家开放地反省自己可能会如何受这些感觉的影响,以及这些感受可能会如何影响其他人。好的心智化,不仅仅是准确地读懂自己和他人的内心状态的能力,还是一种处理人际关系的方式,这一方式反映了一种期望,即通过了解其他人的心理状态,个人自己的思想和感觉也能够被启发,变得丰富,并得以改变(Fonagy & Target, 1997)。

在关系背景下心智化的优势

在家庭和其他社会背景下,我们通常可以从一些易于识别的行为特征中发现成功的心智化。表5-3列出了一些成功的心智化的特征。一个人是如何在关系中对其他人的想法和情感成功地进行心智化的?我们对此进行考量时,区分出了12种不同的关系优势特征(Bateman & Fonagy, 2006a):

表5-3　对人和关系成功心智化的一些特征

个体:

1. 是放松和灵活的,而不是固执己见的
2. 具备可以开玩笑的心态,使用幽默的方式融入,而不是伤害和疏远
3. 能够通过交换意见、妥协、互让来解决自己与他人观点的分歧
4. 描述自己的感受,而非定义他人的体验和意图
5. 表达对自己行为的"所有权",而非认为它们只是"碰巧"发生在自己身上
6. 对他人的观点好奇,期望他人的想法可以延伸自己的观点

1. 好奇心(Cecchin, 1987),指的是一个人真的对他人的想法和情绪感兴趣,尊重他人的观点。它蕴含着一种期待的态度,即期待一个人的内心被另一个人内心中的东西详细阐述或扩展,开放心灵去探索发现,不愿对他人所想或所做做出臆断或有偏见。

2. 安全的不确定性立场(Mason, 1993)——在其他地方也指心理状态的不透明性(Leslie, 1987)——意指开放地承认一个人永远无法知道他人正在想什么,而只能靠猜

测。这是"安全的"，因为他人内心当中的想法，不会使得这个人完完全全地困惑不解或者彻底蒙圈。这种自信是基于一种基本的感觉，即他人的反应至少在一定程度上是可以预测的，因为对于他人可能会想什么和有什么体会，一个人是有感觉的。

3. 反思性深思是一种心智化的态度，它传达的是一种灵活、放松和开放的方式，而非控制性地、强迫性地挖掘他人的想法和感受。

4. 观点采择指的是：能够接受同一现象或过程从不同的角度来看可能会有相当大的差异，而这些往往反映的是每个人不同的经历和过去。

5. 宽恕是一种心智化的力量，宽恕源于对他人行为的理解，而理解则是基于明了和接纳他人的心理状态。比如，某个人的行为冒犯了你，一旦你理解他/她这样做有其特殊的原因——比如有重大的个人丧失，那么就算你不能消除愤怒情绪，至少也能管理愤怒情绪了。

6. 影响意识是成功心智化的另一重要方面。它指的是觉知到自己的想法、情绪和行为是怎样影响他人的。

7. 信任的态度被视为一种心智化优势，因为信任是安全依恋的核心。安全依恋的反面是偏执、恐惧（而不是某种形式的不依恋），这与心智化是不相容的。

8. 谦逊（适度的），是关于一个人有能力去知晓、理解他人，从而对他人保持好奇心，并从他那里学习，而不管对方地位如何，这源自先前描述过的多种心智化的长处。

9. 开玩笑和（自嘲式的）幽默既是谦逊的表现，又是治疗性心智化态度的关键因素。

10. 轮换的意愿，是指以一种"有来有往"的方式与家人和重要他人交流互动。这包括有能力让别人理解自己，以及有兴趣去扩展自己对他人的想法和执念的理解。

11. 可变性的信念，暗含于心智化的立场之中，由于心理可以被改变，这通常会给治疗工作注入一种乐观的感觉。

12. 一种承担责任和接受问责的意愿，隐含于心智化的、有意图的立场当中，因为，一个人的行为产生于这个人的想法、感受、愿望、信念和欲望之中，而无论这个人在做出这个行为时，是否意识得到这些内心状态。

心智化中的困难

心智化问题会出现在各种各样的背景下，也会呈现出不同的严重程度和表现形式。

这些问题覆盖的范围很广,囊括了从相对温和而特定的心智化困难,到具有高度破坏性的、对心智化能力和幸福感(well-being)可能具有长期影响的非心智化态度。如果存在其他需求、感知到高水平的压力、某个家庭成员或某个关系受到某个"盲点"的局限,那么,心智化策略也就不可能充分或稳定地使用。较为极端的情况是,一个或多个家庭成员可能有意无意地滥用心智化来处理与他人的关系。

在心智化家庭治疗过程中,我们特别关注与心智化相关的特定问题发生的情境。比如,一个本来对孩子情绪状态高度敏感的父亲或母亲,在与配偶激烈争吵而分居的情况下,可能会发现,自己现在特别难以与孩子失去父母配偶关系的想法和感受同调,这大概是因为,他/她现在正恨着自己的配偶。结果,这位父亲或母亲就无法心智化孩子生活的这个方面。

这一特定的心智化丧失可能和压力应激有关:在巨大的压力之下,多数人往往都会丧失思考他人想法和感受的能力。比如,在进行激烈的情绪交流时,个人和家庭都可能会产生十分戏剧化的、暂时的心智化失败。这些心智化的失败,也可能仅仅是对某些想法和感受所做出的反应,而这些想法和感受会触发高度唤起和反心智化反应。在这样的情形下,大量不准确,甚至恶意的感受,可能被归咎于他人,怨恨和不信任的感受也可能会在关系情境中滋生。他人的心理表征可能被彻底消除,并被空洞的或充满敌意的意象所取代。比如,当父亲或母亲确信孩子是故意且恶意地激怒人,那么,这位父亲或母亲的内心就会拒绝从别的角度来看待孩子的行为。抑或是,一位忍受着身体或性虐待的父亲或母亲,在面对会唤起自己(过去)的无助、愤怒或羞愧的情绪的事件时,也会暂时失去心智化的能力。而孩子的痛苦反应也可能会成为对父母的又一个提示。

其他情境是,父母一方可能暂时沉浸在其生活的其他重要而具体问题当中,比如工作危机,这也可能驱使父母在家庭生活中进入非心智化模式。这种状态可能起伏不定,会在某个时刻阻碍父母与孩子的情绪同调。这种情况下,过去通常感到被父母想着和被父母理解的孩子,会突然对父母明显的情感上的不可获得状态感到困惑。如果父母无法理解孩子的失望和困惑,就会进一步加剧问题使之恶化。其他与心智化相关的家庭问题,产生于孩子掩盖自己的心理状态,让父母在"读心"任务中困难重重。出现这样的困难有诸多原因,比如,孩子有了一位新的继父母,或者,在探视权受限的情况下,未与孩子同住的父母一方缺少必要的背景信息去理解孩子的心理状态。在这两种情况下,尽管父母没有能力去心智化孩子是可以理解的,却还是可能给孩子带来自己不被理解的感受。

　　某些背景条件,可能会增加非心智化的家庭互动的发生频率。家庭中长期的心理健康问题可能以多种方式损害心智化。我们发现,父母若患有精神分裂,尤其是病情反复发作,会很难采择观点、发展和示范出信任的态度,或者很难轮换,他们有一种强大且不可动摇的信念,阻碍了他们的好奇心和反思性沉思(reflective contemplation)。在这样的家庭里长大的孩子,可能从小就以"过度心智化"来应对这一情况,即让自己成为一个早熟的心智化者,并发展为"小照顾者"。其他的孩子则可能表现为从成人的心理状态中抽离。在这两种情境中,父母心智化受损的结果都导致孩子对自己心理状态的兴趣减少。

　　如果父母一方有重度抑郁,孩子可能会过于活跃地刺激父母,通过采取行动而不是心智化的态度、打破父母相反的行为,以此作为与父母联结的方式,纵使这样做只会受到父母的惩罚和其他非心智化的对待,也要如此。有的孩子采取的是与父母类似的态度,用关闭自己且选择不去思考来应对感情忽视,对他们来说这样痛苦最小。处于高度唤起状态的父母亲,比如有慢性焦虑的父母,会发现他们过度卷入孩子的心理世界,急切地将自己焦心的事儿转嫁到孩子身上。而孩子并不能理解这些严重的焦虑来源于父母,他们会因此不安,并在自己的行为与想法中去寻求解释,从而引发过度心智化。在某种意义上,相似的过程几乎平行地发生在父母与孩子身上,但彼此都没能直接与对方沟通。

　　当这些二元过程在家庭背景下发生时,每个人不可避免都会受到影响,其他家庭成员会尝试对这一有问题的关系进行心智化。面对这种二元的、非心智化的互动,别的家庭成员若想尝试去理解二元关系中的双方,则会冒着二元关系中的一方或者双方只能偏颇地理解自己的风险。任何处在非心智化状态的人,都很可能只认同观察者立场中的某些方面,即符合自己观点的那些方面。同时,当从观察者立场描述其中一方的心理时,二元关系中的另一方都会感到没有得到观察者立场的确认,仿佛观察者站在自己的对立面一样。如此一来,观察者就会感到他们只是偏颇地理解自己,进而被卷入非心智化的互动之中。这样一来,一个非心智化的二元关系则变成了非心智化的三元关系。逐渐地,这个系统会将其他家庭成员,连同专业人员一起卷入进来。

　　从另一个系统观来看心智化失败,则是个体面对无回应的心灵时的体验。当一个人询问或好奇的时候,家庭成员不予以回应,这个人就会放弃,这样的体验强化了所有与之相关的无助感,导致这个人陷入无助感的循环或周期性的无助中。比如,一个抑郁的女孩,由于体验不到她的照顾者对自己的心理状态感兴趣,她便可能将自己的想法和感受体验为完完全全的事实,她被剥夺了可以让她从不同的角度看待自己和他人的可能性。一个人若欠缺好奇心或反思性沉思,或者欠缺观点采择这些关系的心智化能力,取而代之的便是对感受可变性的悲观主义。当孩子体验到无助感的那一刻,这种无助感被孩子感知为"物理现实",那么,它就不能被当作"只是一个想法",而想法是可以在认知上被挑战的。举例来说,父母们,他们的孩子若是抑郁的儿童或青少年,则很可能会认同孩子处境艰难的感觉,因为父母也都可能觉得一个人没什么朋友是一种无助的处境,或者,因为他们有可能将孩子的行为体验为他们自己的失败或者无能。也就是说,心智化衍生更多的心智化,而非心智化则引发更多的非心智化。

在代际边界模糊的家庭里(通常的描述是"过分亲密",Minuchin,1974),会发生侵入性的心智化。在这样的家庭中,心理分离是不被接受和尊重的:家庭成员们坚定地认为自己知道其他家庭成员的所想所感。在这样的情况下,家庭中的话语听起来好像每个人的心智化都很好,但是自相矛盾的是,通常人们感到被理解之后应有的结果,却常常没有如期出现,这种互动模式可以描述为"伪心智化"(Fonagy et al.,本书第一章)。家庭成员的内心故事无法相互联结,这可能会激发每个家庭成员加倍努力,来让其他成员接受自己的观点。这样做的后果是,对其他成员的心理状态做出越来越多的错误预设:家庭成员投入大量精力在思考或谈论他人是如何思考或感受的,但是,他们的解释却几乎或完全与他人的真实状态没有关系。结果是,心智化被人体验为起阻碍作用的和令人困惑的,这会导致某些家庭成员完全避免进一步的心智化努力。

如果某个家庭成员"离场",不再参与家庭系统中的心智化,其他成员也可能做出相应的反应,他们会采用直接攻击心智化的立场,来显示更极端的非心智化。显示这种极端非心智化行为的语言,可能包括以下这些内容:"你想把我逼疯""你爸和你奶奶联合起来反对我们""你在挑衅我""你根本不关心你爸在不在这儿""你一点也不关心我""我死了你就高兴了"。这样的话语会进一步激发唤起与心智化不相容的状态,从而导致非心智化循环。任何想去讨论这些话语意义的尝试,都几乎注定会失败,因为这些话语只在非心智化的世界里才讲得通。尝试去询问这些话语含义的治疗师,最终都会无心地促成非心智化循环的出现,最好的情况下,也不过是达到了伪心智化的状态。

非心智化谱系的另一个极端是心智化的滥用。在这里,对自我和他人心理状态的理解并未直接受损,但会被滥用,会以牺牲家庭或某个成员的幸福为代价,来获得个人的利益。比如,父母一方可能会将孩子当前的心理状态(如悲伤)用作夫妻间"战斗的弹药"(如"每次你在看望你爸之后,都感到很悲伤,你没想过你应该不去看他了吗?")。在这些情景中,孩子可能会对心智化感到反感,因为,被理解是发生在被操控的情况之下的。在这些情境中,父母为了达成自己心照不宣的意图或想法,而将孩子的感受明显地夸大或扭曲了。另一个例子是,一个父亲声称,反对母亲出去工作,是因为这会让孩子感觉被妈妈忽视,但实际上他反对的真正原因是,妻子外出工作需要他更多投入到家庭当中,那样留给他自己的时间就少了。

对心智化的另一滥用则是**胁迫孩子的想法**。它包含父母通过故意让孩子为自己的想法和感受感到羞愧,而逐渐破坏孩子的思考能力。比如说,在家庭聚会时,父母以一种贬低和无感的方式来揭露孩子的性感受,泄露那些孩子可能只会在私底下吐露的内容。比如:当施虐者虚伪地坚持说:"你是从楼梯上摔下来的——我从来没有打过你""当我那样摸你的时候,你很享受"。这些现象在虐待情景中是最恶毒的。这类心智化的滥用,可能会逐渐损害孩子的心智化能力,这不仅仅是因为,它直接背离了孩子自身的真实情况,还因为,孩子可能无法建构出一个可以忍受的、有关父母想法的意象——关于"父母为了做出如此令人困惑的说辞,其脑子里必须持有什么样的想法"的意象。

心智化家庭治疗的会谈结构

心智化家庭治疗的会谈结构总结在表5-4里。

表5-4 心智化家庭治疗的干预轨迹

1.核实"理解"的正确性("我理解对了吗?")
2.识别情感("那时,你有什么样的感觉"而非"接下来发生了什么")
3.探索情绪背景("当你有这个感觉或体验的时候,有什么其他情景浮现在脑海里吗?")
4.界定人际背景(逐一探索产生问题的场景片段,识别情感)
5.识别和探索积极的心智化
6.激起对行为背后的心理动机的好奇心

心智化家庭治疗第一次会谈的主要目的是澄清转介的缘由,对评估和治疗工作的

目的达成一致,商定出双方同意的、包含以下要素的关照方案:

- 简要描述治疗模型
- 每位参与者(家庭成员和治疗师)承诺合作性地参与治疗,包括如果家庭成员无法参与某次治疗会谈,应确保告知治疗师
- 对访谈次数和治疗时长达成一致(六次会谈,每次持续一小时,每周或每两周一次,六次会谈之后进行一次评估会谈)

每次会谈的议程安排都由所有家庭成员共同制订,大家一起对在会谈中需要探讨的内容各抒己见。治疗师要获得每个成员的看法,一般从最小的家庭成员开始,最后才询问父母。然后,邀请整个家庭一起找到一种方式,来决定哪个话题或议题应该成为关注的焦点。两次会谈之间可以布置家庭作业,其目的是维持两次会谈间期的改变动力。这些家庭作业任务应该延续之前在治疗会谈中出现过的主题,而且这些主题应由家庭成员和治疗师共同决定。治疗师应寻求家庭成员的反馈,还应当在后续的会谈中讨论这些反馈。如果可行的话,这些讨论将包含讨论家庭作业任务本应完成而没有完成的原因。这样的探讨不应以说教或训诫的方式进行,而是基于真正感兴趣和好奇的立场。对于这样的情况,咨询师应本着这样一种看法:如果家庭成员没有完成家庭作业任务,那么他们一定有个好理由,而非假设这是一种阻抗。有时在会谈中,治疗师可以要求家庭考虑去做某项具体的活动或任务。

在心智化家庭治疗会谈中,治疗师会持续思考和讨论家庭成员们的想法和感受,以及他们之间的关系。治疗师认可并主动地记录下不同的观点,反复明确地核实自己是否已经恰当地理解了某人的意思(比如,"让我看看我理解对了吗")。治疗师以这种方式表明:如果不通过提问来了解对方的话,她/他是无法知道某个家庭成员的感受的。治疗师帮助家庭成员交流和表达他们的感受,比如,通过停下谈话,去问一些"天真"的问题,这些问题是关于某个成员无法诉说或无法解释的感受的。治疗师将心智化的元素添加到家庭成员直接的或责备性的陈述当中,比如,"他总是想各种办法惹我生气",对这样的陈述,治疗师通过询问"你感觉他是故意让你生气的吗"来增加来访者心智化的成分。治疗师会问"三元心智化诱导性"问题,比如,会让某个家庭成员说一些有关另两个人关系的事情("当你在车里发脾气的时候,你认为对你妈妈来说这像什么",或者,

"当你在大吼大叫的时候,你认为你父母是如何看待对方的")。治疗师也会用到"假如……将会怎样"类型的问题。比如,对一个因为想要父母停车而发脾气的小孩,治疗师可能会提问"如果她停车了,你会有怎样的感觉",也可能会问父母"如果你停车了,你认为他将有怎样的想法和感受"。

表5-5中,我们总结了心智化家庭治疗的一般干预路径。干预从导向问题,转到创设一种达成一致的情感语言,要具体化以及澄清重要事件的人际背景和情感背景,要确保突出心智化的重要优势,让家庭成员在理解行为背后的心理状态方面更进一步。由于治疗师的立场本身就是好的心智化的示范,所以"停下、回放(replay)、探索和反思"这一序列,可用于处理任何非心智化的情况。这至关重要,因为治疗的关键且有效的因素,就是去回顾丧失或放弃心智化的过程。除非"停下来"去考虑心智化丧失之前的感受和想法,否则治疗师将陷入这样的风险之中:与这个家庭共谋,在某个特定议题上采取非心智化的立场。

表5-5　心智化家庭治疗的会谈结构

初始会谈

　澄清转介缘由

　对评估和后续治疗工作的目标达成一致

　形成双方认可的关照计划

后续会谈

　与每个家庭成员共同制订治疗的日程安排

　从最小的家庭成员开始询问,最后询问父母,以获得每个人的想法

　邀请家庭一起找到一种方式来协商确定想要聚焦的话题

　考虑会谈间期的家庭作业完成情况

　对先前会谈和家庭作业提供反馈

形成假设和制订方案

在每次会谈中,基于家庭成员在彼此互动和交流中遇到的可观察到的困难,治疗师会形成和修改工作假设,以及推断目标问题是怎样与心智化困难关联起来、如何被心智化困难维持下来的。"目标问题"就是那些家庭成员和治疗师协商好要去工作的问题。

治疗师要与家庭成员分享他的工作假设。下面这些主要问题可以帮助我们形成假设："哪一个心智化问题看起来与家庭最相关，让整个家庭来处理看似最合理？""哪一个心智化问题可能导致、维持和恶化目标问题？""这个心智化问题在多大程度上适合短程干预？"

初步工作假设，需要治疗师以合作的方式与家庭分享，以便对识别出的难题进行工作。举例来说，可以这样做：挑选出一个心智化难题，详细描述它的某些细节，然后识别出家庭展现出来的优势（如关心其他家庭成员）。所有这些，都可以结合先前治疗会谈中谈及的事情来探讨，还要将每个家庭成员的心智化难题相互关联起来。然后，直接将这些评论与提到的问题联系起来，这种联系的方式不是因果关系的联系，而是说，它们会令事情变得更为困难。将治疗构想以一种确定的方式呈现给整个家庭，代表着一种解决问题和保持家庭内部沟通的努力。治疗师也需要指出：要改变那些看似自动化的、非心智化的回应，就要放弃熟悉的行为模式，哪怕接受这些新的行为模式、放弃旧的行为模式令人痛苦不堪。

治疗工作：五步干预技术

我们强调：心智化治疗师要探询和尊重他人的心理状态，就要传递这样一种观点，理解他人的感受是很重要的，包括：这些感受可能是什么，与这些感受相关的想法、意义和有关的经历是什么，或者是什么样的想法、意义和经历使得这些感受出现。治疗师把家庭当作一个整体来交流这些内容，还要帮助个别家庭成员理解其他人的感受，同时关注对这些感受的错误沟通和错误理解（或缺乏理解）可能导致维持家庭问题的互动方式。

在实践当中，这就需要治疗师一方面创设治疗环境，使得家庭成员可以"自然而然地"交流，这包括围绕困难议题主动引发习惯性的、可能有问题的家庭互动；另一方面在关键时刻提供指导和干预。治疗师需要小心平衡这两方面。心智化家庭治疗模型的假设是：非心智化的互动不可能为家庭的互动交流带来显著的改善，而只是让这些互动发生也不能被称为治疗。因此，一旦治疗师们对核心心智化问题有了清晰的认识，也有了可以用来工作的有关家庭互动合适的事例，那么就应该将注意力从非心智化的过程转移到干预上面来。心智化家庭治疗的主要目标是：突出呈现每个家庭成员忽视的视角，以及这种视角的缺失是如何导致其他家庭成员的行为未被充分注意和理解的。

五步环（five-step loop）干预技术（见表5-6）是一种很实用的技术，可用于设计心智化干预，它将治疗师对家庭互动模式的观察与家庭成员内隐的情绪状态和相关的想法关联起来。是一种用于改变的活体工具（an in vivo tool），有五种不同类型的活动：观察（observation）、核查（checking）、心智化当下时刻（mentalizing the moment）、概括化（generalizing）和反思（reviewing）。五步环干预技术这一治疗框架，允许治疗师将会谈结构化。它就像一张路线图，治疗师可以遵循它到达目的地。我们称之为"环"，是因为它不是线性展开而是反思的递归过程，会引发新的心智化观察（反思），以及产生核查和新的观察，以此类推。

表 5-6　心智化家庭治疗的五步环干预技术

1. 我注意到（观察互动）
—你们两个都提高了嗓门儿，安妮就转头向着墙壁。
—在你们家，每个人都同时说话。
2. 你是这样看的吗？那对你来说是不是个问题呢？（核查是否有共识）
3. 你认为皮特现在有什么感觉？（心智化当下时刻）
4. 爸爸这样感觉，妈妈那样感觉——你发现你们家这个情况了吗？（*概括化*）
5. 那么，是怎么回事呢？（反思）

第一步，在任何一次会谈中的任何阶段，治疗师都要对会谈中的"此时此地"所察觉到的家庭成员之间的互动，做一个试探性的陈述（观察）（比如，"我发现只要爸爸一说话，约翰——儿子——就会焦急地看向妈妈。还有人注意到这个情况吗？或者这只是我的想象？"）。

当然，及时核查大家对这一观察是否达成共识（"还有人注意到这个情况吗？"），这在相当复杂的互动序列中，是一个高度特定的、刻意的停顿，对于确认治疗师所观察到的是否在这个家庭系统中产生共鸣来说，这非常重要。在这个例子的第二步中，治疗师首先识别并凸显某个看起来（对他/她而言）与某些心智化困难有关的互动。然后，治疗师应核查自己的观察，通过邀请整个家庭和个体成员去思考这些观察，也给家庭一个机会去拒绝这一观察。比如，某些家庭成员或全家人都有可能说他们不明白治疗师在说什么。这将会引导治疗师依据家庭成员的反馈来反思自己所观察到的内容的有效性。治疗师还可以推测家庭成员对治疗师的观察产生防御的可能性和潜在原因。

如果某些家庭成员认可治疗师的观察并且参与其中，那么就到了重要的第三步：心智化当下时刻。治疗师示范心智化的立场，对其他人的心理展现出尊重和好奇。这种态度表明，了解他人如何思考、如何感受是很有启发性的，例如，"你认为这跟什么有关？你觉得约翰感受到了什么让他有这样的行为举止？这又是怎样影响其他人的？孩子的爸爸，你怎么看？我说的有可能完全不对——琼斯太太，你怎么想？孩子的爸爸，我很好奇，当约翰这样看着他妈妈的时候，你的感觉是什么？你觉得约翰可能会有什么感觉？假如你可以看到你妻子脑子里冒出的思想泡泡，关于莎莉现在的感受她的想法是什么呢？"治疗师邀请家庭成员与自己一起进行情感头脑风暴，这可以鼓励他们说出自己的感受，然后推动家庭成员之间的讨论，而非仅仅在治疗师和某个家庭成员之间进行讨论："让我看看我理解对了没有——你是说，当你爸爸说话的时候，你觉得有点失落，而且你看着你妈妈，是因为她很发愁？你觉得她是这样的吗，或者其他人有不同的看法吗？你们可以相互讨论一下吗？"

为了鼓励每个家庭成员进行心智化，可以使用一系列不同的心智化技术。总体而言，让家庭成员之间的互动慢下来，这是治疗师的任务，随着家庭互动的展开，治疗师要询问每个家庭成员的真实感受，或者对此表达出明确的兴趣。这会暂时中断家庭成员之间的交流，允许对此交流进行深入的反思。在某个阶段，治疗师要试着去帮助家庭成员进行概括（第四步），不再讨论具体的互动，而是扩展"镜头"。治疗师邀请家庭成员提供一些更一般性的观察和思考，关于类似的模式在家里是如何自发演变的，以及这些引发了什么样的感受："那么，我们看到，当爸爸说话的时候，妈妈会感到焦虑，而约翰就会觉察到妈妈的焦虑。以上情况或许只发生过一次，或许不止一次。那么，你们可不可以一起谈谈，这样的情况在家里，或者在其他地方发生过吗？"在会谈中的此时此地我们所看到的情况是，中断"循环"而进入真实的生活情景当中，进而尝试去识别和处理典型的问题情境。这会引导家庭成员讨论与其问题相关的情境，焦点依然是引发和强调浮现出的感受，以及这些感受如何表现在行为上。治疗师主动鼓励家庭成员命名自己的感受，也鼓励他们反思自己的感受："你可能想知道感受是如何引发行为的""……几片雪花是如何导致雪崩的""……一点小小的感受是如何使整个人失控的"。

第五步是回顾，一般在会谈结束时反思每个成员的体验。反思、核查每个家庭成员的感受，这有助于评估不同的人是如何意识到一种新的、充满情感的体验的，这也提供了一个机会来共同反思发生的事情以及可能的后果："你是如何理解发生的事情的？你们可以详细谈谈,这对你们每个人来说会产生什么影响呢? 你们可以从中得出什么结论吗?"

心智化当下时刻

在本节,我们将阐述治疗会谈中用于促进心智化的具体干预技术。我们在表5-7中列举了一些技术,治疗师在心智化家庭治疗中会使用这些技术,以定格某些时刻和鼓励心智化。

表 5-7　心智化当下时刻的技术

平息
理清情绪状态
标记
共鸣个人
"哥伦布"式的好奇心
搜寻积极面
迷你角色扮演:实验和预演
活现问题场景
权衡利弊
加说明性的文字

当人们情绪高涨,心智化能力有可能受损的时候,"平息下来"便是一项有用的技术。比如,家庭成员相互指责(用僵化刻板的表达,如"你从来没有……"或"你总是……"),而且只能从自己的角度出发看问题。在这种趋势升级的过程中,治疗师为了帮助家庭成员恢复一定程度的心智化,可以按下隐形的"暂停按钮",鼓励每个人停止自己的独角戏。治疗师甚至有时候可能不得不站起来,用自己的手和手臂,如同混乱的管弦乐队的指挥,要求片刻安静——然后鼓励所有人一步一步地反思事情是怎样升级的。在个体治疗中,这被称为**心智化之手**,治疗师举起他的手,就像交警指挥交通一样。和在家庭治疗中所做的一样,需要结合"回顾"对会谈进行回溯。治疗师改变自己的行为和坚持会谈回顾,都是有意为之,用来阻止家庭成员之间无益的、原地打转的、看似不动脑子的互动。

　　另一种鼓励心智化的方法是：思考协商出一个紧凑的时间框架，以便让每位家庭成员可以表达他需要表达的内容，包括想法或感受。这一技术名为"每人60秒"，治疗师邀请家庭成员轮流表达，并且强制执行短暂的倾听。治疗师使用秒表可以让事情变得轻松一些，每个成员在规定的时间里表达他们自己，直到咨询师说"时间到，下一位"。有的时候，治疗师自己也会被卷入激烈的讨论中，或者治疗师感到被家庭动力麻痹了。在这种情况下，治疗师可以考虑站起来，说："坐在你们中间让我头晕目眩，也妨碍我思考事情的真相。我需要清醒一下。我想我会休息一会儿。五分钟之后再回来。你们需要的话，也可以休息一下，或者继续讨论，随意好了"。治疗师通过在咨询室外创设反思性空间来让自己的头脑清醒，想出新想法和新方向，这样做有的时候既是必要的，也是有用的。

　　理清情绪状态的技术，可用于局面变得过激之前，且成功心智化的迹象还在的情况下。治疗师可以这样表达："我完全不知道每个人都打哪儿说起的了。我明白这里每个人都有很强烈的情绪，这很重要。但看起来似乎也让事情变得有点儿混乱，很难明白哪一部分属于谁，也弄不清楚大家有没有理解别人的情况，或者甚至也不清楚有没有理解每个人自己的情绪。我提议我们试着分解一下。那么，这位爸爸，你现在有什么感受？……约翰，你知道你爸爸的感受吗？"

　　标记的技术用于凸显重要的互动顺序和相关的情绪状态。治疗师问："那么，当你想到这个的时候，什么词或者句子会浮现在你脑海里？"治疗师鼓励家庭成员们找到一个词或短语，比如，探戈舞、恶毒的拥抱、优胜者、地垫、一把手、银甲骑士和装疯卖傻，让这个词或短语成为某种形式的咒语，当治疗会谈期间出现类似被卡住的互动时，家庭成员通过回忆这个词或短语来恢复活力。通过这种方式，治疗会谈期间恢复活力的方式，就像送外卖一样，可以被送到家庭中得到应用。

　　共鸣个人指的是：治疗师核查每个人是如何被其他人的言行所影响的，并且要求家庭成员共情其他人的感受。

　　"哥伦布"式的好奇心指以一种看似幼稚（不是"愚蠢"）、缓慢的方式，去研究所观察到的或谈及的互动。具有哥伦布式的好奇心的治疗师，经常出声地进行心智化，踏入安全的、不确定的领域（Mason，1993），分享自己在调查时的所有直觉和观察所见。

　　搜寻积极面指治疗师积极地找寻好的心智化的实例。一旦发现这些例子，治疗师将主动增加其内涵并加以扩展，目的是加深家庭成员连接情感、想法和意图的能力。

迷你角色扮演,是尝试用新的方式,来探索家庭成员彼此之间的情绪状态,预演不同的结果。互换角色几分钟(比如,母亲扮演孩子,孩子暂时扮演母亲),可以让双方处于不同的角色位置,在这个位置上,家庭成员可以推测和体验对方的感受。这是进行观点采择的一种实验方法,具有联结家庭成员之间情感的作用。

活现问题场景(Minuchin,1974)是观察家庭互动的好方法,可以看到问题行为是如何发展起来或如何被卡住的。这样的活现是治疗师故意设置的,可以让问题情景栩栩如生地呈现出来:

　　"我来看看,你要对玛丽做些什么或说些什么,才能使她发火到你难以应付的程度。你现在要说点或做点什么吗?"

　　"或许你和你丈夫现在可以思考某件你们感觉可能吵起来的事情……可能是关于钱、孩子、你婆婆……为了让他开始争吵,你会说些什么呢?"

　　"你父母通常为什么而争吵? 你可以举例说一下他们争吵的诱发事件吗?"

令人惊讶的是,尽管人们经常声称自己对发生的事情"无能为力",但他们非常清楚地知道按哪个按钮会使事情发生。而知道怎样使事情发生是第一步,然后才好去思考该避免做什么以确保此类事情不再发生!

权衡利弊是关于邀请家庭成员去思考,在这些感觉状态下,做或不做某些事情的利弊:"在讨论你们将怎样做和做什么之前,先来思考一下这么做的利弊。反对这么做的理由是什么? 支持这么做的理由是什么?"

加说明性的文字,类似于用电影摄制工具为外语电影加上字幕,这一练习可以有效提升心智化过程:"想象你不明白比尔说了什么,但你能通过看妈妈的脸和听爸爸的声音来理解,那么你觉得比尔说了什么? 如果你是电影制作人,你会为你看到的内容加上什么字幕? 假如你是聋子,听不见别人在说什么,你怎么理解你所看到的情况呢?"

提升心智化的活动

治疗师设计特定的心智化促进任务和活动,用以提高每个家庭成员的心智化能力,并改变家庭作为一个整体的互动模式。**角色互换活动**设计出来,就是为了让家庭成员参与进来,看到其他人也有难处,看到他们自己也许能帮忙找到解决办法。孩子确定一个情境让父母加入进来,比如上床睡觉、做家务或者按时上学。接着,孩子倾听父母为这项任务所做的努力,随后,治疗师鼓励孩子告诉父母该怎么想、怎么说、怎么去感觉,从而帮助父母走出困境,或给父母提供咨询。某些情况下,治疗师会鼓励父母和孩子,以相同或不同的方式去反思他们的想法和感受。为了使这个活动更加好玩儿,可以使用电影摄制中的打板用语,在头脑中想象一个摄像机,以及"开拍""停止"的手势。治疗师的主要任务就是促进角色扮演,之后鼓励家庭成员反思自己和他人的体验,目的是鉴别彼此想法的相似和不同之处。

在"**感觉发现者游戏**"中,治疗师邀请家庭成员围绕着情感体验编个故事。在第一轮中确定出故事的讲述者,通常是一个成年人或是青少年。故事可以反映当前的问题,也可以完全虚构。在故事中的每个重要时刻,讲故事的人都要说:"它让我感到……"然后,听故事的人就要去找到他们认为符合故事情景的面部表情或词汇。之后,故事讲述者就要告诉听故事的人自己真正的感受。一旦有人给出了与讲故事的人一样的答案,这个人就在"蛇梯棋"的棋盘上移动一格。如果有人给出了与讲故事的人不一样的答案,那么重要的是,帮助这个人理解是什么使他产生了不一样的答案。这样做的主要目的,是让每个人都弄清楚在不同的时刻故事讲述者的所感所想,以及为每个人提供相互比较交流的契机和素材。

冻结的雕像游戏,是同一游戏的另一版本。治疗师让每个人,一次一个,站起来对某种情绪(例如感到非常焦虑、悲伤、快乐、充满爱,以及感到愤怒)"做一个冻结的图像或雕塑"。要求家庭成员观察每个成员做的冻结图像,在之后的环节里,去推测包含在每个冻结图像里的故事和情绪。治疗师用数字相机把这些拍下来,并在稍后进行回顾,这可以引发进一步的反思性讨论。这个活动的目的就是突出个体进行心智化的过程是怎么样的。

感受和动作活动,目的是探索不同的人是怎样回应自己的内在感受的。治疗师建议,每个家庭成员轮流表达一系列情绪,要求每个人都记住所有不同的情绪。治疗师主动参与游戏,让每个人都模仿其他家庭成员展现出来的某个特定情绪(比如,生气时皱鼻子),也让其他家庭成员谈一谈他们在那种情绪状态下会做什么。这一活动的下一阶段是模仿"热土豆"游戏,游戏中每个接住土豆(或球)的人用尽可能短的时间捧它,任务一旦完成,便迅速把它传给另一个人,治疗师也包括在内(治疗师要鼓励大家越传越快)。一个家庭成员喊出一种情绪,然后扔球,接住球的人就要去表演扔球人说的情绪。

游戏结束后,治疗师要询问每个人的状况,然后邀请家庭成员讨论自己是如何看待别人展示出的自己的。

思维暂停键活动,治疗师邀请家庭成员确定一个问题场景,这个场景一般是关于孩子和行为方面的议题。然后,治疗师设置活动并指导家庭成员活现出这个场景。孩子在将要表现出有问题的行为之前,按下"暂停键"。暂停键开启后,某个家庭成员出来替换孩子的位置,孩子走开,去"停下和思考"。然后,孩子试着想出许多不应该这样做的理由。每过一会儿,父母就说:"我要去做这个事情了。"孩子要说:"不,停下来! 思考一下!"然后继续头脑风暴不这样做的理由。最后,孩子告诉家长自己想到的所有理由,然后家长赞扬孩子说"这些都是很棒的理由。以后我都不做(在这儿提及本来要做的行为)"。这一活动的目的是强调这一点:压力情境或困难情境放缓时,就能够充分进行心智化。

头脑风暴,旨在帮助父母去支持孩子思考其他方法,来处理他们生活中的重要情况和经历。是这样操作的:治疗师示范找到可供替代的方法,接下来在会谈中或会谈间期,将任务逐步交给父母。治疗师挑出一个孩子描述过的有问题的情况,然后要求父母和兄弟姐妹想出尽可能多的解决方法。孩子依据合理程度的高低,从1到10给这些方法打分。这一任务是运用头脑风暴想出不同的解决问题的方法,并让孩子决定他们对哪种可能性感兴趣,或者哪种方法值得他们探索。

猜感受游戏,治疗师首先请大家挑选出某个相对中性的事件,然后给每个人分发卡片,邀请每个人在卡片上写(或展示)出与自己的情绪有关的词语或图画。"猜测者"可以问10个问题来推测对方的情绪,但不能直接去问对方的情绪是什么。家庭成员也可用打哑谜的方式,来表达与他们熟悉的场景相关的特定感受。随后,治疗师鼓励每个人谈一谈,他们显示出来的情绪是否与自己的经历相关,以及有怎样的关联。这一活动旨在用一个相对中性的事件,来帮助家庭成员练习心智化。

在**心灵-大脑扫描**活动中,治疗师给每个家庭成员一张大纸,上面有编辑好的大脑横截面图,图上的大脑有10个大大小小的"脑室"(见图5-1)。比如,父亲被告知:"想象这是你女儿的大脑或心灵。将你认为她此刻的想法和感受都放进这些洞里。把重要的情绪和想法放入大的洞中,把小的情绪和想法或私密的情绪和想法放入小一点的洞中"。治疗师也给妈妈同样的任务,也可以要求女儿去想象她妈妈是怎样"看"她的心灵-大脑的。每个人都完成这个任务后(5分钟),可以将三份不同的"大脑扫描"展示在墙上进行比较。随后可以讨论每个家庭成员解读他人心理状态的准确度。这个任务有不同的变体,包括推测在某个具体事件发生之前,心灵-大脑看起来可能是怎样的,或者,六个月后看起来可能或应该是怎样的。

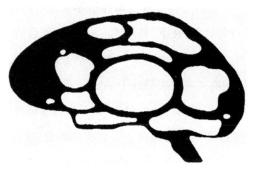

图 5-1　在"心灵-大脑扫描"活动中用到的图像

身体扫描是外化情绪和想法的另一种方法。每个家庭成员轮流躺在一张大纸上,由一个人来画身体的外部轮廓。接着,家庭成员可以用不同颜色的笔标记出,在他们身体的哪个部位,体验到了特别的感觉以及伴随着的想法。随后大家对此进行讨论。或者,家庭成员可以推测其他人在身体哪个部位可能体验到强烈的情绪,并说说这些情绪所发生的背景。

会谈间期的活动和任务

设计和实施会谈间期的心智化任务,目的是保持家庭在本次会谈中所获得的成长势头,也给家庭成员提供更多的机会,在家里构建新的经历和新的心智化方式。治疗师需要参与到家庭中来构想所有会谈间期的活动和任务,并且,这些活动和任务应该在会谈里"有机地"产生。治疗师鼓励家庭成员一起决定何时执行任务,而且把这写进正式的家庭日志当中。每次实践活动预计要花 20 分钟,一周内重复两到三次。这需要家庭先在家里找个地方来开展活动,理想的场所是有一张桌子和足够多的椅子、可供所有人围坐讨论的地方。

编故事任务需要家庭成员坐在一起,一周两到三次,一人记录,一人观察(如果人数多于三人的话),两个人交谈。其中一个人详细告诉另一个人自己的个人故事,不超过 5

分钟,故事内容是关于这一天中发生的某些事情。听的人用第二人称"你"再讲一遍;叙述者修正故事;然后听的人再次复述。观察者花两分钟描述自己观察到的内容。观察者应当尽可能正面地描述(比如,"我看到你很好地描述了你自己,我认为你表达得很好、很有趣"),并用专门的笔记本记录。这里的基本原理是:家庭通过故事相互联结起来,这个过程会带来彼此间的相互理解,也会心智化人与人之间的关系。这个活动强调的是:拥有一小段特别时光与家人分享自己的想法和感受,这很重要。

解决问题是一个实践练习。要求家庭成员一起做某些事情(比如,用积木搭个什么东西、玩拼图游戏、讨论周末去哪里远足、计划一次家庭聚餐)。之后紧跟着是反思阶段,包括对这个活动的感受。每个家庭成员都要说出自己认为的其他人的感受;然后,每个人做出自己的评论,如有必要,也纠正别人的看法。讨论必须聚焦在任务上,不可转换到过去的冲突或其他事情上。通过这种方式,家庭成员可以练习观察其他人在家里的行为和感受。

争吵往往是家庭生活的组成部分。**治疗性争吵**的目的是塑造"成功的和技巧性的"争论情景,而非重回拒绝交谈这样的受阻状态。治疗师以幽默的方式引发家庭中的常见行为,这些行为往往会破坏"积极"的分歧,例如,大发雷霆、闭口不答、控制互动或威胁要伤害身体。治疗师鼓励家庭成员设定一些基本规则(或十条"家庭戒律"),比如:只要有人说话,其他人就应该倾听,不能离开、不发脾气,也不责备谁。要求家庭创立"争吵规则和条例"文档,他们要对"时间到"的手势达成一致意见,此时所有人都要停下来。争吵要记录在家庭日志里,并且要在之后的治疗会谈中进行回顾。这个工作的目的,是强调争吵是怎样破坏心智化的,同时也强调家庭需要练习,在不阻碍彼此反思能力的情况下来解决问题。

结　论

心智化家庭治疗不仅适用于治疗师与有小孩的家庭工作,也适用于伴侣治疗以及只有成人的家庭治疗。心智化家庭治疗的概念和技术还可用于多组家庭的团体工作,在团体设置中,6~8个家庭因相似的问题或议题而参与治疗,那么,多元视角便被呈现出来了(Asen,2002)。在多组家庭的治疗工作中,引发和分享非常不同的视角、看到自已被别人镜映、不断地核查自己的看法,这些都会自然而然地发生。所有这些情况下用到的基本临床模型都总结在表5-8中。

表5-8　心智化家庭治疗的基本临床模型

● 核心命题:情绪和行为问题本质上是相关的
● 思考、解释和评估心理状态(关于自体和他人),对于健康的人际关系是必不可少的
● 家庭和个体的心智化能力,因多种原因不尽相同(比如,早期经历、遗传和当前的压力源)
● 心智化问题导致的令人痛苦和紧张的家庭互动,进一步损害了心智化
● 这些互动导致的关系问题,会损害家庭处理问题的能力、家庭的创造力和家庭的心理韧性

我们需要一种新的疗法吗? 心智化家庭治疗模型是一种独特的治疗模型,而不仅仅是一个折中的混合体。我们认为,本质上它是系统的,它的观点和实践方式源自一系列不同的系统疗法,包括结构式家庭治疗(Minuchin,1974)、米兰系统疗法(Selvini Palazzoli et al.,1980)、策略治疗(Haley,1963)、功能性家庭治疗(Alexander & Parsons,1982)、叙事疗法(White & Epston,1990)和反思性团体(Andersen,1987)。心智化家庭治疗不同于(但也有很多共同点)最近出现的那些家庭治疗方法,它们强调依恋理论的重要性(Akister & Reibstein,2004;Byng-Hall,1991;Dallos,2006;Diamand & Siqueland,1988),或者,它们尝试将系统性治疗和心理动力学治疗联系起来(Flaskas,2002;Fraenkel & Pinsof,2001)。心智化家庭治疗本身并不是一种新的疗法,但它横跨了看似对立的两个领域:基于内在关系的心理动力学和基于外在关系的系统学。心智化家庭治疗通过将依恋和心智化理论与之前提到的系统性疗法中的重要概念整合起来而做到了这一点。可以说,心智化家庭治疗是一个极佳的典范,它说明了"好"的心智化可以实现什么。

推荐阅读

Akister J, Reibstein J: Links between attachment theory and systemic practice. J Fam Ther 26:2-16,2004.

Byng-Hall J: The application of attachment theory to understanding and treatment in family therapy, in Attachment Across the Life Cycle. Edited by Parkes CM, Stevenson-

Hinde J，Marris p. New York，Routledge，，1991，pp，199-215.

Dallos R：Attachment Narrative Therapy. New York，Open University Press，2006.

Diamond GS，Siqueland L：Emotions，attachments and relational reframe. Journal of Structural and Strategic Therapy 17：36-50，1998．

Flaskas C，Pocock D：Systems and Psychoanalysis：Contemporary Integration in Family Therapy. London，Karnac，2009.

第六章

蕴含心智化的儿童精神分析

朱利安·泽瓦尔金克

安妮莉斯·维赫特-普莱特

彼得·冯纳吉

这是本书介绍技术的最后一章,主要阐述儿童的个体心理治疗及与其父母的工作,并探讨这些工作如何利用衍生于成人心智化治疗(MBT)的原理和技术。在第五章,阿森和冯纳吉阐述了心智化家庭治疗(MBFT),针对那些只需要短程治疗(<20小节)的孩子,由于他们的心理健康问题相对简单,因此短程的专业支持便可以让他们恢复正轨。心智化家庭治疗,过去被称为短程心智化和关系治疗(Short-Term Mentalization and relational Therapy,SMART),旨在用6~12次会谈来培养家庭的心智化技能(见第五章,Allen et al.,2008,pp.254-255)。不过,对于某些儿童及其家庭而言,短程治疗是不够的。通常的情况是,这些孩子在发展的道路上挣扎得太久了,他们形成了复杂的心理健康问题,而且,由于过于投入地使用非心智化的手段来自我保护避免焦虑。家庭也以非心智化的方式适应了他们的困难,他们往往要么过于不在场,要么虽然在场,却太过于混乱,以至于不能进入真正的家庭导向的治疗当中。本章我们主要聚焦于短程治疗效果不佳的儿童,通过蕴含心智化治疗观点的长程治疗改善他们的问题(e.g.,Fonagy et al.,2002b)。

儿童及其父母的心智化治疗(mentalization-based therapy for children,MBT-C),其总体目标是让儿童能够心智化,并确保他有能力诠释性地自我调节(见表6-1)。原则上,儿童应当有能力延迟、调整和管理情绪反应,同时也有能动感、连贯的自体感。拥有对自体和他人的心理表征,会产生一种主观信念,即一个人的行为是归属于自己的,而不是由具体的、依赖于环境线索的既定程序所产生的被动的感觉。行为不再是无端冒出来落到儿童身上的某个东西：儿童是自己行为的主人（Bleiberg，2001）。这种内在连贯的感觉和自体组织，表现在儿童能够连贯地讲述自传体故事，也就是说，能有效解释内在状态如何引发自己和他人的行为，并引发一连串的主观体验。

表6-1　儿童心智化治疗的总体目标

儿童心智化治疗的目标是让儿童能够心智化，并确保他们有能力诠释性地自我调节。因此，治疗师的目标如下：

1. 促进连贯自体感的出现

2. 培养对情绪反应的处理能力

3. 增强儿童是其行为的主人的信念

我们将概述儿童心智化治疗技术，这一技术是为儿童及其父母中的特殊群体设计的（Verheugt-Pleiter et al.，2005，2008）。由于我们思考的核心是发展性议题，因此我们将从为何要关注学龄儿童及其发展性议题这一点开始。然后我们将界定目标人群、阐述理论框架，并阐释不同治疗阶段下治疗师的立场和干预技术。

发展上的考量

儿童治疗，需要策略性地思考儿童所面临的不同发展里程碑，以便在其发展性崩溃的情况下，为他们提供足够的支持。儿童治疗的总体目标要能适用于各个发展阶段，但即便这样，所使用的策略也会因某些发展阶段的需求不同而有所变化。比如，心智化治疗的目标是促进连贯自体的出现。这一点对所有阶段都适用。然而，根据儿童的年龄，会使用不同的策略来达到同一个目标。对于婴幼儿来说，如果婴儿或学步儿在与其照顾者的关系中感到可以安全地依恋，且没有紊乱，失去方向感，那么这就为他们发展出连贯的自体感奠定了基础。在童年中期，儿童连贯的自体感发展到了更具有表征性的水平，并对之前发展阶段的多个方面进行整合。在痛苦的时候，他们的自体感建立在对照顾者可获得性的信心之上，建立在努力获得自主性之上，也建立在与他人玩耍的自发性之上。在这个年龄阶段，一个新的发展性议题需要并入他们的自体概念中去。更广泛的社交网络，让他们有机会在与他人的比较当中思考自己的技能掌握程度；用艾里克森的话来说:勤奋感与自卑感的冲突(Erikson,1963)。在干预过程中和游戏场景中,治疗师都会遇到这些发展性议题。这些正常发展过程的复杂性呈等级递增的趋势,而这些发展过程的扭曲,在所有水平上都可能发生(Fischer & Pare-Blagoev,2000),而且,这些扭曲会在潜伏期合并成一种歪曲的、更具表征性的形式。

我们已研发了针对4~12岁儿童的治疗手册。我们主要聚焦于这个年龄段,是基于以下四个主要原因(见表6-2)。第一,这个年龄段的儿童需要照顾者提供心理健康方面的照料。尤其是男孩,需求相对高一些。第二,一项精神分析的回顾性研究发现,对12岁以下有严重困扰的儿童(相比大些的儿童)来说,治疗会尤为有效(Fonagy & Target,1996b)。第三,发展性流行病学研究已经反复证明了:12岁之后病理模式会出现一个转折点。因此,出于预防的原因,我们将青春期前期定义为降低青少年问题风险,以及随后贯穿一生问题风险最为有效的时期(Beardslee et al.,2003;Kim & Cicchetti,2010)。第四,我们得承认,有一些是出于务实的考虑,与获得知情同意有关。在这个年龄的群体中,研究更容易获得同意。我们联系了一些儿童及其父母,请他们参加一个旨在提升治疗技能的项目。在项目结束后,我们收集了62个治疗会谈的材料,并抽取了186个干预描述(Verheugt-Pleiter et al.,2008)。

表6-2　关注4~12岁儿童的原因

- 高度需要父母和老师的关照
- 治疗12岁以下的儿童更为有效
- 该发展阶段易于辨识
- 更容易获得知情同意

精神分析理论传统上把童年中期(4~12岁)称为潜伏期。潜伏指的是俄狄浦斯阶段被扰动起来的激情的平息和休眠期。这暗含着与父母分离的过程,也被称为去贯注(decathexis)。儿童在潜伏期能否完成新的社会任务,在某种程度上,取决于儿童能否获得支持,从性的关注中分离并能持续自由地、创造性地探索社会世界的程度,也就是开始开发除了其原初客体的社交世界,并且游戏性地、勤奋地投身于这个世界当中,学习新的技能、积累信息。然而,对于被性方面过度刺激,或者持续受到身体威胁的儿童,这种(社会世界的)扩展将会充满强烈的焦虑。这样的儿童会使用典型的僵化的防御模式来控制焦虑,这就使得这类儿童显得胆怯或者强迫(Waddell,1998)。

儿童转向外部世界,并未降低儿童与其照料者之间关系的重要性。依恋理论认为,儿童与主要照顾者之间的关系,不会在这个阶段削弱,但在品质上会有所改变。鲍尔比(Bowlby,1982)发现:第一,儿童指向依恋对象的特定依恋行为(如哭泣),其频率和强度都出现了正态趋势的下降;第二,满足儿童的依恋需求、结束其依恋行为的方式更多样,比如,一个电话即可;第三,依恋系统的设定目标可能会发生改变,心理表征上的可获得性(一种心理的感觉或者一个有回应的父母的意象)也会成为依恋目标,而不只是与依恋对象身体上的亲近(Sroufe et al.,2005)。开放式地交流,父母响应儿童的需求,儿童与父母身体接触的潜在可能性而非现实性,变得比实实在在的身体亲近更重要(见表6-3)。孩子对依恋对象的期待与信念成为重要的依恋标志(Kerns et al.,2005)。

表6-3　4~12岁儿童依恋行为的发展变化

- 直接的依恋表达减少
- 依恋的安全性可以在更多情况下修复
- 心理上的可获得性(而非身体上的亲近性)是很重要的

因此,依恋理论最重要的建构是,对这些外在依恋对象的行为的想象,最终会被编码为相对抽象的高阶表征,而这一稳定而安全的内部表征,会成功地取代儿童对外在依恋对象的依赖(Fonagy et al.,2008)。自体与他人的个别的、因应的互动体验,聚合成为自体与特定他人通常的互动方式的更高阶概括,这进而产生自体与特定类型的他人的概括化的表征。这恰恰就是心智化概念的用武之地。可以肯定地说,儿童将环境中的自己和他人作为能动的主体来理解,是从一出生(如果不是更早的话)就开始了的(Onishi et al.,2007;Rochat,2009),而且,在差不多5岁的时候多少得以巩固(Wimmer & Hartl,1991),但现在认为,(这种能力)发展完好需要在青春期之后(Blakemore,2008)。可以根据心智化的"发展线"(Freud,1963)来区别五种不同发展水平的能动主体和自体:1)自体作为身体的能动主体(physical agent),2)自体作为社会的能动主体(social agent),3)自体作为目的论的能动主体(teleological agent),4)自体作为有意图的心理的能动主体,5)自体作为表征性的能动主体(representational agent)且出现自传体式自体(Fonagy et al.,2002a)。在潜伏期开始时,除非发展被严重的社会逆境所干扰,否则儿童很可能就已经发展出了读心(对自我和他人)的工作能力。

目标人群

儿童心智化治疗的目标人群,是那些在重要的发展领域内心智化能力不足的儿童(Verheugt-Pleiter et al.,2005)。正如冯纳吉和塔吉特的临床记录所描述的那样(Fonagy & Target,1996a,1997,2000),某些儿童可能过度使用心理等价模式,而另一些儿童则主要以假装模式来行使功能,有些儿童则交替使用某种模式,而没有能力将它们整合起来。那些在非常小的年龄就有发展性问题的儿童,在某些特定领域没有能力进行心智化(Bateman & Fonagy,2006a)。似乎在有创伤经历的儿童中这种情况更常见。如果创伤经历涉及依恋系统,则儿童的更多发展面向将会受到扰乱(Allen,2004)。这些儿童产生的障碍,涉及整个心理功能模式,因此幻想、感觉、思维和愿望这些心理过程都会受损(Fonagy et al.,1993)。他们处理情感的方式很原始,且频繁使用投射性认同和分裂的防御机制。

仅凭诊断是不能作为推荐使用儿童心智化治疗的指征的。在成人治疗中,心智化治疗最初设计出来是为了治疗边缘型人格障碍病人(Bateman & Fonagy,2004)。虽然"正在发展中的人格障碍"已经成了一个常用语(Chanen et al.,2008;Miller et al.,2008;Sharp & Romero,2007),但《精神障碍诊断与统计手册(第四版修订版)》(DSM-IV-TR;American Psychiatric Association,2000)和《国际疾病分类(第十版)》(ICD-10;World Health Organization,1992),都不允许我们将18岁以下的儿童直接明确地描述为边缘型人格障碍病人。儿童精神分析师多年来提到这些儿童时,用到的术语都是"严重早期病理"。"边缘儿童"这一术语,也常用于描述这类儿童(如:Bleiberg,2001;Frijling-Schreuder,1969;Van Delsen & Meurs,2004;Verhulst,1981)。这些术语在描绘儿童时,呈现出的画面相当一致,依我们所见,这类儿童最有可能受益于儿童心智化治疗。布莱伯格(Bleiberg,2001)总结了这些所谓的边缘儿童的脆弱之处:对自己和他人的感觉不稳定,主观失控感(subjective dyscontrol)和过度唤起,孤独感和面对分离的脆弱性,以及暴怒(见表6-4)。

表6-4　有边缘性问题的儿童的特征

- 自体感和对他人的感觉都不稳定
- 主观失控感和过度唤起
- 孤零零一个人的感觉和对分离的脆弱性
- 暴怒

资料来源：Bleiberg，2001.

　　虽然《精神障碍诊断与统计手册(第四版修订版)》和《国际疾病分类(第十版)》都没有区分儿童的边缘障碍(Cummings et al.，2000)，但二者都界定了对儿童心智化治疗具有潜在价值的疾病。这些儿童可能出现轴Ⅰ和轴Ⅱ共病的问题(Fonagy & Target，1996a；Meurs & Vliegen，2004)。根据我们自己的临床经验，我们将以下的《精神障碍诊断与统计手册(第四版修订版)》诊断包括在内：广泛性发育障碍、阿斯伯格综合征、破坏性行为障碍(如注意缺陷多动障碍、对立违抗障碍以及行为障碍)(Gerritzen，2003)。关于轴Ⅱ，除了边缘型人格障碍以外，布莱伯格(Bleiberg，2001，pp.8-9)还关注自恋型人格障碍儿童，这类儿童很典型地"围绕着完美、权利或掌控的虚幻信念来组织自体感"。这些儿童也可能需要学习对自己和他人的心理状态进行心智化。

　　基于DSM-IV-TR的分类，并不足以把某个儿童指派给儿童心智化治疗，因为目前的诊断分类很少能与特定的潜在功能紊乱或者大脑活动紊乱相对应(Insel et al.，2001)。儿童心智化治疗可以治疗的这类心智化问题与其在依恋关系中的起源有关，就算是与遗传上的脆弱性也有关也是这样；在功能紊乱的依恋关系背景中，这类心智化问题十分清晰明显(Batema & Fonagy，2006a)。某些儿童被DSM诊断为前面所列出的各种不同的异质性的问题(如行为问题)，他们可能会，也可能不会显示出同样的心智化问题或其他形式的社会认知问题，这取决于：在被评估儿童所处的社会背景之中，社会心理因素在导致问题的原因中所占的比例(Sharp & Fonagy，2008b)如何。如果儿童患有心盲症，也就是患有自闭症(Baron-Cohen et al.，2008)，那么，把干预目标设定为对自己和他人的心智化，则可能没什么好处(Fonagy & Sharp，2008)。

　　英赛尔及同事(Insel et al.，2010)对精神病的诊断分类学提出了严厉的批评，与其一致，我们也避免使用传统的疾病标签，而是从诊断的立场出发，聚焦于那些看起来多少有些异质的儿童群体，在我们看来，他们的心理问题与社会认知心理过程相关，是共同的、发展性的问题。与其像精神分析和经典儿童精神病学文献中提到的那样表述为

"边缘儿童"，我们更乐意表述为"患有心理过程障碍的儿童"(Fonagy et al.，1993)，以此来强调社会认知功能失调与主要关系的紊乱有关联(二者互为因果)。这种表述方法也不会自动将问题简化，因为很多心理过程都容易产生功能失调，这取决于儿童发展停滞的领域和儿童使用的调节剖面(Greenspan，1997)。格林斯潘(Greenspan，1997)建议为儿童绘制一个调节剖面，还建议要特别关注感觉运动调节中可能出现的问题。当然，这也与盖尔盖伊及华生所强调的社会生物反馈过程紧密相关，这一过程不可避免地会涉及情绪理解，早期镜映中的标记部分，被视为获得身体体验调节能力的强有力的部分(Gergely，2007)。同样重要的是，要确定儿童是否主要使用假装模式来运作，在这种模式下，内部体验与外在现实无法联结；还要确定儿童是否主要使用心理等价模式来运作，在这种模式下，外在现实中的困难对于这些儿童而言是压倒性的；或者，最为常见的情况是这两种状态交替运作，感觉到可以自由地思考与信念、欲望和情感相关的任何类型的观点，但是，随后突然把这些体验为物理/身体上的真实(处于精神等价模式)，且立即被这些体验的逼真感吓到了。

理论框架

任何类型的儿童个体治疗，即便是身体的药物(治疗)，都要让儿童感到父母双方是许可将自己托付给治疗师的，这一点很重要。要做到这一点，第一步是父母咨询师(有时也指父母工作者)和儿童治疗师要与父母进行会谈，在会谈中要向父母解释儿童心智化治疗。父母会有很多问题，其中一个问题是"治疗要花多长时间"。与经典精神分析一样(Sandler et al.，1980)，我们只能给出一个粗略的估计，但很重要的是，父母要对一个预先设定频率的长程治疗有所承诺。从情感或现实的角度来说，每周两次或多次把孩子托付给另一个人，肯定是不容易的，治疗师若明确意识到这一困难，则可能会增强(父母的)承诺。类似的挑战还包括治疗保密的含义，以及讨论儿童对治疗存在暂时性的负面情绪，甚至不愿参加治疗的可能性。

儿童心智化治疗是一个全新的治疗领域，目前也还没有公认合适的治疗频率。一如边缘型人格障碍病人的治疗，有足够的临床证据显示，有严重情感调节和依恋问题的个体，"宁少勿多"(Bateman & Fonagy，2008a；Chiesa et al.，2003；Kernberg et al.，2002)。

通常我们会向那些主要困难为依恋问题的儿童推荐儿童心智化治疗,因此,治疗师们可能会有这样的假设:需要高频治疗才能对他们关系问题的形成模式进行工作,其中,治疗师充当了新的依恋客体,并提供矫正性的情绪体验(Alexander & French, 1946)。但是,儿童若在管理焦虑和愤怒上有很大的困难,那么,由于被激发出了适应不良的依恋过程,他们很快就会被这所谓的治疗关系给淹没了。我们的经验是,18个月、平均一周两小节是最佳的治疗频率,这可以发展他们的依恋关系而又不太被关系所淹没。重点要考虑的是密集治疗的医源性(伤害)的可能性,要仔细考虑孩子能应付得了的、与治疗师接触的量(频率),这一点也很重要。清醒地考虑潜在的危害性,可以防止我们做出简单的剂量-反应关系假设。

设置必须使儿童感到安全和舒适。对于非心智化的儿童而言,物理环境中那些明显不重要的特征也很重要。设置不仅必须稳定,还要能够抵御情绪混乱,要足够隔音,让儿童或者治疗师都不会害怕情绪风暴之后的羞耻感。等候区域,常常是心理和身体阻抗的战场,也有重要的意义。父母对孩子的冲动行为感到紧张,难以预测(孩子)对治疗师的到来会有什么反应,对于治疗师和父母都在场时,孩子的行为由谁来控制这一责任感觉模糊不清,还会隐隐感觉到其他父母甚至治疗师的批评,所有这些挑战在儿童心智化治疗框架中都是受欢迎的,这些挑战被视为理想的机会,可以展示出外显地表达心理状态的好处,被视为解脱(解脱来自在复杂人际互动中,参与者清晰地陈述自己通常会有的主观体验,以及对其主观反应的正常化,等等)。儿童心智化治疗师必须感觉自己有能力在这些情境中保持开放和透明。如果治疗师对自己的角色感到尴尬,他们需要把这种感受说出来,和父母分享其两难困境,并且,示范运用心智化来处理情绪危机中产生的问题。等候室里在场的其他父母,也不应妨碍这个澄清主观体验的过程。在这种情况下含蓄地要求保护隐私,顶多是为了掩饰双方共同的意图,那便是:不情愿去明晰自己的想法和感觉。

深思失败且需要同辈督导

心智化方法的一部分,是要意识到有这样的可能性:在某些情况下、在某些时候,我们会失去心智化的能力。认识到这一点,有助于我们重构治疗失败的体验。理想情况下,儿童心智化治疗的目标可以表述为:发展出充分表达情感和想法的能力,并将这种能力用来形成连贯的自体感(e.g.,Bateman & Fonagy,2004)。对于儿童来说,这并不总是可能的,也不一定是必需的。有时候,尽管咨询师已经竭尽全力,但父母就是不能心智化他们的孩子。有时候,坦率地说,孩子与深怀敌意的父母之间的(关系)状况,已经到了如此(糟糕)的境地,以致治疗师感到,自己努力去帮助孩子理解父母的行为,无异于(对孩子的)情感虐待。当(孩子的)进步微乎其微,而思考情感的反作用力看似一直不可逾越的时候,认识到这个事实,比坚持在现实中会面要好得多,我们若坚持与孩子会谈,就好像,(我们觉得)治疗中儿童身体在场本身就可以以某种神奇的(目的论的)方式保证向心智化的发展转变似的。而儿童心智化治疗的方法就是停止治疗,并建议儿童在稍后的某个时间再重新开始治疗("多次入场的票")。如果治疗师遇到儿童能力上的局限性,那么,建议采用更为物理/身体的治疗将会有所帮助,比如心理运动治疗(psychomotor therapy)或者手工操作治疗(manual therapy),或者那些更具活动性的治疗,如心理剧治疗或创意治疗(creative therapy)。

为了确保治疗师不会经常面对失败,有必要用某个办法来帮助治疗师聚焦在心理状态上。我们建议治疗师规律性地与同僚进行同辈督导会面,而不只是在治疗进展不顺利的时候才进行。持续与同僚团体会面,去思考和讨论常规性的困难时刻,能给每个人一个心理空间去思考这些挑战,且重新聚焦于治疗的通用技术原则上。同辈督导的另一个好处是,(它是)治疗师共同思考儿童的感受和想法的机会。在提供答案的压力下,在解决我们小病人的种种实际问题的压力下,我们可能会发现自己不再能够抱持住儿童的主观体验,我们已变得聚焦于解决(问题)而非心智化了。大多数情况下,我们都已成功地陷入我们自己的心理所创造的关系罗网里(用一种冗长、枯燥的方式重申弗洛伊德的反移情概念)。当我们和同僚讨论这些儿童的时候,我们可以通过他们的眼睛来观察儿童,这样,我们就会观察他们对于我们在咨询室中的想法和感受所做的假设,从而就会更容易识别这些移情过程。与成人心智化治疗一样(Bateman & Fonagy,2006a),儿童心智化治疗的同辈督导会谈,对于儿童群体来说既有必要又有助益。同辈督导将我们在工作中感受到的情感正常化。从一位智慧大师的督导那里获得的动力,可能是启发人心智的,但是这种方式也会带来两个风险:使我们更加无法正常化自己的经历,也将我们治疗的主体性变为一种假装模式:在其自身的语境下说起来丰富而复杂,但与实际工作关系不大。

治疗师对儿童及其重要他人的立场

我们已经识别出了儿童心智化治疗师对父母和儿童工作的四个关键点：不知道的立场、过程比内容更重要、好玩儿的态度，以及认识到与重要成人整合的重要性。

不知道的立场

所谓"不知道的立场"（Bateman & Fonagy，2006a）（见表6-5），需要治疗师通过积极地展示出乐意了解儿童的想法，来尝试发现儿童是怎么想和怎么感受的。这一治疗的态度也在其他地方也讨论过了（见第三章），本质上，这一立场对于儿童也是一样的。如果治疗师的目标是促进心智化，却对孩子解释说孩子觉得自己正在想什么，而实际上治疗师所说的并非这个孩子当下真实的体验，那么这样的尝试只会适得其反。如果儿童正在心理等价模式下运作，是不能够把治疗师所说的感受作为有可能存在的某种替代性的感受来理解的，因为他/她体验到的感觉是绝对真实的。进一步说，在那种心理状态中，治疗师仅仅表达一个可能性，都可能会让孩子觉得那是真实的。比如，如果治疗师以"知道的立场"说："事实上，我觉得你对我非常生气，因为……"这个儿童可能会觉得被指责了并据此做出反应。在接近儿童时，治疗师最好用好奇和主动询问的态度，来表明他/她认为孩子有自己的意图。采用这种方式，治疗师自己和儿童的心理状态之间的区别就能够得以维护，同时也邀请了儿童参与心智化。使用详细的问题以重述治疗师对孩子的理解，这一点非常重要，因为这可以向这个儿童表明：治疗师把他/她视为独立的个体，他/她的内心世界治疗师是不可能直接知道的。

表6-5 治疗师"不知道"的立场

- 乐意理解儿童的观点
- 好奇的态度
- 主动地询问
- 主动提及可能的感受和想法
- 提高思考他人的愿望和渴望的可能性
- 有能力谈论自己的"错误"
- 有能力把儿童放在心里面

如果使用好玩的方式,而不是试图决定性地确定心理状态,那么,主动谈及儿童的行为中可能暗含着的感受和想法,就可以促进心智化过程。这传递出:思考另一个人的想法和感觉是有可能的,不过,你永远也不能确定(另一个人的想法和感觉),而且,你需要找个方式来处理这种不确定性。有的时候,某些儿童相信成年人确切地知道他们在想什么。区分(治疗师和儿童的心理)总是有用的。猜谜游戏是一种很好的方式,用于向儿童展示如何处理这一事实:你不知道他人的感受或想法,但儿童可能想要去理解想法和感受。当治疗师能够谈论自己在理解这个孩子时所犯的错误,并能反思这些错误时,也就给了孩子心智化的空间。这对那些非常怕犯错误的孩子来说,会格外有帮助。

严重问题儿童的治疗过程中,有时治疗师会觉得无法把儿童抱持在心里。在和一个很少被其照顾者视为独立个体的儿童一起工作时,治疗师会发现,自己处在一个非常不确定和不安全的环境中。治疗师会觉得被这个孩子的行为逼迫着进入拒绝的角色中,而且在不知不觉中,发现自己的心智化能力受阻了,这就是活现。处理这种状况最好的办法,就是对误解负责,并承认导致误解的最初的"不知道",以及导致自我认知失败的"不知道"。通过承担拒绝(孩子)或者不理解(孩子)的责任,治疗师确认了孩子的感受。通过承认不知道为什么这样做,治疗师正常化并示范了"不知道"。

过程比内容更重要

在儿童治疗中,交流的内容往往不如放开思想和情感或产生思想和情感的灵活性那么重要。治疗师跟随儿童的节奏来工作,逐渐地可以帮助这个儿童发现,表征是可以分享的,也是可以把玩的,还是可以改变的。而正是这些促进了儿童的心智化。

治疗师对自己在会谈中的经历进行的心智化,有时候有助于向儿童展示如何处理困难的感受。治疗师将一系列的内心活动用言语表达出来,打破不去理解和不被理解的恶性循环,从而给出了一个真实生活中的示范,这样做,治疗师便有效地运用了反移情。治疗师澄清儿童所表达的内容("我今早有些迟钝;让我看看我有没有听明白你说的话……"),也有助于将内部状态言语化。采取好玩儿的态度是一种可以用来抵消被体验淹没的感受的方法。

为了保持对过程的重视,就像针对边缘型人格障碍的心智化治疗一样,儿童心智化治疗告诫大家,不要过多、过细地将移情当作一种提供洞察的工具,或者当作帮助儿童理解自己为何这样的工具。移情解释是儿童精神分析(e.g., Klein, 1960)的经典观点,但它并不适用于以心理等价模式运作的儿童。治疗师若不去确认儿童明显的体验,而是做出诠释(如"你现在可能会朝我扔砖头,但这真的是因为你太害怕自己如此需要我"),那么,这一诠释(尤其是关于儿童与治疗师之间关系背景下的诠释),就会有让儿童转变为假装模式的风险。

　　紊乱的依恋系统其悖论在于:你最想在一起的人同时也是最让你害怕的人;而且,你对这个人的恐惧,反过来又会在紧急时刻让你想要接近他。由于这个问题,许多有人格障碍的儿童在亲密关系中都会变得非常焦虑,记住这一点非常重要。因此,太早在治疗中过度强调治疗关系,往往会导致儿童恐慌。从根本上来说,如果治疗师总是试着将儿童与治疗师之间观点的差异记在心里,并把儿童的观点置于自己的观点之上,那么安全感就会增加。

　　通常最好不要太早聚焦于治疗关系,因为这会触发太多的焦虑。讨论其他关系,比如游戏设置里的人物之间的关系,这将会更有用。这是一种置换(displacement)的形式(e.g., Verheugt-Pleiter & Zevalkink, 2005)。事实上,在认识儿童的心理状态时,治疗师只需要做得"刚刚好"。只要治疗师保持"不知道"的立场,那么,不匹配就会带来富有成效的交流。重要的是,治疗师在吸收关系中出现的任何东西时,要感觉到自在。

　　而最重要的问题是:治疗师怎样才能帮助儿童将其此时此地的新关系转变为真正表征的水平。如果儿童能够命名一种关系中的情感,那么治疗师和儿童就可以跟进,去澄清、详细地说出、辨识出隐含的意义、指出复杂而令人惊讶的方面、将同一人的其他感觉或其他人的不同感觉联系起来,并且时刻准备着感到惊讶、受到启迪、被纠正、感到有趣、担忧、难以置信,或者最后仅仅是"更正"了某件事,但是,治疗师总是和儿童一起,和他在同一边(不是坐在对立面),试着从儿童的角度来看问题,而且总是表现出:心灵之旅无须独行。

　　仔细地跟随和探索儿童在当前的行为和心情中所展现出来的东西,这是我们在实践中所做的大量工作。共享体验带来再认和承认,为儿童开始思考自己的行为或情绪构建了基础。攻击性往往是这类儿童治疗中的核心议题。一旦儿童体验到羞辱感或对其自体感的别的威胁,发脾气可能就是他们恢复主观连贯体验、重新整合自体的唯一途径(Kohut, 1972)。然而,在缺乏连贯的心智化的自体叙事的情况下,自体感就可能会因为某些微不足道的情况而成为碎片,比如误解他人的意图时,或者,内心发生了什么无法理解而又带来威胁的状态时。如果儿童处于非心智化状态下,言语化会被他们认为是一种攻击,因而并非灵丹妙药。让儿童关注治疗师的体验("当孩子们像你现在对我一样大喊大叫的时候,我根本无法集中精力思考他们在说什么,就算是我想也不行"),相对于不得不对"儿童是怎么变得如此愤怒和可怕"做一些复杂的(即使是准确的)解释来说,要容易得多。幸运的是,在儿童治疗中,很多都可以运用游戏来工作。

好玩儿的态度

儿童心智化治疗中的儿童通常都完全不会玩:他们不能够,或者不敢用假装方式来思考。他们极其关注自身之外的物理现实,他们对其他人的情绪反应过度敏感。他们被困在心理等价模式的心理功能之中,或多或少按把自己的想法和感受当真了。由于他们不能由内而外把自己体验为一个实体,所以他们通过活现的方式被迫从外部感知自己(Bateman and Fonagy,2004)。

有时候,这些儿童会经历奇怪的、复杂的自我反思过程。他们在别人那里创造他们自己(一种反向移情),一旦他们迫使别人去做一些他们实际感受到,但又不能很好地言语化的事情,他们就能更好地控制这种体验。这个过程非常戏剧化,在许多精神分析的文本中都有很好的描述(Bion,1962;Jacobs,1986;Winnicott,1972b),但在我们看来,人们对此知之甚少。儿童往往看起来好像是通过投射来处理他们深深的愤怒、沮丧或极度的焦虑。这些感受可能是过去他们在别人身上看到过并内化的,因为,这些感受是别人在对儿童的某些感觉作回应时,可预见地发生的。我们已经观察到,所创造出的体验是一种强烈感觉的混合体,这种感觉被认为来自内在(自体),但也不可思议地感觉到疏离,与自体体验无法连贯起来。心智化治疗称之为"异化自体"(Fonagy et al.,2002a)。

儿童心智化治疗中遇到的另一些儿童突出的心理功能是假装模式,他们对心理状态的了解和进入心理状态都有一种不恰当的自信。他们自称心智化毫无困难,他们明显的洞察力也常常让治疗师惊讶无比。而明显矛盾的是,围绕内心状态进行的冗长讨论对于儿童的总体幸福感来说收效甚微。心智化治疗使用假装(pretend)一词,即不真实的感觉,来描述这种心智化过程(Target & Fonagy,1996)。但这个词不是随便选择的,因为它和假扮(pretense)有重叠,假扮是一个获得心智化的关键阶段。在儿童发展中,假扮游戏是一个意义重大的发展性的一步,因为这表明了立即采取行动的需要能够被心理活动所取代(Reddy,2008)。在正常的发展中,"与现实玩儿"(playing with reality)或许部分是由父母发起的,却在孩子2~3岁时成为他们出现心智化的标志。正如朱迪·邓恩和其他人(Judy Dunn et al., 2000)所观察到的那样,假装在一起,就像一家人一样,似乎让心理世界变得真实,虽然心理世界明显独立于物理现实,然而却可以与人分享(因而需要认真对待)。

对于我们来说,在治疗情境下培养此类功能是值得的。这很重要,比如,将游戏戏剧化,以便鼓励儿童更多进行假扮;治疗师是一个积极的评论者,对儿童的游戏进行回应,并在重要的时刻尝试邀请儿童进行拓展。治疗师可以尝试对儿童的一般模式进行评论,从而将儿童的重复性游戏推到一个更高的水平。比如,当儿童把20辆小汽车排成一排,还不确定要不要增加一辆公共汽车时,治疗师可以说:"你在想要不要把公共汽车放在小汽车中,还是开始新的一排? 在公共汽车上的孩子们会怎么想呢?"

认识到与重要成人整合的重要性

当儿童在接受心智化治疗时,治疗师总会给父母们提供家长指导。有行为或者情绪问题的儿童的父母,不可避免地几乎总会在他们与孩子的关系中遇到困难。儿童心智化治疗要成功,最基本的一点是:父母要对自己有信心,相信自己有能力帮助孩子。举一个拒绝食物的孩子的例子。父母可能无法形成关于孩子消极行为背后的可能的意图的内在表征,原因(可能)有以下几种:父母因这件事情绪被唤起了;亲子关系过去经历了情绪动荡;孩子的体验真的很怪异,而且很难根据正常的行为来理解;父母的心智化存在普遍的困难;或者以上所有方面都有可能是其原因。不管问题的起源是什么,父母指导都是为了促进父母的心智化能力,并用这种方式促进孩子的心智化。心智化会促进心智化。

将儿童周围的所有重要成人整合起来,这对于儿童心智化治疗的成功至关重要。我们的假设是,就儿童的思维和感受而言,混乱的(家庭)系统必定使得儿童的状态更为糟糕。而(重要成人)如果能就支持性的、清晰一致的育儿环境的重要性达成一致,那么,他们就能以相同或者相似的方式看待儿童,而这正是有效管理这些儿童的关键。儿童治疗师和父母咨询师(至少在治疗的早期阶段)不要呈现不同的观点。儿童保育机构、学校和儿童安全保护服务部门也应该加入进来,当大家从各自不同的角度来看问题的时候,可以尝试创造一个关于儿童内在体验的共享表征,而不是在表面上敷衍了事,做做样子。这项工作本身对于照顾小孩子就大有裨益。当然,如果只是把这个作为一个目标来说一说,而没有给出任何关于如何能够达成这一目标的建议,那么,这就是彻底非心智化的了。根据我们的经验,有的时候,这些系统虽然参与照顾儿童的最佳利益,但却惊人地欠缺想象儿童(这些系统本应负责的对象)内心世界的能力。在某些情况下,儿童的内心世界可能会明显地分裂,变成治疗师一个人的责任;在其他情况下,治疗师的观点可能不被尊重,也不受欢迎。治疗师必须做出一心一意的承诺,除此之外别无选择,他不仅要把儿童及其父母、家庭当作自己的病人群体,还要把整个参与到儿童工作中的社会照护系统包括在内,视为自己的病人群体,并试着去识别这个复杂的、有时显著功能失调的系统中所有水平的心智化失败。

儿童的心智化治疗:技术

在本书中,我们把可以识别出来的干预技术整理为三组:1)注意力调节,2)情绪调节,3)心智化。在此时此地儿童与治疗师之间新的依恋关系中,治疗师可以提供某种形式的容器,并且以一种因应的、一致性的、有标记的方式,通过镜映儿童的心理状态和过程来鼓励儿童心智化。治疗师识别儿童的心理状态,并从以上三组干预中选择恰当的技术,就可以与儿童的内部状态尽可能保持一致。新手治疗师如果记得"人际理解的失败,如果恰当地跟进,就会是理想的心智化机会",就可能会减轻体验到的压力,

在阐述治疗干预时,很容易认为技术有层级之分。任何儿童,必须首先有能力平静地进行感觉运动调节,那么在这个儿童开始识别和调节情感之前,就不会被猛烈的情感状态所淹没,因此,这似乎是治疗的正确顺序。然而,现实情况并不会那么清晰明了。潜伏期的儿童与婴儿有显著的区别。儿童在某些方面的发展已经开始了,而在另一些方面却停滞不前。发展进程很少在所有方面都同步。治疗师得允许关系中发生令自己惊讶的事情。

儿童心智化治疗不是一个线性进展的治疗。有些儿童在治疗开始时可以更好地心智化,而依恋关系的增强,则会导致这个儿童可预见性地丧失心智化,尤其是那些紊乱型依恋的儿童。这不是个大问题。我们都可能在某些领域倒退到更早期的心理功能模式。儿童心智化干预的治疗要点在于:1)丧失心智化的时候能够识别出来;2)不允许儿童长时间持续处在非心智化模式中,而是要面质非心智化,并且,用一种在社会(依恋)背景中思考自我和他人更适应的模式取代它。治疗师不可避免地会通过试误来工作。

不过,正如在典型的发展过程中一样,把自体感知为能动的主体,迅速恢复关系,如果可能的话,治疗师和儿童一起看一看心智化中断是如何发生的,这一点非常重要。

表6-6给出了一些例子,阐明了针对学龄前儿童、年龄较小的潜伏期儿童、年龄较大的潜伏期儿童,当失去心智化、出现心理等价和假装模式时,我们可以如何对失去心智化做出反应,从而努力恢复孩子们的心智化。在随后的干预片段描述中,会更全面地阐明这些技术。如果需要更多说明性示例,请参阅我们已出版的治疗手册(Verheugt-Pleiter et al.,2008)。

表6-6 心理等价和假装模式中的游戏及可能的干预

	心理等价模式	假装模式
学龄前儿童		
典型的游戏	感觉往往变得太过真实,所以游戏非常野蛮且有破坏性。儿童在玩野生动物或者其他物件时,往往会发生谋杀和毁灭的情况,也可能会弄坏东西。	儿童在与世隔绝的世界中(如农舍)玩。游戏有刻板单调的特点,往往相当无聊。
干预	例如,治疗师说:"所有这些打斗会让小狮子感到害怕吗?"注意力调节:调谐并建立联结。情感调节:在边界内游戏。	丰富情绪内容,将动物或木偶的情感言语化。注意力调节:调谐并建立联结。情感调节:赋予现实价值。心智化:评论心理内容和过程。
年幼的潜伏期儿童		
典型的游戏	无法接受失败。由于感觉变得太真实,游戏往往会因为太紧张而受阻。	儿童一遍又一遍地画蝴蝶或者做其他活动,但在绘画技能或交往发展方面,却几乎无任何进展。
干预	例如,治疗师言语化儿童对失败的失望感以及游戏中的欢乐。注意力调节:建立联结。情感调节:赋予现实价值。心智化:评论心理过程。	例如,在画蝴蝶之后,治疗师试着一起开始一个新的项目,增加蜜蜂,并问蝴蝶会怎么看它们(与前面学龄前儿童的干预相似)

续表

	心理等价模式	假装模式
年龄较大的潜伏期儿童		
典型的游戏	玩棋类游戏时可能会变得非常混乱,比如,如果鹅最终落进井里就会扔棋子。	儿童没有情感地玩游戏,或者相当强迫性地玩棋类游戏。
干预	治疗师谈论游戏中人物的心理过程,比如,井里的鹅的感受。注意力调节:建立联结。情感调节:赋予现实价值。心智化:评论心理过程。	例如,治疗师确认儿童的棋类游戏规则显现出的人品,同时为游戏增加一点儿兴奋感。注意力调节:有意图的行为和自己的风格。心智化:评论心理过程。

注意力调节

注意力调节技术的主要目标是:帮助儿童有能力努力控制,使得内部状态监控器的"探照灯"、优势意识朝着更能控制内部状态的方向移动(Eisenberg et al.,2004;Posner et al.,2002),以避免冲动行为,并代之以对情绪、愿望、需要和欲望的识别。我们需要注意理论(Fonagy,2001b)和实证(Fearon & Belsky,2004;Mundy & Neal,2001)都表明:努力控制指的是抑制一种主导性的反应而执行次主导性反应的能力(Posner & Rothbart,2000),这种能力与父母-婴儿关系的质量有关。治疗中,要鼓励那些过度控制的儿童变得更好玩儿一点儿,表现出更多的主体间性(Tronick,2007)。控制冲动、发展或者学习基本的心理内容、纳入互惠关系的框架,是最早期调节过程的三个基本要素。为了对儿童的注意力调节能力有一个直观的印象,我们使用剖面图勾画出这个领域的儿童心智化治疗方法的结构(见表6-7)。

如果儿童的心智化能力很低,治疗师会通过关注儿童的内在自体来开始工作。我们需要帮助儿童,防止他/她被巨大的焦虑淹没,也需要帮助他/她形成冷静和警觉的调节状态。这里,我们是从广义上来使用"注意力"这个词的,指的是控制冲动的能力,这种能力可以在安全的关系中习得。我们知道,自我控制和集中注意力的能力是相互关联的(Bateman & Fonagy,2004)。在早期的依恋关系中,母亲将儿童的注意力从一种非常紧迫的冲动中转移开来,最终使得儿童能够内化母亲的这种能力。内在冲动获得控制这一能力是心智化能力的基本前提,这涉及优先考虑心理状态而非物理现实。反过来也是正确的：没有稳定的内在表征，就不可能具有稳固的情感调控。治疗师创造安全的社会空间，对于孩子发展这个能力十分重要，尤其是当社会环境已经破坏了这个能力的发展的时候，更是如此。

表6-7　评估儿童的感觉运动调节能力

儿童能管理冲动、集中注意力、倾听他人，且这些表现符合其发展阶段吗？

正常的感觉运动调节能力	过度敏感	不敏感	就其年龄而言是正常的	背景（人物、情绪、压力、发展阶段）
声音				
光线				
接触				
温度				
空间运动				
大动作运动技能				
精细动作运动技能				

促进注意力技能发展的治疗技术都有一个共同点，即治疗师努力将儿童的注意力转向内部。比如，第一步是通过致力于治疗师的调节示范而起作用的。治疗师的目的是让儿童更少依赖来自外部世界的感官输入，这样儿童就能够跟随一套更由内心决定的优先顺序。其核心是弗洛伊德的观点（Freud, 1927）——"第一位且最重要的自我（ego）是身体自我（body-ego）"，换句话说，心理体现在且植根于身体之中（Fonagy & Target, 2007b）。

这些方面能够促进心智化的根基，而这是在治疗师和儿童之间相当特定的交流风格中产生的。我们虽然区分了四种干预类型，但贯穿这四种干预类型的，则是一个共同的交互作用的主题。我们在这儿提出的治疗性交流的风格，在很大程度上归功于已故的斯坦利·格林斯潘（Stanley Greenspan, 1997）的开创性工作，以及他在治疗发育迟滞的儿童时确定的那套复杂的治疗方案。指导儿童注意力的治疗风格其作用不太明显。在本节当中，我们将提到引起儿童注意其体验的各个方面；我们知道，联合注意过程，即将父母和儿童的注意力聚焦在相同的外部客体上，是认知发展（Tomasello, 1998）也包括心智化发展（Baron-Cohen et al., 2008）的至关重要的成分。但是，这种共享注意的机制是如何扩展到对主观状态的学习当中的，至今我们尚不清楚。然而，它清晰地证明了，作为与发展异常的儿童工作的治疗师,我们的工作方式是对的,我们在试图解除儿童对其内部经验的理解时所面临的限制,对此它也给出了解释。

我们所推荐的心智化干预略带教育意味(我们没觉得这有什么不妥),对此我们要感谢卡西布拉和盖尔盖伊的非凡发现(Csibra & Gergely,2006)。这些发展科学家主要关注婴儿的认知,他们认为,儿童具有一种特别的准备状态:准备好去学习世间百态,这种学习的准备状态,是获得社会性理解的基本机制,而世间百态只能通过社会性互动来发现。几个世纪以来,科学家和哲学家都一直困惑于人类如何获取文化这一议题(Tomasello,1999)。卡西布拉和盖尔盖伊认为,文化是通过一种特别的学习机制在互动中传播的,他们称之为教学立场(the pedagogic stance),这涉及儿童和父母以一种特别的准备状态去教和学,而这与他们所参与的所有其他互动有质的区别(Gergely & Csibra,2005)。调谐的照顾者对儿童所做出的行为和说话的方式,使得儿童可以逐渐得出这样的结论:他们若假设自己有感觉、愿望、想法和信念(而正是这些在决定自己的行为),那么他们的行为将可能会得到最好的理解,而且他人(照顾者)的反应也可以推广到其他类似的人和事上。照顾者在生理上准备好扮演教师和教育者的角色。人类教育学理论(Csibra & Gergely,2006;Gergely & Csibra,2005)提出:早期出现的关于指称对象(referent objects)的三元交流,比如父母指着某物并对其命名,通常被认为起到主要的认知功能的作用,让儿童可以获得可靠的、新的、相关的信息,而这些信息构成了普遍共享的文化知识。成人产生特殊的教学交流线索,婴儿对此表现出特定的接受性。这些都是"明示的交流"线索。教师不仅要向学习者传授知识,而且要使学习者意识到他正在教,并且这个交流是专门针对这个学习者的。

教学立场是一个主体间的状态,这一状态由家长发起,儿童跟随进入。一系列的学习都是由父母的明示线索触发的,这些线索可能是儿童的名字、目光接触、挑高的眉毛、睁大的眼睛、语调变慢("妈妈语")等。最常见的是对婴儿的因应性的回应(Gergely,2007;见 Csibra & Gergely,2006,人类婴儿对此类线索非常早期的敏感性和偏好的证据之综述)。假定明示线索激发了一种特定的接受注意的和诠释性的态度,即婴儿的"教学立场"。当父母将注意力聚焦在孩子身上时,这些生物学的扳机点就会引起一种思维定式,它朝婴儿发出信号:下一条信息是1)与你相关的,2)你对人类文化的理解、你的社交世界,以及你对别人和自己不断发展的理解的一部分(Fonagy et al.,2007)。这一进化上高度保护性的机制,明显存在于诸如社会性参照这样的现象中,当儿童向父母学习父母对某个环境的危险性的看法时,这一机制就必须在儿童身上触发,这样我们就为获得自体知识(self-knowledge)和自我理解(self-understanding)创造了基础。

通过反复体验明示线索,比如"标记的"情感镜映(与儿童调谐的治疗师模仿儿童早期的依恋环境,对儿童进行因应反馈反应),可以激活儿童的教学立场,从而治疗师就能够:1)使儿童懂得自己存在着内部主观情绪状态,2)使儿童将治疗师标记性的镜映加以内化,而这一标记性的镜映是与儿童的(推断的)初级自体状态相关的次级表征,3)(通过社会生物反馈过程)使儿童对自体中当下的内部参照状态(internal referents)变得内省式的敏感(introspectively sensitize)。由治疗师激活的教学立场,会在关键方面约束治疗师的行为,从而在关键时刻,当三元交流涉及一个外部客体时,以及当教学的焦点是儿童的内部状态时,治疗师就会(大多是无意识地,但有目的地)采用生理上准备好的明示线索,包括特定的语调模式、谈话转换和因应反应。我们认为,与儿童谈论主观体验扩展了儿童心智化治疗,从而将内部自体状态纳入其中。这一过程会取得两个关键转变:1)创造内部自体状态的次级表征(次级表征是心理状态的表征,它将与情绪体验相关的体质或生理的自体状态象征性地组织起来),2)注意系统可以被社会化,并指向内省监控的方向。因此,觉察(awareness)、认知获得(cognitive access)和主观内在自体状态,成了心智化新的扩展领域的一部分。在接下来的章节中,我们将列出四个典型实例,以说明在儿童治疗的某些重要时刻这一过程是如何运行的。

接纳儿童的调节剖面且在同一水平上调谐

儿童发展的第一个阶段关乎获得某些能力的信心,即有能力以平静的、可调控的、有趣的方式生活,并且对自己身体(尤其是感知觉和运动系统)的运作感到安全。而这一阶段的问题表现是:儿童处在淹没性的或失整合的感觉中,并且试图获得全能的过度控制。这在治疗的最早期很明显。随后治疗师将寻找方法来帮助儿童感到平静。这一组里所有的干预措施,目的都在于调节唤起和冲动性。格林斯潘(Greenspan,1997)将其称为前表征干预(prerepresentational interventions),他的意思是,这些干预是基于儿童尚未具有精细的情感心理表征这一假设之上的。这组干预需要治疗师适应儿童的心理功能水平去调整自己的反应,并且创造接纳的氛围。在这种氛围中,儿童能够自由探索其紧张且往往是冲动的内部世界的某些方面。

异常的调节过程会在很多方面影响儿童的发展。如果治疗师理解儿童特定的调节模式,就能更好地帮助儿童平静下来。之后,治疗师便可以做出适应儿童特定调节剖面的回应,试着找到某个方式来很好地帮助儿童集中注意力和使用能量。如果儿童的问题能获得儿童自己(以及治疗师)的共情,那么儿童的某些基本假设就能得到改变。比如,儿童可能会假设,如果你对某些事情感到不爽,就会马上起身摔门而去。治疗师能够一步步帮助儿童获得更多其他不一样的体验。这些干预措施适合儿童的行为水平和视角,而不适合儿童预设假定的感受,因为儿童还没有准备好接受这些:如果太快地问到情绪的话,他会僵住或者变得烦躁。这个类别包括以下几种可能的治疗技术。

第一,要关注儿童游戏或活动的内容,也需要在游戏或故事中引入结构。治疗师跟随儿童活动的节奏和内容,重点更多放在创造出在一起的模式,而非实际说了什么内容。有节奏地,往往是重复性地、在一起做同样的事,这让人联想到儿歌。在那些有可能变得无结构的游戏或故事中引入结构,目的是重新集中孩子的注意力。由于治疗师加入儿童的游戏当中,一旦儿童就要变得神经紧张、情绪激动,治疗师就可以尝试引入某种结构来帮助儿童重新获得控制感。

第二,行为可以表达身体的感知觉,治疗师对此进行命名或描述,就可以集中儿童的注意力。在这里,身体上的感知觉不视为心理隐喻。我们可以赋予身体某些想法,也可能对身体感兴趣,还可以视身体为能动自体发展的基石(Fonagy & Target, 2007b)。如果身体是一个人可以思考的对象,也是一个可以分享想法的对象,那么他/她就是在对生理过程进行调节工作。这也可以扩展到命名或描述心理内容(认知和感受)。治疗师可以将注意力集中在行为的各个方面,并用可能的情绪或认知词句来描述它们,这就是强调内在体验的第一步。例如,"所以,我为你做个奖牌作为你赢了这场比赛的证明。而且,每次看到奖牌,我们就能想到你获胜的心情!"

第三,治疗师可以命名或者描述焦虑感和被威胁的感觉。这涉及将注意力导向不安全的情境,这些情境会让人感到被威胁或者焦虑,并且将注意力导向如何处理这些感觉。比如,在玩耍的过程中,治疗师演示某个玩偶身处危险之中,或者,在棋盘游戏中,他可以用好玩儿的方式表达焦虑感。治疗师也可以命名或描述一种愤怒的状态,以好玩儿的方式向孩子表明:愤怒可以存在,但不一定会对行为产生直接的影响。这类方法也可以让儿童注意到这一事实——同一个事物可以激发相反的感觉。比如,通过采取幽默的态度,治疗师抵消了儿童的抱怨、纠缠和欺骗,而没有触动儿童的自恋。这更像是用"让我们假装我们正在欺骗",代替"我们正在欺骗",这样就产生了一种两个人在一起的感觉,而不是"你在欺骗;我抓住你了,我要报复你"。使用这样的干预,治疗师不仅保护了儿童的自尊,还创造了分享儿童的情绪和生理节律的体验。这样一来,攻击性就会是这样来讨论:关注愤怒是为了让儿童对互动过程感兴趣。

对产生联结的能力进行工作

许多有严重心智化问题的儿童,都很难感受到与另一个人有联结:这种情况也会很快出现在治疗当中。许多儿童都没法用语言说出他们感到空虚,或感到与人没有任何联结。在这种情况下,治疗师应观察联结的信号,如一个微笑或很快的一瞥。治疗师要想对产生联结的能力进行工作,尤其是对退缩的儿童来说,首先且最重要的便是让自己融入儿童的游戏中去。以这种方式,可以向儿童展示保持联结是可能的,甚至还可能开始对不愉快的情绪,或者未分化的情感感觉好一些。这里有一个微妙的要点:在一段关系中体验到强烈的、淹没性的情感,也比从所有的联结中退缩好。在这种时刻,儿童往往无法在表征水平上体验到痛苦的情感状态。有三种技术可用于对产生联结的能力进行工作。

第一,在与孩子的接触中,治疗师应该想尽办法保持和引入与孩子接触的持续性。有的时候保持接触需要言语化,但不去命名,不去描述行为或感觉。许多儿童在与他人的接触中很少体验到连续性。如果这个孩子保持从之前会谈中获得的印象有困难,而治疗师提到了这些印象,那么,孩子就可能会觉得治疗师是在批评自己,或者认为治疗师没有响应自己的观点。但治疗师仍然可以表明,他正在思考孩子所说的话和所做的事。从长远来看,这样做,可以为孩子提供某种形式的连续性。

第二,治疗师应该积极主动地工作,以创造出安全的环境。在稳定安全的工作框架背景下,治疗师应确保良好的关系能够持续下去:治疗师保护儿童免受太多的挫折、免于体验到太多的混乱和兴奋感。治疗师应确保情感不会变成淹没性的,确保儿童不会伤害自己,或在其他方面陷入困境。

第三,在这个水平上,治疗师可以明确地命名或者描述社交互动。命名或者描述人与人之间可能发生的事情,是一种重要的方式,为儿童发展站在别人的角度和立场考虑问题的能力做准备。如果治疗师能够在儿童的心理功能水平上去回应,那么,他就可以鼓励儿童去想象或者描绘这些。治疗师在玩玩具屋的人物或者城堡中的士兵或骑士的时候,可以像是问自己一样大声地问他们俩(玩具人物)之间正在发生什么:"我怀疑,这个士兵是不是真的像他看起来的那么残忍。如果他也喜欢和这位骑士一起骑马,我也不会吃惊。你对他怎么看? 那另外这个家伙呢,你怎么看?"

对意向行为的基础进行工作

第三组干预措施侧重简单的意向姿势——点头、皱眉，以及其他社交信号。这些信号也界定了人与人之间的边界。比如，幼儿使用手势语来表达他/她想被抱起来：如果父母对这个意图做出反应，那么幼儿原初的自体感将会得到确认，他们会体会到这些感觉是正当合理的、确实可信的。虽然幼儿还没有言语表征，但他们有交流环，这些交流环可以被打开和闭合。儿童伸出手，打开了交流环。父母作为回应把他抱起来。之后如果儿童笑了，这个环就再次闭合了。如果交流环不能再次闭合，就可能会导致紊乱（Greenspan，1997）。

在治疗情境中，治疗师的风格不能妨碍孩子。治疗师太沉默或太退缩，会进一步扰乱或激怒儿童。治疗师可以通过姿势传递出持续的调节和接纳，也可以通过打开或者关闭这一非言语的交流环，让互动成为可能。如果儿童是退缩的，他会很容易将治疗师拉入观望的游戏中。如果儿童在这方面真的有问题，那么就需要治疗师用恰当的温暖和关注来回应。治疗师的面部表情要变得活泼一点，这是父母本能地对一个被情绪淹没以至于没法说出话来的儿童所采用的方式。不过，儿童的混乱状态也会传递给成人，所以成人要调节自己，并在与儿童交流的过程中用到这部分。

通过视觉或者身体姿势来参与儿童的活动，我们把这视为一种技术，用来为意向行为创造基础。治疗师要注意到所有交流性的或潜在的交流性的姿势，并以调节和接纳来回应，这些都是在非言语的水平上进行的。重要的是，要对孩子的活动给予特别的视觉关注——比如，非常专心地在视觉上或身体上（如姿势）跟随儿童的动作，这会产生非言语的参与，儿童会更清楚他想要什么。治疗师通过夸张地呈现其态度、面部表情，或语音语调，呈现或者表达儿童的困难感受，从而提升他们的接纳能力。节制是不必要的。治疗师不需要克制自己的面部表情。儿童也许能够把这些反应作为社交参照的一部分来使用，进而更好地理解自己想要什么。

认真对待儿童自己的风格，对前语言交流赋予现实意义

学步儿以前语言的方式使出他们全部的看家本领——复杂的行为能力，来表达诸如依赖和独立、骄傲和佩服、嫉妒和竞争、爱和关心他人等心理感受，与这种方式非常相似，在这里，在依恋关系中，儿童建立了前象征化的、复杂的自体感和他人感。一旦姿势表达系统不能运作，就会导致观点和态度的固着。格林斯潘（Greenspan，1997）描写了很多发生在这方面的活现。

若(儿童的)感觉还未被他们在行为水平上认识到,治疗师就开始讨论这些感觉,这显然是一个技术失误。有时候,孩子只有模糊的躯体线索(肌肉紧张、肚子疼)。治疗师应该耐心地询问儿童不舒适的原因,并邀请儿童谈论他们身体上的感觉。如果互动发生在行为水平上,那么相应的情感也会出现。如果父母还没有真正把孩子看作一个独立的人,如果他们在与主观状态有关的教学立场上花的时间太少,那么,儿童就很少有机会把自己内在的感觉与自己的情感状态关联起来,或者与表征联系起来,这一表征还没有被儿童感知为与其自体体验是相符合的,是真实存在的。在儿童可以创造出情感状态的心理表征之前,必须首先在行为水平和肢体动作水平体验到。情感必须首先赋予现实意义,在这一点上治疗师能够有所帮助。这通常包括治疗师呈现恰当的明示线索,同时命名(情感)强度、指出对儿童而言重要的行为序列、传达对儿童及其行为的欣赏,从而帮助儿童看到自己的特质。这里,我们将提供两个具体的技术。

第一,将注意力导向描述行为的技术。儿童要看到自己被看作一个独立的人,被看作自己行为的发起者,这一点很重要。比如,治疗师从儿童的角度来重新描述一个行为序列,就可以让儿童明白,儿童以某种方式做出回应是完全可以理解的,就算是发脾气或者惊慌失措,也是可以理解的。

第二,关注儿童的特质。这意味着向儿童指出他擅长的事情。儿童往往还不能够以这种方式思考这些特质。明确地讨论儿童的特质,是一种确认或肯定其自体感的方法。

情绪调节

在某些治疗中,在可以把感觉作为治疗工作的恰当焦点之前,可能还需要审慎而明智地使用明示线索,来做大量的注意调节的工作。获得情感调节能力的重要组成部分之一,是确认儿童的情绪体验,这一点,如前所述,是通过归属权(ownership)建立儿童能动主体感的基础。治疗中,重要的是帮助儿童觉察到自己的情感,并且通过审慎而明智的语境化(contextualization),来内隐地(或者有时外显地)确认这些情感是恰当的。这样就延续了对主体状态的共同关注,我们认为,这是重新点燃心智化过程的基石。

在儿童心智化治疗中,要儿童表达情感有时特别困难,也总是件微妙的事情,儿童往往把情感的言语化视为一种攻击,他们用手捂住耳朵,或者把言语化看作在邀请他们见诸行动,而非邀请他们进行思考。我们发现,"以分析师为中心的诠释"(Steiner,

1994)对这类儿童很适用。不管对次级心理理论的需求是什么,治疗师把儿童的体验当成治疗师自己的感觉来谈论,这可能反而更容易处理。显然,儿童是有能力理解情感的,但在要求他们深思自己的心理状态这一压力之下,这种能力就没有了。因此,让儿童思考治疗师心里有什么,这反而更符合儿童的需要。这里指的是使用下这样的干预手段:"你好像觉得我冷冷地,没有多少情感……"治疗师试着用这种方式来涵容儿童所赋予治疗师的特征,一旦儿童自己的情感反应(如感觉被拒绝)可以被很好地命名,就会带来整合和被理解的体验。

治疗师必须尝试好好地理解最重要的情感。把每一个情感的前置因素梳理出来,这是一个重要的技术。治疗师将帮助儿童描述感受,正是这一感受引起了或者伴随着某个(已经被识别出来的)行为模式,治疗师还要讨论强烈的情感会对儿童及他人带来什么后果(Bateman & Fonagy,2004)。有能力后退一步并观察主体性,这是一项关键技术,能够为心智化铺平道路,这在别的治疗取向中被称为正念(Choi-Kain & Gunderson,2008;Segal et al.,2002)。正念要求有边界,再结合具有游戏性(playfulness)和标记性(markedness)的反思,则为理解情感提供了必要的观察能力。

若想要避免伪心智化,就必须时刻密切关注治疗与儿童的真实感受之间的关联。很遗憾,要达到这一目的不存在别的什么神奇的方法,唯有治疗师保持好奇心、永远警觉,且随时准备好去确认儿童的真实情感体验。陷入伪心智化状态很常见,要避免它,就需要治疗师迅速为造成儿童的情绪状态承担起责任。"我肯定是做了一些什么,因为看起来你突然感觉悲伤了。"通过治疗师内部的"良性分裂"(Bateman and Fonagy,2004),他/她通常可以涵容儿童淹没性的情感,并以一种更易理解的方式还给他们。要达成这一点,治疗师必须跟随,甚至沉浸在儿童的投射性认同之中,同时仍然对儿童投射性认同的性质、强度和色彩保持开放。

在边界内游戏

安全地游戏是情感调节的先决条件。夸张和戏剧化(的回应)为儿童提供了重要的机会,帮助他们开始理解自己的情绪生活,并在边界内去试验:里面是什么、外面是什么。有四种技术可以达到这一目的。

第一,在游戏中引入幻想是一种治疗性的干预,因为假扮可以看作表征愿望、意图和情感的工具。如果可以使用象征的话,儿童立即行动的需要则会减少。第二,通过主动评论儿童可能的幻想和现实之间的区别,治疗师可以帮助儿童将幻想和现实分开。

第三,如果治疗情景中的规则和结构受到挑战或者破坏,那么治疗师就需要在游戏中设立界限。儿童的正常游戏与自由联想完全不相似(尽管这么说可能用词不当),而是,在很大程度上与清晰地设立规则和界限有关,这样做是为了确保游戏情境可以作为一个有效的工具来思考心理状态。因此,通过在游戏中设定边界,治疗师可以促进而非妨碍心智化的出现。无界限的游戏是非心智化(心理等价、目的论和假装模式)的沃土。布莱伯格(Bleiberg,2001,p.68)提及心智化的照顾者给予儿童的是"反思性"限制的设置,与之相反的照顾者,其反应是权威地(standard)和自动化地说"不"。当然,"反思性"限制的设置也是治疗师的方法。通过去除严重影响认知能力的限制,真正的有界限的假扮似乎最大化了儿童天生的认知能力,也包括心智化能力。第四,治疗师可以参与假扮,因为治疗师的参与可以为某些儿童创造一个过渡性的思考空间。(如果儿童卡在假装模式中,那这就不是一个好技术,因为它可能会助长伪心智化。)比如,通过询问其他人在游戏中会做什么,治疗师可以帮助儿童扩展其心智化。作为一个活跃的评论员,治疗师可以更容易地把戏剧带入生活,甚至时不时地成为其中的一员。

通过内隐和外显的确认,为情感状态赋予现实意义

对于我们所有人来说,确认情感体验都是非常重要的,但在治疗情境中,有的时候可能是儿童第一次有这样的感受。如果与治疗师的关系变得足够安全,儿童便可以逐渐开始内化治疗师的情绪表征功能(对情感体验进行因应的、标记的镜映)。这里的关键是,对功能的内化而不是对内容的内化。我们的假设是,这种表征内部情绪的能力,作为一种一出生就有的潜能,存在于所有儿童身上。如果要重新点燃这个自然的过程,还要抵消在实践这一功能的过程中,那些可能出现的阻碍,那么,镜映的体验则是必不可少的。启动这种标记功能,可以减少被固着的意义所限定,而且,对于与自体和他人相关的情感的意义,还可以产生其他替代性的想法,而没有固着的、未经思考的、僵化地抓住不放的图式,正是这些图式主导着对人际互动行为的解释。我们要强调以下两个主要的技术。

第一,给游戏中的人物的情绪状态赋予现实的含义,这是治疗师有可能用到的干预方式。情感的言语化是很复杂的。治疗师可能需要采取许多小步骤、与儿童的感知有联结,以及真正的不知道的立场,这些都至关重要。有时一种感觉可以通过一个中间人(游戏场景中的一个人物)或者治疗师的感觉来命名。夸张(表达)为幽默地表达打开了方便之门,使得困难的感觉更容易被接纳。在游戏场景中,治疗师可以扮演犯了错的孩

子,把犯了很多错后不开心的感觉说出来。治疗师可以展示给儿童看:一个人若有失败的感觉并为此感到不开心,可以如何来处理这些感觉。这会鼓励儿童开始感受这类情绪。

第二,治疗师可以澄清和详细描述儿童的情绪状态。这涉及:对于那些儿童还不能命名,但已清楚地表现出来的情感,治疗师可以以一种有兴趣的、好奇的方式来识别它们。可能有必要将儿童的情感与产生的背景、儿童先前的体验、当前的行为或者心境的基调联系起来。这样做的风险在于,我们可能会假设情绪语言的主观等价性或者普遍性。我们是如此习惯于将情绪言语化,以致我们会过度假设每个人对于焦虑、悲伤或愤怒的体验是相同的。为儿童而心智化与帮助儿童心智化是有区别的。澄清情感和语境化情感,可以确保治疗师确认儿童的实际体验,而不是让两个人被其理解牵着走了,进而得出结论,而这一定会让治疗双方进入伪心智化的境地中去。

心智化

很明显,一旦儿童学会了心智化,也就是说,当他们意识到,不仅仅他们自己,还有其他人都有一个包含感受、想法和欲望的内在世界时,儿童的情感调节就会发生变化。一个自传体的自体,指的是有能力以自己的经历历程的、因果的概念,对自体进行多重表征,整合到自传式的自体表征中。不是所有形式的心智化都与情感体验相关,但是在治疗当中,情感体验往往就是核心。我们讨论干预,目的是鼓励对心理状态和心理过程的思考。

评论心理内容:诠释性的心智化

评论心理内容的意思是,对于孩子可能正在幻想什么、思考什么或期待什么,治疗师有自己的思考,并谈论这些思考。这在心智化治疗中被定义为"诠释性的心智化"。在儿童心智化治疗中,诠释性的心智化可以采用几种形式。

第一,治疗师可以在游戏过程中对心理内容进行评论,改变游戏的背景,使游戏可以呈现出更宽广的情绪和心理内容,比如,帮助儿童思考游戏人物的心理特质。第二,治疗师可以讨论依恋对象的想法和感受。这会促进依恋对象之间的分化,也有助于构建客体关系。第三,治疗师可以评论儿童的心理内容,这些心理内容是从儿童的行为或者游戏中推断出来的,当儿童的感觉呈现得比较清晰时,治疗师可以用这样一段话标示出来:"你给我这样的感觉,你以这种方式对待那个人,是因为你对她的行为不满。我的理解对吗?"第四,治疗师可以用一种积极、正性的方式扩充内容,给儿童心里面可能已经有的内容增加一些含义。我们把这个称为"增加一个选择性的视角"。诠释性的心智化依照这样的语句来表达:"另一种理解方式可能是……"随着儿童在治疗中思维逐渐变得更加成熟和结构化,提出选择性的视角就会变得越发重要。这对于孩子越来越理解其他人可能会如何看待自己的行为,或者,如何以多种方式来理解某个人的行为,都是非常重要的。

反思行为背后的心理状态: 复杂的诠释性的心智化

复杂的诠释性心智化涉及对心理现象(如记忆、遗忘、幻想、需要及其相互关系)的思考。治疗师将帮助儿童在不同的情感、主题和表征领域之间建立联系,如丧失与攻击之间的联系,或者依恋和回避之间的联系。一旦儿童的情感调节和心智化达到了一定的程度,就可以挑战儿童,让他们从不同的角度去看待事物,这些角度与儿童自己的、往往是僵化的观点是有差别的。"与现实玩耍"开始成为现实。时机依然很重要。如果治疗师太快,或者在情绪唤起水平很高的时候做出评论,那么,儿童可能会把这个评论看作攻击。

第一,治疗师可以为孩子识别出某些心理状态,这些心理状态可能是其行为的动力。第二,治疗师可以用假扮的方式,主动将愿望或者意图言语化。当治疗师还不能将某些情感与儿童直接联系起来时(如,这样的联系可能会被儿童体验为侵入性的),治疗师可以说出想象中或游戏中的人物的愿望或意图。此外,治疗师还可以直接言语化儿童的愿望或意图,言语化与儿童的重要他人的心理生活有关的想法,帮助儿童学会站在他人的角度和立场考虑问题。第三,治疗师可以强调儿童心理世界的个人特点,着重强调儿童可以做、可以想、可以创造事物,可以成为他/她自己、成为独立的人。

评论互动的心理过程: 心智化移情

心智化移情涉及诸如"你以为我没有注意到你在笑话我"这类干预手段。这些干预措施朝着交流中的交互性(reciprocity)方向进行。治疗的目标是让儿童学会凭直觉交流。交流情感也就意味着:表达一个情感,同时对别人会如何回应这个表达有一个预期。这一交互性,以及对这一交互性的反思能力,就是我们的治疗目标。这个目标最终便是"心智化了的情感"(Fonagy et al.,2002a;Jurist,2005),也就是说,情绪体验与反思同时发生。对于很多儿童来说,这有可能只需要短程的治疗会谈就可以实现(我们的自我反省告诉自己,我们大多数人都发现,即便我们自己进行了很多年的治疗,有时候还是很难做到)。

一旦儿童的心智化能力达到了这个复杂水平,就可以对儿童与治疗师的关系中的情感进行心智化,即思考着情感,同时体验到自己就是这强烈情感的来源。在某种意义上,儿童心智化治疗师把他自己提供给儿童,作为儿童的成长客体。治疗师可以试着去发现自己在儿童生活中的重要性(不管我们称这为移情客体,还是只是一个孩子已经非常了解的人)。如果治疗师对于自己与孩子之间的关系有些理解,就会成为在治疗的流动时刻中进行沟通的理想材料,用以理解他们之间所拥有的感觉(或者别人的恐惧感),理解产生这些感觉的原因,以及理解这些与孩子与其父母、朋友之间的其他关系可能会怎样关联起来。有关治疗关系的交流可能具有纠正误解和陈述显而易见的事实的潜在价值。后者比前者更有风险。陈述显而易见的事实总是由治疗师标示出来:"我知道你希望我说这个,但请再容我……"。在理想情况下,治疗师不应该说老生常谈的话,也不应该说儿童不感兴趣的话。这与儿童心智化治疗没什么关系,只是简单地遵循格赖斯会话准则(Gricean conversational maxims)(Grice,1989),儿童对此格外敏感,也会变得残酷、不饶人。治疗师如果让儿童厌烦,则有可能破坏治疗联盟。

相反,正如我们之前所说,困惑和误解基本上都应作为心智化的机会,以了解它们是怎么产生的。如果儿童心理很纠结,治疗师就可以通过说"我找不到头绪了"来帮助(他们),这样可以邀请儿童积极辨析理出头绪。因为移情通常是一个相当未分化的体验,但这种体验很强烈,所以通过移情进行心智化可以收获良多。治疗师可以明确地聚焦于各种各样的关系模式来进行探究。如果治疗师的立场真的是中立,那么儿童就可以识别、反思,理想情况下还可以放弃旧的模式,并开始练习新的行为模式。因此,(人格)结构不是通过解决冲突而形成的,而是基于当前关系的学习而形成的(Greenspan,1997)。虽然如此,由于治疗关系可能会启动紊乱的依恋系统,所以,有时候在"置换"中工作更好一些。过度亲近可能会太过扰动,反之,距离太远又会给人冷漠的印象。在游戏当中,常常都有许多机会可以在置换中工作。

总　结

儿童心智化治疗与成人心智化治疗在注意力调节和发展议题这两个方面的主要特

征是不同的。

4~12岁儿童的问题发展,往往源于从行为模式到表征模式的转换阶段。童年中期的这一发展特征,意味着需要在前表征水平进行更多的干预,我们把这称为"注意力调节"。注意力调节需要治疗师采用特殊的互动方式,我们借用了"明示线索"这一短语,这意味着,要采用一种近乎适合婴儿的方式来捕捉儿童的注意力,从而进行三元交流(联合注意一个共享客体)。随着治疗的开展,儿童心智化治疗中的共享客体逐渐变成儿童的主体性(subjectivity)。创造一种关注儿童主体性的教学立场的主体间状态,需要来自治疗师的因应的、一致性的回应。这种能力可能是所有心理治疗的先决条件,不过,将注意力调节作为严重发展困难儿童的干预目标,就是必不可少的。如果治疗师没有对这些行为给予足够的关注,并且太快采用更复杂的技术来处理情感调节的问题,那么,治疗师与儿童的关系就很容易变得毫无意义,而且,治疗过程也会被伪心智化主导。对注意力调节的工作涉及许多小步骤,我们已经辨识出了几种不同的技术,用以阐明这些小步骤。在言语化情感,或者对感觉、愿望等进行心智化之前,微妙的交流当中出现的误解,需要在这一基本水平上加以处理,以恢复儿童的基本信任。在这个阶段,治疗师的不知道立场是必不可少的,也是治疗过程中的核心机制。

为儿童提供的心理治疗,发展议题是治疗的核心。对这个年龄的儿童提供治疗性帮助,让他们获得连续的自体感,目的是发展他们的自主性,以及让儿童对自己可以做什么、可以调节什么有更安全的期待。治疗师还致力于帮助儿童对自己可以从同龄人那里期待什么发展出更加安全的预期。激发儿童的能力去反思不同的关系,这在童年中期是极其重要的,这种能力的发展是一个发展性的里程碑。

用心智化疗法治疗有严重临床问题的儿童,得到了来自发展心理学和心理病理学的研究成果的支持。然而,临床上的发现,尚需通过对儿童及其父母的儿童心智化治疗有效性的实证研究来证实。

推荐阅读

Verheugt-Pleiter JE, Schmeets MGJ, Zevalkink J: Mentalizing in Child Therapy: Guidelines for Clinical Practitioners. London, Karnac, 2008

第七章

短程治疗①

乔恩·G.艾伦

弗林·奥马利

凯瑟琳·弗里曼

安东尼·W.贝特曼

① 作者在此向以下几位同事表达感谢,感谢他们为心智化练习的发展做出贡献。他们是埃夫兰·布莱贝格、托比·哈斯兰-霍普伍德、布拉德·肯尼迪、詹妮弗·马基、诺埃尔·麦克唐纳。做出同样重要贡献的还有艾普利尔·斯坦,他将练习合并到教育项目中,这是颇有原创性的想法。此外,作者还要感谢帕特里夏·达扎、托马斯·埃利斯以及大卫·乔布斯,感谢他们对本章的初稿做出了评论。

正如本书中所论证的那样,在以不同方式治疗各类精神疾病时,不论采取何种时间框架[1],都需要病人和临床工作者参与心智化活动,也就是说,将自身与他人的行为与有意向的心理状态(比如想法和感受)关联起来进行感知和解释。因此,心智化是边缘型人格障碍循证治疗的特色,不仅如此,我们已开始将心智化视为各种不同心理治疗中关键的共同要素(Allen,2008a;Allen et al.,2008)。无论心理治疗师持何种治疗理念,我们都相信,心智化的视角,因其扎根于依恋理论和科学研究之中,都有可能充实和拓展心理治疗师短程治疗的运用。

将心智化运用于短程治疗背景下,部分是从我们所开发的心理教育干预中演化来的,这些干预的目的就是重启心智化(Allen et al.,2008;Haslam-Hopwood et al.,2006)。如图7-1所示,我们通过传授一些心智化的基础知识来开启治疗过程,但是我们非常清楚,陈述性知识必须转换为程序性知识:病人不仅要理解心智化的概念,也要练习心智化。因此,我们自始至终都在强调,心智化方法更多聚焦于培养心理过程(也就是心智化技术),而不是发现或者改变特定的心理内容(如,具体的领悟)。这一方法的基本原则是,对自我和他人的心理状态保持心智化的立场,即一种非评判的态度:好奇心、求知

---

① 指疗程的长短。——译者注

欲和思想开放。为了挑战人们把治疗师视为读心专家这一观点,我们明确地将心智化理解为哥伦布式的"不知道"立场。在有关自伤行为的询问中,莱恩汉(Linehan,1993a)也曾提倡过类似的立场:"治疗师必须扮演天真的观察者角色,什么都不知道,什么都要问。"(p.260)与莱恩汉的说法类似,我们在提倡心智化立场的时候,并不认为这是什么新鲜事物;相反,我们把聚焦于心智化称为"你能想象得出的最不新颖的方法"(Allen & Fonagy,2006,p.9)。

虽然我们的方法不是新的,不过我们相信,有意识地注意心智化,并且帮助病人进行心智化,可能会改进心理治疗师一直都在做(却很少刻意做)的那些事情。

我们强调心智化过程,同时也认识到没有脱离内容而存在的过程,特别是在短程治疗当中,病人和临床工作者都需要对关键问题进行构想,而这些关键问题就可以作为治疗的焦点。如图7-1所示,过程和内容是交织在一起的,因而要产生和完善临床构想[①],就需要病人和治疗师具有心智化的立场。反过来,对主要的困难有一个清晰的理解,也将有助于病人在处理这些困难的过程中进行心智化。

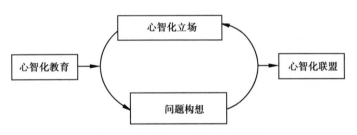

图7-1 短程治疗中的心智化模型

又如图7-1所示,以我们所见,有关心智化的治疗联盟是短程干预最理想的结果,而不是起点。换言之,如果短程干预在某种意义上成功了,那么就会激励病人在解决其人际问题和个人问题的过程中使用心智化,还会在这样做的过程中获得某些技能。如此理解的话,短程心智化干预就可以视为长程治疗的起始阶段,无论是聚焦于心智化的治疗还是其他疗法都是如此。那些病人在长期慢性而严重心理病理和大量共病(包括人格障碍)中挣扎,我们与他们的治疗工作,就具有这种阶段导向的特点。然而,对于问题没那么严重的病人来说,相对短程的心智化干预可能就为他们关键困扰的应对提供足

---

① 或者叫作"临床概念化"。——译者注

够的动力,使得他们可以凭借自己的力量继续解决问题。比如,在短程心智化家庭治疗中,这样的进展就有可能会发生。

短程心智化干预对于不同理论取向的治疗师都具有潜在价值,为了强调这一点,我们用对急性自杀状态的动机式访谈和干预来举例说明,以展示心智化视角可以怎样整合到其他短程疗法中去。我们将根据图7-1所示的模型来组织本章的其余内容。首先,我们将回顾如何对病人进行心智化教育;其次,我们将呈现各种各样的练习,从而为病人提供练习心智化的机会;最后,我们将解释如何把心智化构想当成短程治疗的焦点。我们将心智化联盟设想为短程干预最理想的产出,而鉴于心智化联盟是治疗师与病人合作的产物,我们将在本章结尾部分讨论临床工作者在实施心智化疗法的过程中可能面临的挑战。

心智化视角下的短程干预

在这部分,我们将讨论两种短程治疗方法,它们都与心智化视角高度兼容。首先,我们将谈及动机式访谈,以便强调心智化在治疗参与中起到的作用;其次,我们将探讨自杀预防,以此说明在对治疗师心智化能力提出特别挑战的情况下,心智化和短程认知治疗干预之间潜在的协同作用。

动机式访谈

对于那些有物质滥用和健康问题的人来说,动机式访谈(Miller & Rollnick,2004),作为一种短程干预,能够增强他们改变的动机,因而在短程治疗中占有一席之地。最近,这种疗法已经扩展应用到更为宽泛的心理障碍当中去了(Arkowitz et al.,2008b)。动机式访谈与本章所介绍的心智化方法类似,是为了促进治疗参与度和治疗依从性而开发的,尤其是对于那些感觉"被卡住了"的病人更是如此(Arkowitz & Miller,2008)。与心智化一样,动机式访谈可以作为长程治疗的准备,也可以作为独立的治疗,或者与其他疗法(如认知行为治疗)结合使用,抑或是将其泛泛地视为一种治疗风格(Miller & Rollnick,2004)。这种风格与我们的心智化观点有诸多共同之处(Allen et al.,2008):动机式访谈并不希求成为一种独特的治疗"学派",而且这种方法的精神实质比任何具体的技术更为重要(Arkowitz & Miller, 2008)。其精神实质的一个重要方面是治疗师-病人的关系,该关系的核心则是共情。正如我们所做的那样(Allen et al., 2008),米勒和罗尼克(Miller & Rollnick, 2004)认可罗杰斯(Rogers, 1951)对共情的重视,并将此作为动机式访谈的基础。治疗关系被构想为一种合作伙伴关系,与更加权威的、指导式的、专家-病人式的关系形成了鲜明对比(Arkowitz & Miller, 2008)。这恰恰与我们所说的心智化立场异曲同工,动机式访谈需要治疗师具有"好奇心"(Westra & Dozois, 2008)。

动机式访谈的首要目标是强化病人改变的内在动机,而非努力从外向内灌输动机。病人的自主性得以尊重,目的是提升主观能动性或者是自我效能感。若责备病人是"有阻抗的""缺乏动机的""不顺从的"会带来权力斗争,所以要避免;相反,把阻抗重构为对改变的"矛盾心理",而且矛盾的两面都将在接纳和好奇的态度下得以探讨(Arkowitz et al., 2008a)。要像探讨改变的原因一样,勤勉地去讨论没有改变的原因,要相信:开放的头脑和非评判的态度,可以避免激起对抗,以及激发病人改变的内在动力。与罗杰斯(Rogers, 1951)的来访者中心疗法相反,动机式访谈是具有指导性的,在关注决策平衡时(如,在权衡各种替代选择的相对优势时,改变的矛盾心理是显而易见的),它着眼于在病人的价值观(如,事业的成功)和病人当前的行为(如,维持酒精滥用)之间激起不协调的体验。在尝试引出"改变对话"的过程中,动机式访谈也是具有指导性的,说得更具体点,就是改变的承诺(Arkowitz & Miller, 2008)。当病人承诺做出改变时,治疗师会提供计划和策略方面的实际帮助,通常会是一个选择清单的形式,病人可以从中选择最有效的选项。

综上所述,动机式访谈和心智化方法的主要共同点在于:病人与治疗师可以合作努力,通过保持好奇心和求知欲,来提升病人的治疗参与度。

干预自杀状态

自杀心态可以比作创伤体验,二者都使得一个人在难以忍受的情绪状态之中感到孤单(Allen, 2001)。孤单感的体验源于缺乏心智化,即自杀者缺乏这样的感觉:有人在思考着他的心理。因此,治疗师的第一要务是对病人的自杀状态进行心智化,并帮助病人也去这么做。然而,自杀的可能性挑战着治疗师维持心智化立场的能力:"病人自杀的风险,可能在治疗师身上引发焦虑,这也意味着专业上的挫败(羞耻感),从而部分或完全阻碍治疗师深思病人心理状态的能力"(Bateman & Fonagy, 2006a, p.81)。

面对痛苦和焦虑,用结构化的方法来阐明自杀状态,对治疗师和病人来说都同样有益(Allen,2011)。乔布斯(Jobes,2006)提出的"合作评估与自杀管理"(Collaborative Assessment and Management of Suicidality,CAMS),要求心智化疗法治疗师想象与病人并肩而坐,不是相对而坐(见第三章)。在"合作评估与自杀管理"方案中,当临床工作者辅助病人填写自杀状态表时,他们真的就是并肩而坐的。为了促进心智化,病人需要评定当前在五个方面的痛苦程度:心理痛苦、环境压力、与采取行动的冲动有关的焦躁感、无望感和自我厌恶。以上每个方面,病人都要简短叙事性地描述自己的体验。这个评估包括心智化的基本领域:病人要去考虑,他们的自杀状态在多大程度上与他们对自我的(相对于对他人的)想法和感觉有关。病人把内心的矛盾状态视为理所当然,而我们则回请病人讲清楚他们生的理由、死的原因,也请他们补充完整以下句子:"如果有一样东西可以帮助我不再想自杀,那么它可能是_____。"接下来,该评估就要评价一系列的风险因子,并制订治疗计划,但首要目的是建立共情性的(心智化的)关系,邀请病人考虑推迟自杀(而这始终是一个长期选项),并给治疗一个机会。

可以将"合作评估与自杀管理"和心智化与更具强制性的方法做一个对比,强制性的方法坚持要求病人签订不自杀协议(no-suicide contracts),即便这样的协议并不起作用(Rudd et al.,2006),实际上,这样的做法忽略了如下事实,即处于非心智化状态(即自杀状态)的病人很少履行在心智化的心理状态下制订的协议(Bateman & Fonagy,2006a)。对病人的矛盾心理进行治疗性的共情,这与自杀动机式访谈法一致(Britten et al.,2008;Zerler,2008),这样做的目的是改善治疗参与度,同时避免阻抗。

对自杀病人的短程认知治疗(Brown et al.,2006;Wenzel & Beck,2008;Wenzel et al.,2009),也可以视为一种提升心智化的干预。当干预是结构性的、具有清晰的概念框架时,将有助于临床工作者进行心智化:"在那些情感强烈或见诸行动的会谈当中,这些知识可以让临床工作者有据可依"(Wenzel et al.,2009,p.77)。认知模型让临床工作者重视一系列的素质因素(比如,精神障碍、冲动性、有缺陷的问题解决能力、完美主义),这些因素使病人在急性应激之下做出自杀的行为。值得特别关注的是两个具有自杀特异性的认知脆弱性:无望感以及情感痛苦无法忍受的感知,比如这样的信念:"这永远不会好起来了"以及"我再也忍受不了了"(Wenzel & Beck,2008,p.194)。这一认知模型与心智化不仅在认知内容,而且在认知过程上有重叠。具体来说,认知受限,以注意固着为表现形式——专注于把自杀当成逃避情绪痛苦的唯一方法。注意固着与心智化

（也就是灵活的、反省式的思考）是对立的。此外，自杀状态还引起了非心智化的心理等价模式（Fonagy et al.，2002a），也就是说，自杀者失去了这样的辨别力：他们的想法与感觉是以一种特别的方式在表征现实，而非将心理生活等同于现实，比如他们看不到"感到无望"和"确实无望"之间的关键区别。

认知方法虽然是短程治疗（10次会谈）的形式，但它也是综合性的，它包括：就自杀危机展开详细的叙述、将危机置于发展的背景之下来考虑，并制订治疗计划，该计划致力于情绪调节和应对策略，其中也包括安全计划。不过，依我们所见，复发预防干预还包括引导想象（Wenzel et al.，2009），这尤其值得关注，因为只要病人心智化时进行了这个练习，它就有可能帮助病人在自杀状态中进行心智化。首先，病人生动地想象自杀危机，并再次体验那些痛苦的情绪。其次，病人按照相同的顺序历受一遍，但同时想象自己使用在治疗中学到的应对策略。最后，病人想象未来的自杀危机，其中涉及使用那些有效的应对策略。这种想象性的排练能够帮助病人进行心智化，从而在他们最需要心智化，但又最难以进行心智化的时候（即，自杀危机中）可以使用安全计划。

我们把依恋视为治疗最为基础且重要的部分，由于结构和技术可以促进治疗关系，因而很重要。我们希望：在依恋关系背景下，帮助病人体验到痛苦情绪，这些情绪与他们的自杀状态有关，他们不再孤单，而是感到自己的心理被抱持在另一心灵之中。这一治疗过程促进了情绪调节，治疗师通过与病人建立依恋关系，使得病人可以对他们的自杀状态进行连贯的叙事（Holmes，2001）。叙事的连贯性抵消了自杀倾向当中的核心体验，即内在的自体凝聚性崩塌了，伴随着自我厌恶，这与破坏性的异化自体表征的侵入有关，而异化自体表征则来源于创伤性的依恋关系史（Bateman & Fonagy，2006a；Fonagy et al.，2002a）。建立心智化的依恋关系是非常重要的，这不仅可以帮助病人度过急性自杀状态，还可以减少他们对自杀状态慢性的脆弱易感性。

对病人进行心智化教育

在医院和住院治疗中，我们开启了心理教育干预，目的是发展治疗联盟，这样做是基于一个简单、直接的假设：如果我们想要病人做到某些事情——心智化——那么，我们就应该向他们解释我们要他们做什么，以及我们为什么认为这样做会帮到他们。我们已经为临床工作者准备了一些书面材料,他们可以用来教育病人,这些材料是对心智化及其发展的说明——"什么是心智化,为何要心智化"(见 Allen et al.,2008,第十章),包括心理教育课程的概要,以及心智化治疗指南(Allen et al.,2003)。我们已经在其他地方讨论过这个心智化教育项目(Allen et al.,2008;Haslam-Hopwood et al.,2006),在此我们仅概括一下。

我们将心智化简单解释为:关注自己和他人的想法和感受。因此,我们要让病人懂得,心智化涉及:意识到心里面有什么以及心理如何工作,对他人的心灵也是如此理解。我们注意到,若要与他人共情,势必要意识到他人的想法和感受,如果我们把共情的概念延伸到自身——如同我们主张那样——那么,我们就可以抓住心智化的大部分精髓。我们用一个短语来说明心智化:"将心理抱持在心里面。" 我们也提倡把心智化立场作为治疗方案的整个背景的一种道德风向,但同时我们也要承认:要维持这种立场,对于临床工作者和病人来说都是一大挑战。我们所有人都容易心智化失败,也容易扭曲心智化。这里简单举个例子来说明我们是如何带着一种确定感来做出无根据的假设的:"老板没跟我打招呼,这说明他不喜欢我。我对某人嚷嚷了(但其实没必要这么做),之后我反复想这样做有什么后果。"

我们要解释一下"心智化在依恋关系中发展"这一基本原理:如前所述,在安全的依恋关系背景中,心智化会孕育心智化。反过来,我们也要讨论依恋创伤,即极端的非心智化互动是如何削弱心智化的发展的。我们讨论依恋创伤,是想强调在面对强烈情感时,心智化多么容易受到破坏,而这通常与依恋关系受到威胁有关。我们要强调心智化情绪的重要性,即在强烈的情绪唤醒状态下,使用"按下暂停键"的想法——进行自我监控、反省、避免盲目的反射性的行为。我们认为,心智化暂停键可以让我们从僵化的反应模式转换为灵活的问题解决模式。

我们认为,许多精神疾病与心智化缺损相互关联,二者恶性循环。精神疾病损害了心智化,而心智化缺损又使得精神疾病得以维持和发展。我们以物质滥用为例来说明:在一个类似于研讨会的氛围中,让病人参与头脑风暴,讨论精神病理问题和心智化缺损之间的相互联系。显而易见,喝醉酒和脱瘾都会削弱心智化(比如,完全记不起自己和他人的心理状态了);相反,心智化缺损通过造成情绪调节的问题、增加人际关系问题解决的困难,以及增加人际关系的压力,进而引起物质滥用。其次,抑郁包括扭曲的心智化(如消极的、有偏见的思考)、隔离、执行功能受损以及冷漠,所有这一切都损害着心智化。我们还注意到,焦虑时的战斗-逃跑反应与心智化也是南辕北辙的。

我们发现,要讨论人格障碍特别困难,因为这些诊断标签(最明显的就是边缘型人格障碍)在病人和专业人士眼里都具有明显的贬义。我们将举例说明那些夸张的人格特质(如偏执型人格),以便引入对人格障碍的讨论。我们将每一个人格障碍描绘成一个连续体,把它的障碍放在一端,将与其相反的适应不良放在另一端,需要注意的是,心智化有必要在两个僵化的极端状态之间保持灵活的平衡。比如,我们将偏执放在连续体一端,而将轻信和天真放在另一端,并且讨论扭曲的心智化与每一端之间的关联。然后,我们讨论心智化如何展现中间立场(比如精明而审慎地给予信任)。

边缘型人格障碍则需要从不同水平来讨论,因为这种复杂的综合征并不适用于夸大的特质模型(Fonagy et al.,2003)。在前文探讨自杀状态的时候,我们解释了依恋需要的激活(比如,对被抛弃及预示着关系中断的威胁太过敏感)是怎样产生难以忍受的情绪状态,同时削弱心智化的;通过采取行动,脆弱易感的人依靠自我毁灭的方式来降低情绪张力,而这又会以一种恶性循环的方式加剧依恋关系的中断(Allen,2001)。

最后,我们讨论治疗干预如何促进心智化,包括从药物治疗和心理教育到个体、团体和家庭治疗。就像我们的同事暨心理学家托比·哈斯兰·霍普伍德(Toby Haslam-Hopwood)曾经说过的那样,我们也强调在"战场上"促进心智化。我们以临床查房的例子来说明:临床查房时,病人一周两次与核心治疗团队成员会面15分钟。我们的同事将这些查房称为"心智化盛宴",这个会面需要所有参与者进行心智化——每个人将自己和其他所有人的心理抱持于心,特别是情绪强烈的状态下更是如此。比如,当病人的权利受到威胁,或者他们挫败治疗的行为被面质时,病人容易感到极端疑惧、难堪,或有一种被审问的感觉。同样,家庭工作,因为牵涉到关键的依恋关系冲突,所以有必要在战场上维持心智化。我们告诉病人,我们的观点是:在最需要心智化的时候(比如在这样的情绪状态下),心智化变得最困难,而且治疗的核心就是在这些情况下练习和增强心智化。因此,我们的看法是,情景治疗与各种各样的治疗分支和治疗形式一样,都是在练习心智化能力。在接下来的讨论中,我们还设计了几个具体的练习,来提供心智化的实践经验。我们使用这些练习,把外显(陈述性知识)与内隐(程序性知识)联系起来。

心智化练习

能够促进心智化的练习，范围之广、几近无限，就看临床工作者和病人的创造力了。在以前出版的著作中，我们已经描述了一些心理教育情境中可以使用的心智化练习（Allen et al.，2008；Haslam-Hopwood et al.，2006）。在本节中，我们将阐述在撰写本书时开发出来的所有练习（见表7-1）。其他用于促进形成问题构想的练习将在下一节讲述。

表7-1　心智化练习概览

心智化人格	角色扮演
我是谁？	观察非言语互动
什么让我成为"我"	共情性倾听
理解心境	重演困难的互动
我的心灵如何运作	预演性的角色扮演
识别谎言	**监控和改善心智化**
通过他人理解自己	写日志
想象的/象征的心智化活动	90-10反应
解读照片	按暂停键
讲个故事	更好或更差的心智化
画出我心	**家庭关系中的心智化**
用音乐表达心理	视角对照
用物体识别心灵	感受烫手山芋游戏
发现隐喻	换位游戏
心智化人际互动和关系	**母婴互动中的心智化**
反思关键的依恋关系	理解痛苦
心智化场景：姗姗来迟	理解婴儿不同的情绪状态
心智化场景：退出亲密关系	依恋任务的质量
只谈事实	情绪调节和调谐任务
未来的互动	**形成问题构想**
	心智化与核心议题
	心智化：在核心议题上的进展

心智化人格

我是谁?

首先,请病人列出六个关于自身的客观事实(如年龄、学校、职业、婚姻状况、养的宠物)。这些客观事实要包括可能在社交场合中用来描述自己的事实。然后,请病人不用任何这类事实来描述自己,而是用那些与其心理状态或人格特质有关的方面来描述自己,可以包括以下方面:典型的思维方式或感受方式,情绪、愿望或幻想。这些练习将焦点从外在-客观的因素,转移到内在-主观的因素上。邀请组员对某个成员的自我描述和自己对病人的看法之间匹配或不匹配的地方发表评论。例如:

> J女士,25岁,因为长期存在人际关系困难和"精神强迫"的问题而进入评估和治疗。她报告了长期的焦虑抑郁史,并说"每个人都抛弃我了,因为我就是个婊子",她补充道:"连我都放弃我自己了。"J女士期望通过参加心智化小组来理解自己的感受和行为的原因,以及自己的行为对自身和生活中其他人的影响。与她对大多数其他小组的反应一样,J女士一开始就对课程表嗤之以鼻,她说:"这些东西我以前都学过——说这些废话对我有啥好处?"尽管她态度上很不屑,但很快她就参与到练习当中了;她列出"履历"来贬低自己的能力,说自己啥事儿都干不好。然而,当让她不用这些事实来描述自己的时候,J女士的态度完全变了。她是第一个自告奋勇描述自己特点的组员,"恶毒刻薄的、愤怒的、挫败的,不是像、简直就是个婴儿,没安全感、依赖、吓坏了的、脆弱的、被宠坏的婴儿,真的一团糟——我需要帮助!"通过她的自我描述,组员们和她(包括工作人员)都开始认识到她的冲突:她渴望被亲近和被安慰,但她也承认,出于恐惧和脆弱,她显得盛气凌人,人都被她赶跑了。大家讨论了对她的看法是如何转变的,也认识到要对她进行心智化有多困难,也就是说大家很难看到她脆弱的那一面。这个过程让J女士在小组中变得更加真实了,她也更好奇是什么在驱使着自己。我们用这个机会来强调识别冲突如何成为有效心智化的一个确切信号(Haslam-Hopwood et al.,2006,p.263)。

什么让我成为"我"

参与者列出一两个他们认为可以将自己和其他组员区分开来的个性特征。每个组员都要花几分钟时间描述"什么让我成为我",并将这些特征与其他组员的特征进行比较。参与者要讨论他们独特的个性特征是如何随着时间的推移而发展变化的,又是什么因素促成了这一变化。也要探讨自己与其他组员之间的共同之处。所有组员都要互相评论对方自我感知到的独特性,也可以讨论自己与其家庭成员之间的相同和不同之处。

理解心境

请每个成员描述某个他们很了解的、有关系的人(比如亲密的朋友、妈妈、爸爸或伴侣)的主导心境。请他们详细描述他们所说的悲伤、闷闷不乐、敌意、开心等是什么意思,以此来鼓励他们认识到情绪的复杂性。然后,问他们如何理解那个人的主导心境,该心境又是怎么影响他们之间关系的,以及这些心境是否源于现在或过去的经历,他们是否已经注意到那些影响心境的事情,以及他们能否帮助这个人改变其心境。此外,也可以要求参与者识别他们自身的主导心境,并回答以上类似的问题。然后,询问小组中的其他人,他们是否同意描述者的看法;与其他练习一样,看法上的差异值得去做特别的探索。

我的心灵如何运作

参与者要被问到一系列问题,这些问题与思考自己的想法和感受有关,如:我的想法如何影响我的感受? 我的感受如何影响我的想法? 我的想法和感觉如何影响我的愿望和动机? 其他人对我的想法和感觉,我怎么想? 我的想法和感觉如何影响到我与别人的关系?

识别谎言

请每个病人列出五六个人格特质,其中要包括一个不属于自己的特质。要求巧妙地植入这个可能对他人来说不容易识破的谎言(比如,被掩饰起来的羞怯或微妙的操纵),这个谎言需要被心智化。在列好清单后,病人大声向小组成员读出来;然后,病人闭口,其他组员试着去识别不属于这个病人的特质,并说明理由。小组讨论聚焦于不同组员之间的观点差异,也聚焦于同一个人的人格特质内部的一致性和矛盾之处,而正是这些使得谎言难以辨识或被凸显出来。

通过他人理解自己

每位成员选择另一名组员,描述她/他觉得对方实际怎么看自己。要求大家既要考虑那些人与人看待彼此的基本方面,也要思考更为复杂的心理特征(如,聪明、能干、有同情心)。在整个小组探讨完成之前,被描述的那个人不能对描述是否准确发表评论。

整个小组探讨结束之后,才能给出自己的真实想法。大家要讨论这些理解上的差异可能是怎么形成的。接着,可以询问参与者,他们觉得喜欢或不喜欢自己的人是如何看待他们的。然后,问他们如果那个人现在就在小组中的话,会如何形容自己。参与者要考虑那个人怎么形成那些观点的,以及自己如何让别人形成了那样的观点。

想象的/象征的心智化活动

解读照片

从杂志上选择某个人的照片。每个参与者都要写出对以下问题的回答:(1)照片传递出了什么样的气氛;(2)这个人的感觉是什么;(3)这个人想要表达什么。与心智化成分相关的回答都需要加以讨论。特别强调不同成员在解读照片时的差异性,而且也要探讨产生不同解读的原因。

讲个故事

这类练习是我们最喜欢的练习之一,它来源于投射测验,通过对模糊刺激的解读可以发现个体差异。凡是可以产生多种解读的刺激都可以使用,包括照片、素描、油画等。我们选用《客体关系技术》(Phillipson,1955;Shaw,2002)中的刺激图片,这些图片描绘的是模糊的人物在进行模棱两可的互动(比如,两个人——在共享亲密时光、在哀悼他们死去的孩子,或者在一方刺伤另一方的打斗之后)。病人快速记下某个基本的情节或者一个简短的故事,讲述他们看到的图片中所发生的事情,包括人物的想法和感受。再在大黑板上写下每种解读的要点。治疗师要特别关注个体差异,以及某些共同主题。这个讨论清楚地展示出:在解读模糊人际情景时必定牵涉主观性;类似地,我们认为,许多日常人际情景也可以从多重视角来看待。我们需要讨论的是,当前的心理状态和过去的经验,这些方面的个体差异会如何影响人们对图片的解读。通常,病人的故事会反映他当前治疗体验的某些方面(比如,一个临近出院的病人可能会讲述某个人在担心新挑战的故事)。有时候,我们会让病人在开始故事任务之前写下他们当时的感受,从而为这个任务增加一点花样。然后,在回顾了所有的故事之后,我们会询问病人,他们能否将他们所讲的故事、与他们所写的自己的心理状态关联起来。

我们在黑板上记下一系列故事,这就可以给大家提供一个展示心智化的机会。我们参与到病人当中,说出我们对于他们所选择的故事的解读。同样,这个过程也说明了,可以从不同的角度来理解同一个故事的含义。病人们的解读各式各样,这取决于他们对故事讲述者的了解程度。正如故事描绘的是讲故事的人的心理一样,解读者的解读也表达了他们心里的某些东西。通常,听完其他人的解读之后,讲故事的人会对自己故事的意义感到惊讶,因为他们在讲述之前并没有意识到这些含义("看起来就是这样的")。与通常意义上的心智化一样,求知欲和好奇心比讲述的内容本身更为重要;我们认为,相对于找到"正确的"解读(那其实是不存在的),我们对解读的过程更感兴趣。我们向解读者说明,他们的任务就是与讲故事的人发展创造性的对话,这样他们就是在一起探讨各种可能性,这就如同成功的治疗所必需的合作精神一样。

显而易见,病人愿意去做此类反思性和探索性的任务,则表明他们具有心理学头脑,以及参与心理治疗干预方法的能力。我们发现,大部分(但不是全部)病人都热衷于这种练习,但并非所有人都喜欢这样的练习。比如,一个年轻人抗议道:"这就是一堆废话。这让我想起了我讨厌的英语课。"他并不是一个表达性心理治疗的理想人选,但也未必是一个糟糕的心智化人选。心智化的治疗师,关键是没有偏见,要对病人觉得什么是废话感兴趣。

画出我心

除了言语的隐喻[1] 以外,还可以请病人通过绘画来呈现他们的心理状态或治疗体验,之后可以邀请成员们推测画画的人在其绘画中呈现出来的心理状态。

用音乐表达心理

与使用绘画的方法类似,我们邀请病人带一个音乐片段来,并为大家播放(比如用音响播放)。然后进行头脑风暴,讨论选择这样的音乐可能反映了病人什么样的心理状态或体验。

用物体识别心灵

请组员们找到某个物件来代表自己的体验,举例说明如下:

> G先生带来了一块橡皮泥。他把这块橡皮泥与他的治疗进展联系起来,因为他感觉自己的思维已经变得更加灵活了。然而,大家想弄明白他是否存在按照别

---

[1] 指讲故事。——译者注

人的意愿和要求来改变自己的问题。G先生承认,这个问题的确发生在他与女友的关系中。他本来计划为照顾女友的需要而缺席下周的团体会谈,但随后在团体中他重新思考了这一安排。现在他觉得,自己可以在那天既参加团体,也花时间和女友在一起。G先生意识到自己在"心智化风格"上是刻板僵化的。他注意到,虽然他通常来说更能考虑别人的需求,但他倾向于以一种非黑即白的方式去优先满足自身或他人的需求。工作人员意识到,他与妈妈之间关系紧张,在家里,他要么安抚或抚慰别人,要么发泄难以控制的挫败和恐惧,这两种方式经常交替进行。大家的讨论让他可以在自己的需要与女友的需要之间折中考虑,并把这种折中也看作一个可行的选择。

　　K女士带来一个大大的空巧克力罐。她之所以选择这个罐子,是因为它看起来外表华丽活泼,内里却空空如也。大家反馈说她的确看起来很漂亮,而且总是衣着讲究;一些成员评论说,他们其实并没有注意到她感觉内心这么空洞。听到大家说不知道她对自己内心的感受,K女士非常吃惊。她发现自己掩饰得很成功,也许太成功了。K女士开始觉察到,尽管她用面具掩藏自己的内在状态,但她也期盼大家能够知晓她内心感觉是怎样的。她可以和大家一起思考:表现出活泼的假象来隐藏内心的空虚感,这必定会让她感到失望和被人忽视。K女士和大家想出各种方法来让人们了解她的感受,使她可以得到支持性的回应。

发现隐喻

与投射故事类似,病人要想出一个隐喻或明喻,用以说明他们的某种体验。可请病人为以下方面寻找隐喻:他们当前的心理状态、当前的治疗体验,或者治疗计划(如个体心理治疗、家庭工作,或者临床查房)的某些方面。与投射故事一样,仅仅是想出隐喻就需要进行心智化,而解读别人或自己的隐喻又是进一步的心智化。与讲故事一样,其他人的解读,有时会让病人意识到自己在设想隐喻的时候未曾想到的含义。隐喻可以是日常普通的(如,暴风雨天气),也可以是特殊怪异的(比如没有盖子的罐子里的泡沫)。大量的隐喻都与病人和周围环境的关系有关。比如,"灰色和红色"的比喻,象征着某个病人与其治疗团队之间的争论,她先是感到麻木,之后感到愤怒。有个病人把他的抑郁描述为"能量之屋的排水管",这个隐喻捕捉到了他的恐惧感,他害怕自己会耗尽周围人的能量。我们有时会问询病人关于希望的隐喻,其中有这样一些例子:"透过百叶窗和窗台板的间隙洒进来的一缕阳光""沙地里长出的一朵黄玫瑰",以及"广阔无垠的大海"。

心智化人际互动

反思关键的依恋关系

请参与者讲述一段亲密关系,并思考以下问题:

● 亲密关系的双方是如何解读心理的?

● 他们在多大程度上把彼此的心理放在自己的心里面去思考?

● 双方的动机分别是什么?

● 双方的心境如何影响对方对彼此的想法?

● 双方对对方的假设是什么?

● 双方如何过度想象和扭曲对方的所想所感的?

此类讨论的后半部分所依照的准则是:如果有疑惑,就去核验。

心智化场景:姗姗来迟

把团体分为甲、乙两个小组。呈现以下场景:

朋友俩约好见面喝一杯,然后去看电影。甲组的人到的时候已经比约定时间晚了30分钟。乙组的人按时到,等了30分钟。

对甲组的代表提以下问题:"你对于迟到感觉如何?此时你如何看你自己?你认为你的朋友将会怎么想,有何感受?这种情况下你很可能做什么?你到的时候可能会说什么?"向乙组的代表提以下问题:"你对于等待有何感受?此时,你如何看你自己?你认为你的朋友会怎么想、怎么感觉?你的朋友到的时候,你很可能在做什么?当他到的时候,你可能说什么?"也邀请其他成员思考,他们在不同的角色中可能会做出怎样不同的反应,或者有什么不同的表现,并且思考这些不同表现是出于什么原因。

其中一个组员D女士,当她发现自己迟到可能对其他人有影响,她倍感震惊。

不过,她放弃了这样的想法,她宣称自己"天生就会迟到",懂她的人都不觉得这有什么问题。大家挑战了这个假设。然而,D女士拒绝了这一挑战,她争辩道,即便她可以做得不一样,那也没有任何意义,因为任何改变都不可能持久。大家注意到她经常迟到,他们要求她以后按时前来。虽然她表示了抗议,但还是在随后的每次团体活动中都按时来了。她做出的努力被大家大加赞赏。之后,她积极地参与到团体中,获得了巨大的进步。她说暂停和反思帮助她监控自己在压力时刻的反应,让她可以注意到自己偏执的思维倾向。团体结束的时候,D女士表示她想庆祝团体的结束,因为她已经感觉到自己像是团体的一部分,并且体验到"正常的人类情感"。这样的态度与她通常的隔离感,以及她对自己的预期(无法改变,且任何改变都不可能持久)是明显不同的。

心智化场景:退出亲密关系

跟前面的练习一样,把团体分成甲乙两个小组,给他们这样一个情境:

　　　　一个有亲密关系(亲属、搭档或朋友)的人从关系中退出了。甲组代表从关系中退出的人,乙组代表另一方。

　　向甲组的代表提以下问题:什么事情让你选择从关系中退出? 退出关系让你有什么感觉? 你对你离开的那个人有什么想法和感受? 在此背景下,你对自己有什么感受和想法? 你预期会得到什么样的回应? 向乙组的代表提以下问题:什么样的事情会让对方离开你? 这样的离开让你怎么感受自己? 你对离开你的那个人有什么感受和想法? 你对自己有什么想法和感受? 你预期自己会做出什么样的回应? 也邀请其他成员探讨他们在不同的角色中可能会做出怎样不同的反应,或者有什么不同的表现,并且想想这些不同的反应或表现的原因。

只谈事实

这个任务是前文"我是谁"练习的拓展。在"我是谁"练习中,要求病人用事实和心理状态来描述自己。在现在这个练习中,要求病人回想一个他们经历过的、特别有意义的,或者充满情绪的互动,只写下那个情景的客观事实描述,不对心理状态进行描述。比如,某病人说她与妈妈一起坐在车里,然后妈妈靠边停车,坚持要病人下车,随后妈妈开车离开。病人们阅读他们写下的描述,随后大家要推断故事里涉及的所有人物的心理状态。然后,写下事实的病人要对大家的推断与她/他自己的体验之间的一致性程度发表评论,并且思考其他观点的潜在合理性。举个例子来说明:

> A女士是一位35岁的职业女性,她向团体成员谈起以下事实:"在查房的时候,我在团体里说希望允许我出去购物,他们说我不能去。"组员们先是推断A女士的主要感觉是愤怒。他们的假设是:她可能感觉到被拒绝而失望,这种情况下就可能感到愤怒。一位组员认为由于当事人作为成熟的职业女性被告知不能去大商场购物,愤怒也可能是一种掩盖羞辱感的方式。另一位组员将谈话带到与控制感相关的内容里去,她认为A女士的愤怒也可能是对脆弱无能感的一种反应。
>
> 深入讨论后,A女士对小组进行了反馈。她说她所听到的小组成员的反馈都是准确的,但她也在讨论过程中发现了另外一种重要的感受:团体拒绝了她的要求,这带给她释然的感觉。虽然她已经取得了很好的进步,但仍然觉得有点不稳定。她很开心,不仅是因为团体成员发现了她尚未稳定,还因为他们愿意冒着她会发怒和失望的风险,告诉她他们关心她(Haslam-Hopwood et al.,2006,p.264)。

未来的互动

这一练习将"只谈事实"延伸到未来的互动当中,以激发我们所说的"预期的心智化"(这与对现在和过去经历的心智化形成鲜明对比)。病人想象一个在以后有可能会发生的、有问题的互动,并写下这会是什么样的情景(比如,和配偶谈离婚的事)。在听了病人处境的事实描述后,组员们预想病人可能体验到什么样的心理状态。这个练习的目的在于帮助病人为潜在的有压力的人际互动做准备。举例如下:

> S先生,47岁的医师,因抑郁症和安定成瘾而被收治,这些安定是他自己开的。S先生告诉大家,他正打算给他的诊所搭档打电话,告诉她有关自己的物质滥用问题。起初,大家预想S先生的搭档可能会对他自行用药感到气愤,但是大家的焦点很快就转移到这样一种可能性上,即她的愤怒可能反映的是她对S先生幸福和健康的深切关心。大家也猜想S先生有可能对打电话感到焦虑,害怕搭档生气。一位组员认为S先生可能期盼着通过电话公开自己的问题。一位比较了解S先生的

组员预料S先生将会感到羞愧,因为他一直很看重自己的坚强和完美。另一位组员推测道,S先生承认自己的错误,向搭档求助,扔掉完美的外衣,那么他可能会因此获得成就感。

　　S先生说整个讨论对他有所帮助,因为他之前感到自己陷在羞愧当中无法自拔,而这些讨论让他的心灵打开、体会到更多感觉,从而能够以开放的心态和更大的好奇心来打这个电话了(Haslam-Hopwood et al.,2006)。

角色扮演活动

观察非言语互动

这个练习虽然简单,却充满挑战。我们邀请两位成员自愿坐在团体前面,非言语互动几分钟,不说话。自愿参加的人通常会发现这很难做到,有人会试着写条子来互动。在短时间观察之后,小组其他成员试着去推断,每一个自愿参加者在想什么、感受到什么。有的时候,重要的关系模式会再次活现出来。比如,一对年轻男女自愿参加活动,小组成员观察到她不断努力去吸引他的注意,但收效甚微,之后她缩回去了,看起来像是放弃了。她随后解释道,这个短短的互动再现了她近期的一段挫败的恋爱关系,在这段关系中,她感到自己投入得比男友多,而他少有回报;最终她放弃和断绝了这段关系。

共情性倾听

这是一个简单的、类似于治疗的角色扮演,要求一位病人聚精会神地倾听,另一位病人述说自己的情绪体验,通常是某些有压力或令人不安的事情。然后,倾听者谈自己在听的过程中的感受和想法,以及对于讲述者体验的理解。讲述者则评论倾听者对自己的理解,并谈及自己在互动中的体验。

重演困难的互动

在此类练习中,病人自愿重演最近与某人(如恋爱对象或者家人)之间有压力的互动,然后进行讨论,之后扮演者互换角色再次重演。在扮演了对方的角色后,病人通常对于对方的心理状态有了新的视角,这种视角转变也是讨论的焦点。举例说明如下:

　　R先生是一位21岁的病人,他自愿重演了最近与父亲之间的一次讨论,他告诉父亲他打算出院后重返大学。R先生说父亲听完马上就非常生气地告诉他,说他的计划是"轻率的",还说"这说明你的治疗还不够"。第一轮角色扮演之后,大家马上就注意到他父亲看起来是多么忧虑,他们推测他父亲用愤怒掩盖了他对 R 先生抑郁复发的担忧。

转换角色后,R 先生说他强烈地感觉到他对父亲的共鸣,特别是想到自己自杀未遂对父亲造成的影响,他就更能共情父亲了。他说他想再给父亲打个电话,告诉他更多关于出院计划的细节,并问一问父亲的忧虑。R 先生说,这种新的视角让他看到,父亲并不只是简单地想要控制他,而很可能是在表达他对于 R 出院后的生活的担忧(Haslam-Hopwood et al.,2006)。

预演性的角色扮演

这一活动是前面的"重演困难的互动"练习的一个变体,病人选择一个同伴来角色扮演某个即将来临的、可能极具挑战性的互动(比如向老板提出延长假期)。如前面的扮演一样,病人也要扮演两个角色,讨论的目的是增强病人对他人视角的觉察。在实际的压力互动后,病人们说,角色扮演帮助他们在事情来临之际做好了心智化的准备。

监控和改善心智化

写日志

团体中的每个病人都要写下最近一次他感到心智化困难的具体经历(比如对自己或别人感到困惑)。成员们一起讨论这些问题,以提供心智化的帮助。在他们理解了这个想法之后,就需要每天写心智化问题的日志,并且每周都将日志带到团体中进行讨论。无法心智化他人的部分和成功心智化的例子都要包括在内。

90-10 反应

给病人介绍这样一种理念,即痛苦的既往关系经历可能会强化他们当前在互动中的情绪反应。相较于含有贬义地称之为"反应过度",这样的看法是一种共情性的理解方式。我们称之为"90-10 反应":情绪的 90% 来自过去,10% 来自现在(Lewis et al.,2004)。比如,一名病人过去曾反复暴露于父母之间暴烈的、不时有要打起来的危险的争吵之中,所以当她听到一对夫妇在餐馆附近的小房间里争吵的时候,就会变得惊恐失措。病人要举出例子,也要记录过去一周内的 90-10 反应。他们也可以给出心智化的例子:在那些时刻里觉察此类反应,这样他们就能够在一段时间的反思之后,将过去的

90%和现在的10%分开。从心理等价(将当前的心理状态等同于过去事件)中走出来，就是从创伤中复原的基础。

按暂停键

请病人回想这样的例子：因强烈的情绪或愿望而冲动行事；这些例子可能包括自我伤害行为、鲁莽的行动或者物质滥用。然后请他们举出实例，这个例子是关于通过心智化"按暂停键"的方式帮助自己克制冲动行为的例子。也可以询问他们是如何解决如下问题的："那时候是什么让你产生冲动的？如果你冲动行事，会发生什么？什么让你停止行动？有何帮助？然后你做了什么？这样的后果是什么，以及你的感受是什么？"举例说明如下：

I女士说她感觉真的非常好，因为她使用了"按暂停键"技术并且奏效了。她在与男友的某次互动中按了暂停键。在之前的某次团体会谈中，I女士告诉过大家，她需要思考自己理解男友行为的方式。心智化使她认识到她需要真切地看清他是谁，而不是将他与自己过去生活中的某个人混淆。

I女士讲了一件男友与其朋友晚归的事情。他对她很生气，把各种事情都怪罪在她身上。她通常的反应是：感到被指责、感到自己没有价值、哭泣、吼叫、以牙还牙地指责他等，不同的是，这次她按了暂停键，她想，男友恼怒并非关于她的，或者并非关于她做了什么没做什么，他的行为是他自己心理状态的反映。她决定不做反应，相反，她让他知道她不想卷入他的恼怒当中。他离开之后她一个人待着，写下了自己的思绪。稍后，他回来了，平静多了，他们能够拥有一段没有指责的时光了。

大家一步步反思了整个事件序列，对比了I女士的新旧两种处理问题的方式。主要的讨论焦点包括：记住I女士内心与其男友内心之间的区别；不再认为I女士是过错方，而过去她一直是这样认为的；不对别人的虐待行为承担责任；觉察她如何感受自己对她如何看待自己是有影响的，反之亦然。而且认识到，当她表现得有攻击性时，她就会感到自己毫无价值，反过来，当她感觉到自己没有价值时，她就会倾向于通过自我伤害来应对。

I女士认识到，她儿时的创伤经历使得她脆弱易感，而心智化给了她强大的感觉。随着潜在的问题在互动中被展露出来，她已经在心里找到了一个空间，去思考此时此地的自己和他人。她正处在这样一个过程当中,能够看到现实本身的状态,而不是被别人压垮,那些人在过去是不可预测的、欺骗性的、威胁到她生存的人。在重要的依恋关系中的情绪激烈时刻,I女士有能力进行心智化,这反映了我们所认为的心智化的"金标准",一旦我们观察到这一点,我们通常就会告知大家我们看到了对方能够心智化。

更好或更差的心智化

如表7-2所述,请病人思考对心智化有挑战性的某个特定关系和情境。在"通常的心智化"中,他们表现出实际的或一般的心智化(他们思考和感受到什么,以及他们认为其他人思考和感受到什么)。然后,在"新的和精进的心智化"中,他们会尝试拓展或丰富自我觉察(比如,他们还可能感觉到某些他们过去未曾意识到的东西),也会想象他人的想法感受还有别的可能性。最后,在"削弱的心智化"中,他们会表现出其心智化能力在困难时刻如何崩解(比如,在愤怒这样的强烈情绪下)。

表7-2 "更好或更差心智化"练习的结构

		通常的心智化	新的和精进的心智化	削弱的心智化
自体	我认为:			
	我感到:			
他人	他认为:			
	他感到:			

家庭关系中的心智化

视角对照

如表7-3所示,参与者先要回答一系列有关自己的问题,从"我怎么感受我自己"这个问题开始。首先,组员要从他们对自己的想法和感受的角度来回答这些问题。其次,组员要从家人(父亲、母亲和兄弟姊妹)的角度来回答相同的问题。也就是说,如果父亲来回答这个有关他自己的问题,他可能会怎样回答?有些病人某种程度上能够回答关于自己的这些问题,但会发现站在家人的角度进入家人的内心去想象他人的感受时,就茫然了。一开始,他们可能会混淆这个任务,觉得是要他们去评判家人对病人的感受。

当他们最终理解这个任务的实质时,可能就会发觉,自己根本没有真正地将家人理解为独立的人。在心智化他人的内在生活上,他们有困难,也少有经验,即便是对那些认识了很多年的人也是这样。他们几乎是完全聚焦于自身的。而另一些病人的模式正好相反。他们回避在任何有意义的层面上,去谈论他们自身的内在生活,他们只关注别人。他们的回答有时表明了一种相互纠缠和相互依赖的状态。

表7-3 心智化家庭成员:"视角对照"练习的结构

	我	母亲或者女性养育者	父亲或者男性养育者	兄弟姐妹(们)
我如何感受我自己?				
关于住院治疗,我感受如何?				
什么让我高兴?				
什么让我不高兴?				
我与其他家庭成员有什么问题?				
我有什么抱负志向?				
我害怕什么或者抗争着什么?				
什么让我后悔?				
什么是我不能大声说出来的?				

感受烫手山芋游戏

费龙等人(Fearon et al., 2006)描述了这一练习,把它用于心智化家庭治疗当中(见第五章)。要求参与者在不同卡片上写下各种基本情绪(如害怕、愤怒/狂怒、高兴、悲伤)的名称。孩子逐一浏览整套卡片的每一张,并用面部表情(如卷曲下嘴唇)或动作(如来回跺脚)来模拟表达某个特定的情绪。然后,每个成人镜映孩子的情绪表达,并接受孩子的反馈。所有的情绪表达都完成以后,练习就正式开始了。孩子扔一个球给屋子里的某个人,同时说出一种情绪。接球者必须做出孩子喊出的情绪,直至孩子满意才能将球扔给下一个人,下一个人必须做出另一种被喊出来的情绪,以此类推。每一轮,在传球之前,孩子都必须先判断接球者的情绪表达是否适切。这个练习可以用在任何家庭成员身上,或者用在所有家庭成员身上。这个练习对于家庭来说可能很有趣,而且也为每个家庭成员提供了一个机会去注意其他人的情绪,以及他们表达各种情绪上的差异。

换位游戏

在这个练习中(Fearon et al.,2006),父母想象他们的孩子在各种情境中(如,参加学校考试、上床睡觉、做家务)可能会怎样思考和感受,这些情境由孩子来选择。然后,父母中的一位扮演孩子,表达与某个情境相关的想法和感受。孩子当教练,让父母知道自己回答的正确程度("更远离答案了"或者"更接近答案了")如何。孩子将引导父母想什么、说什么和感受什么。这个游戏有很多好处,能够帮助父母认识到,有关他们孩子的想法和感受,哪些是他们知道的、哪些是他们不知道的,除此以外,这个游戏还提供了一个机会,让孩子做自己心理状态的权威。不仅如此,这个练习还为孩子们提供了这样一种体验,即他们的父母在学习有关自己的新事物。

母婴互动中的心智化

家庭项目获得了成功,这激发了人们对那些心智化有问题的父母及照顾者们的兴趣,他们在这方面的困难可能会对其孩子产生影响。如今已开发出了几个项目,重点关注父母与孩子互动过程中的心智化能力。心理教育练习一般来说会用于治疗的初始阶段。在练习一开始,就要提供有关心智化的知识,重点强调依恋和发展。父母通常对儿童发展的观点极为感兴趣,特别是"孩子的心理发展是通过母亲的心理而发展起来的"这一观点,即母亲怎么看、怎么想和怎么感受孩子,将影响到孩子的实际感受。

这些项目是为有人格障碍的父母及其孩子而开发的,旨在增进他们的依恋关系,也改善这些脆弱而年轻的家庭中父母及其子女的生命历程后果。有风险的家庭和父母(比如那些社会支持少、有创伤史、童年期被忽视的家庭和父母),都是这些项目的干预对象,因为研究表明,有明显紊乱依恋关系的父母和孩子,最可能长期处于风险之中。

边缘型人格障碍的母亲(英国已经为她们开发了母婴项目),理解她们孩子的心理过程的能力有限,她们倾向于认为孩子是在"故意"制造麻烦。她们可能基于自身的体验而非聚焦于孩子的体验,从而误解孩子的动机:"他就是想让我心烦""他就是个坏种,让我没有任何自己的时间""他就像他爸一样,就想让你感到内疚"。代表性的练习包括:理解悲痛、理解婴儿的不同情绪状态、描述依恋关系的质量,以及检查与孩子的情绪状态是否同调。

理解痛苦

请母亲想象她们的小婴儿，想想小婴儿什么时候会烦躁不安、开始哭泣。首先，请她们想象婴儿在烦躁不安时的样子，比如，挥动手臂和腿、尖叫、脸发红、发热、停不下来。其次，请母亲不要过多关注孩子哪里出了问题，而是去想此刻做点儿什么最好。她们有没有问自己："孩子是不是想跟自己接触联结？越快回应，孩子就越快安抚下来，是这样的吗？如果是这样，那为什么？我们何以知道婴儿被安抚下来了？"请病人描述婴儿心满意足时的详细特征，包括声音和姿态表情的特征。一个被安抚的婴儿通常安静地躺着，静静地凝视着养育者。那么，母亲是怎样回望这一凝视的？治疗师可以讨论这一观点：母亲回望婴儿目光的方式，有助于婴儿学习到安抚感觉起来像什么；母婴之间有着美好的感觉，开始感受到"更加幸福"，他们一起微笑。

然后，病人要讨论，在宝宝痛苦的时候，她们自己的感受是什么，以及当宝宝安静下来的时候，她们又会有什么感觉。这可以让母亲们思考自身的情绪状态，重视它们，并且可以用这些情绪状态的信息来尝试理解引起宝宝痛苦的原因。

理解婴儿不同的情绪状态

母亲们要进一步讨论的是，如果她们的宝宝没有被她们的互动安抚下来会发生什么：她们能做点什么吗？通常，讨论会围绕着这个主题：痛苦的婴儿若任其哭泣，会如何变得越来越烦躁不安。这对于母亲来说难以忍受。有的母亲可能会说，如果不理不顾，婴儿会怎样变得安静下来。这种情况的原因需要加以讨论："是否有可能是婴儿放弃、顺从了没有回应的养育者？是婴儿学会了独立吗？安静的婴儿是心满意足的婴儿吗？"病人要讨论婴儿心理状态的各种可能性，这样做的目的在于：强调在同样的状态下（在这个例子里是婴儿的安静状态），可能意味着多种不同的婴儿情绪状态和体验。

最后，病人要讨论，哭泣的婴儿在没有任何干预的情况下变得安静了，对此她们自己的感受是什么。小组领导者要求她们试着识别和标记自己的感受，并且详细描述这些感受，也可以描述她们有类似感受的其他情况。

依恋任务的质量

此类任务不是简单地谈及什么是依恋关系，而是关于依恋关系的质量。要求母亲们描述她们与孩子关系的质量。小组领导者通常需要先概述一下关系质量的含义："关系是温柔有爱的吗，还是疏远但有功能的？是温暖还是冰冷的？孩子是独立的、黏人的，还是暴躁易怒的？"母亲如何处理这些方面的关系呢？要求参与者通过最近与孩子的互动来举例说明她们对关系质量的描述。然后，可以从孩子和母亲的视角来讨论这些内容。重要的是，大家不要认为某种类型的关系就比其他的好；而应该认识到：母婴互动本身就很重要，而且母亲和婴儿都会影响到这个互动过程。比起她们自己体验过的依恋关系质量，很多母亲都期望自己的孩子体验到更好的关系质量，这么想很自然。如何实现这样的愿望，则可以拿来探讨。治疗师也要发起讨论，探讨孩子情绪需要和生理需要的重要性。不断增加物质享受和提供更多玩具，并不是改善依恋关系的主要方式，改善关系的质量更多是通过母婴之间情绪的相互作用，以及母亲对婴儿心理过程的关注来实现的。

情绪调节和调谐任务

团体讨论何谓调谐。治疗师谈起母婴之间情绪互动的交互性来开启话题。最简单的关注点是讨论母亲如何调节孩子的生理状态（如疲倦）。要求参与者描述他们是如何知晓自己的孩子累了，如何帮助孩子调节其疲倦状态。父母要区分自己的疲劳和婴儿的疲倦。小组讨论还可以转向区分更加复杂的情绪状态。父母必须与孩子的需求协调一致，不应该假定父母所具有的感受就是孩子的感受。

形成问题构想

许多精神科病人，在他们来接受密集治疗或拓展治疗（如，专科住院项目、住院治疗，以及部分住院治疗服务）之前，都有过大量的前期治疗，包括数年的心理治疗、短程住院治疗，以及无数药物治疗的尝试。他们之所以决定接受更加综合性的治疗，是因为在既往治疗中他们难以获得进展，或者很难维持疗效。他们常常感到"被卡住了"。不过，他们未必会急切地想要抓住此类新的治疗机会。他们感到困惑、消沉，对于那些不得不去面对的治疗约束与限制，他们感到愤慨，因为那些治疗可能是医生和家人强迫他们做的。为了利用好这个机会，我们必须帮助病人参与到心智化过程中来，以便对那些阻碍成功治疗的问题进行探索。从某种程度上来说，这一心智化过程直指叙事性的问题构想，而问题构想，是一项一直处于正在进行当中的工作（见表7-4），已成为心智化过程的核心成分。

普拉昆（Plakun，2006）将形成构想视为跨心理治疗派别的共同因素之一。全面的构想是长程心智化治疗的重要组成部分。贝特曼和冯纳吉（Bateman & Fonagy，2006a）建议个体治疗师与病人和治疗团队合作，写成一个书面的构想，并将这个构想交给病人来评论和细化。构想可以示范心智化方法,将病人和治疗师的思考组织起来,同时也可以提供一个焦点,聚焦在清晰表述的目标上。构想也可以在治疗的不同方面之间建立起明确的联系,这有利于病人实现目标。构想要阐明有关自体的信念,及其与内在状态之间的关系,并且用关系语言理解病人的当前忧虑。构想也要参考历史因素,将当前的忧虑置于发展的背景中来考量。它包括对心智化过程中的优势和不足的评析,以及预测可能在个体和小组治疗中出现的问题。定期(如每三个月)回顾治疗进展,包括再次构想,以作为持续治疗的基础(若欲了解全面的心智化构想,见 Allen et al., 2008, pp.172-175;Bateman & Fonagy, 2006a, pp.50-52)。

表7-4　心智化构想

● 应由病人和治疗师合作形成
● 应视其为一项持续进行而非尘埃落定的工作
● 示范心智化方法
● 将病人和治疗师的思考组织起来
● 聚焦于清晰阐述的目标
● 在治疗的不同方面建立起明确的关联
● 阐明病人有关自身的信念
● 用关系语言来理解病人当前的忧虑
● 将当前的忧虑置于发展的背景下
● 凸显病人在心智化过程中的优势和不足
● 预测在个体和团体治疗中可能出现的问题

　　乐玛等人(Lemma et al., 2011)正在开发一种短程(16次会谈)个体心理治疗形式——动力性人际治疗(Dynamic Interpersonal Therapy, DIT),他们以心智化为焦点,将依恋理论、客体关系理论以及人际精神分析整合在一起。动力性人际治疗的核心是识别出一个人际-情感焦点,这个焦点自始至终指导着治疗。人际-情感焦点包含一个主导性的、无意识的人际模式,这个人际模式围绕着自体表征、客体表征和典型情感而组织起来。本着心智化的协作精神,在构想与病人当前的忧虑之间,必须有一个有意义的关联。在治疗的初始阶段,病人积极参与构想的过程,相互协商形成构想。同样,本着心智化的态度,构想只是一个工作假设,需要根据治疗过程中不断发展的心智化能力而进行相应的修订。

　　比如,在最初的三次会谈之后,治疗师可以像下面这样总结自己的观察:

病人看起来一门心思想着别人(包括治疗师)如何看待她(比如,认为她令人厌烦)。这样一来,她就不能思考了,还变得惶恐不安;不止于此,她的内心还进行着持续不断的对话,在这个对话中,她感到被不停地斥责,她觉得自己不能够对抗内心的自我指责,这加剧了她的困扰和恐慌。

以上构想阐明了如何将症状(焦虑或者惊恐)置于人际关系的背景之中来考量,即症状在依恋关系(也包括移情关系)中上演。此类人际关系冲突也在内部对话中有一个内心的平行版本。为了澄清和说明核心问题,我们会去探索童年期的起源,但是主要的焦点仍然是当前的活现。在动力性人际治疗结束时,治疗师为病人提供一页"告别信",其中包括人际-情感焦点的最后一次呈现、所遇到的问题、所取得的进步,以及尚未解决的问题。

治疗师有无数种方法来形成治疗焦点,并明确、较为详细阐述治疗焦点。所有这些都将考验治疗师和病人的心智化功能。这种态度比任何具体方案都重要,而在团体和个体治疗中,我们将不断地尝试,使用各种方法来让病人参与进来形成有用的问题构想。

在团体背景下进行构想

心智化与核心议题

为了在团体中形成问题焦点的构想,我们会使用"心智化与核心议题"小组练习。要求病人首先列出他们加入小组的原因,即他们的当前主诉。随后,他们要陈述先前的治疗如何让他们感觉"被卡住了"。最后,要求病人思考"核心议题",也就是那些让治疗变得困难的过程或者问题。简言之,什么成了阻碍?

N女士说她感到抑郁和绝望,她承认她倾向于忽视或抗拒别人的帮助。经过一番反思,N女士说虽然她的黑色忧郁是"可怕的",但忧郁也是一种"舒服的"、熟悉的体验。相反,她害怕如果去找寻一条路让自己变得更愉快,那么她可能终归梦碎,而这种失望的预期看起来比待在抑郁中更糟糕。

随后小组领导者问N女士和其他组员,解决此两难困境需要什么样的治疗计划。一番讨论之后,N女士同意大家的看法,即找到一种风险很小的方法将会是一个开始。在讨论过程中,N女士和大家都可以将她的问题由"抵制治疗"(一种贬低和指责的姿态)重新定义为一个更加具体的问题,也就是与她害怕失望有关的问题,这就导向了一条建设性地处理这一问题的途径。

C先生的经历也是一个识别核心议题的例子:

> C先生,一位有抑郁、焦虑和爆发性愤怒史的年轻男病人,描述父亲的攻击和虐待秉性强烈影响了他们之间的关系。C先生承认,对于让自己变得较不具有攻击性这一点,他心里是有冲突的,因为他觉得攻击性可以保护自己不受到伤害。C先生之前一直回避真正投入治疗,因为他害怕会被迫去体验和表达情感,那些情感会让他脆弱无力。最近他才明白,自己横行霸道、恃强凌弱把人都推开了,他再也不想被孤立了。组员们说,C先生在不威吓人的时候还是一个挺有趣的人。他们还质疑他的假设,即人们对表现得情绪敏感的人会如何反应这个假设。C先生说,过去没有一个强大而又敏感的男性榜样为他引路,他要前进多难啊。一些组员对此很有同感,他们觉得缺少父母的关爱这一体验,以及这一体验对他们产生了影响,包括他们因为缺乏积极正面的父母榜样,而形成对待他人的行为模式。

O女士谈到一次看望母亲的经历,可以进一步说明心智化小组如何有助于问题构想:

> 与往常一样,O女士非常关注母亲的需求。尽管她很努力,但还是觉得母亲不接受她。O女士使用了心智化的立场,小心避免情绪反应过度,然而,她感到处境无望,因为与母亲在一起她永远都做不好。O女士说,她过去和母亲相处时一直都小心翼翼,几年前哥哥意外亡故之后,她更加谨小慎微了。小组成员建议O女士更多考虑她自身的需要,但她忽略了这一建议,小组领导者提醒她注意这一点。随后O女士解释说,她倾向于更多关照别人,然而这样做的时候她却感觉自己被亏待了,她很气自己这样做。大家讨论了这个议题,思考了维持这一行为的可能原因,大家提出的想法有:想要感觉自己有用,想要掌控。大家还问了感觉被拒绝可能带

来什么好处这个问题。一位组员想知道:在哥哥去世的情况下,O女士若看重自己的生活与欲望那将会是什么样子。O女士将这一问题与她的幸存者内疚以及她感觉母亲不想她活着联系起来。对于所有组员来说,这都是一个非常痛苦的时刻。小组领导者将O女士的注意力引回到她对组员建议的反应上来,组员们建议她好好考虑自己的需要。O女士回应说,虽然她经常感到不堪重负,有时也对获得他人的关怀感到绝望,但一般来说,她不会考虑自己需要什么。对于O女士的体验,小组其他成员都觉得:绝望的状态容易赶走别人,以致绝望的人很难发现他们在苦苦寻求的支持。O女士和大家都认为,留意自己的需要,及时(而非过后)表达需要,更有可能得到满足。

心智化:在核心议题上的进展

这个小组练习需要病人首先完成一个工作表,他们要在表中列出当前治疗阶段正在进行着的某些核心议题。然后他们要针对每个核心议题回答以下问题:"在这个议题上,我到底能做些什么来取得进展?在我结束该治疗项目之时,我要达到什么状态?我该和谁讨论这个核心议题?还有什么重要问题我没有处理?"在完成这个工作表的过程中,要明确地鼓励病人思考如何使用治疗的多个方面,这些方面包括:个体与团体治疗、与治疗团队成员的会面,以及与其同伴的日常接触。

Y是一位年轻女士,她认为自己是"牧师的小孩"。她有抑郁史(与低自尊有关)、焦虑史和物质滥用史。在完成这个练习的过程中,Y女士认识到,她为过去所犯的错误严厉地责备自己,而且还倾向于翻来覆去地思索自己所犯的错。她不停地担心自己控制不了的事,感觉自己没有达到父母和教会的好孩子标准。Y女士意识到她过去的经历从未被讨论过。组员们没有打听这些经历的细节,而是让Y女士讨论是什么阻碍了她解决这些源于过去的问题。鉴于相信小组是在努力对她进行心智化,她承认羞愧感和羞辱感是导致她抗拒思考和与他人交流过去体验的主要原因。她将自己不愿对这些问题进行工作与她害怕让虔诚的父母失望联系起来。随后,小组的工作聚焦于将她对父母的期望所做的假设与别人可能接受她的观点分离开来。

在个体心理治疗中形成构想

要形成一个有用的构想，取决于建立一个有利于心智化的关系氛围。治疗师需要病人的帮助，才能形成构想。提问和澄清不仅有助于提供信息，也有益于创造一个共同思考的氛围，一个阐明观点以供思考的氛围，以及作为一个团队共同评估的氛围。治疗师的透明性，对于这一合作至关重要，有关沉默的使用就是可以说明这一点的实例。治疗师沉默地坐着并等待病人提出一些材料来讨论，这很常见。治疗师通过保持沉默，被动地表达这样的期望。病人对这样的行为有相当负面的体验。他们可能把沉默视为治疗师有所保留，或者他们可能对于要说点什么感到有压力，并且对于自己未能想出任何有意义的东西来而感到焦虑。治疗师若诠释病人基于什么而做出这样的反应，就容易阻碍治疗过程，在最糟糕的情况下，会营造一种法官（治疗师）和被告（病人）的氛围。可采用的方法如下：

> 这可能是治疗过程早期阶段的一次会谈，治疗师想方设法努力将治疗聚焦，他问了些问题，澄清了些议题，随后沉默了。治疗师感到病人不舒服，病人也确认自己不舒服。然后，治疗师解释了自己有时候保持沉默的原因，说："有的时候，我自己可能想不出要说些什么。但我通常是想确保我们所讨论的内容与你有关。所以，我就暂时没有说话，让你可以整理你的想法，并提出可能浮现在你脑海里的任何东西，或许是一些我没有想到的事情，而这些事可能对于我们理解你的情况很重要。"

发起开放的对话，讨论每个病人心里面出现的东西有助于建立信任感，这种信任感将让病人有能力解决他们的核心问题，也使病人有能力处理那些卡住他们的内心冲突。

> E女士有严重抑郁史和持续的非自杀性自伤（如用刀割自己）。她过去与人隔离、独来独往。她猛烈地贬低自己，经常因别人（尤其是父母）的问题而责备自己。E女士贬低心理治疗的可能价值，但却忠实地参加治疗会谈。她说治疗并不会阻止她割伤自己。治疗师阐明了自己的立场，以此建立关系：他和其他治疗师一样，愿意帮助她改变自我伤害的行为。他承认她没有感觉到心理治疗的帮助。他说，他只是想请她谈谈，请她尽可能真实地表达她的想法和感受。

E女士向治疗师讲述,她小时候在母亲手上遭受的情感和身体虐待。她说,几年前,母亲因为某种她不知道的原因,停止了对她的虐待,从此变得关心她和友善了。治疗师请E女士帮自己分析她的自伤与她和母亲的关系之间有何关联。E女士允许治疗师帮她弄清楚,他们发现E女士对早年被虐待深怀怨恨,同时也怨恨父亲没有介入进来保护自己。然而,她害怕表达对父母的这些感受,因为她害怕母亲会报复自己并再次虐待她。E女士最后承认,每当她对任何人产生愤怒,她就会自责并用自伤来惩罚自己。这样的构想,让E女士能够尽力克服她所面对的两难困境:需要与妈妈有"真实"的关系,同时又害怕表达真实的愤怒感受。随着时间的推移,E女士能够和母亲敞开心扉讨论她的愤怒了,而她的自伤行为也减少了。

尽管建立起了有利于合作的心智化氛围,然而对病人核心问题的工作,却有可能并不总是朝着治疗师想要的方向前进。心理治疗中的心智化是一个交互的过程,因此,治疗师也必须对病人的影响持开放态度。比如:

F先生是一位二十几岁的年轻人,他因抑郁、低自尊、社交焦虑、退缩、自我隔离和自杀行为而被收治入院。他告诉治疗师,他三岁的时候被一位年长的女性亲戚性侵。他父亲在他12岁时自杀身亡。中间几年F先生什么都不记得了。他因早年被性侵所致的玷污感而备受折磨,此外,F先生觉得,父亲对他太失望了,所以他断定自己没有给父亲一个活下去的理由。

F先生八周疗程接近尾声的时候,治疗师问他,他母亲有没有任何他与父亲的合照。治疗师认为,一起看这样的合照,可能会激起一些有益的记忆,而且,也可以作为他父亲爱他的证据。因此,治疗师建议F先生让他母亲下次来的时候带上照片。令治疗师惊讶的是,F先生对此想法并不热心。他已经学会了把自己的想法提到桌面上来说,他回应道:"为什么你觉得我从来没有看到过那些照片呢?我不想揭开一个我没有时间去愈合的伤口。"F先生表明,他不想看到照片里父亲表现出的父爱,然后,却不得不与治疗师在剩下很短的时间里来处理丧失的哀伤。这样的交流引发了更多对F先生生活中的丧失的探讨,其中也包括与治疗师之间即将到来的丧失体验。

正如我们所指出的那样,在团体背景下,可以通过邀请病人写一些东西,来实现协同构想,这一过程同样可以被整合到个体心理治疗当中。比如,本章作者之一(乔恩·G.艾伦)会邀请病人按照以下指示简短回答一些问题:

> 我发现,如果我们能够在治疗的核心焦点上达成共识,即对我们正在工作的主要问题形成书面构想,那么我们就能够在个体治疗中相对较短的时间内有更大的建树。我还发现,提出一个焦点和对主要问题进行构想未必容易。这是一个需要进行"心智化"任务的例子,我这么说的意思是,通过这样做可以觉察你自己的想法和感受,以及别人的想法和感受。因为一般来说,让人们前来寻求治疗的问题,不仅包括个人内在的困难,也包括这个人在重要关系当中的人际冲突,我们依靠对自我和他人的心智化来澄清这些问题,并对其进行工作。我很感谢您在这张纸的背面回答几个问题,以此作为我们工作(寻找焦点)的起始点。我们将有机会共同工作、仔细思考这些问题,之后,我将写下一份构想的草稿,我们可以一起在心理治疗过程中继续改进这个稿子。

要问病人的问题如下:

- 你想求助的主要问题是什么?
- 你想在哪些方面做出改变?
- 什么让你卡住了或者阻止你取得进步?
- 你还有什么问题或冲突没有面对或处理吗?
- 如果达成了你的治疗目标,你会有什么不一样?
- 什么给了你希望?

这个练习的目的不是识别正确的构想,而是让病人参与反思和合作的对话。治疗师将病人的想法融入构想当中,然后请病人对其进行改进和修正。例如:

> H女士在前两次治疗会谈中提出了一个相对清晰的问题。她是一名好胜心强的医师,在父亲的诊所工作了二十多年,指望着在他退休后接管诊所。她确信重大

的改组是必要的,但因为她年老的父亲不放权,她感觉到挫败和愤怒。而且,她渴望得到父亲的尊重,但父亲却不断审查她为病人提供的护理,这让她感到被轻视和被贬低了。H女士的主要忧虑是,她觉察到自己会把被父亲挫败的感觉发泄到丈夫和孩子身上:正如父亲对她所做的那样,她也试图以强迫性的批评和控制来"管理"自己的家庭。她的丈夫已经开始考虑离婚,部分原因是为了孩子好。

在第三次会谈时,H女士将她填写的工作表带来了。考虑到她突出的关系问题,治疗师对她第一个问题的回答("你想求助的主要问题是什么?")——"与自己和平共处"——感到惊讶。这促使治疗师与H女士谈及她被父亲挫败到了十分痛苦的程度,部分是因为,她达不到自己的期待和标准,她觉得自己是个失败者。这就使得H女士可以聚焦于某些她自己可以决定的事情(如,她自己的期待,而不是父亲的行为)。

关于过程和内容的注解

我们已经强调过,应优先考虑心智化过程而非特定的心理内容。我们认为,所有心理治疗干预的有效性均有赖于协同的心智化立场(a conjoint mentalizing stance)。不过,短程治疗也非常重视找到一个具体的焦点,这个焦点与卡住病人的核心问题构想有关。因此,我们也不能轻视内容。从某种程度上来说,为了让治疗产生效果,病人和治疗师必须"找到正确的焦点"。心智化是一门艺术(Allen et al., 2008),形成有用的构想,需要心智化的天赋。虽然某些结构可用于心智化的过程,然而,却没有任何"算法"可用于找到恰当的焦点。我们聚焦于心智化,只是为了增加病人和治疗师协同找到恰当焦点的概率。

临床工作者的心智化挑战

临床工作者也跟他们的病人一样,容易丧失心智化,而这会使他们脱离其核心任务——在病人搞不清楚自己的心理时,帮助他们搞清楚。

治疗师可能希望比病人更具韧性,更能灵活应对。然而,即便真是这样,治疗师自己的心理功能也难免不受影响,尤其在强烈的焦虑体验时尤为明显。治疗师寻求自我保护的方式,可能是依靠技术性的知识和治疗结构,有时也以牺牲主要任务为代价,该主要任务是:在任何设置、形式或进程下,谨记无论是团体还是个体、是探索性的还是心理教育性的、是正式的还是非正式的,都要将心理抱持在心里面(keep mind in mind)。心智化能力会持续受到检验,而焦虑的来源是多种多样的:焦虑于能否激励病人参与到治疗任务中来,焦虑于能否按照心智化操作指南使用治疗模型,以及在同事和督导眼中自己看起来做得怎样。此外,当病人表达出强烈情感,而这些情感与他们和治疗师之间的冲突有关,或者与他们和其他小组成员之间的冲突有关,那么,治疗师就很容易失去心智化,而此时也是治疗师最需要心智化的时候。

在本节中,我们会给出一些团体带领者心智化出差错的例子。我们先讨论一个悖论——将"不知道的"治疗师置于团体领导者这个专家角色,然后讨论可能面临的挑战——将多重视角牢记于心,同时保持"不知道的"立场。最后,我们以一个比喻来总结本节,即,病人和治疗师,大家都在同一条船上,面临同样的困境,那就是:在面对挑战时都需要心智化。

处理专家/学生的悖论

心智化的治疗过程基于以下几点:治疗师远离"专家"读心者角色,病人和治疗师合作,以开放的心态协同探索心理状态。然而,治疗师扮演专家的角色在心理教育团体中是显而易见的事实。在这样的角色背景中,要维持心智化的立场可能是一个挑战,而带领者对自己的专业水平感到焦虑,这又可能使问题变得更加复杂。个体差异总是一如既往地明显可见:临床工作者以自己的方式解读治疗手册、从各种各样的工作坊中获取不同的知识,因此一个新的心理教育团体或者心理教育服务将具有带领者的个人印记。向病人介绍治疗方法可以采用各种形式,从面对面讨论到PPT演示,再到分发书面材料。不管形式如何,这些呈现方式都将传达对心智化的理解、描述目的、对象,以及团体规则或治疗方案。任何这样的辅助手段都是有用的,有助于传递信息给参与者,均可起到激发病人思考的作用,不过这些都将带领者置于了专家角色。

重申一下,工作人员和病人在焦虑时都容易失去心智化。然而,焦虑是不可以避免的,临床工作者可能会以破坏团体心智化的方式去应对自身的焦虑。比如,病人可能会在某些事情上批评带领者(如,他们的年龄、性别或受训经历),或者抱怨团体(如,病人被贴了标签或被划分了类别)。此类批评都可能会让带领者感到自己被攻击了,从而变得防御。带领者可能在两个大方向上出错。一方面,带领者可能过度结构化,僵化地依照议程行事,除了决心让病人相信自己观点的正确性以外,没有传达任何其他的信息。另一方面,带领者也可能会让团体来接管大局并完全失去结构化。在任何一种情况下,团体都失去了探索想法和感受的涵容感和安全氛围。任何一种情况都可能让病人感到被抛弃了,而且容易被自己做错事的感觉所淹没,而工作人员也可能有同样的感觉。在最糟糕的情况下,病人可能会变得防御和对抗,而工作人员也可能感到沮丧和泄气,觉得自己没有能力应对,也没有能力做出有用的事情。

理想情况下,病人面质带领者时,带领者可以将批评用作心智化的机会,并将评论纳入结构化的议程中去。比如,如果一名病人抗议道:"这只是常识,我没看出什么特别的!"带领者可能会回答病人说:"看起来,你完美地理解了。"带领者也可以回答:"你可以把这叫作'常识治疗'",或者俏皮地说:"获得常识是心理健康领域的最终目的"。这些评论还可以引发一场讨论,讨论如何通过良好的养育体现出来的常识(和直觉)来促进心智化发展,正如我们在心智化教育课程中所讨论的那样。在这一情况下,我们提出了进一步发展的观点,那就是:好的治疗师立志要(为病人)做的,正是好的父母自然而然(为孩子)做的。如果一名组员质疑带领者的受训经历和临床经验,则可以把这一挑战解释为一个心智化的时机,也就是说,探索病人对带领者的臆测和焦虑,以及带领者被挑战的体验。无可否认,用一句老话来说,这样的探索需要用到带领者的自我力量。

将多元视角抱持于心

在专为病人团体介绍项目情况的会谈中,可以在简短的PPT演示后附上一个练习。比如,带领者可以让组员们想象,在小组里有什么样的感受。组员们可以写下自己的想法,大家可以单独完成这项任务,也可以两人配对做练习,或几个人进行小组练习,然后在整个团体里做报告。在大家努力练习的过程中,工作人员可以通过自我暴露来促进探索,暴露他们自己在团体中的想法和感受,比如他们希望把事情做好、害怕出错。我们设法帮助某些病人向大家阐明自己的观点,也希望出现一系列不同的观点。与本章前面讨论过的所有小组练习一样,小组带领者都要努力维护团队精神——非评价性的、接纳不同的观点,并对差异的原因心存好奇。

下面的例子,是在一项新的服务中开始小组的例子,这个例子清楚地说明了心智化议程会如何出岔子:

> 心理教育小组正在安顿下来,他们刚刚接到消息说,还有一批新病人可能会在几周后加入他们的小组。领导者要求小组成员看一张照片(是英国前首相托尼·布莱尔的照片),想象照片中的人在想什么。一个病人突然开始抱怨布莱尔先生,认为他允许太多难民进入英国,而他本应该做出更好的选择——安全和闭国。一名小组带领者害怕该病人的观点可能会被认为是对小组内的少数民族的攻击,因而质疑了该病人的观点。这位病人立刻感到自己有可能会遭到攻击,所以他否认了自己有任何种族主义意图。

对于病人批评布莱尔政策,一种动力学理解可能是:病人体验到威胁,这些威胁可能与新成员潜在的闯入团体有关,再加上他们想要舒适地待在团体里,所以想要竖起一个隐喻性的"勿扰"标志牌。一个以心智化立场工作的治疗师,可能不会解释这些可能的潜意识含义,而是以一种可能有利于涵容小组中呈现出来的冲突的方式,将这一可能性记在心中。

面对这样的挑战,治疗师的任务就是推进议程。邀请其他病人分享他们关于照片的想法。每个人的观点自有其合理性和意义,治疗师要基于这一理解来强调病人之间的差异。深入探索各种各样的观点,可能会揭示出丰富的材料,这些材料与每个病人在此时此地的体验和过去的体验有关。小组带领者可能会,也可能不会将病人的反应与未来新加入者的想象联系起来。理想情况下,由于小组促进了思考能力的改进,组员们有可能自己会做出这些关联。

面对误解时保持不知道的立场

心智化的一个主要方面就是理解误解。然而,误解很容易导致病人的防御,工作人员也一样。情绪激昂、观点偏激的时候,心智化就可能会崩溃,团体的功能也可能会恶化。比如:

> 小组之初,善意的治疗师邀请组员们识别自己的问题,以便小组可以与他们一

起工作。一位组员T女士回应说,她很难应对一系列的压力,如孩子们的要求、她那严酷的伴侣无情的批评,除此之外还必须参加这个要求苛刻的治疗项目。另一位病人,M女士转过椅子背朝着T女士。T女士注意到M女士的退出行为,嘲讽地问M女士:"我让你感觉烦了吗?"一位工作人员贸然介入进来,叫M女士把椅子转过来面向小组,而没有给M女士回答T女士问题的机会。然后,另一位病人L女士攻击了那位介入进来的带领者,因为她感觉他对待M女士的方式太粗暴了。M女士发脾气了,她推开椅子怒气冲冲地离开了。

在督导小组中,治疗师得到了帮助,在事后进行了心智化。他认识到自己行动得太快了,想去尝试控制一个他觉得可能出问题的情境,这当然是因为T女士相当猛烈地挑衅了M女士。在这样的压力下,是很难去思考,也很难知道做什么才是有帮助的。与其让M女士马上转过身面对小组,治疗师本应该对M女士表达好奇,好奇她没做任何解释就背朝小组,就像T女士所做的那样。他可以承认,这个举动有可能会被理解为一种拒绝,然而他也应该强调,他不可能确切地知道这个动作是什么意思。而这一探索会为M女士提供一个机会,用言语表达她的行为的原因(后来,在小组中这一点变得清楚了,原来M女士是因为她与她自己孩子的问题才这么反应的)。

然而,在这种情况下,治疗师干预得太快了,所以被一个组员L女士批评了。有心智化的治疗师需要仔细思考这一批评。他对M女士很糟糕吗(比如,以非心智化的方式对待她)? 在督导小组中,治疗师对于自己对M女士的非比寻常的控制反应感到惊讶。他很害怕自己会失去对小组的控制,所以在冲突最"激烈"的时刻,他的所作所为已经不像他自己了。在督导小组中探讨这些情形,让其他工作人员也可以去反思他们自己在压力下心智化的失败。其他小组带领者开始认识到,单靠自己的力量,他们不能一直将小组维持在工作团体的状态中。他们得出结论:小组中的病人需要知道,工作人员希望他们也担起一些责任,以维持小组氛围——可以自由思考的安全之地的氛围。他们认为,这样的探索本可以发生在心理教育团体中的。治疗师现在感觉有信心讨论自己的反应以及未来类似的反应。在随后的一次心理教育团体会谈中,他承认自己未能保持心智化,并公开承认,是同事们帮助他思考发生了什么。他还对L女士的批评表达了赞赏,因为,这让他可以反思自己对M女士的行为。

处境相同

心智化的立场,需要治疗师对自身的心智化能力保持谦虚。若病人认识到,治疗师维持自身心智化的能力也有限,那么此时病人就已经是在心智化了。如果病人知道工作人员也会采用病人的"处方",即在咨询和督导中寻求帮助,也在小组中接受协同带领者和病人的帮助,那么,病人就可能不那么焦虑了。病人看到工作人员努力维持心智化(以及他们的心智化失败),迟早会激发他们对自己反应的好奇,并开始询问自己和他人问题,比如"我为何要那样做?"或"她为何要那样说?"这些都是心智化的提问,需要在治疗的氛围下去问。我们用粗话"排泄心智化"(Allen et al., 2008)来形容实际上是扭曲的心智化,即:的确进行了心智化,但做的是"糟糕的"心智化工作。 比如,一位团体带领者在提到之前的某个错误假设时,可以自由地说:"刚才我在'排泄心智化'",而且,他说不定会有很多机会来说这个话。

因此,临床工作者需要谨记于心的是,带着恐惧和混乱的心理去工作,很可能会对自身的心智化产生不利影响——他们将失去心智化,并且重获心智化。团队工作和督导用于锚定治疗师和病人。治疗师与其病人,只要都有与依恋史有关的脆弱性,以及都有与情绪调节有关的问题(更别提有心理问题和精神障碍了),那么治疗师与病人就处境相同。显而易见,我们都是人,这一点应该时不时地在心智化小组中指出来。然而,病人和治疗师之间有一个关键的差异,这与治疗师的专业角色有关,那就是治疗师有义务持续努力进行心智化,而且是不小的努力。虽然治疗师希望激发病人心智化的积极性,也希望病人在这方面发展出更多的技能,从而使他们的心智化最终成为自我强化的,乃至自然而然的行为,但是病人却没有类似的义务去这样做。

总　结

无论治疗的时长、具体的治疗模型或者临床工作者的理论取向如何,有效的心理治疗过程都需要的是:治疗师通过培养对心理状态非评判性的好奇态度让病人参与心智化。从这个角度来说,心理治疗镜映了发展:心智化孕育了心智化。心智化既是病人要做的事,也是治疗师要做的事。

心智化治疗重视过程胜于内容,比如注重反省能力而非获得具体的洞察。然而我们也不应该轻视内容。短程治疗的进展,取决于自始至终维持一个聚焦点;这一焦点要考虑到病人对于改变的矛盾心理,这一矛盾心理已妨碍到治疗进展,我们还要对病人的核心问题进行清晰的构想。形成一个有用的构想直接考验治疗师和病人合作进行心智化的能力。

将短程治疗过程结构化,有可能促进治疗师和病人的心智化,特别是在临床危机当中更是如此。举例来说,对于减轻自杀状态中的异化感来说,协同心智化是至关重要的;不过,在与自杀病人工作的过程中,会激起临床工作者内在的焦虑感,这会破坏他们的心智化。结构化的临床访谈,旨在阐明自杀心态中的各个方面,可用于促进治疗师和病人的心智化。这样的访谈可以使病人感受到:治疗师将病人自己的自杀心态抱持于心中,而这样的共情性联结则构成了自杀干预的根基。

实际上,短程心理教育方法通过重启治疗,有可能促进病人的治疗投入度。这些方法与陈述性和程序性知识是吻合的。一方面,要明确教育病人,让其了解心智化的概念、心智化的发展,及其与心理疾病的关系,并且帮助他们理解不同的治疗模式其设计目的都是为了促进心智化。另一方面,病人参与各种各样的、结构化的小组练习以提高心智化。心理教育团体的目的是帮助病人"弄明白"心智化,而我们把整个治疗都看成心智化的实践场所。

推荐阅读

Allen JG, Fonagy P, Bateman A: Mentalizing in Clinical Practice. Washington, DC, American Psychiatric Publishing, 2008.

Bateman A, Fonagy P: Mentalization Based Treatment for Borderline Personality Disorder: A Practical Guide. New York, Oxford University Press, 2006.

Fonagy P, Gergely G, Jurist EL, et al: Affect Regulation, Mentalization, and the Development of the Self. New York, Other Press, 2002.

第八章

部分住院设置

道恩·贝尔斯

安东尼·W.贝特曼

在心智化治疗+住院治疗(MBT-PH)中,最初的随机对照实验显示:治疗完成5年后,效果仍可辨识(Bateman & Fonagy, 1999, 2001, 2003, 2008b)。2004年,荷兰的维尔斯朗心理治疗中心决定尝试复制英国的部分住院治疗项目,以确定独立机构是否可以在英国以外的自然情境下重复同样喜人的效果。在最初的纵向研究中,我们发现这是有可能的(Bales et al., in press)。到了2010年,我们就已经发展出了一个结构良好的心智化治疗科室,而且尽量和原项目保持一致,还提供了心智化治疗+住院治疗和心智化治疗作为密集门诊项目。我们在服务中成功执行了心智化治疗以后,我们的员工便开始向其他部门提供培训,协助他们实施心智化治疗。在这个阶段,我们发现关注发展心智化治疗项目的组织方面是有帮助的。在本章中,我们将考虑其中的某些事项,并描述如何组织安排治疗干预,以便创建一个最佳的环境。在该环境中,可以运用干预措施来加强心智化过程。

病人群体

边缘型人格障碍病人是一个异质群体,在共病、社会功能和严重性方面存在着很大的差异。维尔斯朗心理治疗中心是一个为病理性人格病人提供专科门诊治疗、部分住院治疗和住院治疗的机构。现时,维尔斯朗人格障碍研究中心有超过10个边缘型人格障碍治疗项目,其治疗取向、强度和时长均有所不同。在研究中心内,重性边缘型人格障碍病人会被转诊接受心智化治疗。出于研究目的,我们根据《精神障碍诊断与统计手册(第四版修订版)》(APA,2000),使用结构化的访谈评估[DSM-IV轴I疾病的结构化临床访谈(SCID-I;First et al.,1997b),DSM-IV轴II人格障碍的结构化临床访谈(SCID-II;First et al.,1997a),DSM-IV人格的结构化访谈(SIDP-IV;Pfohl et al.,1997)],并结合专家意见,来进行诊断。以边缘型人格障碍为主要诊断的最为复杂的病人也包括在内。在这些病人里,80%有多个轴I诊断,其中焦虑、恶劣心境、进食障碍、物质滥用问题最为常见;70%有除边缘型人格障碍以外多个全部轴II障碍,其中偏执型、回避型、依赖型和反社会型人格障碍最为常见;70%有物质滥用和依赖问题,这也进一步体现了这一群体情况的严峻性。有严重自毁行为和急慢性自杀行为的病人也包括在内,在治疗初始阶段,他们往往对自己和他人都有危险。所有病人都有多次治疗失败的经历和住院史。根据科恩伯格的标准(Kernberg et al.,2002),这些病人有着低水平边缘(或精神病性)人格组织。具有中高级边缘人格组织的病人,若较少见诸行动、没有药物依赖问题,则会被转介到其他项目中去(主要是图式焦点治疗)。

服务发展原则

在心理健康服务中发展心智化治疗+住院治疗项目需要考虑几个原则。贝特曼(Bateman,2000)在回顾文献时总结道:有效的治疗拥有几个共同的特征。这些都归纳在表8-1中。其中很多特征都已包含在边缘型人格障碍治疗指南里(National Institute for Health and Clinical Excellence,2009b;Oldham et al.,2001),而且与构架良好的研究项目的特征是一致的。

表 8-1　有效治疗边缘型人格障碍的共同特征

- 结构良好
- 致力于加强病人的依从性
- 明确聚焦于特定的问题行为,如自我伤害或有问题的人际关系模式
- 提供一个病人和治疗师可以共享的、连贯的概念框架
- 鼓励治疗师和病人之间支持性的依恋关系,这与治疗师需要采取相对主动而非被动的立场相一致
- 持续时间相对较长
- 与可供病人使用的其他服务很好地整合起来

资料来源: Reprinted from Allen JG, Fonagy P, Bateman AW: Mentalizing in Clinical Practice, p. 284. Washington, D.C., American Psychiatric Publishing, 2008. Copyright © American Psychiatric Association. Used with permission.

接下来,我们将论述组织良好的部分住院治疗项目所具有的几个基本要素,治疗师以这些要素为框架,则可运用于更有针对性的心智化治疗干预。

治疗目标和治疗计划

心智化治疗的中心论点是:边缘型人格障碍现象是多种因素共同作用的结果。表 8-2 中概述了这些因素。心智化治疗以发展模型为基础,该模型认为:环境的逆境和神经生物的脆弱性是相互交织在一起的。这与边缘型人格障碍复杂的病因学和症状学一致。在这一概念框架中,心智化不稳定是问题的关键,因此,在心智化治疗当中,只要干预措施可以增强心智化过程,就被视为有效的治疗。心智化治疗的总体目标是:开展一个以病人的心理为治疗焦点的治疗性过程。目的是让病人更多地去发现,他们是如何思考、感受自己或他人的,而这些想法和感受又是如何促使他们回应别人的,以及"错误地"理解自己和他人,又是如何导致行为的(这些行为是为了尝试保持稳定性,以及尝试去理解一些不可理解的感受而做出的)。治疗师必须确保病人知道这些目标,确保治疗过程本身不是神秘莫测的,还要确保病人理解治疗背后的关注点。

表 8-2　边缘型人格障碍的症状

边缘型人格障碍症状与以下方面相关:

- 与依恋有关的心智化抑制
- 再现心智化模式发展出现之前的、体验内在现实的模式
- 持续的、投射性认同的压力
- 再度外化自毁的异化自体

　　所有病人都要通过加强对自己、他人及关系的心智化能力,致力于5个普遍的治疗目标。这些都概括在了表8-3中。每个目标、连同个体会谈中发展出的心智化构想,都会被纳入病人的治疗计划当中。就病人的心智化、他们的发展,以及当前的功能方面的问题,病人和治疗师一起理解其潜在的原因,并总结这些理解,进而个性化定制治疗计划中的治疗目标。这些治疗目标与项目的各个环节之间是相关联的,在这些环节中,治疗师和病人想着要完成大部分的工作以达成这些目标。所有治疗病人的团队成员,都需要了解治疗计划,以及治疗计划对于他们同病人的工作所起到的作用。还会要求每位病人进行治疗回顾,其中要求他们报告以下内容:对于治疗计划中所描述议题的看法,以及当前朝向治疗目标的进展情况。在回顾中,治疗师与病人一起将不同的观点整合成一套连贯的观点。回顾本身可以激发病人和工作人员的心智化过程,帮助病人形成连贯的人际叙事和发展叙事。

表 8-3　部分住院设置下心智化治疗的5个基本治疗目标

- 投身于治疗
- 减少精神病性症状,特别是抑郁和焦虑
- 减减少自我破坏、威胁性的行为或自杀行为
- 改善社交和人际功能
- 促进恰当应用一般健康服务或心理健康服务(包括预防长期住院依赖)

部分住院设置下的心智化治疗的结构

　　结构指的是项目的不同成分以何种方式组合到一起,这些部分如何在日常情况下得到贯彻执行,以及如何安排较长时期的项目。在荷兰,项目由以下三部分构成:

- 预治疗：预治疗团体介绍心智化治疗，关于成瘾的外显心智化课程（CEM）；为照顾者开设的外显心智化课程
- 治疗：日间住院治疗（部分住院）；门诊治疗心智化治疗照顾者项目
- 后治疗：部分住院治疗的逐步递减部分；个体治疗

每个部分都需要治疗师和团队运用不同的方法来完成。

预治疗项目

一旦开发出某个服务项目，不可避免地就会有很多病人从心理健康服务那里转介过来，并在轮候名单上排队等候。一般的规则是：头50名病人是那些使用其他治疗无效，且令转介者泄气的病人。由于我们的心智化治疗+住院治疗项目是荷兰唯一为边缘型人格障碍病人设置的项目，且只有很少的排除标准，所以很快就有很多病人排在轮候名单上了。为确保病人能够立即参与治疗，预治疗项目便应运而生（见表8-4）。所有转介到心智化治疗的病人，无论是参加部分住院治疗，还是密集门诊项目，都会先进入预治疗项目，等心智化治疗项目有位置了，他们再转过去。报告显示，有些病人开始治疗后会感到愈发难受，这就会促使他们转向其他地方寻求别的治疗。根据我们的经验，运用预治疗项目则可以避免上述情况，因为预治疗项目的主要焦点就是让病人参与治疗。

表8-4　部分住院设置下心智化治疗预处理方案的组成部分

- 每周一次，介绍心智化治疗、写作治疗
- 个体会谈
- 电话访问
- 如有需要，家访
- 心理教育
- 危机计划
- 社会和行为问题的稳定化（例如物质滥用和酒精）
- 药物治疗评估

缺乏动机和无法做出承诺是很多心理治疗的排除标准，只有那些有治疗动机的病人才会被纳入。相反，心智化治疗纳入的正是缺乏动机的病人。在维尔斯朗项目中，大多数病人的治疗动机变化无常，这也不奇怪，因为他们的自体感是碎片化的、不稳定的。对变化的矛盾心理是边缘结构的核心成分，这会让病人在需要帮助和突然拒绝帮助之

间摇摆。循序渐进地让病人进入一个建设性的关系中是成功治疗的核心要素。即便病人看起来有动力,但其承诺又会很快变化,有时这种改变就在一天之内发生。因此很重要的是,不仅要关注如何让病人参与治疗,还要关注如何让病人留在治疗当中。

为了理解病人动机的变化,并进一步降低脱落的风险,在预治疗阶段,还应为病人提供个体会谈,这期间会花时间来寻找主导的关系主题,尝试把这些主题与治疗、治疗过程联结起来(移情追踪)。我们把时间和精力花在了外延工作上,包括打电话、家访、积极促成病人建立治疗联盟,以及修补关系裂痕。个体会谈的另一个任务是:确保病人理解治疗的焦点,以及这将如何帮到他。具体的信息包括:解释,讨论对他的诊断,提供有关心智化和人格障碍的心理教育,开始进行心智化构想,确定具有层级治疗目标的治疗计划;重新考虑药物治疗;确立一个危机路径,目的是商定24小时危机应对计划(见图8-1)。一些最有可能影响治疗效果的社会和行为问题,如物质滥用和不稳定的社会条件(经济问题、无家可归),则需要尽早进行针对性的处理。

实施

预治疗项目包括:个体会谈、心智化治疗导入团体、写作治疗或心智化认知治疗(MCT)团体,该团体围绕与社会问题和行为问题有关的主题而组织起来。此外,在精神病药物治疗咨询时间,病人可以登记报名与精神科医生单独会面(这部分将在本章的"药物时间"那部分进行描述)。其他时间,病人可以致电科室。工作人员在每天工作结束前都会进行团体反思,讨论对治疗模式的依从情况。工作人员每周还会讨论病人的治疗计划。

电话联系的可及性。在治疗刚开始时,科室的电话会发给每个病人,并告知他们如果有紧急情况,可以随时联系工作人员。科室电话配有应答机,如果病人的电话是在工作时间以外打来的可以留言,那么工作人员将在下一个工作日的早上11点前回复。病人与工作人员的通话须保持简短,无论病人还是医护人员都不能把通话当作治疗。通话的作用在于,重新唤起病人可能丧失了的心智化能力。在整个治疗过程中,医护人员的可及性被视为治疗的重要支持性要素。对某些病人来说,通过电话来确认医护人员仍然"惦记着自己",可以帮助他们稳定下来;工作时间以外,电话应答机的使用,可以提醒病人自己仍被"惦记着"。

外延工作。治疗师既可以联系病人也可以拜访病人,以此作为参与过程的一部分,

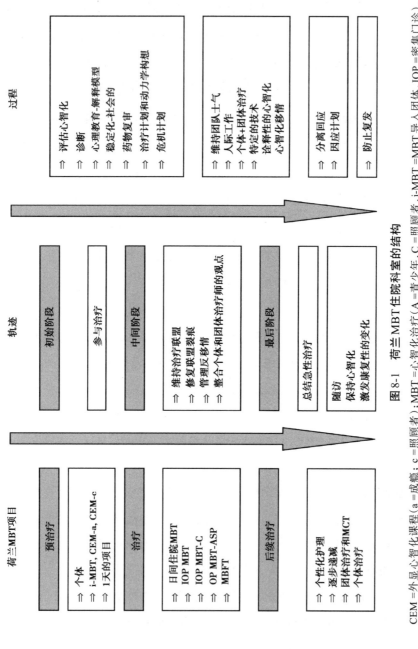

图 8-1 荷兰 MBT 住院科室的结构

CEM＝外显心智化课座（a＝成瘾；c＝照顾者）；MBT＝心智化治疗（A＝青少年，C＝照顾者，i-MBT＝MBT 导入团体，IOP＝密集门诊）、

MBFT＝心智化家庭治疗；MCT＝心智化认知治疗。

216

或者以此来增强、修复治疗联盟。最初,打个电话或者写封信,可能就足以帮助病人重新参与到治疗中来,但有时候去病人家里拜访也是必要的。一般来说(不过这取决于治疗所处的阶段和工作人员的想法),一旦病人连续几次都没来参加会谈,治疗师就需要电话联系对方了。但到底错过多少次会谈才需要电话联系,则取决于对病人的危急情况或脱落风险的评估。如果电话联系病人失败了,并且工作人员在2周后仍然联系不上对方,那么治疗师就给病人写一封信,明确表达他们的关心,并邀请病人参加个体会谈,还要清楚地说明,他们想要试着去理解治疗联盟破裂的原因。如果病人仍然没有出席,那么治疗师就可以去病人家里拜访。

心智化治疗导入团体。在个体会谈中,要提供关于心智化和心智化治疗的信息,对项目本身进行讨论,并概述病人和工作人员的责任和规则。有关初始个体会谈更为详细的信息,将会在下面部分阐述。心智化治疗导入团体是一个缓慢开放的团体,使用的是本书第七章中由艾伦和他的同事所描述的原则。它是一个外显的心智化团体,介绍心智化和心智化治疗。它教育病人如何为部分住院治疗或门诊心理治疗作准备,但这个"教育"不是告诉病人他需要知道什么,或如何处理问题的那类"教育",而是具有启发性的教育,因为它激发病人去思考:心智化的整个过程及其与病人的问题之间的关系,以及,对于病人管理情绪互动的成败来说,它起到什么作用,这些都是该团体的主要目的。该团体遵循一个为期12周的结构化项目,每次会谈时长为90分钟。

个体治疗会谈。在治疗开始时,重要的是对病人的关系、(自我)破坏行为,以及之前的治疗进行广泛的探讨。识别病人的心理状态和模式,将有助于治疗师知道需要使用哪些类型的干预措施,也有助于了解在病人、治疗师和治疗工作人员之间,有可能发展出什么样的关系形式。这些模式一旦被识别出来,就会拿来和病人讨论,并纳入心智化构想和治疗计划当中。它们为治疗师提供了一个重要的机会,运用移情追踪来尝试性地提议:"某些关系模式可能会在治疗内重复。"

危机计划。几乎所有的病人都会在治疗期间的某一时刻经历危机。危机中的自我破坏行为,通常是淹没性的感觉和恐慌导致的。心理健康专业人员,若无法理解病人的自我伤害行为在应对无法控制的情绪状态中的作用,就可能会导致不当用药和不必要的住院治疗。而这两种处理方式都免除了病人处理自身痛苦情感的责任,同时也具有潜在的医源性影响。

在预治疗阶段的个体会谈中,要讨论的首要问题是:商定并记录在危机发生时应该采取的措施。这样的危机计划包括两部分：个体化（过程）部分和实践部分（如 Bateman & Fonagy，2006a）。从心智化的角度来看，给病人一个计划、告诉他/她什么时候最好做什么，这样做是不合适的。与心智化模型更为相符的做法是：激发病人思考什么情境、伴随着什么心理状态，会导致危机发生，以及什么会让自己再次稳定下来。

困难的情绪状态与自我破坏的行为有关，这些行为会干扰或危及生命。在危机计划中，就是要找到管理这些困难情绪状态的方法。危机计划的第一部分，是心智化功能分析（见 Kjolbe & Bateman，第九章），这是通过激发讨论危机之前的心理状态的不同阶段，病人和治疗师合作制订出来的。各阶段界定如下：

- 0 = 感觉在控制中
- 1 和 2 = 病人自己来界定
- 3 = 在危机中，或失控了

在每个不同的阶段中，病人都要尝试去识别他们的心理状态和行为。治疗师经常使用澄清和情感阐述技术，多次引导病人对心理过程进行回顾，重新回到失去控制之前的那一点，从而帮助病人识别感受，并让其明白这些感受的来龙去脉。通过对那些导致自我伤害的事件进行逐一时刻的探索，淹没性的、未分化的感觉状态就被切分成更小的、更具体的心理状态。重点在于检查病人的感觉状态、识别其可能存在的误解，或过度的敏感性。帮助病人识别出他本可以在何时重获自我控制，以及本可以做什么来阻止自己进入下一个（朝向危机的）阶段。识别出过去有助于病人管理情绪危机的策略，比如从煽动性的处境中抽身，如果被困在孤独感中，则打电话给某人，或通过参与一些行为任务（如烹饪）来分散注意力。治疗师还努力激发病人反思：他人怎样才可以观察到每一个阶段（对他人来说，有何信号），以及若要事情有所帮助，别人可以做什么，或不应该做什么。也会邀请病人的重要他人前来参加会谈，以合作制订危机计划的这一部分。

在治疗开始时，危机计划的这一部分是暂定的。病人往往并不知道自身有不同的心理状态，以及导致心智化失败的行为，只会说："它一下子就发生了，我啥也做不了。"该计划是一个进行中的工作，每当某方面变得更清晰了，就会被添加到计划中去。每当危机发生，治疗师都需要重新审视危机计划。当计划中已经识别出来的行动不奏效时，就要激发病人思考:计划中缺失了什么、什么心理状态可能没被描述到、什么没有帮助,以及为什么它没有帮助,这些都对病人有所助益。这样一来,治疗师就在不断地指出病人自己对处理痛苦和淹没性情感的责任。同时,也有助于减少病人对其情绪状态的困惑;持续的澄清,可以减少病人这样做(需要通过自我伤害,或其他类似的行为来管理感觉)的可能性。

除了以上针对特定病人的计划外,在计划的第二部分中,治疗师会概述病人可用的紧急系统。如果病人不能通过其他方式管理情绪状态,或这些方式收效甚微,他们就可以在工作时间联系科室。还要讨论在工作时间之外使用紧急服务的情况,要强调:应急小组将使用危机计划,会尝试帮助病人处理紧急情况,直到他能够在下一个工作日的治疗中讨论这个问题为止。

社会和行为问题的确定。识别出那些最有可能干扰治疗的社会和行为问题,并在预治疗阶段把解决这些问题的方法整理好。然而,对社会和行为问题的确定并不是进入治疗的条件,它更像是预治疗期间的焦点,也可能与治疗本身重叠。

一旦有适当的治疗项目可用,病人就可以开始心智化治疗,而无须考虑在预治疗阶段完成了什么。工作人员会接手前面所述的护理的各个方面。在我们的科室中,病人有几种可能性:心智化治疗+住院治疗项目、作为密集门诊项目的心智化治疗、针对照顾者的试验性密集门诊治疗项目,以及针对反社会型人格障碍的试验性门诊治疗项目。在本章中,我们只论述部分住院治疗项目。

治疗项目

大多数病人在开始心智化治疗+住院治疗的时候,基本上都已经完成了治疗的初始阶段,并且正开启中间阶段。此时,他们通常较少有危机、动机也较少波动、治疗的参与度更大。对于治疗师来说,初始阶段的工作往往是最难的。对于病人来说,中间阶段却是最难的。在中间阶段,开展的所有治疗性工作,目的都是提高病人的心智化能力。

维尔斯朗心理治疗中心是第一家在荷兰提供正式心智化治疗+住院治疗日间项目的机构。其治疗包括:最多18个月的部分住院治疗(平均15个月),之后进行后续治疗,即个性化的、逐步递减的心智化维持项目。高度结构化的5天项目结合个体和团体心理治疗,重点关注内隐心智化过程(使用表达性治疗,如艺术治疗、写作治疗、心智化认知治疗),也促进外显心智化的技能(见图8-1)。

在荷兰实施心智化治疗+住院治疗时,本章第一作者借鉴了她在英国伦敦圣安医院哈利威克日间科室的受训经验,那里是最初开展这类研究的地方。她在那里学到了对复杂项目每个环节的处理和安排。每个环节都有清晰的描述,所以尽管治疗性活动的特性有所不同,但尝试实施心智化治疗+住院治疗的医务人员据此可以知道需要重点关注什么。

心智化治疗+住院治疗由小团体和大团体组成。每个小团体由八九位病人与两位治疗师组成。两个小团体合并就形成了一个大团体。若两个小团体同时进行,病人可共享某些房间(如客厅、计算机室、厨房),也可以在治疗期间互动。大团体让病人在整整一周的接触中,在即时的互动下关注自我和他人的心理状态。此外,这两个小团体的病人可能都在为相似的问题而挣扎,而这些问题都可以在大团体内进行分享。

心智化治疗+住院治疗团体由两名治疗师带领。显然,这个项目花费更高,但对这类病人群体来说,往往也是必要的。许多病人可能具有一定的攻击性,特别是在中期治疗的初始阶段,他们若感到自体的稳定性受到了威胁,就会做出攻击性的反应。在这些治疗阶段,他们常常非常生气,感到被伤害、被拒绝,他们疑心很重。他们可能会口头攻击或身体攻击,也很容易被激惹。治疗师的任务,就是把唤起保持在一个最佳水平,不让会谈失控。为此,治疗师必须持续监测其他团体成员的心理状态,并适当调整干预措施。当病人直接攻击其中一个治疗师的时候,那位治疗师要保持心智化是很难的。在这种情况下,另一个治疗师就可以接管会谈,给第一位治疗师时间来恢复自己的心智。如果其中几位病人情绪高度唤起,其功能水平处于心理等价模式,那么治疗师则须全力控制会谈,对于他们来说,非常有帮助的是:分裂自身的角色,确保不同的病人得到足够的支持和共情,以降低他们的唤起水平,帮助病人恢复心智化。

心智化治疗+住院治疗组合模式,还是联合模式?

我们使用团体和个体心理治疗组合模式,由团体治疗师提供个体治疗。项目开始时,因为人员水平的关系,我们别无他选。但在之后,随着病人、团体和工作人员数量的增加,我们便可以改为在英国使用的联合模式。然而,我们发现使用组合模式还是有优势的。第一,与团体中的病人做个体治疗,这允许治疗师把那些他们必须记住的病人数量限定在一定范围内。我们大多数的治疗师不仅在心智化治疗+住院治疗项目里工作,也在预治疗项目(心智化治疗导入小组)或后续项目里工作。第二,需要确保治疗的连续性,虽然某个病人有可能一直从某个治疗师那里接受质量较差的治疗,但是这一点可以通过督导和案例讨论的体系来解决。第三,病人能够在联合模式下和某位或另一位治疗师讨论问题,这一潜在优势在于可以进行反思,但也可能是一个劣势——在某种程度上,可能会失去心智化移情的机会。当出现问题时,来自另一位团体治疗师或团体其他成员的帮助,相比与另一位个体治疗师进行讨论来说,更有用一些。第四,不使用联合治疗模式,可以建立稳定性和连续性。在团体治疗中发生的事情,很容易在个体心理治疗中讨论。第五,因为个体治疗师与团体治疗师是同一个人,所以移情的分裂就不太可能发生,对治疗的某个方面理想化、对另一方面贬抑的风险也最小。

强度

每天参加同一个项目,会给人格障碍病人带来难题,因为它需要病人的承诺和个人组织。如果病人需要对情绪刺激进行管理,那么重要的是确保人际互动强度适中,让病人在治疗会谈间期有足够多的时间来反思、休整和转移注意力。适中的人际互动强度,可以通过在治疗环节之间留出时间来调节;我们在上午和下午项目之间留出1~2小时的时间。这个时间对于严重的边缘病人来说有几个好处,这些病人往往会在要求高水平人际互动的情境中被唤起。许多病人会变得过度卷入,而另一些病人却在小组内感到更为孤立。由于他们的自体感不稳定,他们似乎常常需要在项目环节之间的间隙来重新稳定自我。

描述治疗环节

心智化治疗的主要目的是提高病人的心智化能力。即便部分住院治疗有不同的治疗环节,但这一目的都相同,可以进一步细分为以下共同环节:

- 促进对自己的心智化
- 促进对他人的心智化
- 促进对关系的心智化,或促进涉及关系的情况的心智化

在整个程序中,通过以下几点完成:

- 识别病人的心智化能力,对其进行工作
- 关注治疗师和病人的内部状态
- 向病人呈现这些内部状态
- 在面对病人持续的情绪挑战时,保持这一关注点

所有项目环节都是高度结构化的(时间、内容、方法、治疗师),因此对于病人来说,这些环节都是可预测的。心智化治疗+住院治疗的一个基本要素是:所有环节之间相互衔接。小团体内的主题,部分决定了表达性治疗中的主题,而小的心智化治疗团体当中重叠的议题,构成了大团体治疗的焦点。治疗师的任务是建立会谈之间的连续性,连接到项目的不同方面,并帮助病人认识和心智化任何不连续的方面。这种整合是激发病人形成连贯的自体感的必要条件。

心智化团体心理治疗。心智化团体心理治疗,是部分住院治疗方案中最重要的组成部分之一。置身于这样一个强有力的背景当中,病人可以在与同伴的即刻互动时,关注自己和他人的心理状态。团体治疗能够激起高度复杂的情绪互动,所有病人都可以在团体中探索自己对他人动机的理解。病人在反思自己的动机,并尝试理解他人的动机时,不得不描述自己心中的想法。对于许多病人来说,该项目的这个特征是治疗中最难的部分之一,因为他们有着监测和回应八九个人的心理任务,而不像在个体治疗中那样,只用关注两个人的心理就行了。

心智化团体治疗每天一小时,由两名治疗师带领。小组开始时,由治疗师或者病人告知团体的缺席情况,或者团体的其他相关议题(如来自其他病人的消息、介绍新病人或新治疗师)。之后,由病人负责决定接下来讨论什么议题。重要的是,不要让病人长时间沉默,因为这样会产生焦虑,而不会带来任何帮助。治疗师必须时刻准备着在沉默当中激发心智化,或者对沉默进行心智化,也可以提及前几次会谈中的议题(如主动提及团体成员之间的冲突,这个冲突尚未在其他会谈里充分讨论过),或者聚焦于当前的问题,或总体项目的某些积极面。

治疗师的任务,就是激发尽可能多的病人之间的心智化和建设性的互动。这样做最困难的任务是:如何保持最佳唤起水平。如果唤起水平太低,治疗可能变得没有意义,只会进一步激发出假装模式。如果唤起水平过高,病人的依恋系统会因焦虑而被过度刺激,有关他人的僵化的图式表征就会被调动起来,从而导致病人行动化而不是心智化。这些可能的医源性影响必须在治疗中最小化。

有关团体治疗干预的进一步讨论,详见第四章。

心智化认知治疗。心智化认知治疗是一个外显心智化团体,聚焦于广泛的心智化过程。在心智化认知治疗中,以结构化的方式探索认知和心理状态的其他方面。认知是心智化治疗工作的关键要素,在所有心理社会治疗中,心智化认知治疗都运用了认知行为疗法的结构和策略的某些方面。心智化认知治疗会谈的结构形式非常类似于认知治疗,但有一些本质区别。认知行为疗法的根基在于社会学习理论,它的行为模式并不包括动力性的决定因素。因此,它更多属于内容导向,而更少涉及过程导向。鼓励心智化治疗师动力性地思考病人的体验,从而更多过程导向、更少内容导向。这就使得治疗师要去考虑病人的前意识和潜意识的想法、感觉、愿望和欲望,以及在生活中人际压力(尤其是依恋关系)的背景下,病人如何在这些复杂的心理体验当中挣扎。认知治疗师专注于改变适应不良的认知;心智化治疗师对于重构认知内容鲜有兴趣,倒是对通过恢复心智化来改变过程饶有兴致。

心智化治疗与许多形式的认知行为疗法都不同,不涉及具体使用解决问题的技能,不教授基本的沟通技巧;不试图描绘当前治疗师-病人关系之外的认知扭曲,也不关注行为本身;不会去做外显的图式识别工作,也没有家庭作业。

心智化认知治疗由一个小团体构成,每周会面75分钟。病人描述一个他体验过的(或正在体验的)情境,在那里他体验到淹没性的情绪,或做着(自我)破坏性的行为。这个情境会展现在白板上。病人的心理状态(如果还涉及他人,那么就还包括他人可能的心理状态)和行为会被探究,事件的各个环节和相关感受都会被记录下来。治疗师专注于广泛探究病人的心理状态,而不是精确、详细地识别想法、感觉或愿望。会谈的主要关注点在于心智化过程,而较少关注事件和互动的最终结果或内容。如果病人想要探讨他的(自我)破坏性的行为,那么治疗师的关注点便是帮助病人"梳理行为"(这些行为因心智化失败而生),借着对行为的追溯回到感觉上来,从而激发病人去心智化(最近的)过去的经历。治疗师在安全的情感距离里,帮助病人将其心智带回到有问题的体验当中去。如果病人处在淹没性的情绪状态下,治疗师会试着帮助病人,把原始的情感体验与其象征性表征之间的差距联结起来,帮助他们理解和标记情绪状态,并将其置于当前的背景之中,有时会深入探索当下与遥远过去的连接性叙事。

一旦事件和互动已被澄清,治疗师和团体就会引入另一些视角来帮助病人。与认知行为疗法的区别在于,这里的不同观点不是苏格拉底式对话的结果,或争论"不合理或不适应的"认知的结果,而是其他病人提出的不同观点。这有助于病人质疑自己的假设。有时团体内有问题的互动会以结构化的方式被识别和探究,突出某几个团体成员的心理状态,针对团体内的某个强烈而混乱的议题,重点关注成员们对此议题的不同观点。

创意/艺术治疗。心智化治疗+住院治疗中艺术治疗的目的是：提供一种促进心智化的替代性方法——有时被看作外在的心智化(Allen et al., 2003)。艺术的运用允许内部的东西可以通过替代性的媒介物、从不同的角度在外部进行表达。病人的体验和感觉被置于心灵之外，进入外部世界，以促进外显的心智化。在这种情况下，心智化变成了有意识的、言语的、有意而为的、反思性的了。病人创作了某些东西，这些东西是他们自己的一部分，但却和自己是分开的。通过这种方式，治疗创造出了过渡性客体，治疗师必须致力于在团体内发展出一个过渡空间，在这个空间里，被创造出来的客体可以被用来促进病人表达，而同时又能维持病人自体的稳定性。

创意治疗不同于项目的其他环节，因为病人制造了具象的"产品"。这个产品给了团体和病人一个机会，来特别地聚焦于某个反思的领域。对某些病人来说，比起直接反思他们自己与他人的关系，表达性治疗激起的焦虑更少。跟随着作品的制作过程，自体的某一面显露在外，因此变得不那么危险，不那么控制，也没那么具有淹没性。这时，感觉是可以管理的，而对自己和他人的理解，因为有了距离也变得更可耐受。其他病人，特别是那些心理功能被心理等价模式支配的病人，会在创意治疗中感到愈发焦虑。因为他们造出来的产品，现在就呈现在外面，也为他人所见，这就使得他们的这一部分太"真实"了，他们被淹没了。因此，艺术治疗师的工作，必须在不同的治疗阶段、为不同的病人量身定制。

艺术治疗在小团体内开展，每周两次，每次75分钟。治疗形式各异，可以在团体内就个人目标进行个别工作，也可以就团体主题进行个别工作，还可以制造一个团体工程。在每次会谈开始时，治疗师会协助病人聚焦于理解他们当下的感觉，以及他们想做什么。有的时候，治疗师或病人会提出某个明显的团体议题。一旦会谈的形式已定(如主题、个人工作还是团体工作)，病人就可以在房间里选一个他们想要工作的地方开始制作，他们有30分钟的时间来完成他们的"工程"。

完成工作后，病人再次聚在一起讨论彼此的作品。在讨论中，治疗师的任务和项目的所有环节一样，也是通过关注病人的情感表达、认同以及个人和人际背景来促进心智化。治疗师还应确保病人考虑他人对其作品所表达出的想法的意义，治疗师可以帮助病人认识到，别人看待他们作品的方式，可能和自己看待的方式是不一样，这就有助于产生不同的视角。艺术的水准如何并不重要，表达和讨论作品的过程，是最重要的。

治疗师必须不断地将讨论拉回到商定的焦点上去,而不是像在心智化团体或个体治疗中那样跟随别的探索路径。对于增进病人的努力控制来说,这一技术是必要的,因为这可以增强病人参与一项任务,而不被其他主题分心的能力。

写作小组。 写下自己的体验、感受和情绪,这有助于在原始体验、表征及其象征性表征之间建立连接,可以让反思过程得以发展,并增强次级表征系统。通过写作,内隐心智化变成了外显心智化。写作可以产生反思,而不被其他人的想法干扰,如果病人写的是一件较早发生的事情,那么时间上的距离可以产生较少的唤起。

写作治疗以小团体的形式进行,每周一次,每次90分钟。开始时,治疗师和所有病人都要在一张纸上写下关于团体或科室的、他们觉得突出的议题。所有的纸条都放在一个盒子里。其中一个病人随机抽取一张纸条,所有病人都就这个主题来写作。他们有30分钟时间来写跟主题相关的内容,尤其是它对个人来说有何意义这一点。随后,每个病人大声读出他所写的内容,并且在治疗师的带领下,探索他们小短文的相似性和差异性。同样,治疗师的目的是:帮助病人对他们写的内容产生不同的观点以促进心智化。和艺术治疗一样,写什么不重要,展开主题、写出来、讨论各自的文章,这一过程很重要。

科室会议。 当一群人齐聚同一科室时,顾及他人就很重要。关于厨房的使用、没法洗碗、餐具丢失、座位区域被弄脏等问题,都可能发生争执。每周开一次短会就可以处理这些实际问题。会议由工作人员主持。会议不涉及个人或人际关系问题;但如果病人提出了这些问题,工作人员就会建议他们把问题带到团体或个体治疗里去解决。

该科室下属的所有病人和一两名工作人员,每周会面一次,每次最多30分钟。时间设置取决于要讨论的问题的数量;通常来说,会议最少可能只需要10分钟。病人可以提出科室内的任何内务问题,诸如厨房的使用、器具的破损、食品杂货,或者他们想要安排的活动(如圣诞午餐)。

社交时间。 周末期间,当病人无法联系到科室时,通常会有危机。重要的是,不要以可能会诱发太高情绪唤起的环节来结束这一周,那会让病人在非心智化状态下回到家里。因此,每周的项目应以社交时间来结束——病人和员工之间轻松的、低唤起的互动。病人们和两名工作人员一起选择游戏、一起玩游戏。

药物时间。 心智化治疗中,药物被认为是心理治疗的辅助手段。它可以提高心理治疗的有效性、改善症状、稳定情绪,还可以帮助病人参加治疗。开具处方药,需要考虑移情和反移情的情况,因此药物治疗需要整合到项目里面。

在开始治疗之前,该科室的精神科医生会仔细地识别病人的精神症状、当前用药和用药史。每周有两次调整用药的时间,在此期间,心智化治疗科室的所有病人都可以登记预约。治疗师可以建议病人去看精神科医生,但是去还是不去看医生由每个病人自己决定。治疗期间,病人为他自己的药物负责。在开处方之前,要与治疗团队讨论药物的变化,以确保将可能的移情或反移情考虑在内。危机期间不应开药,也不应使用药物来帮助工作人员管理焦虑。

心智化家庭治疗模块。2012年左右,我们科室实施了心智化家庭治疗(MBFT;参见 Asen & Fonagy,本书第五章),来自不同心智化治疗项目的病人,可以与其家庭一起,被转介过来参与此模块。心智化家庭治疗处理的是家庭背景下的心智化过程,而非聚焦于病人特定的症状。其目的是向家庭成员提供一个工具,使他们能够启动自愈的过程。在家庭内部增进相互理解,将改善家庭依恋关系的质量和支持力度,也将加强家庭控制和管理问题的能力。这可以促进病人在治疗中进步。

最后阶段。心智化治疗+住院治疗项目的最后阶段治疗是从第12个月开始的。治疗师需要注意时间,因为最后阶段仍有大量的工作需要完成,以便确保巩固治疗效果,这一点很重要。

在积极治疗的最后阶段,随着早期工作的整合和巩固,病人发展独立功能的责任也增加了。最后6个月的工作重点是:病人结束密集治疗的丧失感,以及重新融入社会的感觉。在治疗的最后阶段,治疗师和病人需要共同协作,根据病人的需要量身定制后续治疗计划,这是该治疗最后阶段的一项基本任务。

后续治疗项目

18个月的治疗之后,患有严重人格障碍的病人,不太可能在没有进一步支持的情况下有能力适应和重新融入新的生活。他们往往具有多次失败的治疗史、多次入院治疗经历、社会和人际关系稳定性不足等问题。无论治疗多么成功,情况通常都是这样。因此,要为他们提供个性化的、量身定制的后续治疗和等级逐步递减的护理。

后续治疗的目标总结在表8-5中。治疗由两个方案组成:第一个是可间断性后续预约的、每周一天的项目;第二个是个体会谈的延续,但频率会随着时间的推移减少,其开展轨迹在心智化治疗+住院治疗项目结束时与病人协商而定。有些病人结束心智化治疗+住院治疗后,会选择一天的后续治疗方案,结合间断性地预约后续个体治疗。其他病人则喜欢与他们的个体治疗师做后续个体治疗,但频率会逐渐降低。

表8-5　部分住院设置中心智化治疗的后续目标

1.防止复发
2.维持(并进一步增强)在心智化能力方面取得的成果
3.激发进一步的康复性改变并回归社会

一天的后续治疗项目包括团体治疗和写作团体。在后续治疗团体中,强调"重新融入社会"这个主题。

在后续个体治疗中,治疗师继续使用心智化技术来探索病人潜在的心理状态,并讨论如何通过理解自己和他人来解决问题,帮助病人管理有问题的人际关系或亲密关系,以及重返教育或就业的过程。

在后续治疗的轨迹中,两次治疗的时间间隔增至6~12个月,以鼓励病人承担更大的责任。治疗师和病人一起决定以这种方式进行多长的时间。后续治疗协议中,预约的强度和频率是灵活的,如果病人有难以管理的情绪问题,那么他可以要求额外的预约治疗。我们发现,为病人提供这种可能性是非常有帮助的;有些人在数月甚至数年后感到病情复发时会回来,他们往往只需要几次治疗,就可以恢复心智化、重新稳定下来。这种允许自我转诊的持续随访,意味着病人在很长时期内,都体验到了连续性。一些病人选择心智化治疗+住院治疗结束后就出院,因为他们知道以后可以随时打电话预约。其他人计划只预约几次,但他们会提前6个月就进行预约;这样做确保了我们继续把他们放在心里面,这似乎也让他们对自己重新融入社会的能力,有了更大的信心,也更能自力更生。

心智化环境

在日常实践中,心智化治疗+住院治疗项目结构的重要因素在于:工作人员行使职责的能力如何、可预测性怎样、实施治疗的一致性如何,以及他们在角色和责任方面的界限有多清晰。不连续、缺乏协调、反应无条理、不可靠和专横武断,都是与项目的结构不相容的。我们来讨论其中的一些议题。

一些重要的非特定的方面,如心智化治疗项目各个不同方面的相互关系、治疗师与其工作的关系、团体主题的连续性,以及随着时间的推移,开展治疗的一致性和连贯性如何,这些都可能是影响严重人格障碍治疗效果的重要因素。在心智化治疗中,这个基本的整合是通过聚焦于心智化来实现的。那么,如何创建一个工作框架让心智化成为焦点,且维持这个焦点呢?

营造心智化环境

部分住院治疗项目要求病人长期参加,而且还涉及病人之间大量的互动。气氛的营造、房屋的特征、工作人员及其功能,所有这些都需要有利于治疗取向和治疗焦点。这就是治疗性环境,詹津和克斯滕斯(Janzing & Kerstens,1997,p. 246)把它界定为:"一个有组织的治疗单位,其中创建了为病人提供与一群病人和工作人员建立关系的机会的情景。"这些关系为病人提供了一个在其能力(和缺陷)范围内解决其问题的机会。在心智化治疗+住院治疗项目中,环境本身并不是一种(像在治疗性社区里那样的)治疗方法。然而在组建治疗时,为心智化治疗建立一个最好的环境是非常重要的考量。环境的物质方面包括:楼栋、选址、入口、书面信息的风格以及可用的治疗房间;非物质的方面包括:工作人员、工作关系的质量、对病人的态度,以及工作人员对待彼此的态度、方法的一致性和连贯性,以及项目的管理支持。

在创造最佳治疗环境时,治疗取向和焦点是主要考虑的因素。在心智化治疗中,环境应能激发对自己、他人,以及人际互动的心智化,即一个心智化的环境。开放的、响应性的、心智化的氛围,不仅是病人需要的,对于工作人员来说也是必要的。一个运作良好的团队,将在治疗环境中创造安全的氛围。这就会让治疗师和病人之间的分歧被建设性地使用;促进好问、好奇和开明的文化;并鼓励病人尝试了解差异,产生并接受不同的观点。心智化的环境鼓励思考而非行动:任何方案以外的行动都首先要和工作人员进行确认,以识别出可能的、潜在的移情和反移情过程。根据我们的经验,这类想进行的行动75%都是不必要的,甚至可能是反治疗性的。

为了提供安全和支持性的环境,工作人员所产生的强烈感受需要被涵容,既不能过度保护,也不能跨越(治疗)边界变得太过放任。当工作人员能够在强烈的情绪和困惑中保持心智化,并且能够采取必要措施恢复病人和团体的心智化时,病人将会体验到他们的情绪也没有那么可怕和危险。这也就保证了病人变得没那么容易被情绪淹没和不稳定。工作人员可预测、始终如一、周到耐心,这些都将进一步增加系统的稳定性。最后也很重要的一点是,以尊重的方式设定明确的边界,而不去除病人自己的责任,这对于涵容强烈的情绪是至关重要的,因而这也是心智化环境的重要组成部分。

规则还是建议?

规则是心智化环境边界中的一部分。在解释规则时,要保持心智化的立场,这是很重要的。首先,规则需要以直截了当的方式加以陈述和解释,确保它们对于病人来说,如同对治疗师一样清晰明了。其次,规则的原因应该解释说明,病人的反应也应该讨论。我们认为,提出规则的方式应该是建议,而不是直接给出规则。这并不意味着如果病人没有接受建议或遵循规则,治疗师就不采取行动。比如,若病人受物质滥用影响,治疗师将结束会谈。我们建议病人在物质滥用的影响下不要参加科室项目,因为他们不能有效参与治疗。如果他们使用成瘾物质了,就会被要求离开,不要参加治疗,直到他们头脑清醒,能够讨论什么使他们做出自我破坏和破坏治疗的行为为止(见本章后文的物质滥用一节)。

心智化治疗+住院治疗只包括确保环境安全所必需的规则。太多的规则可能会导致环境过度保护和控制,这与心智化是不相容的。此外,对于大多数病人来说,要遵守许多规则是非常困难的;他们不能签订具有约束力的协议,因为他们不能预测自己未来的行为。但是,引入额外规则或个性化的协议,比如关于出勤、自我伤害和自杀的协议,会要求病人控制自己的行为,而正是那些行为导致他前来寻求治疗的。我们认为,在治疗中探索治疗之外紊乱和破坏性的行为,对治疗来说至关重要,这样的话就可以通过对事件进行回顾,从行为追溯到感觉。病人就可以对心智化失败导致的行为赋予意义。病人的行为,如果会威胁病人或治疗师的安全,抑或会阻碍心智化,都视为反治疗的行为,因此有可能会干扰所有相关方的治疗。暴力、物质滥用,以及性关系,都是这样的行为。下面部分将讨论关于这些行为的三个基本规则。

暴力

必须明确的是,病人对科室内的其他人进行躯体暴力或是言语暴力的行为都是不能被容忍的。威胁科室以外的人则是另外一回事(虽然使用暴力的人应该承担责任),这可以变成治疗的一个焦点,而不是开除的理由。视科室内身体暴力的严重性和反复情况,施暴者可能会被开除,警察也会介入。在其他情况下,施暴者可能会被暂停治疗,暂停多久由工作人员团队里至少两名成员决定[关于暴力的心智化视角在贝特曼和冯纳吉(Bateman & Fonagy, 2008a)的文章中有讨论,在本书第十二章可以看到提纲]。病人通常描述说:他们的唤起水平很高,理解他人的意图有问题,或者描述他们被自己崩溃的心理状态所威胁到的感觉——"我就是失去理智了"。受到威胁,真实的或感受到的侮辱和不被尊重可能会威胁到自体的稳定性。攻击行为变成了试图重新稳定自体的行为。

在心智化治疗+住院治疗项目的其他部分暂停时,个体治疗通常会继续,以此尽力重新恢复病人的心智化。在病人能够恢复治疗前,病人(和工作人员)必须全面探讨暴力事件,来获得一些导致暴力发生过程的理解;病人必须可以更好地控制冲动;工作人员必须感到安全。只有这样,病人才能重新回到心智化治疗+住院治疗项目。所发生的情况会持续告知病人所属的团体成员。在病人暂停治疗期间,治疗师会在团体里主动提及攻击或者暴力事件,以保证整个治疗系统的参与者都来思考发生了什么。

酒精和其他成瘾物质

在有严重人格障碍的病人群体中,约70%的人存在物质滥用问题。物质滥用改变了病人的心理状态,并干扰了他们对心理状态的探索,否定了治疗的总体目标。因此,治疗中规定受到物质滥用影响的病人不能留在团体或个体治疗当中。当被要求离开时,一些病人可能会挑战治疗师,并且要求出示证据(如血液或尿液样本测试)。我们不会去测试血液或尿液。治疗开始时,我们就会告知病人:如果有两个工作人员认为某个病人看起来受到了成瘾物质的影响,他们就有权要求病人离开,直到他的头脑不被成瘾物质影响为止。我们以这种方式进行工作的动机是透明的,也非常清楚他们未必会因成瘾问题而被排除在治疗之外。不仅如此,根据我们的经验,由于在团体治疗期间对物质滥用议题进行了公开的讨论并且加强了心智化,其他病人通常比治疗师更快觉察到某人受到成瘾物质的影响,他们会要求那位病人离开,直到不受成瘾物质影响后才回来。

性关系

要阻止病人之间在晚上和周末约会是不可能的。他们在日间住院治疗之外约会,是可以理解的,这些是他们生活如此重要的一部分,曾经一度也是他们生活中如此普遍的一部分。有些病人可能是偶然相遇,因为他们就住在当地,然而很多病人是因为感到寂寞、孤独,因此想要寻求接触,他们会把团体中的其他成员视为志趣相投的人。在治疗开始时,我们就会讨论频繁在外面约会的危害。病人在治疗外相互接触会干扰个体治疗,也会影响整个团体。我们鼓励病人不对他们的约会保密,而是在团体里或者个体会谈中进行讨论。病人之间的性关系是被强烈制止的。性关系(和某种意义上的友谊)涉及心灵"配对",会离间团体内的其他人。病人常常会低估这些危害的影响。

一致和连贯的方法

边缘型人格障碍病人对于不一致的状况非常敏感。来自个人或团体的不同成员的不一致反应会使他们感到困惑、猜疑和焦虑。恐惧和焦虑会导致他们的表征系统不稳定,并削弱心智化能力,导致自体感不稳定。因此,非常重要的是:团体中的所有治疗师,在他们的干预中都要保持一致。比如,他们应该在处理以下情况的方式上保持一致:处理缺席、对攻击行为的反应、危机管理、对病人的要求(如,更多、更长或额外的会谈)的反应,以及对言语侮辱的讨论。为了使治疗师们保持一致,他们都需要了解心智化治疗的理论基础,并将其理解纳入干预之中。只有这样,他们才能在治疗期间快速有效地思考,并在连贯的框架内,调整干预措施,以适应每一种临床情况的独特性和所有的临床情况。

治疗师必须一同努力,确保他们都了解治疗的过程、干预的原因,以及如何实施这些干预。重点大都放在了如何发展一个安全、开放和有凝聚力的团体上(见本章后面的"团体功能"部分),并确保每位团体成员都以相同的方式沟通,保持其方法的一致性,从而坚持心智化治疗模式。

培训、遵从模型和团体督导

心智化治疗科室内的所有团队成员只使用心智化治疗来开展工作,以确保正在使用的理论框架不会出现混淆,也确保他们的干预始终聚焦于心智化。仅仅是阅读心智化治疗手册和实践指南,还不足以掌握心智化的概念,也不足以把概念转化用来加强心智化的临床干预。培训和督导是必需的。所有工作人员都要接受心智化治疗培训(至少要有基础课程、高级课程、专业课程、个体督导和团体督导),不过基本的培训还不足以保证他们在实践中遵从心智化治疗模式。工作人员团体的反思和督导被整合到项目当中去,以增强对模式的依从性。二者的目的都是确保治疗师保持心智化治疗模式,并且恰当地、忠实地使用它。在团体反思和团体督导当中,治疗师应该自由地讨论主要发生的移情议题,以及他对病人的反移情反应。

每天完成治疗团体工作以后,治疗师会有一个团体后的反思,讨论哪种干预激发了心智化、哪种干预无效。治疗师每周一次、通过量表讨论他们的依从性,该量表是当前正在开发的量表的改编版本。每年有两到三次,团体和个体治疗师要接受资深团体治疗师的督导,他们要完成并讨论依从性量表。这些讨论可能会对某些干预方式持相当的批评态度,不过,一旦团体设法维持了心智化的立场,关于什么让治疗师偏离了心智化治疗模式的讨论就会是富有成效的。

每两周一次,整个员工团体参与团体督导。由员工团体的一名成员(轮流)准备该次督导小节,该成员会选择与心智化治疗相关主题的文献(通常是本科室中的“热点”主题,比如有关危机处理、攻击性和假装模式),并且准备治疗师-病人的角色扮演。在团体督导中,15分钟用于讨论理论,一小时用于角色扮演。

员工选拔和团体运作

心智化治疗+住院治疗涉及一个整合充分的团体,其中治疗的各个方面——精神病、心理、社会和表达——都被整合成一个连贯整体。因此,团体包括具有不同技能的精神卫生专业人员:精神科医生、心理学家、护士和艺术治疗师。一个充分整合的团体,其众多优势之一便是:移情在同一个团体的不同成员之间分裂,而不是在相互独立的临床工作者之间分裂。在一个运作良好、具有凝聚力和连贯性的团体中,分裂的移情在和病人讨论之前,将会在团体中出现,也会在团体里得到讨论、理解、整合。在一个开放和安全的团体中,强烈的反移情感受也能够被涵容和理解,通常可以防止发生这样非常普遍的情况,即独立的专业人员被推至不恰当的活现当中去。员工选拔、培训、团体反思和督导、集思广益,和团体支持,所有这些都有助于构建一个运作良好、有凝聚力的团体。

员工选拔

越来越多的证据表明:由谁来对病人进行心理治疗,这很重要。有人认为:在决定治疗效果的好坏上,治疗师的素养可能和选择哪种治疗方法一样重要。并非所有的治疗师都能治疗边缘型人格障碍。贝特曼和冯纳吉(Bateman & Fonagy,2006a,p.126)表示:

> [治疗边缘型人格障碍病人的治疗师]需要高度的个人韧性和素质,他们能在保持边界的同时又具有灵活性,经受得住敌意而不去报复,能够处理内部和外部的冲突,而不会过度卷入。他们必须是有效的"团体玩家",有能力在多学科团体中工作,而不坚持严格的、专业断定的任务界定。僵化的、自恋的、自我保护的、防御的专业人员,对团体的工作方式绝对有害。灵活的、反思的、沟通的、体贴的人,很清楚个人和人际的边界,也能够忍受和顶住人格障碍病人对自己和团体的情绪影响,如果治疗师有这样的特征,那将是意外之喜。

根据冈德森(Gunderson,2008)的阐述,做得好的治疗师(和边缘型人格障碍病人一起工作的)通常是既可靠,又有点冒险精神的,行动力强脾气又很好的。这就是说:是积极主动、反应敏捷的。我们同意冈德森的说法,但想明确补充一点:治疗师既不应太过焦虑,也不应过于回避,即使唤起水平高,也能保持心智化,在病人出言挑衅时不退缩,而是敢于保持积极主动、进行回应,必要时会设置清晰的边界。

在一些已经运作的团体里实施心智化治疗,我们遇到了这样的问题:一些员工反应被动而不主动,有点回避而不亲自参与,较为消极而不是积极主动和有表现力。当病人体验到淹没性的情感时,这类工作人员会回避去抓住病人强烈的情感状态,也不能帮助病人理解和标记这一体验。病人被留在焦虑、不堪重负和困惑的状态当中。这就会导致严重的见诸行动和突破边界。工作人员也因此变得更加焦虑,感到无助和无能为力,也就进一步失去了团体的控制,这对病人和工作人员都产生了明显的负面影响。管理这些有害的影响需要有效的领导力。

领导力

团体的领导者或管理者,在发展、实施和调配连贯一致的心智化治疗+住院治疗项目,以及管理一个治疗师团队来治疗这一复杂的病人团队这些方面,都扮演着关键的角色。因此,团体的领导者必须具有良好的沟通和领导技能,有能力选择已展现出对目标人群有亲和力的员工,能够建立团体,能够胜任有效管理员工的职责,以及能够保持开放性和心理安全。

鉴于严重人格障碍病人的复杂性,心智化治疗项目需要很好地嵌入精神病学服务的组织结构中。很重要的是:团体的领导者需要在组织的高层里,维持一个建设性的联盟和有效的政治影响力。在最高层,如果机构的董事会成员想开展心智化治疗团体,他们需要认识到涉及病人安全的风险,比如自杀和侵犯他人的危险。团体领导需要对心智化治疗的理论基础有透彻的理解,并在带领团体时保持心智化立场。领导者必须对该科室及其在组织中的地位有一个总体的了解,能够对病人团体、工作人员,以及(有可能)组织(作为一个整体)当中出现的平行过程进行心智化。他需要与团体中的移情过程保持一定的距离,并具备足够的领导素质,以便能够在必要时帮助员工恢复心智化,发展一种"批判性的、自我反思的文化",比如,防止员工对病人的目的论需求见诸行动。

除团体领导者以外,还需要至少一位领导人员,他们通常是最有经验和资深的专业人员,受到所有工作人员自然的尊重,能够帮助维持治疗项目的结构、给予工作人员必要的支持,也能够督导每天的日常工作。

团体规模

到底需要多少工作人员才能创建一个运作良好而稳定的团体?(在本书第九章中,克约伯和贝特曼也讨论过这个问题)。我们的经验是,最少2个部分住院病人团体(每个有八九名病人)并行工作,或者一个部分住院团体加上一个心智化治疗导入团体,这对于科室人员数量和成本效益的可行性来说是必要的。一般认为,建立一个运作团队的最小临界数量约为6人。然而,这个规模的团体可能太小了,在休假、病假或产假方面会出问题。在这一规模的团体里,工作人员不可能维持项目连贯一致地应用心智化治疗。由8~12名成员组成的团体规模可能比较好。这个数字还取决于全职和兼职雇员的数量。英国心智化治疗+住院治疗项目最初仅由全职治疗师执行,这样做具有多个优点,因为更容易维持连续性和一致性。在荷兰,几乎不可能只招聘全职工作人员,因此工作人员的数量必须更多,也需要付出更多的努力,来维持项目各部分之间的联系。

团体的规模还取决于心智化治疗科室的发展阶段,以及在不同的心智化治疗项目中看到的病人数量。在科室发展的早期,员工数量少,培训更容易,也有助于发展连贯的心智化文化。当团体成熟时,规模可能更大。当治疗师的数量超过12人时,协调护理和安全地分享信息就会变得越来越困难,不一致的风险也增加了。

另一个重要方面是员工支持,以确保相对稳定的团体感到有信心为病人提供开放、安全和支持性的文化。频繁的工作人员变动,会令所有病人和某些工作人员感到不安。根据定义,边缘病人对被遗弃非常敏感。工作人员的变动可能会导致治疗联盟的破裂、信任的崩溃,甚至可能导致病人做出退出治疗的决定。

团体运作

建立一个安全而有凝聚力的团体,对团体的有效合作和心智化治疗科室的良好运作,都至关重要。在治疗严重人格障碍病人时,保持健康的士气并不容易,原因有以下几个。第一,边缘病人在情感上具有挑战性,有时会对工作人员吹毛求疵,发现他们的弱点,削弱他们的治疗热情。第二,人格障碍的改善是缓慢的。第三,团体中的分裂,无论问题出在病人内部还是团体本身,通常都表现为观点有分歧,而且可能会变得两极分化,使得人们很难不因管理和治疗的困难而相互指责。第四,边缘病人问题的波动特点和间歇性的危机,都可能产生繁重的工作负担,也会不断地对风险感到焦虑。第五,病人的自杀不仅对照顾该病人的个人,而且对整个团体都有深远的影响。

集思广益(intervision)、团体督导、团体反思,在心智化的社会环境中营造一个安全的氛围,把所有这些环节结合起来,就可以支撑和维持一个安全的、有凝聚力的、士气健康而热情的团体。

集思广益

团体的凝聚力,可以通过工作人员对自己和对彼此的心智化来增强——“知行合一”(practicing what they preach),这在欧洲大陆和英国的员工团体间,被称为“集思广益”。治疗团体人员每两周进行一次集思广益(与团体督导交替进行),其中会讨论宽泛的团体议题。这些议题通常比团体督导中讨论的议题更加个人化,更具理论性和实践导向。为了团体能够有效合作,非常重要的是,所有的成员都要感到足够安全,能公开地彼此谈论在一起工作时和治疗病人时,他们自己私人的情绪反应。在团体内部发生分歧时,这一点尤为重要,它会危及治疗的有效性,因为它会产生不一致性,并破坏病人(和治疗师)的心智化能力。

团体中的分歧,通常被认为是“分裂”(splitting),可能有几个原因。当它们发生时,最重要的一点是构建其意义。可能的原因包括:病人的内部过程,团体沟通不良所致的碎片化，团体成员自身未解决的移情，以及工作人员所体验到的困难。有时它们与病人没什么关系。通常来说是多种因素的混合。平行过程若想要变得透明，就需要在"集思广益"中进行处理。平行过程，是持续时间较长的过程当中的要素，在病人团体中可以见到，在工作人员团体中也会出现，有的时候甚至在组织中都会出现。通常不清楚该过程最初发生自哪里，在病人团体，还是在工作人员内部。我们要恢复对这些过程的心智化并构建意义，这样做有助于（重新）整合团体，使团体能够在治疗当中保持一致性。

分裂有不同的原因，需要不同的干预。未解决的移情或不良沟通等背景下产生的分裂，需要团体工作（集思广益）而不是对病人进行工作，但由病人的投射而引发的分裂，则可能需要在团体内进行讨论（团体督导），紧接着是和病人对话。

在三名工作人员休产假期间，另一名工作人员正在休长病假，随着业务的开展，有新员工加入工作团体，因此科室内发生了许多变化。聘用时间较长的在岗员工承担起了科室内大量的额外工作——替补空缺并培训新员工。他们感到自己工作过度了，治疗师们几乎同时怀孕，这让他们感到沮丧，还很疲惫。他们开始孤立自己，说自己是在"尽力挺过来活下去"，他们要求更多的休息时间，还要求学习课程。这导致团体分裂和碎片化（"尽职"的治疗师和"不尽职"的治疗师），也降低了治疗的一致性和连贯性。同时，病人出勤率急剧下降，需要更多的外延工作。这些铁杆病人开始形成一个统一战线，对付那些缺勤的病人，还要求工作人员采取行动、设置更严格的出勤规则。

团体督导的主题是目的论模式。工作人员采用角色扮演练习了干预措施，扮演病人要求工作人员采取行动，比如开除那些没有定期参加的病人。团体聚焦于这些问题，开展了几次内部会谈，集思广益讨论挫折和分裂现象，以及与病人团体的平行过程。

显然，分裂和平行过程是在未解决的移情和不良沟通等背景下产生的。追踪这些过程、讨论可能的干预措施，让团体重整旗鼓，恢复使用更为深思熟虑的方法来对待病房问题、管理病人的要求；一个心智化团体恢复了。

研　究

开展研究和监测系统

我们发现,为了更好地指导实践,研究不同的心智化治疗项目的效果,是很重要的,但监测病人个体的治疗进展也同样重要。治疗开始后,要求所有病人连续三年、每六个月填写一次调查问卷。为此目的,每月一次,问卷填写的时间预留在早晨和下午会谈之间,在他们的治疗项目当中进行。病人会收到一份关于其评估结果和个人反馈的年度报告。该研究结果带来了新的发展。

部分住院治疗设置下心智化治疗的研究结果

数据是从本章所描述的项目收集到的。在一项自然纵向研究中,每六个月一次,对40名荷兰病人进行了评估,他们有严重的边缘型人格障碍,以及轴Ⅰ、轴Ⅱ障碍高度共病,治疗时间最长为18个月(Bales et al., in press)。

正如我们在本章前面所述,维尔斯朗心理治疗中心复制了英国的心智化治疗+住院治疗项目,是第一个在荷兰开展该项目的机构。其部分住院治疗的最大时长为18个月,后续为最多18个月的心智化(团体)维持治疗。通过工作人员的日常反思、使用依从性量表(Bateman,2004),以及每周一次的团体督导,来对心智化治疗模式的依从情况进行监控。该团体由心智化治疗的研发人员进行培训,在第一年里,通过贝特曼对团体会谈的观察来评定其依从性。

结果概要

这项具前瞻性的纵向研究(Bales et al., in press),是第一项表明心智化治疗可以在实验室设置外有效推广的研究。我们的研究结果引起了广泛的兴趣,因为:1)这些结果是由一所独立机构进行的研究中获得的;2)在英国以外的自然设置下执行的;3)除了精神分裂症或智力障碍,没有其他排除标准。研究对象人群包括患有严重边缘型人格障碍和高度精神疾病共病(包括偏执和反社会型人格障碍、物质滥用和依赖、双相障碍)的病人。

　　所有治疗目标都实现了。第一,因为只有12.5%的病人由于脱落或"被开除"而过早离开治疗,所以可以公正地得出结论:绝大多数病人都有效地参与了治疗。第二,根据自我报告,病人的生活质量、抑郁、一般症状困扰和边缘症状,都在18个月内全部得到了显著的改善。第三,我们观察到,在治疗的18个月内,病人的人际关系问题显著减少,另外人际关系、社会角色和人格功能也有显著改善。第四,所有病人的自伤和自杀行为减少。第五,我们观察到,病人需要额外治疗的频率显著降低,也不需要精神科住院治疗。

未来的方向

　　未来的研究应该致力于治疗的过程、识别治疗的有效成分。虽然,聚焦于激发病人对治疗师的依恋,而同时又让病人保持心智化的能力,这一点已被认为是有效治疗边缘型人格障碍的关键因素,但还没有发现支持这一理论主张的直接实证研究。其他有效治疗边缘型人格障碍的潜在关键因素包括:大量的外延工作、持续使用连贯的方法,以及治疗的强度和持续时间(Bateman & Fonagy, 2000;Fonagy & Bateman, 2007;Verheul & Herbrink, 2007)。治疗师和病人的特征,既影响着治疗结果、改变机制,也影响着有效治疗的关键要素,对此进行研究,则可能有助于为个体病人量身定制治疗,也因此有可能促成更有效、更具成本效益的治疗。

结　论

　　这项荷兰的研究(Bales et al., in press)表明:心智化治疗可以有效地应用于其他设置和国家,该研究也为有严重边缘型人格障碍和高度精神病共病的病人使用心智化治疗+住院治疗的临床疗效提供了有力的支持。我们的研究将严重共病(如物质滥用、双相情感障碍、偏执和反社会型人格障碍)的病人包括在内,因此,该研究结果,或许可以激发临床工作者和研究人员进一步拓展心理治疗的范围。

推荐阅读

Allen J, Fonagy P, Bateman A: Mentalizing in Clinical Practice. Washington, DC, American Psychiatric Publishing, 2008.

American Psychiatric Association: American Psychiatric Association Practice Guideline for the Treatment of Patients With Borderline Personality Disorder. Washington, DC, American Psychiatric Association, 2001.

Bateman AW, Fonagy P: Psychotherapy for Borderline Personality Disorder: Mentalization-Based Treatment. Oxford, UK, Oxford University Press, 2004.

Bateman AW, Fonagy P: Mentalization Based Treatment for Borderline Personality Disorder: A Practical Guide. Oxford, UK, Oxford University Press, 2006.

Fonagy P, Gergely G, Jurist E, et al: Affect Regulation, Mentalization and the Development of the Self. New York, Other Press, 2002.

Gabbard GO: Psychodynamic Psychiatry in Clinical Practice. Washington, DC, American Psychiatric Publishing, 2005.

Gunderson JG: Borderline Personality Disorder: A Clinical Guide. Washington, DC, American Psychiatric Publishing, 2001.

Gunderson JG, Gabbard GO (eds): Psychotherapy for Personality Disorders (Review of Psychiatry Series, Vol, 19, No 3; Oldham JM, Riba MB, series eds). Washington, DC, American Psychiatric Press, 2000.

Janzing C, Kerstens J: Werken in een therapeutisch milieu. Houten/Diegem, The Netherlands, Bohn Stafleu Van Loghum, , 1997.

Jørgensen CR, Kjølbye M, Freund C, et al: Level of functioning in patients with borderline personality disorder: the Risskov-I study. Nordic Psychology 61: 42--60, 2009.

Jørgensen CR, Kjølbye M, Freund C, et al: Outcome of mentalization-based and supportive psychotherapy in patients with borderline personality disorder: preliminary data from a randomized trial (submitted for publication).

Livesley JG: Practical Management of Personality Disorder. New York, Guilford, 2003.

第九章

门诊设置

滕·科尔比

东尼·W.贝特曼

边缘型人格障碍病人对心理健康服务及其从业人员的要求很高。尽管许多病人都在接受单独执业的专业人员的治疗,但是,这可能只适用于那些具有较高社会和人际功能,且风险相对较低的病人。而那些频频使用急诊服务、一再接受全科医生的手术治疗、需要紧急入院的病人,更可能在门诊、日间病房、住院心理健康服务机构接受看护和治疗。在本章中,我们关注严重边缘型人格障碍病人在门诊设置下的治疗。住院及日间病房设置下的治疗已在其他章节讨论过(见本书第八章,Bales & Bateman;第十章,Vermote et al.)。

门诊服务发展的原则

日益增加的证据表明,要想保障边缘型人格障碍病人进入并坚持长时间的治疗,某些在组织良好的研究项目中识别出的相关特性可能非常重要。所有与边缘型人格障碍有关的研究型治疗,均具有清晰的理论原理和治疗结构,此类治疗的临床实践连贯一致,且需要相对较长的时间周期,工作人员基于连贯的理论来提供治疗,同时又能不控制、不死板。

心智化治疗满足了所有这些基本要求。它是以研究为核心元素开发出来的,在临床组建时,考虑到了心理动力学的从业者。心智化治疗与动力学治疗师的许多理念都有共鸣(见表9-1)。此外,心智化治疗还运用了常识心理学,这吸引了其他流派的治疗师,吸纳了所有心理治疗中常用的通用观点,它关注的是干预的结果,而非高度特定的技术。这种多元性使治疗师能够修正自己的治疗实践,而不用学习一门新的疗法。因此,有经验的治疗师只需要些许培训和督导即可。

表9-1 门诊服务发展的原则

- 工作人员思维灵活、开放
- 对理论基础有共识
- 治疗模式的运用有一致性
- 长程治疗
- 在收治病人时配合急性住院设施
- 响应急诊部门
- 制定危机干预措施
- 组织有序的督导

一致性

正如贝尔斯和贝特曼(Bales & Bateman)在第八章所讨论的那样,边缘型人格障碍病人对不一致性很敏感。团队中的某个人的反应不一致,或不同成员之间的反应不一致,就会把他们搞糊涂,让他们感到焦虑。恐惧和焦虑会削弱他们的心智化能力;他们转而拼命地、越来越僵化地试图解释自己的感受和别人的动机。随着心智化的丧失,僵化的客体关系模式或图式(分别由动力学治疗师或图式焦点治疗师清晰识别出的那一类)便开始运作了。病人会刻板地看待工作人员和治疗师。从心智化的视角来看,他们的病理性问题在于心智化的失败,而不在于心理图式的应用,图式本身与边缘型人格障碍并无特定关联。不过,重要的是要意识到,工作人员不一致的回应会引发、维持边缘型人格障碍病人僵化的、往往会造成问题的行为。因此,在治疗中保持一致性尤为重要。

治疗时长

研究文献表明,对边缘型人格障碍的任何治疗都需要相对长的时期,还应该在一个稳定的环境中进行。具体的治疗时长至今尚不明确。但可以肯定的是,几个月以内的短程治疗没有实证支持。一些作者建议,对急性症状,如自杀企图和自伤自残,采用短程稳定化治疗,然后对一些较顽固的困难(如与社会功能有关的困难),则纳入长程治疗项目。长程治疗被认为是必不可少的,因为慢性症状如抑郁、焦虑、攻击行为,及偏执观念等,并不会通过短程治疗得到改善,需要相当长的时间才会有所改变。此外,边缘型人格障碍病人的社会和人际功能明显受损,当前的证据表明,即便经过治疗,这些特征的改变也十分缓慢。年复一年,病人长期挣扎在人际关系问题和社会交往的困难当中。

急性住院护理

没有证据表明,急性精神科住院治疗对边缘型人格障碍有效。事实上已有文献表明,情况恰恰相反(Gunderson,2008)。不过,对于稳定病人的混乱行为(导致病人频繁接触刑事司法系统),或者管理急性自杀风险(与共病抑郁有关)来说,短程住院治疗可能有利。

从心智化的角度理解边缘型人格障碍,有效地影响了急性精神科设置下的治疗(见表9-2)。病人之间以及病人与医护人员之间,超过24小时的持续互动,是一种强烈的刺激,极有可能压垮边缘病人处理情绪的能力。我们反复提及:随后的焦虑会减少心智化,导致心理等价模式出现,次级表征过程丧失。不可避免,处于边缘状态的病人难以应对,他们逐渐预设了一些行为反应,这些行为反应本身对医护人员而言充满挑衅,进而形成了相互虐待的循环。工作人员必须学会从病人的挑衅中抽身,而不是挑战病人,并且在感到自己就要失控,尤其是可能会反射性地采取行动来维护自己的时刻,要保持冷静。示例如下:

> W女士是一名患有边缘型人格障碍的年轻妇女,因自杀行为入院,治疗的目的是减少她的自杀倾向并获得人身保护。医护人员通过限制她的外出自由进行干预。每当W女士有自杀或自毁倾向时,她要么受到身体限制,要么接受医护人员一对一的陪护。这些控制W女士的尝试,不可避免地让她焦虑,激活了她的依恋系统,产生了淹没性的情绪,这就有可能触发新的自杀和自我毁灭行为。这种情况很普遍,W女士和工作人员之间的互动越来越具有破坏性,W女士的行为让工作人员产生了攻击性。在这种情况下,这种模式最终导致了接下来的事件。

在一个温暖的夏日,W女士表示想到花园里坐着。但她的要求却被拒绝了,因为恰好那天科室的医护人员不足,而且他们认为,因为她有自杀行为,所以不能独自一人待在花园里。随后,W女士指出,一名工作人员已经在花园里了。但医护人员回答她说,那名医护人员来自其他科室,并告诫她,如果不遵守规定,就会被限制在病房里,必要的话会强制执行。W女士的反应是想从窗户跳出去,这触发了一场暴力,在争执过程中,一名员工被踢了一脚。从心智化的角度来看,W女士和工作人员都未能心智化,因此,双方的互动都固着于目的论和心理等价模式,结果导致了攻击行为。

另一位病人,V女士,有人发现她将自己关在了住院部的休息室里。工作人员要求她开门,她拒绝了。工作人员随后试图强行推开门,但没有成功。最后,他们叫来了警察,请求警察把门打开。警察破门而入,V女士被强行带离房间并注射了镇静剂。当与V女士回顾这件事的时候,情况就清楚了,原来她觉得必须把自己关在休息室里,因为在她看来,这是获得某种"平静"的唯一方式。不断与他人持续互动让她精疲力竭。但因为她被评估为有自杀风险,她被医护人员定期观测,不允许离开病房,所以她没有机会独处。因为无法向员工表达自己的感受,V女士只好用她所知道的唯一方式来处理这种情况。

表9-2　边缘型人格障碍病人住院护理的风险

- 病房环境(对病人来说)变成了过度的刺激
- 过度热情的护理,激起病人关于自杀的焦虑
- 对急性和慢性风险缺乏区分
- 通过行动来管理,以回应病人的心理等价模式
- 工作人员根据目的论原则来理解病人的动机

一般来说,非专科精神卫生服务对人格障碍病人的护理价值有限。这些病人反复入院、频繁因危机前来就诊、需求过分,这极为常见。辨识出那些入院的、有边缘型人格障碍的病人,识别出他们跨时间的护理路径,是很有用的。出于对这些病人自杀风险的担忧,让他们无故留院、延长住院,也都甚为常见。

专业人员也应该意识到,病人在出院时自杀风险增加,不一定是因为出院本身,而是因为没有制订出连贯的出院计划。由于不遵守治疗契约而导致的出院(如违规将药

物带进病房)会增加自杀风险。这种情况下,往往会要求病人立即出院,而没有仔细探究他们的行为。在治疗团队的头脑中,对这些事件的心智化没有发生。医护人员的非心智化,不可避免会导致病人的非心智化,因此将病人从急性护理病房驱逐出去这一行为,正好与病人相应的行为彼此呼应。

危机干预以及何时接收边缘型人格障碍病人入院

与急诊部门紧密合作至关重要,因为边缘型人格障碍病人是急诊服务的常客。有慢性自杀行为的边缘型人格障碍病人,接受急性精神科干预的风险会上升,且常常伴有负面的影响。对于急诊工作人员来说,能够区分边缘型人格障碍病人的急性和慢性自杀行为是一项重要的任务。急性自杀意念往往涉及丧失的体验。病人通常会出现抑郁的症状,并且自杀风险会增加。由于工作任务是防止自杀,因此入院需要认真考虑。为减少徒劳的、长期住院的风险,很重要的是:要为住院时长、入院目的,以及后续工作制订计划。

对慢性自杀意念这一情况来说,重要的是:把病人的行为看作病态的客体关系的一部分,以及心智化的崩解。正如我们所指出的那样,在这种情形下,员工的主要任务是保持冷静,避免急性干预,那通常只会让事情变得更糟。此时的任务是:根据本章后面描述的心智化治疗干预程序,通过干预帮助病人恢复心智化能力。

前来治疗的路途

病人前来接受治疗的路途因素需要重点考量。在压力之下,边缘型人格障碍病人的心智化能力较差,这在常规和危机情况下都有可能产生问题。多数边缘型人格障碍病人要参与治疗都很困难,如果来到治疗室的路途复杂且漫长,这类问题就会大大增加。因此,我们的经验是,病人居住在距离治疗机构很远的地方或者前往治疗的旅途很复杂,那么脱落的风险就会增加。需要长途旅行,或者不得不多次换乘交通工具才能到达门诊或日间医院,这种景象令很多病人都难以应付。在较大的地区为治疗边缘型人格障碍病人设计策略时,这便是一个需要重点考虑的因素。要解决这一问题,要么建立几个距离近且容易到达的专科诊所,要么建立一个便捷的交通系统,方便病人到达中心专科治疗单位。

员工选拔和团队职能

并不是所有的治疗师都适合治疗边缘型人格障碍病人。找到最适合的工作人员可能是很困难的,这只是因为我们对成功治疗所需的治疗师特征信息知之甚少(见表9-3)。按照冈德森(Gunderson,2008,p.241)的说法:"(和边缘型人格障碍病人一起工作的)做得好的治疗师,通常是既可靠、又有点冒险,是行动导向的,而且脾气又好。这就是说:是积极主动、反应灵敏的。"虽然这些特征并不针对任何专业群体,但与其他心理健康专业人员相比,护士在处理危机和冷静应对挑衅方面,往往更加训练有素。在日间医院设置下进行的心智化治疗初始研究试验令人信服地表明:心智化治疗可以由经过培训的护士在督导之下执行。

其他几个专业方面可能也很重要:评估和开发治疗的能力、完成治疗本身的能力、对发展团队文化的兴趣,以及做研究的知识。团队成员若想要有能力提供一个全面综合的治疗项目,那么他们就必须具备做出一致诊断的技能,还必须有能力管理复杂的、有共病的病人。一些共病,如药物滥用、抑郁、冲动-控制问题、暴食症,必须在边缘型人格障碍治疗项目中被有效管理;而另外一些情况,如精神分裂症、双相情感障碍、其他精神病性障碍,以及未缓解的物质成瘾,可能会被置于联合护理安排下进行管理和治疗。

另一个重要问题是,创建一个稳定团队需要多少员工。团队可能太小,也可能过大。通常认为,建立一个正常运作的团队,员工的最小值是6人左右,但这样的团体规模非常容易受到成员病假、产假、陪产假的影响,因此团队人数8人左右可能比较好。一旦团队成员超过10人,协调护理和安全分享信息就变得愈发困难了,进而不一致的风险也就会变大。

为团队成员界定个案工作量是一个困难重重的领域。边缘型病人因不参加治疗会谈,或在不适宜的时间到访而臭名在外。需要允许留出时间来进行紧急咨询、危机干预和会谈间期接触。从心智化的角度来看,与参加会谈不规律的病人接触是非常重要的,特别是在治疗的初始阶段,因为病人经常会把治疗师的不接触,作为漠不关心自己的证据;治疗师未能与没出席会谈的病人取得联系,在病人的心里面(在心理等价模式下运作)就等同于"治疗师都没注意到我没来"。

表9-3 对工作人员和团队（与边缘型人格障碍病人工作）来说，重要的因素

- 可靠、敢为、灵活、性情温和
- 平衡整个团队的技能
- 有能力管理由自杀威胁及其他危机情况所带来的焦虑
- 有兴趣作为治疗团队的成员为病人提供治疗
- 团队规模不要太小也不要太大

团队协作

在团体设置下来治疗边缘型病人，是有利的，这一论点已有文献（National Institute for Health and Clinical Excellence, 2009b）支持。其中的一些好处是：在团体设置中更容易满足治疗需求，当病人有多个治疗师时，强烈的反移情感受和反移情反应被冲淡了，团队结构减轻了单个治疗师的负担。团队既能够为病人，也能够为治疗师提供支持性的文化氛围，而这对治疗边缘型人格障碍至关重要。这就需要一个相对稳定的团队。频繁的人事变动会让所有的病人都感到不安；在最好的情况下，变动会导致病人不确定是否继续参与治疗；最坏的情况下，会导致治疗联盟迅速终结、信任崩塌。对于边缘型人格障碍病人来说尤其如此，因为从定义上来说，他们就"对被遗弃非常敏感"。

反移情与督导

众所周知，与边缘型人格障碍病人工作，会让治疗师出现强烈的情绪反应。将督导纳入工作人员的工作模式中是绝对必要的。我们认为，在没有督导的情况下治疗边缘病人是不可能，或不可取的。除非，对工作人员的情绪状态或对治疗师在治疗过程中对待病人的方式，均保持稳定的关注，否则个体治疗和团体设置通常会变得支离破碎，而无法维持治疗界限的风险也会增加。督导必须在理论参照框架内进行，并将所有的工作人员包含在内。治疗团队支离破碎可能会导致治疗方法存在差异、治疗缺乏连贯性，而这会破坏边缘型人格障碍病人的稳定性。

曾经有一段时间，丹麦奥尔胡斯大学医院人格障碍诊所的一半工作人员，都是经过培训的团体分析师，他们也是团体治疗的主要治疗师。他们由诊所外的一名团体分析师单独督导他们。这导致整个团队被分为个体治疗师和团体治疗师两个部分，其结果就是治疗项目也支离破碎。特别是那些接受个体治疗的病人，在为期3个月的准备性个体治疗后，他们本该接着开始团体治疗，这时问题发生了。病人

们不愿接受团体治疗。关于团体治疗要不要进行这一争论,个体治疗师们意见不完全一致,他们不愿意勉强病人们开始团体治疗。个体治疗师成了病人防御团体治疗的捍卫者。这一经验让我们改变了我们的程序,该程序与"谁在进行团体治疗"有关。我们把原来每个团体只由一位团体治疗师(带领),改为由协同治疗师带领。这意味着大多数工作人员都以团体治疗师的身份参与其中,并且所有的工作人员,不管是否以合作治疗师的身份参与,都要参加团体治疗的督导。这种结构性的改变,整合了我们头脑中的个体治疗和团体治疗,并显著减少了病人在开始团体治疗时的问题。

这只是一个例子,该例子说明:我们需要持续不断地思考,病人或治疗方面的困难反映的是治疗师的问题,还是治疗系统的问题。这个角度与心智化治疗模式是一致的。

在团体中发展心智化文化

为边缘型人格障碍病人开启一个新的团体,对病人和治疗师来说,都是一项艰巨的工作。边缘型人格障碍病人在表征他人心理方面存在困难,因此他们很可能在团体中感到困惑。焦虑和不确定感令病人焦躁不安,治疗师需要对突然的心理变化有所预测,而同时要在团体中保持冷静和思考的氛围。因此,治疗师必须非常努力地激励病人参与到团体治疗当中来,治疗师还要意识到,过度刺激很可能会导致病人脱落。

文献表明,在团体治疗的启动阶段,边缘型人格障碍病人的脱落率较高(Marziali & Monroe-Blum, 1995)。一般有两种方式解决这一问题。第一,在开启一个新的边缘型人格障碍病人团体之时,治疗师应该在候选名单中仔细筛选出最稳定的病人,规避因住房问题或有小孩子等原因,而混乱不堪或不稳定的病人。尽管这在临床服务中通常行不通,但考虑如何创建一个稳定的团队,来涵容最不稳定的边缘型人格障碍病人确实很重要。

第二,治疗师应该建立缓慢开放的团体。缓慢开放的团体拥有一个内在的支持系统;新病人能够从那些已经参与了团体一段时间的病人的经验中获益。这些有经验的成员能告诉新来的人,在治疗开始时他们会如何体验团体、治疗过程中他们会从团体中学到了什么。

治疗的形式

作为门诊背景下的一种研究型干预,心智化治疗是将个体治疗和团体心理治疗组合起来实施的。另一些治疗边缘型人格障碍的疗法(如辩证行为疗法)也将二者组合起来实施,但那些疗法,要么仅提供个体治疗(如移情焦点治疗和图式焦点治疗),要么只有提供团体治疗(如边缘型人格障碍的人际团体治疗)。单独的团体治疗还没有充分研究过,这种形式本身是否有效还存在实证方面的问题(见 Karterud & Bateman,本书第四章,供进一步讨论)。当然,从心智化的角度来看,病人通常更容易接受与同辈成员的交流,而非与治疗师的交流。病人同治疗师交流会产生更多的情绪,还可能唤起更强烈的移情问题。本章第一作者开发了一个嵌入临床服务的研究项目,在随机对照设计中比较了两种不同的治疗强度和治疗组合,这激发了这一领域的深入研究。我们将阐述该项目,此项目保留了心智化治疗的核心精神,主要旨在提升边缘型人格障碍病人的心智化。

边缘型人格障碍的实验性门诊治疗方案

评估过程

病人转介来之后,首先要接受精神科医生或心理学家两次或两次以上的评估访谈。病人的求助愿望可以被转化为积极的治疗联盟。虽然据报道,边缘型人格障碍病人时常处于恐慌、焦虑、愤怒状态下,但这主要是他们处在危机时的表现。更为常见的情况是:病人对评估的表现是顺从而略显绝望的,他们担心会被拒绝,担心无法得到他们想要的治疗。治疗师开放地表达对病人潜在心理状态的兴趣,这正是心智化过程的关键,这样做的治疗师将会得到的回报是:积极正面的治疗联盟迅速发展起来。

在首次访谈中,病人呈现自己及其问题的方式,以及病人与他人互动的方式、与访谈人员互动的方式,都是需要探索的内容。然后与病人一同建构心理动力学的问题构想。第二次访谈中的主要焦点是,通过适当的结构性访谈,对病人的人格障碍和轴Ⅰ共病问题进行评估。为确保诊断实操的信度,医生和心理学家们一起,用DSM-Ⅳ轴Ⅱ人格障碍(SCID-Ⅱ)访谈做一个结构化的临床访谈样例。在这一扩展评估之后,会给病人一份全面的心理教育报告,里面包括对病人问题的构想和诊断方面的讨论。病人不需要完全同意评估结果,但他至少需要明白治疗团队得出这些结论的原因。

如果病人符合DSM-IV-TR(American Psychiatric Association,2000)关于边缘型人格障碍的诊断标准,就会告知他治疗的方案、团体治疗以及研究设计,并请他参加随机对照实验(见图9-1)。如果病人同意,他就会被随机分配到每周一次的团体治疗或每周一次的团体和个体组合治疗中去。这两类治疗方案中,都要对病人的药物需求进行评估。在开始治疗后,病人可以参加有关边缘型人格障碍的心理教育项目。在机构治疗期间,所有参与者都可以多次参加这个项目。

还会给病人提供描述研究项目和治疗方案的小册子,以及介绍边缘型人格障碍的小册子。

治疗的开始

在治疗开始时,会邀请病人与治疗团队一起参加一次介绍性的会谈。在这次会谈中,病人会被介绍给治疗团队成员以及未来的治疗师。在会谈过程中,访谈人员(要么是评估的主要访谈者,要么是评估报告的第一作者)会判断病人的症状或生活状况,看它是否在评估访谈之后发生了改变。还会告知病人怎样与治疗团队成员一起工作,并与病人讨论以下方面:1)所有治疗团队成员都会讨论病人的治疗情况;2)个体治疗师和团体治疗师会相互讨论各自的治疗会谈,这样做有许多好处,其中一个好处是会促进病人在其他情境下的心智化;3)会提醒团体治疗师,不要在团体中提及从个体治疗师那里了解到的信息,除非病人在团体中自愿这么做。

需要特别注意的是,病人怎么才能参加治疗项目,以及可能会干扰病人参加治疗项目,并增加其脱落风险的潜在因素。依照我们的经验,有几个因素值得注意。第一,正如我们已经提到的,前往诊所的距离和交通的复杂性都很重要。到诊所需要多长时间?需要换几趟公交车或火车?与工作或其他事务的安排是否冲突?第二,病人的亲密伴侣或家庭成员需要理解治疗,甚而会为病人提供帮助,以便能够支持病人参与治疗。很多时候,病人的亲属和家庭成员被忘记了,他们的担忧和困难得不到解决。第三,病人的治疗动机,以及可能存在的酒精、物质滥用问题必须被讨论,因为这些因素同样会增加危机和脱落的可能性。

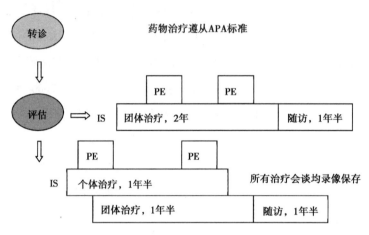

图9-1 研究实验中病人的治疗流程

IS=导入性会谈;PE=心理教育。

资料来源:Oldham J, Phillip KA, Gabbard G, et al.: Practice guideline for the treatment of patients with borderline personality disorder. American Psychiatric Association. Am J Psychiatry 158:1-52, 2001.

治疗过程

20世纪80年代,人们还在讨论是否单独使用支持性或探索性干预以治疗边缘型人格障碍,自那时起到现在,边缘型人格障碍的治疗已经有了长足的进展。贾博德(Gabbard,2000)从精神分析角度提出,治疗师通常必须沿着表达性-支持性连续体来使用干预。特别是治疗边缘型人格障碍,冈德森(Gunderson et al.,2005)和利弗斯利(Livesley,2003)都强调了阶段特定模型(phase-specific model)的重要性。阶段特异性的观点也是心智化干预模式本身所具有的特征。心智化干预模式的治疗过程分为初始阶段、中间阶段和结束阶段。不同的阶段,干预措施会根据图9-2所示的干预谱系来实施。

图9-2展示了一位边缘病人的治疗进展,该病人来自本章第一作者所在的临床机构,其治疗进展用症状自评量表(SCL-90;Derogatis,1983)的整体严重程度指数的变化来说明。值得注意的是,在开始治疗后病人的情况很快恶化,而在治疗6—9个月之后,症状才开始减轻。治疗结束后,该病人症状的严重程度表现出持续的下降。

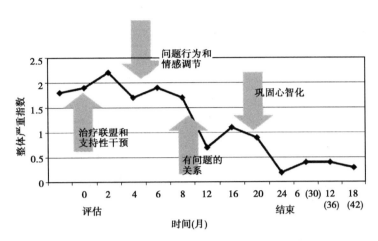

图9-2 边缘型人格障碍治疗的阶段特定模型

治疗联盟

按照心智化治疗模式,初始目标便是建立治疗联盟。这是通过告知和讲授有关边缘型人格障碍的情况来实现的。主要的干预策略是心理教育和支持。我们也会告诉病人,在治疗的早期阶段,他的情况可能会恶化,他需要为这个风险做好准备,恶化既可能是暴露于依恋之中的结果,也可能是因为一个人开始讨论自己的生活问题,所必然会带来的痛苦和不适。同样,治疗师也必须做好准备,在治疗期间治疗联盟一旦破裂,治疗师就要准备好积极重建治疗联盟。在治疗开始的时候、在病人遭遇生活危机,或治疗本身的危机之后,尤其可能发生治疗联盟的破裂。

心智化治疗干预

治疗师所遵循的原则非常简单,详见图9-3。干预应由表及里慎重进行,表层是支持和共情。当病人情绪高涨时,他们的心智化能力就会降低,因此,治疗师的干预应该位于表层(如支持性和共情性的干预)。一旦病人的心智化能力得以改善,由于情绪唤起较低,或者治疗性的工作提升了病人管理情绪的能力,干预就可以向更深层次推进,但前提条件是,只有在治疗后期,或者病人的心智化能力提高的时候,才会强调聚焦于移情的心智化。

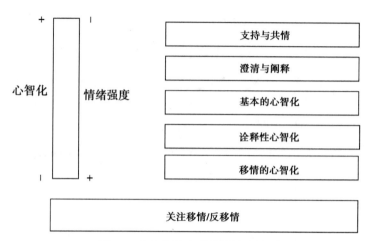

图9-3　心智化治疗遵循的治疗原则

持续评估病人的心智化能力,并据此制订相应的干预手段十分重要。下面的临床示例说明了治疗师这方面能力失败的情况,也表明了如何依照心智化治疗的原则补救这一情况:

> Z女士是一位边缘型人格障碍病人,她来接受个人治疗时,表达了她对治疗师的愤怒。治疗师通过澄清来回应,他说:"那听起来很重要,你能告诉我更多吗?"Z女士随后说,她对上次会谈最后5分钟发生的事情感到愤怒。当她更详细地描述情况时,治疗师开始在脑海里回想起这件事,在此过程中,治疗师对她的经历和他对这件事的记忆之间的差异做出了评论。Z女士的反应是勃然大怒,指责这位治疗师极度自恋、自我中心。起初,治疗师感到受伤,以防御性的姿态回应病人,这更进一步激怒了Z女士,导致她对治疗师更猛烈的语言攻击。治疗师意识到他的评论激起Z女士的愤怒,她的心智化在降低,而不是恢复。他正确地认识到这点,就心智化而言,唯一的选择就是聚焦于他对她现在状态的所做的"贡献"。他的真实体验是,承认他自己的错是一种屈服,而不只是减轻会谈张力的一种方法。他在脑子里将这些结合起来(如,持续地心智化),治疗师随即意识到发生了一致性反移情(在第三章反移情部分有更多讨论),在反移情中,他是一个小孩子(自体面向),被一个可怕的攻击性的父亲吓坏了(客体面向),唯一可以活下来的方法,就是屈服。对Z女士说出这些,就会在病人面前呈现治疗师的理解。然而,这属于非心智化的干预,是心智化治疗的禁忌。不仅因为在那一刻这并不能支持病人的心智化能力,还因为治疗师接管了病人的心智化过程,而治疗师应该在那一刻试着去重新激活

病人的心智化。然而,治疗师也意识到,在他的体验当中所包含的力道和焦虑,表明Z女士处于一种具象化和目的论模式中,在这些时刻表达不同的观点,是心智化治疗所禁忌的。

这样的理解有助于将治疗师拉回正轨(如意识到Z女士处于非心智化模式,意味她不能忍受不同的看法)。因此,治疗师根据心智化模式以支持和共情进行干预,而不是解释移情。"我能明白你对我的愤怒,是由于我没能理解你。我们能在此刻稍微停一停吗,试着理解一下,当我误解你时发生了什么?"

这场危机得到了解决,在后来的治疗中,对Z女士理解和解决她的问题来说,这场互动相当重要,而且非常有帮助。通过多次重温这一事件,Z女士理解到:当她发现自己决心让别人服从她的观点时,以及在感觉到别人试图说服她、让她相信她认为不正确的事情时,她对别人的影响是什么。

治疗过程中的干预措施

在治疗过程中,不只是干预类型在变,干预焦点也在变,如图9-2和图9-3所示。最初,支持性干预打前站,但是当对造成问题的关系进行思考时,就会使用移情追踪进行更详细的诠释性的心智化。这些指标表示的是:病人与治疗师的关系,与理解病人当前生活中的关系有关。心智化的巩固需要一个还算稳健的心智化能力,之后心理化移情才可能有效。

在治疗联盟建立之后,主要的关注点便是造成问题的行为,如自我破坏或自杀行为。心智化治疗的工作原则是干预要由浅入深地进行,运用心智化功能分析,对具体情节进行探讨,这将在本节稍后介绍。

我们的研究数据和治疗经验都表明:治疗中最艰难的时候,是病人认识到自己的所作所为是破坏性的,但却无法改变的时候。改变行为需要时间,只有反复进行心智化功能分析后,病人才能在生活中有些许变化。当这种情况发生时,就标志着治疗焦点的另一重转变,即从行为转向关系。当然,关系自始至终都是治疗焦点的一部分,因为这在心智化治疗模式中非常重要,不过,现在的重点更多的在于关系的运作方式以及关系的变化方面。病人通常开始对自己、他人以及与他人互动的方式有不同的体验。这就为内部客体关系以及与他人相关的行为的改变创造了条件。通常来说,病人不仅改变了他的自我认知,还改变了他对伴侣和朋友的认知。

治疗的最后,治疗师要重视巩固心智化能力。在治疗的开始,病人在有情绪时不能心智化。接着,病人在治疗师的帮助下能够开始心智化,但往往较难泛化,在治疗会谈以外的许多情境下,病人都会心智化失败。临近治疗结束,我们期望病人能够在治疗设置内外都能心智化。然而,只有仔细地对病人进行随访,才能确定是否达到了这一目标。临床材料表明在一定程度上实现了这一目标:

> 一位病人在最后一次团体会谈中说:"我的生活始于两年前,那时候我开始接受治疗。之前,我很困惑,不知道自己究竟是谁,也不知道自己的感觉是什么。现在我明白我是谁了,我跟自己的感觉连得上了。"
>
> 另一位病人说:一天,她结束治疗后去散步留意到自己有一个影子,生平第一次,她觉得自己是一个人,而不仅仅是一个性工具,被男人使用或者被虐待的性工具。
>
> 第三个病人发电子邮件说:"谢谢你让我重获生命。"她还向心理教育项目索要幻灯片,因为她想在她的学校做一个关于边缘疾病及其治疗的讲座。

心智化功能分析

在心智化治疗干预模型中,心智化功能分析遵循基本心智化水平的原则。这是一种结构化的、易于管理的干预方法,用于帮助病人和治疗师处理治疗会谈中炽热的情绪风暴,或者解决病人谈及的破坏行为。因此,心智化功能分析普遍用于治疗早期,在病人的行为失调一般而言还比较明显的情况下。

边缘型人格障碍病人会对他们的自我破坏行为上瘾,他们害怕自己努力控制和减少这些行为可能会产生混乱和更多的自毁行为。对于治疗师来说,重要的是:不要试图控制行为,因为病人做不到。相反,治疗师需要把这种行为看作一个尝试:病人在失去其稳定性时,再度稳定心理功能的尝试。从动力学和心智化的角度来看,这种破坏性行为表明,心智化崩溃已经发生。关系事件或激发情绪的情境,往往使病人骤然陷入心智化瓦解状态。因此,治疗师需要经历以下几个步骤(见图9-4)。

治疗师的第一步是:通过"停下来"(stop)、"站定"(stand)和"回顾"(rewind)技术,来帮助病人探索事件的内容。即便病人不愿谈论事件,治疗师也必须聚焦于此。当然,如果聚焦事件让病人太过焦虑,治疗师需要允许病人先谈论其他事情,然后再回到这个敏感的话题上来。第二步,为了探究清楚这个事件,治疗师必须询问事件发生前病人脑子里发生了什么。这和探索外部情境一样重要。通常,病人记不得是什么触发了自己的反应;心智化的功能分析会关注病人心理状态与外部环境的相互作用。毕竟,反应的主要作用就是逃避参与的事件,以及由此产生的情绪。因此,治疗师的任务是通过停下来、回顾和探索,回到"中立地带",然后开始根据时间顺序了解整个事件的发展。使用这种方法,可以详细分析触发自我破坏行为的内外过程,也可以在适当的时候,用关系的术语加以深入探索。

在整个过程中,治疗师和病人聚焦于心智化崩溃,探索病人使用了何种非心智化模式。探索和理解心智化崩溃时所产生的情感,这些构成了心智功能分析的核心成分。

之后,治疗师和病人再探讨行为的动机和功能,最后讨论这些反应通常带来的负面结果。

> Y女士,是一位边缘病人,在其男友说他将外出同朋友们踢足球时,她用割伤自己的方式来回应。那种孤零零一个人的感觉,令她产生了无法承受的压力,进而导致了心智化崩溃。Y女士开始以心理等价模式来体验男友不在的状态。她具象地将男友离开理解为他不爱她的证据。这种想法进一步发展,导致她产生了更加僵化的图式思维——她"知道"他真的出去与别人约会了(即误用心智化)。这不可避免地产生了更难忍受的感觉,Y女士无法调控这些感觉。她唯一的选择,或者说她能想到的唯一可能性,就是割伤自己。这种自我伤害的行为令她放松下来,但不幸的是,也让她产生了羞耻感。当她男朋友回来,看到她缠着绷带的手腕,顿时大发雷霆,这又使得她自我批评的循环持续下去了。

在各种各样的情形下修通这些快速改变心理状态的模式,病人就会逐渐认识到感受并不是凭空冒出来的,而是通过与他人的互动,以及对这些互动的解释产生出来的。在这些心理过程正在发生时,理解它就可以让心智化得以维持。

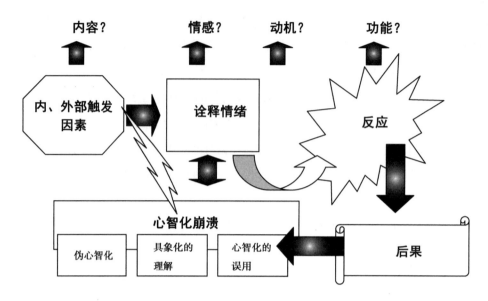

图9-4　心智化功能分析：治疗师处理心智化崩溃的步骤

研究

我们的研究工作已整合进我们的临床实践当中。在我们的第一个项目（Risskow I）中，病人被随机分配到门诊设置中的心智化组合治疗或支持性心理治疗当中。转诊来的边缘病人当中，2/3的人接受了组合治疗，包括每周一次持续18个月的个体心理治疗，3个月过后，辅以每周一次持续18~20个月的团体心理治疗，而其余1/3的病人接受每两周一次的支持性团体治疗。两个治疗组都接受为期6个月、每月一次的团体心理教育（允许病人多次参加心理教育项目），并依照美国精神疾病协会的建议给予药物治疗（Oldham et al.,2001），为期2年。

我们目前正在进行的研究有108名病人。其人口统计学数据和临床特征如下：绝大多数病人（95%）为女性，平均年龄为29.2岁（SD=6.2岁），大多数病人要么独居（46%），要么在几位伴侣之间轮换（24%），不断地从一位伴侣转到另一位伴侣那里。平均而言，病人满足DSM-IV-TR的边缘型人格障碍9个诊断标准中的6.7个（SD=1.2），满足2.2个轴I共病障碍的诊断标准。最常见的轴I诊断是既往复发性或当前重度抑郁症（n=80；74%）、焦虑障碍（n=37；34%）和进食障碍（n=51；47%）。在评估时，18名病人（17%）被诊断为酗酒，14名病人（13%）被诊断为物质滥用。轴II最常见的共病障碍是依赖型人格障碍（n=35；32%）和回避型人格障碍（n=14；13%）。

在病人样本中,25%的人报告在童年遭受过性虐待,在青春期或成年期曾被强奸。超过3/4的人(81%)报告有自毁行为,超过1/4(27%)在近3个月内有过自毁行为,超过2/3的人(68%)报告,在生命中的某个时刻至少有过一次自杀尝试。

他们的平均教育水平低于丹麦普通人口。几乎一半病人(43%)只完成了小学、中学或与之相当的学业(受教育年限不足10年)。108名病人中只有2人有学术型学位;17%的人是学生。毫不意外,相当一部分病人(75%)要么失业,要么依靠社会保障生活(70%),要么领取固定养老金(5%)。仅7%的人有工作。在我们的研究中,近2/3的病人(64%)在评估阶段服用抗抑郁药物,31%的人没有服药。

总的来讲,这组病人代表了典型的临床样本(几乎没有排除标准),研究结果数据将在适当的时候发表。

结 论

边缘型人格障碍病人对心理健康服务提出了相当高的要求,不幸的是,这些要求往往伴随着负面的反应和结果。不过,研究已清楚地表明,门诊治疗方案(具有连贯的理论和清晰的结构),如果在相对较长的时期内持续一致地应用,则可以帮助病人获得显著改善。心智化干预满足所有这些要求(见表9-4)。长程治疗很重要,能够减轻诸多慢性症状,如抑郁、焦虑、攻击性、偏执观念、社会及人际功能受损等。

表9-4 门诊设置中心智化治疗的5个临床要点

1. 边缘型人格障碍病人有权获得循证治疗。

2. 治疗项目必须有连贯的理论、清晰的结构,长程并连续一致地执行。

3. 在压力情境下,边缘型人格障碍病人不能心智化,难以调节情绪。心智化干预能够处理这些问题。

4. 临床工作者必须小心谨慎,避免过度激活病人的依恋系统,因为这会破坏病人的心智化能力。

5. 为使治疗项目有效,工作人员必须接受督导。

在为边缘型人格障碍病人构建治疗项目时,同样重要的是,不要过度激活依恋系统,因为这不可避免地会导致病人心智化失败。这种情况常见于边缘病人因自杀行为而入院之时。在这种情况下,病人和医护人员的心智化系统都会被破坏,这种情况并不少见,这又会进一步削弱病人的心智化能力,并增加自杀行为。因此,重要的是要记住,当工作人员不能心智化时,病人脆弱的心智化能力将进一步被削弱。因此,在任何针对边缘病人的治疗项目里,督导总是至关重要的。同样重要的是,治疗中所面临的难题,有可能是源自治疗体系本身的困难,对这一可能性应保持警惕。总之,心智化提供了一个一致的理论,而心智化干预则是一种简单的、基于常识的治疗方法。

推荐阅读

Allen JG, Fonagy P, Bateman A: Mentalizing in Clinical Practice. Washington, DC, American Psychiatric Publishing, 2008.

Bateman A, Fonagy P: Psychotherapy for Borderline Personality Disorder. New York, Oxford University Press, 2004.

Bateman A, Fonagy P: Mentalization-Based Treatment for Borderline Personality Disorder. New York, Oxford University Press, 2006.

Choi-Kain LW, Gunderson JG: Mentalization: ontogeny, assessment, and application in the treatment of borderline personality disorder. Am J Psychiatry 165: 1127-1135, 2008.

第十章

心理动力学取向的治疗设置

鲁迪·韦尔莫

本尼迪克特·罗伊克

巴特·范德尼德

安东尼·W.贝特曼

帕特里克·卢伊滕

心智化干预正越来越多地用于治疗边缘型人格障碍病人,也在全球范围内成功地运用于多种治疗设置当中(e.g., Fonagy & Bateman,2006a)。心智化干预源自日间医院背景,现已推广至医院门诊和住院部。然而,许多医疗服务,特别是住院病人和日间医院病人的服务,目前依旧提供心理动力学治疗,而非单一的心智化干预,员工也主要接受的是动力学疗法的培训,许多治疗团队希望将心智化干预融入现有的治疗文化中,这与从一开始就进行心智化干预就非常不同。本章我们将探讨在住院和日间医院设置中,是否可以将心智化治疗与心理动力学取向的治疗项目整合起来,而又不失去各自的独特之处。本章所探讨的服务,可以为多种人格障碍病人提供治疗,而不仅仅是边缘型人格障碍病人。

本章的核心假设是,心智化干预和心理动力学取向疗法是两种不同但有交叠的疗法,因此我们或许可以制订一个治疗项目,把两种模型整合起来,根据病人的需要为他们提供心智化干预或者心理动力学治疗。如若可行,就可以基于治疗前的变量和治疗所处的阶段来选择模型,确保病人在治疗中的适当时间获得最有效的干预。不过,两种疗法均非中立的技术。每一种疗法都要求治疗师具有特定的思维模式,对心理变化机制的看法也不尽相同。所以,在一个设置中融入两种模型,势必激发员工和组织的多种复杂动力。这一点也将在本章中加以讨论。

首先,我们将介绍精神分析的治疗设置和实证研究背景,基于此,我们决定将心智化干预和精神分析整合起来。在本章第二部分，我们将探讨临床应用情境，并进一步详细阐述如何将心智化干预运用于家庭与伴侣治疗，以及护理人员的督导工作中。我们相信，聚焦于关系是对人格障碍病人的治疗中必不可少的部分，这与心智化干预的治疗原则是一致的，尤其是考虑到心智化能力植根于依恋经历这一点。因此，在这种治疗设置下进行的家庭与伴侣治疗，以真实的依恋对象为背景，提供了一个促进病人心智化功能发展的鲜活机会。同样，在护理人员的督导工作中，在开放的氛围里，探究病人和护士互动过程中的心智化能力，这不仅可以看作一个真实鲜活的训练，也可以视为这一设置符合心智化文化的必要支持和保障。

临床设置

鲁汶大学科滕伯格校区精神专科医院的临床心理治疗服务，已有超过35年的历史。这项服务为住院病人（$n=35$）和日间住院病人（$n=16$）混合而成的六组病人提供了精神分析治疗，所以病人从全天住院转为日间治疗比较便利。根据DSM-IV-TR轴II的诊断标准（American Psychiatric Association，2000）或科恩伯格（1996）的概念体系，所有病人均有人格障碍或边缘人格组织。

人格障碍病人精神分析过程的概念化

运用精神分析过程的经典概念，来理解一组异质性的人格障碍病人的心理改变过程，是比较困难的。经典精神分析过程包括重复过往、内容诠释和修通（Vaughan & Roose，1995）。依我们之见，这些概念只代表了针对边缘型人格障碍病人的功能和干预的一小部分。因此，我们将人格障碍病人潜在的基本精神分析过程概念化为三个维度（Vermote，2005；Vermote & Vansina，1998）：

1. 背景维度，由内心的安全感组成，在巴林特、温尼科特、桑德拉和斯鲁夫（Balint, Winnicott, Sandler, & Sroufe）的著述中有所描述，类似于鲍尔比（Bowlby）最初描述的"安全基地"的概念。

2. 客体关系维度,这基本上基于科恩伯格等的工作(如,Clarkin et al.,1999b)。

3. 心智化维度,见比昂、贝特曼和冯纳吉的论述。

这一概念化,让我们能够将人格障碍病人的人格病理本质,及随之而来的治疗过程,与更高功能的神经症功能的病人区别看待。特别是,我们认为(见图10-1),在高功能边缘人格组织中,自体和客体关系的分裂相对比较温和。病人的心智化能力还算过得去,虽然他们的内在安全感有些脆弱,但多少还有一些。

低功能边缘型人格组织病人,在每个维度上都存在严重的损伤,而且三个维度的区分度不明显,尤其在高情绪唤起状况下更是如此。在高唤起情况下,他们的客体关系瓦解,表征变得弥散,缺乏区分;处理心理体验的能力受限;心理等价的前心智化模式处于主导地位,表现出深深的不安全感(见图10-1)。针对边缘型人格障碍的治疗,必须解决边缘人格组织病人心理功能中的这种心理崩溃状态。这意味着,要处理自体和他人的不良表征,加强情绪的心理加工能力,并能够从心理状态的角度理解自己和他人的行为。

在对边缘型人格障碍的精神分析过程中,所谓的基础层(Vermote,2005)就是由上述层面的变化组成的。这与经典精神分析过程在许多方面都形成了对比,经典精神分析旨在通过重复、内容诠释和修通,相对完好的客体关系、压抑和心理冲突进行澄清和诠释。

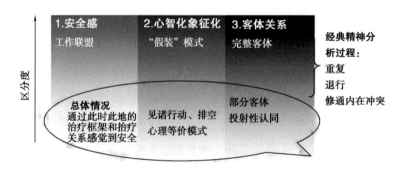

总体情况处在部分客体关系下,以上三个维度融合了。
基本精神分析过程:发展安全感,减少分裂和部分客体关系,提高心智化能力。

图10-1 人格障碍病人精神分析过程的三维模型

资料来源:Vermote,2005.

治疗项目

我们围绕着安全感、心智化和客体关系这三个维度来组织我们的治疗项目,这符合我们对人格病理本质的看法(见表10-1)。项目通过提供24小时全天候支持、工作人员共情的态度、病人-工作人员的会议、信息发布会(以增加可预测性),以及保护性措施(如,处理自我破坏冲动的规则和协议),使病人获得安全感。自体-客体关系维度,通过团体内和病房间的互动交流来体现,我们将其概念化为内部客体关系的"剧场"。这些材料可以在心理治疗会谈中加以运用。

表10-1 重度人格障碍的特征

- 弥散和不清晰的表征
- 无法处理心理体验
- 心智化失败
- 心理等价模式占主导地位
- 恐惧无法活命(fears for survival)
- 失去内在安全感

在我们的干预项目中,精神分析的焦点落在病人的心理分析过程上,包括多个层面:1)言语治疗(即团体心理治疗);2)非言语治疗(即艺术治疗、精神运动心理治疗和音乐治疗,每项每周两次)。言语和非言语治疗同等重要,因为它们都可以提供从不同视角观察精神分析过程的窗口。具有边缘人格组织的病人,其精神分析过程始于非言语治疗,其中,病人可以通过一种情感性的、表达性的方式,来呈现和体验自己的内部世界,比如逐渐在艺术或音乐中找到某种形式,来交流未分化的、痛苦的感受。举例来说,病人的心理过程,可以从艺术治疗的绘画作品中推断出来,在音乐治疗的即兴创作中被体验到,在精神运动治疗的躯体表达中被观察到,并且在团体治疗中的自由联想的材料里获得理解。每个治疗师都可以用他们自己的方式进行干预,但要注意不要进行伪精神分析式的干预。

在每周的工作人员例会上,病人内心变化的独特模式,以此建构工作假设。这并不容易,因为这样一个过程是一种相当难以言喻的现象,通常只能通过隐喻等间接的方式来描述。

挑战和问题

经年累月以来,这一点变得清楚了——即使我们把所有的关注点都聚焦在心智化上,治疗人格病理仍然存在许多挑战和问题。比如,在住院设置下,对人格障碍病人的密集聚焦的精神分析过程,总是会带来恶性退行的风险(Meissner, 1996)。为了抵制这种退行的可能性,我们对普遍的做法进行了两处修正。首先,我们决定不再用过去惯常使用的与外界隔绝的、节制的治疗室。隔绝和节制会给某些人格障碍的病人(如那些希望挑战权威或需要满足阻碍性内在客体的人)带来满足感。其次,我们创建了"工作室",以这一方式进一步对抗恶性退行。这些工作室(实际等同于艺术家的工作室),为病人提供了从专注于分析过程中喘息的机会,并且明确地发生在心理治疗项目和框架之外。病人可以自由预定有限次数和固定次数的会谈。工作室有不同的主题,包括诗歌、正念、哲学、音乐、舞蹈和跑步。目的是以一种非退行的方式来处理人格中健康的部分。最后,所有工作人员持续监测病人和团体中恶性退行的迹象,在每周的病人-工作人员会议上进行讨论,会议的重点是关注治疗设置中的治疗性文化。

研究者进行了一项为期12个月的自然条件下的追踪研究,用以评估上述基于心理动力学的住院治疗干预。研究的结果让我们重新思考了治疗设置所依据的某些假设。70名人格障碍病人的治疗意向分析的结果支持了治疗方案的有效性,表明其疗效显著(Cohen's d=1.08)(Vermote et al., 2009),通过轨迹分析还验证了在此后五年随访中疗效持续显著(Vermote et al., in press, 2011),尽管如此,我们仍然识别出两组在入组时有中度症状的病人。其中一组病人在治疗和随访期间症状持续改善,但另一组病人却没有改善(Vermote et al., 2009)。进一步分析表明,持续改善的那一组,其轨迹主要由具有所谓内射型人格风格的病人组成,他们主要表现出的是自主性和自我定义的议题。而没有改善组的轨迹,则主要由具有依附性人格风格的病人组成,他们表现出依赖和极度索求关注的特征(e.g., Blatt et al., 2007)。

就算是在5年的随访中治疗项目带来病人的持续改变,这组病人的症状反应依然不如其他组病人的反应好,这促使我们重新来思考某些基本假设。

适应病人需求的治疗模型和引入心智化干预

我们尝试维持设置的结构,同时,让治疗适应低水平的、情感依附的边缘人格组织病人群体的需要,这些病人对经典精神分析方法反应不佳。心智化干预方法(e.g.,Bateman & Fonagy,2006a)最初就是为这类病人设计的,而且研究结果也表明,心智化干预对这类病人来说是一种有效的治疗方法。然而,我们也意识到,根据病人的需要来调整治疗方案,可能会影响方案的连贯性,这又可能会对治疗结果产生负面影响。有人的确曾经提出过,治疗人格障碍的有效方案的核心特征就是结构和一致性(Bateman & Fonagy,2006a)。

当我们尝试对这一群体的病人实施心智化干预时,在上述三个治疗维度中,心智化干预和精神分析之间的差异就显现出来了。在客体关系维度上,心智化干预不太关注移情,或者至少会告诫治疗师,在治疗早期不要使用移情(Fonagy & Luyten,2009)。安全感作为一种非特异性治疗因素,在心智化干预开始时也很重要,在明确关注病人观点的情况下,推荐使用支持性和共情性的干预。这两种方法之间最大的区别在心智化维度上,我们接下来将对此进行阐述。

两种心智化模型

在医院设置下,同时引入心智化干预和精神分析,这种治疗方案已经实施了30多年。在精神分析中强调心智化,很大程度上是基于比昂关于情感的无意识和有意识的心理加工过程理论,这一理论的某些重要方面不同于当前的心智化模型。如果不夸张一点来形容,就很难描绘出这两种模型的区别。让我们这样来说,比昂的模型是基于梅兰妮·克莱因的无意识功能理论、弗洛伊德关于思维起源的观点、休谟的心理活动理论,以及来自数学、几何和物理学的一些模型。特别是,比昂区分了思维过程中的不同步骤或类别。其理论的一个重要方面是思维过程的人际起源,在这一过程中,婴儿通过投射性认同向母亲交流情感。后来,比昂意识到他遗漏了心理变化的一个重要部分,并开始研究在具备表征能力之前的心理功能水平的变化（Bion，1967；Vermote，2005）。

本书讨论的心智化模型，是一个复杂的、不断扩展的、整合的模型，它植根于依恋理论。随之而来引发了许多开创性的研究，最终形成了一个心理功能的模型，这个模型整合了神经科学、遗传学、依恋研究、社会心理学，以及弗洛伊德、比昂、温尼科特和桑德拉的主要精神分析著作中的理论。该模型关注的是"主格我"，"主格我"不仅是一种表征和主观体验，而且是一种能动主体。主体能动性体验的一个重要的方面，便是具有诠释自己和他人想法和感受的能力。

二者虽然有诸多相似之处，但也有一些重要区别。当我们在设置中实施心智化干预时，这些区别就变得很清晰了。我们已经运用了30多年受比昂思想启发的方法，这一取向的治疗师聚焦于尝试帮助病人容纳情绪，具体方式是：治疗师对这些感受保持开放，并通过对自己的反移情进行工作来给病人正在体验到的内容赋予意义。尤其是在治疗的初始阶段，治疗师帮助病人更多地了解自己的心理现实，更少依赖行动（比如过度锻炼、滥交、物质滥用或自我伤害）处理内心痛苦。治疗师帮助病人耐受未分化的情感。治疗师对待这些见诸行动的态度，具有这样的特点：对病人的内在过程拥有一种信念（Bion，1970），可以说，在这种信念之中，病人的心理维度逐渐打开。这一过程不能强加给病人。它发生在治疗师的设置和态度足够好的情况下，也就是说，治疗师必须把非评判性的、尊重人的，并能确信心理过程置于首要地位，而不是把对行为做出反应置于首要地位。

我们认为，该项目中的所有疗法，都对这一创造性的过程做出了同等贡献，并且，我们也会让病人知晓这一过程。有些病人会发现一种内在的心理功能，这种功能以前不为他们自己所知，而对另一些病人来说，这一内在的自动创造性的心理阐述，则可能是由治疗引发的。这种情况一旦发生，破坏性的症状通常就会减少（Vermote，2005），而当病人接触到，并能够容忍他们的心理现实时，他们的抑郁和焦虑情绪就可能会变得更加明显。我们把这种症状的加重看作一种治疗性的退行。

在心智化干预中，我们更少将重点放在对情绪进行自发、自动的心理阐述上，而是更多地帮助病人在思考自己和他人的内心时，采取一种积极的立场。在所有的人际互动中，我们都会小心测定情感水平，并逐渐将移情考虑在内。病人会获得更大的控制感，他们的异化感和不连贯感（破坏性行为的主要诱因）逐渐减弱。因此，这两种方法确实有很重要的不同，如何整合二者仍然是一个挑战。不过，我们也发现，它们在很多方面都是互补的,还由此产生了一种有趣的动力。

心智化干预和现有精神分析模型之间的动力

如前所述,引入心智化干预是因为我们发现,病人若具有低功能的边缘人格组织和情感依附人格,那么他们在精神分析中的表现就会比较差,但他们却有可能从心智化干预方法中更多获益,尤其在治疗初期、危机和情感风暴的情况下,使用心智化干预方法效果较好,在这之后再在治疗过程中逐渐将精神分析和心智化干预加以整合。对于具有高功能边缘人格组织的病人来说,看起来从治疗一开始就适用于更"纯粹"的精神分析。

在治疗人格障碍方面,心智化干预和精神分析都是强有力的模型,具有全面详尽但不同的观点。当我们根据病人的需要,运用这两种模型来调整治疗方案时,一旦实施心智化干预,这两种方法之间的动力交互作用就变得清晰可见。这在病人的心理功能、治疗师的思维模式和设置的安排方面都有体现。我们了解到,对于单个病人,当两个模型运用于单一治疗设置时,它们有可能会产生协同或拮抗的交互作用。例如:

> A女士曾经遭受过虐待,当她在病房里与其他被虐待的病人接触时,就会被强烈的情绪淹没。她决定对虐待她的人提起法律诉讼,这在当时是一种自毁行为。在她情绪极度混乱的状态下,治疗师运用心智化干预原则,让她参与到对自己决定的讨论中,帮助她减少了恐慌感,从而阻止了自杀威胁的急剧发展和升级。当A女士感到平静一些的时候,她在艺术治疗中画了一些人物,把她的内部客体表达了出来。就这样,她打开了与自己的内在世界的联系。艺术治疗帮助工作人员和A女士看到她破坏性行为背后所隐藏的那个脆弱、虚弱的人。A女生能够逐渐接触到自己的创造力,这给她带来了一些安慰。

A女士的例子说明了心智化干预如何帮助病人处理见诸行动,在此之后,精神分析的治疗过程和干预才成为可能。

这两种方法协同工作的另一个例子,可能是这样的情形:精神分析成了病人对心理变化的防御,而心智化干预可以处理这一僵局:

B先生是一个低功能边缘人格组织的病人,他在精神分析团体治疗中谈到对父亲的内在表征,并对其产生了大量复杂的幻想。他陷入了一种恶性退行中,享受着幻想,并以此作为逃避现实的方式。

从心智化干预的观点来看,这一情况可以看作过度心智化,与假装模式下的心理功能有关,需要通过转换视角和关注病人的情感来澄清。事实上,只有当B先生受邀在团体治疗中反思自己的态度对妻子和家人真正意味着什么,并试图了解他们的想法时,他才开始取得进展。很明显,对于这个病人而言,在对他的治疗的这个阶段,只运用精神分析是反治疗性的,还可能是医源性的,而心智化干预可以帮助他有所进展。

然而,心智化干预也有可能阻碍精神分析。一个有才华的、有点疏离、封闭的人,其人格组织可能具有高功能自恋性边缘人格组织的特点。当使用心智化干预方法时,他能更好地与他人建立联系,并感觉自己越来越能控制自己。尽管治疗的有效性仅在这一层面和治疗的这一阶段有效,但是,对这类病人继续单独使用心智化干预模式并不是最佳选择,因为它可能会进一步封闭病人的内心世界。此时此刻,探索性的精神分析方法显得更恰当。病人可能会先经历一个阻抗阶段,之后,可能会发现一种新的、创造性的能力。

心智化干预和精神分析在治疗师的思维定式中的交互作用

对于工作人员来说,要同时运用两种模式,并且在特定的治疗阶段,为特定的病人找到"合适的区域",这是非常困难的。尽管两种模式都建立在"不知道"这一基本态度之上,但精神分析涉及的是:在一种自由悬浮式的注意和遐思的心理状态中,对分析性过程保持敏感。而心智化干预从同样的"不知道"的心理立场出发,却以不同的方式运用信息,即积极关注病人对自我和他人的理解和误解。对大多数治疗师来说,同时采取这两种立场都是很不容易的。通常,我们频繁地探讨精神分析流派和模型,如此一来,就把这种困难外化了,然而,实际上二者之间的区别只是反映了心灵的两种不同功能罢了。

在设置的组织安排中,心智化干预和精神分析的交互作用

我们在设置治疗规则(如关于自伤、违反约定边界,以及物质滥用)时,就可以看到

两种治疗模式之间的动力关系。在我们的设置中，我们会在治疗开始前就与病人约定口头协议。在这项协议中，我们会讨论一种微妙的形式，即有限制的设置。这里必须指出的是，我们要区分规则（rules）和约定（agreements）。规则就像法律，不能改变。病人和工作人员都必须遵守规则，它会提高治疗的可预测性和设置的安全性。这些规则涉及性和攻击性的越界行为、把物质滥用带入治疗中，以及自我伤害。在初始入院访谈中，我们会告知病人这些规则，让他们了解这些规则是为了维护病房里的自由以及保护其他病人。事实上，几乎所有的病人都会同意这一点：如果对上述问题的规则变得很灵活的话，他们就会更难以控制自己的自我破坏冲动。在治疗开始前与病人讨论规则的方式，与温尼科特（1958）对婴儿做检查时给他们压舌板的方式相似。他会用完全一样的方式给所有婴儿一个压舌板，然后观察他们如何反应。婴儿们的反应非常不同，温尼科特把这用作诊断和治疗的指导。同样，病人在被告知规则时如何反应，以及他们在同意口头约定时如何反应，这些对于我们了解其心理状态和心理功能都具有指导意义。我们的经验是，在面对宽松的规则时，病人在病房里的安全感会下降，治疗就变得困难一些，脱落率也会增加。约定也就更容易被更改。这些约定（如，包括入院时间和假期），要在每周的病人-工作人员会议上进行协商。

从精神分析的角度来看，关于规则的非语言契约，是治疗框架的一部分，它使得精神分析工作成为可能；它创造了一种安全感的氛围，使治疗变得可预测。然而在心智化干预模式中，我们要用开放和口头的方式让病人多角度地理解规则。为什么病房里的侮辱行为是不可接受的或使用成瘾物质是禁止的？为什么要告知病人在治疗期间不应该与其他组员有亲密关系？在心智化干预中，治疗师和病人可能会接受他们有不同的观点，而且没有哪个观点比另一个更正确。但是，就像病人可以决定不进行治疗一样，治疗师也可以选择不去面对老是违反规则的病人。这些规则给病人提供了一个多方面自我反思的焦点，包括行为的可接受性、与他人的互动、社会约束、人际边界以及个人行为对他人的影响。在任何时刻，我们都可以运用心智化干预模式，比如与单个病人讨论和设置规则时、在治疗开始时，以及违反规则的情况发生时。与之相反，在机构制度层面，规则超越了病人个体，成了固定的精神分析框架的一部分，并提供了一个基础，使得精神分析过程的发展成为可能。

在处理自毁行为时，我们发现精神分析和心智化干预模式之间存在类似的相互作用。在精神分析模型中，自毁行为被视为心智化短路，用比昂的术语来说，就是排空 β

元素。我们发现,在治疗开始前,就自毁行为订立治疗契约是很有效的,可以确保精神分析框架的建立,并保障安全感。心智化干预模式将自毁行为看作痛苦的自体状态的外化。但是,我们更多的是强调主动管理这种淹没性的情境,而较少强调采用治疗前的契约来确保治疗框架安全。在危机干预过程中,护士的态度也存在同样的困境。在精神分析模式下,护士们觉得有义务容忍病人对她们做的所有事,而这实际上促进了治疗性退行。用心智化干预来理解护士的容忍,很明显这种态度可能会增加依恋系统的激活,而这本身对这些病人有潜在的危害。同样,为了建立安全感,精神分析模型建议工作人员最大化其可获得性,但从心智化干预的角度来看,这样做会鼓励病人在排他性的关系中寻求庇护,也会抑制病人通过自我反省来发展自立能力。

我们过去会为病人-工作人员会议做准备,以便让病人感到安全。换言之,我们会很注意给出明确的信息,使治疗可预测,并维护分析框架。现在有了心智化干预,病人可以与工作人员进行公开讨论。作为个体的工作人员彼此之间也可能有不同的意见。在某种程度上,这也就示范了心智化过程,让病人看到:工作人员是如何思考和看待这一点的——大家可以有不同的观点,所有观点都是有根据的,都需要去考虑。

心智化干预和精神分析模式的整合

心智化干预模式一经引入,就出现了几个问题。年轻一辈的治疗师和护士很快被心智化干预吸引,并能欣然接受,而年资高一些的治疗师,则倾向于继续使用他们多年来熟悉的精神分析模式。为了解决这个问题,我们最初对护士进行了心智化干预模式的培训,并考虑让护士们持续使用这一模式,而心理治疗师可以继续运用精神分析。这样就把不同的治疗方法呈现出来,而这可以在团队会议上进行讨论。

如前所述,下一步是根据病人的需要对其进行分组。我们根据初始评估的结果,将病人分为情感依附型和内射型。我们为低功能情感依附型边缘人格组织的病人,提供一种较低频次的精神分析,并配合以心智化为基础的个体治疗,而内射型病人则继续接受精神分析。我们尚不能确定的是,使用混合模型来治疗情感依附型的病人,这样的做法会让我们吸取两种模型的精华呢,还是会存在稀释两种模型的特异性的风险。我们已经知道,让每个人都了解心智化干预模式是有好处的,因此我们就对这种方法的使用进行了监控。

随着心智化干预模式越来越普及,这两种方法之间的两极分化变得越来越明显了,出现了一种把员工分类的倾向,分成了心智化干预和精神分析两个队伍。这样便造成治疗队伍的分裂,由于治疗的一致性降低,治疗环境被削弱了。这个问题的解决办法便是创建一个纯粹的心智化干预项目,由心智化干预师和接受过心智化干预培训的护士一起完成治疗。我们把心智化干预团体整合到整个治疗项目中去,与精神分析串联起来。低功能的情感依附型病人从进入心智化干预组开始,根据他们的进展,要么在该组中完成所有治疗,要么在功能更好(表现出更少心理等价模式以及更持续的心智化)时,转入精神分析组。所有工作人员都接受心智化干预和精神分析模式的培训,以减少设置分裂的可能性。

临床应用

聚焦心智化的家庭和伴侣治疗嵌入人格障碍的住院治疗

家庭和伴侣治疗,是我们治疗项目的一个重要部分。与心智化干预的原则一致,我们认为:关系聚焦是治疗人格障碍病人的基本要素,特别是考虑到心智化能力植根于依恋经历这一点,则更应聚焦于关系。此外,由于这些病人经常是带着亲密关系问题进入治疗的,因此,增强他们面对恋爱伴侣、父母和子女的心智化能力,将有助于他们更好地管理这些关系,同时让他们感到作为家庭成员或伴侣时更有韧性。因此,治疗会谈要提供一种在真实的依恋对象的背景下,鲜活生动地培养心智化能力的可能性。

心智化和依恋的概念在家庭和夫妻治疗中的应用

所有家庭和伴侣治疗会谈都有个基本特点(见表10-2),那就是:不同的个体(病人和家庭成员)会同时出现在治疗室里。当我们在会谈中聚焦于心智化时,要考虑到这一能力实质上有个体差异,这一点很重要(Fonagy & Luyten,2009)。换言之,心智化的能力不仅在不同的家庭或伴侣之间有所不同,还在同一个家庭内的不同关系之间(即心智化的关系特异性),以及在这些关系中讨论不同主题(压力更大与压力较小的主题)时,也都各有不同(Fonagy & Luyten,2009)。比如:

C女士是一位20岁出头的住院病人,在团体治疗中,她对其他病人通常可以很好地心智化。在与父亲和兄弟姐妹做家庭治疗的过程中,她也能够对他们之间的关系相对较好地进行心智化,但和母亲却不行。她谈到母亲患抑郁症期间,自己在情感上被母亲忽略的感受,此时她要心智化与母亲的关系就变得特别困难。

心智化的关系特异性,通常在父母和伴侣关系之间尤为明显(Clulow, 2001),特别是因为:人格障碍病人的这些依恋关系通常都具有不安全依恋的特点(Fonagy & Bateman, 2006a)。在这种情况下,很重要的是:要处理家庭和伴侣关系中已观察到的依恋系统激活和心智化活动之间的交互性和动力性的关系——不安全依恋系统的激活以及随之而来的情绪唤起,都会干扰心智化(e.g., Fonagy & Luyten, 2009; Fonagy et al., 2002a; Luyten et al., 2011c; Luyten et al., 本书第二章)。有人格障碍的病人和有不安全的贯注型依恋风格的家庭成员,他们的依恋系统(太)容易被激活,也就是说,他们使用的是过度激活的依恋策略。因此,在一节会谈中,他们的情绪可能会高涨,心智化很可能会很轻易地快速崩溃。在这些情况下,我们可能会观察到,家庭成员会使用前心智化模式(如目的论模式、心理等价模式),并且非心智化循环就会占据主导地位。例如:

> 一旦C女士和母亲开始讨论母亲的抑郁时,她们很快就会陷入非心智化的循环中去。C女士会告诉母亲,在她住院期间,她把C女士送到祖父母那里生活,意味着她不爱C女士(目的论模式)。她的母亲也会以一种类似的非心智化的方式回应说,当C女士这样说的时候,意味着她想伤害她母亲(心理等价模式),而且还意味着她对母亲为她所做的一切都毫无感恩之情。

有人格障碍的病人和偏回避型依恋风格的家庭成员,可能会表现出相反的模式,即他们可能会通过运用去激活的依恋策略来淡化依恋需求,他们的心智化能力可能与其感受脱节,导致过度心智化的表述。

有趣的是,在家庭和伴侣治疗的过程中,可以在整个家庭层面上观察到激活和去激活的模式,这有点类似于费雷拉(Ferreira, 1963)所描述的家庭神话,他将其定义为"简化和扭曲现实的神话"。家庭神话可以看作家庭层面上的防御策略,比如把痛苦的情绪隔离在外。例如:

　　十年前,在X家庭中,父母失去了大儿子,孩子们失去了他们的哥哥——他死于自杀。虽然在葬礼上可以表达一些丧失的情绪(如悲伤和愤怒),但这个家庭的潜规则是:生活必须继续下去,言语和情绪改变不了任何事情。在首次会谈中,家庭成员们以一种疏远冷淡、缺少人情味的方式谈起这一丧失。尤其是在这种情形下,看起来这个家庭采取的是去激活的策略。

治疗框架

　　根据家庭所处的家庭生命周期阶段(e.g.,Carter & McGoldrick,1988),结合病人(与其家庭成员和工作人员)所提出的特定关系问题,我们通常将家庭和伴侣治疗分以下三种类型:

　　1. 在家庭和伴侣治疗会谈中,与病人及其伴侣一起工作,主要解决婚姻或育儿的议题。
　　2. 在家庭和伴侣治疗会谈中,与病人及其原生家庭(如父母一方或双方、兄弟姐妹)一起工作。
　　3. 在家庭和伴侣治疗会谈中,与病人(和伴侣)及其子女一起工作。

　　在开始家庭和伴侣治疗之前,家庭治疗师会和病人进行一到两次、每次30分钟的个体访谈,这样安排主要有两个原因。首先,在邀请整个家庭之前,让病人熟悉治疗师,也熟悉应用于家庭和伴侣的治疗框架,这对病人来说可能很重要。同时,也很重要的是,家庭治疗师与病人没有排他性的关系(如果家庭治疗师同时也是病人的个体治疗师,这就存在排他性的关系),因为治疗师必须能为所有家庭的成员营造一个安全的氛围。其次,在大多数情况下,我们都鼓励病人自己邀请家人参加会谈,并且,我们会在首次访谈当中来安排具体事务。

　　一般来说,我们在治疗早期就会开启家庭和伴侣会谈。然而,根据某些家庭特征以及病人和家庭成员的心智化能力,我们可能会决定,先在个体会谈和团体治疗中提高病人对其家庭的心智化能力,然后再解决病人与依恋对象之间的家庭内部问题。在某些情况下(如严重的虐待),要禁用家庭会谈。一般来说,会谈每2~3周进行一次。经验告诉我们,这个频率适宜最佳水平的唤起(不过高,也不过低)。每次会谈时长为1小时。

　　如下所述,在会谈中促进心智化,是治疗的明确目标,至少在治疗的早期阶段是这样。此外，病人和家庭成员可以就特定主题咨询家庭治疗师，进行（一次或多次）家庭会谈，比如，在病人或家庭出现危机，或希望在家庭环境中解决特定问题（如，关于治疗的问题）的情况下。如有必要，同时如果病人和家属也有这个需要的话，团队的其他成员（如精神科医生、护士、社会工作者）也将同时参加这些会谈。与常规的伴侣和家庭治疗不同，我们在这种情况下会以一种更为含蓄的方式促进心智化，比如，我们会在讨论家庭成员和病人的问题时，通过示范如何心智化来促进家庭的心智化（见表10-2）。

表10-2　家庭与伴侣治疗的特点

- 心智化是关系特定和情境特定的
- 临床工作者对（早期）依恋对象进行"活体"工作
- 人格障碍病人的依恋关系以不安全依恋为特征
- 依恋系统的激活会干扰心智化能力
- 人格障碍病人可能会使用过度激活（依附）或去激活（内射）的依恋策略
- 家庭可能主要采用过度激活或去激活策略
- 在心智化失败的关系中，很容易形成非心智化模式的循环

针对家庭和伴侣的心智化相关治疗性干预

在治疗的最初阶段，治疗师将会见所有家庭成员（包括家庭治疗中的儿童），并与家人和病人讨论他们的治疗目标，这样做有助于发展出安全的氛围（Byng-Hall, 1995）。针对家庭和伴侣的心智化相关治疗干预，与心智化家庭干预（Mentalization-Based Family Therapy, MBFT）中所使用的方法类似，阿森和冯纳吉（Asen & Fonagy）在本书第五章中对此进行了详细的讨论，该方法最初表述为SMART（Short-Term Mentalization and Relational Therapy，短程心智化及关系治疗）（Allen, 2008；Fearon et al., 2006），我们认为，人格障碍病人与其家庭成员之间的关系问题，至少部分源于他们在家庭环境中的心智化困难。因此，在家庭和伴侣治疗的初始阶段，重要的是去评估心智化能力，要仔细关注心智化进行得相对较好的各种不同的关系和条件，同样也要关注心智化受损的情况，以及用到的不同依恋策略（见表10-3）。正如我们前面所提到的，一些人格障碍病人（情感依附型病人）和他们的家人，会使用过度激活的依恋策略（即他们的情绪可能在咨询期间变得高涨，从而干扰心智化），而其他人格障碍病人（内射型病人）会使用去激活的依恋策略，他们的心智化与其感觉脱节，从而导致伪心智化。在这两种情况下，治疗师与所有家庭成员的情绪唤起保持接触，并尽可能保持最佳唤起水平，这是至关重要

的。比如,当家庭成员使用过度激活的策略,从而导致情绪高涨时,重要的是下调和涵容家庭中的情绪(比如,通过使用"心智化之手":举起手来停止对话,就像警察指挥交通时一样),并将关注焦点放在某个二元关系上或某个人身上。举例来说:

> 在C女士案例中,一旦她与母亲之间的情绪变得高涨,他们就很难对自己、对彼此进行心智化,此刻很重要的是,聚焦于这个二元关系一段时间,然后再重新面向家庭其他成员开启会谈。

表10-3 与心智化相关的一些治疗干预

- 关注心智化进行得好的关系和条件,以及心智化受到损害的关系和条件。
- 注意不同家庭成员使用的依恋策略(过度激活、去激活或二者兼有)。
- 把关注焦点放在心智化上,这是家庭和伴侣治疗的基本而必要的组成部分。对于某些家庭来说,心智化就是治疗的焦点,而对另一些家庭来说,心智化是采取那些更为传统的家庭治疗干预之前的一个必要阶段。

对于治疗师来说,病人更多使用去激活策略的那些会谈,可能看起来没那么激烈,也更容易管理。然而,通过鼓励这些病人(和家庭成员)探索并识别他们的情绪,最终整合想法和情感,从而将这种情况下的情绪表达上调至更理想的唤起水平,这一点很重要。否则会有发生伪心智化的风险(Luyten et al.,本书第二章)。此外,由于不同的病人同时在场,他们可能会同时使用不同的策略。比如,在伴侣治疗过程中,我们经常观察到伴侣之间的趋近-回避冲突(e.g.,Clulow,2001),其中一位使用过度激活的依恋策略,而另一位却使用去激活策略。当伴侣中的一方使用过度激活策略时,接收到的回应却是对方的去激活策略,那么就可能会出现恶性循环,即,一方的情绪变得越高涨(同时停止心智化),另一方就越是以冷漠的方式回应(如其反应与情感脱节),反之亦然。在与家庭的工作中,我们也可以观察到类似的模式,比如下面X家庭的情况:

> 如前所述,X家庭在第一次会谈中使用了去激活策略;他们的语言与其情感脱节了。安娜在家中排行老二,根据我们的治疗方案,她接受了住院治疗。在接下来的一次会谈里,安娜开始谈论自己的丧失感。然而,她越是分享她的痛苦,看起来她越是被她自己的悲伤所淹没(过度激活策略),所有其他家庭成员就越是淡化他

们(和她)的情绪,越是贬低这一丧失的重要性(去激活),这使得她更加情绪化(过度激活)。

当时,治疗师采取了非常主动积极的立场,他决定聚焦于情绪过程和安娜情感的调节。在这次会谈的晚些时候,治疗师试着识别其他家庭成员的情绪,并将他们的情绪用语言表达出来。治疗师花了一段时间聚焦于过程,这就为之后讨论和解决这一丧失(聚焦于内容)提供了可能。在接下来的治疗中,他们慢慢学会了分享痛苦,并接受不同的情绪和观点可以共存的情况。随着家庭治疗的深入,家庭中的其他成员也能够表达他们的痛苦了。

在住院治疗基础上提供家庭和伴侣治疗,促进心智化一直是其重要组成部分。然而,对于某些家庭或伴侣来说,心智化可能会成为治疗的主要焦点,而对另一些家庭或伴侣来说,心智化的过程可能仅仅在治疗早期阶段才是治疗的明确焦点(当然,如果有必要,在之后的某些治疗阶段,心智化还可能再次变成治疗的焦点)。更传统的家庭和伴侣治疗干预措施(如,代际工作、沟通技能)可能会成为之后治疗的明确焦点。然而,在这一初始阶段聚焦于心智化和依恋,是基本且必要的,因为它让更传统的家庭和伴侣治疗更扎实、更有效。

心智化在所有类型的家庭和伴侣治疗中都很重要(Safier,2003)。然而,正如上述临床应用中所阐明的那样,在与人格障碍病人及其家庭成员工作时,聚焦于心智化就至关重要,因为他们在这些关系中常常心智化失败,而且他们在这方面也常常感到困难(Allen et al.,2008;Fearon et al.,2006)。在与家庭成员(如伴侣和父母)的互动中进行心智化,并不是一件容易的事,有些文章称之为"壕沟中的心智化"(mentalizing in the trenches)(e.g.,Tobias et al.,2006)。

在人格障碍病人的住院治疗当中,将聚焦心智化的家庭和伴侣会谈整合进来,这是非常重要的,因为这为病人提供了一个机会——在依恋关系中学习准确地进行心智化。一个人如果能够在他们的伴侣、父母或子女在场的情况下进行心智化,会将这些关系处理得更好,作为伴侣或家人会感到自己更有韧性,也会更好地解决与这些重要他人之间的冲突。最后,不同的病人和家庭之间心智化能力存在差异,不同的治疗师与特定家庭或个人的互动,也存在心智化能力的区别(Diamond et al.,2003)。治疗师必须意识到在与某些家庭和伴侣互动的时候,自己的心智化能力是怎样的,并在自己停止心智化时有所觉察。因此,治疗设置应该为家庭和伴侣治疗提供朋辈督导的机会,而且在必要的情况下,应该考虑进行协同治疗。

与护理人员开展基于心智化的、以干预为导向的会议

我们尝试将心智化干预模式的某些方面整合进住院治疗项目中去,作为该尝试的一部分,最近我们开展了每月两次的护理人员会议。在这些会议中,工作人员从心智化的角度来讨论日常工作情况,并由一位受过心智化干预培训的心理治疗师对此进行督导。会议不仅对心智化干预组的护士开放,也对所有的护士开放。更具体地说,在这些会议中,参与者以心智化的视角来思考病房中发生的实际情况,讨论心智化干预的理论背景,并采用角色扮演来练习临床互动。会议基于艾伦(Allen et al.,2008)的理论框架,特别是在试图理解和处理病房的日常情况时,会使用这一理论框架。举例如下:

> 一天快结束的时候,在大多数护理人员离开医院前的10分钟,D女士变得越来越心烦意乱。她在大厅里走来走去,非常显眼,上夜班的护士可以清楚地看到她,护士要求她回自己的房间去。过了一会儿,其他病人开始担心起来,因为D女士在捶打她房间的墙壁,他们向护理人员汇报了这一情况。护士发现D女士在她的房间里焦躁不安,说将会有灾难发生,她完全失控了。

这样的情况在病房里很常见,可能大多数治疗边缘型人格障碍病人的院内工作人员对此都很熟悉。虽然面对一个似乎被自己的感觉所淹没的病人这样的情况并不陌生,但要以一种有效的又有治疗作用的方式来处理仍然是个挑战。显然,D女士需要帮助,以降低她的高唤起状态。在两次与护理人员的周例会中,我们讨论了如何使用心智化干预的理论和技术框架来更多理解这种情况。

会议上,护理人员描述了D女士的行为以及他们所采取的行动,会议帮助护理人员从心理过程的角度更好地理解当时的情况。看起来,D女士无法以一种让她体验到"自己内心的恐惧只是自己的心理产品"的方式,来使用有关她的内在状态的想法。在那一刻,她缺乏某种心灵缓冲器,来防止她把内在世界的体验当作真实,这就是处于心理等价模式下的体验——感到害怕则意味着有灾难发生(Bateman & Fonagy,2004)。

参与该事件的护士报告说,他们当时变得越来越紧张,而且确实是没主意了。他们

越来越焦虑,感觉被D女士控制了。尽管护士非常反感这种对护理人员心理上的"控制"(精神分析称为"投射性认同"),但从心智化的角度来看,这种"控制"也可以说是D女士为恢复其自体体验的连贯性的尝试,而在当时,这种清晰连贯的体验她是欠缺的。

我们讨论了这种情况下护士们所做出的干预的特性,识别出了几种干预类型,这些干预为病人提供了一些支持和安慰,所以最初看起来是合适的,然而却并没有起作用(见表10-4)。

表10-4 治疗师对边缘型人格障碍病人的干预措施

没有帮助的

● 试图以理性的方式劝阻病人放弃其"错误"想法

● 在病人处于心理等价模式时,激发病人去想象可能出什么问题

● 在没有搞清楚病人正体验到什么的情况下,说出安慰的话

● 用身体在场的方式提供抚慰,而不去考虑病人的心理状态

● 在任何情况下都保持平静、不动声色的反应

有帮助的

● 以开放和信任的方式监控你自己和同事的心智化能力

● 使用一致且有标记的镜映,来下调被情绪淹没的病人的状态(对被情绪淹没的病人所进行的成功干预都有这个共同点)

● 理解这种令人厌恶的、对你的感受的"控制",其实是病人恢复自体体验连贯性的一种尝试

● 根据自己的感受去解读病人的意图时,要三思而后行

● 思考如何在不过度刺激依恋的情况下建立积极的工作联盟

我们归纳出来的第一种干预方式,是通过对她说这样的话"你觉得会发生什么事,或者会出什么差错,让你如此害怕"或者"你真的这么想吗",从而试着安慰D女士,让她平静下来。我们认为,这种类型的干预是试图以理性的、认知的方式说服病人她的想法不对。这种做法不仅会让我们陷入对威胁严重程度的理性争论中,同时,也会让病人更多地去思考他本就很担心的情境。当病人在心理等价模式下体验其想法的时候,激发他们对感觉到的威胁的幻想,可能会引起更强烈的、淹没性的恐惧。

我们归纳出来的第二种干预方式,是通过说这样的话"一切都会好起来的"或"明天是新的一天",从而呈现一种魔法般的思维。我们的经验是,这种方式可以成功地给心理结构水平较高的病人重建一些希望,他们真的可以从中找到一些安慰,但对于边缘

病人,却更可能让他们感到自己没有被认真对待,或没有被好好倾听。

　　毫无疑问,我们是不可能找到理想的干预措施的。然而,所有或多或少可以成功降低唤起水平的回应,似乎都有相似之处(见表10-4)。所有这类干预都会涉及,对D女士的情感状态进行某种"打标记的镜映"。用心智化干预来概念化的话,就是,这种镜映要想达到最佳效果,则既要充分符合病人假定的情感状态(一致性),同时,又要不同于照顾者自身恐惧情感的表达,且以此方式打了标记,在这样的情况下,镜映效果才是最佳的。此外,这种镜映表达不仅是语言上一致(即,准确地用言语表达情感状态)的镜映,还伴随着对情绪唤起水平本身的充分镜映,这看起来也很重要。一位护士,保持冷静和控制的状态,将病人可能的感受准确地进行言语化,通常不会导致唤起水平的降低。在这样的情境中,虽然D女士的感觉状态被准确地描述出来,但她在照顾者身上"找"不到自己的表征。干预的质量、形式与内容的准确性同样重要,例如,病人情感的深度,需要通过如治疗师的语气或治疗师的整体态度来加以传达。然后,在一致和有标记的镜映之后,接下来是对病人心理状态的细致重建,将情景、病人自己及他人的行为与心理状态联系起来。举例来说:

　　　　在第二天的护理人员执行情况报告会中,相关护士表达了被D女士操控甚至勒索的感觉。

　　在与边缘型人格障碍病人工作的专业人士中,这种感觉并不少见。在很多情况下,病人的这种行为都很容易被解读为故意让治疗师产生某种感觉,"她想恐吓我们"或"她想让我们感到无助"。因为照顾者将自身的感受与病人的意图混淆了,所以,病人通过外化来稳定支离破碎的自体的努力,被照顾者解读为恶意为之。这与心智化的构想正好相反,这样做还有一个风险是,将恶意动机不恰当地归因于病人,而病人的主要动机,却可能仅仅是希望从令人恐惧的内部状态中获得解脱。

　　当无法抑制恐惧感被认为不"仅仅"是一种感觉的时候,仅凭安慰的语言和表达是无济于事的。当病人处于这种状态时,只有直接的身体行动才会被认为是真正的照料(即,目的论的体验模式)。护士和病人可能都会觉得需要做些什么。采取行动似乎是唯一的出路。比如,给病人一些镇静药物,或是与病人待在一起的时间比原计划更长,这么做不是为了恢复心智化状态,而是为了身体在场。别的例子如,身体上的接触或改变物理环境(如,在另一个房间睡)。如果护理工作人员在这种目的论模式下发挥作用,那么病人心理层面的自我调节能力就不会增强。相反,照顾者将促使这种情绪变为一种真正的威胁,即这种威胁必须在物理而非心理现实的层面来应对——只要门是关着的,只要药物有效,病人就是安全的。

每次唤起水平升高,就会重复这种模式。因此,这样的病人会被视为困难病人,或者不适合动力学治疗的病人。一旦危机情况增加了压力,团队成员可能就会抓住现有的模式不放,增加对病人的照顾(如,将个体心理治疗添加到病人的治疗计划当中),接管病人本应负的责任,正如前面所述:治疗师不离开病人超过半小时,比平时更多地检查病人的房间,或禁止病人离开医院。在这种情况下,治疗师可能不知不觉地向病人确认——目前的情况确实是灾难性的,他处于真正的危险之中(团队在心理等价模式下运作)。此外,提供善意的"护理",也可能会导致持续过度地刺激病人的依恋系统:对病人的痛苦,团队的反应是增加护理和承担责任,团队可能会驱使病人产生依恋的本能反应,从而使"对感觉进行思考"这一必要的态度几乎不可能实现。在D女士案例中,这会导致她需要身体层面的支持才能四处走动,在她歇斯底里爆发的某些时刻,护士们不得不在身体上阻止她和控制住她。

与心智化干预模式相一致,我们每周与整个团队进行讨论(工作人员会议),这样做的主要目的之一是:在提供足够安全和信任的治疗文化与确保没有过度刺激病人的依恋系统(见表10-4)之间寻找一种平衡,而足够安全和信任的治疗文化是通过建立、维持,并在必要时修复积极的工作联盟而达成的。我们都知道,过度刺激病人的依恋系统,恰恰会降低我们希望通过治疗来增强的能力(如,处在情绪压力之下还能进行心智化的能力),尤其是对情感依附型病人更是如此。

我们在会议中试着理解和讨论类似于D女士的情况,不仅关注病人身上发生了什么,还关注贯穿于这类事件中,我们自身心智化能力的起伏变化。这并不总是很容易的,因为它可能与失败的感觉,或不能胜任工作的感觉相混淆。护理人员若看到困难情境自己也难辞其咎,就会将自己置于弱势的位置。根据我们的经验,要治疗边缘型人格障碍,护理人员内部强大的凝聚力和相互信任,是绝对必要的,就像使用心智化模型一样,要包括对自己和同事心智化能力的监督。为治疗师-病人之间的活现承担责任,并不会让这变得更容易一点。然而,如果所有护理工作人员都能以开放的方式、在信任的氛围中加以应用,那么,同时探索治疗师和病人的心智化能力,对护理人员和病人来说,都是相当有助益的。

总　结

过去的30年里,临床设置(本章中的范例)发生了变化,从一个混合了社会治疗的社区-心理治疗设置,演变为精神分析取向的住院模式,其关注的焦点放在了精神分析过程上。我们展示了这一连贯的治疗模型如何用来组织我们的治疗干预,还检验了治疗结果,以及过程和结果之间的关系。研究结果显示,相当一部分病人反应不佳。这促使我们根据病人的需要来调整我们的治疗方法。对于所有的病人,我们都使用一个连贯的三维模型,即,客体关系、安全感和心智化方法,每个维度都对应于特定的治疗干预措施。以这一总体模型为背景,在低水平边缘人格组织的情感依附型病人(anaclitic patients with low-level borderline personality organization)的治疗方案中,我们组建了一个心智化干预小组,而内射型病人(introjective patients)则按照探索性的经典精神分析模型进行治疗。根据病人的自身需要、人格特征和治疗阶段,他们可以从心智化干预组转到经典精神分析组,或者从经典精神分析组转到心智化干预组。将心智化干预整合到治疗环境中去,会在心智化干预和精神分析模式之间、在工作人员会议中的团队成员之间、在社区会议中的病人和工作人员之间,以及在涉及设置的组织、规则的设置等方面都引发动力。

我们之前打算组建一个专门的心智化干预项目,由心智化治疗师和护士一起进行团体心理治疗(与精神分析团体形成对比),但实际情况是,心智化干预被整合进了现有的精神分析团体中。所有的护士都加入了心智化干预的督导组,心智化干预已成为家庭治疗的主要模式。在某些特殊情况下,我们会向接受精神分析团体治疗的病人提供个体心智化干预。若想要开发更有效的干预项目,那么对病人到底是进行心智化干预还是精神分析治疗,或者进行心智化干预和精神分析治疗的整合治疗,其适应证指征(indication),还需要基于预治疗(pretreatment)的特征进行深入研究。目前,在一项新的过程-效果研究中,我们正在检验这种改进了的治疗方案的有效性。

推荐阅读

Bartak A, Spreeuwenberg MD, Andrea H, et al: Effectiveness of different modalities of psychotherapeutic treatment for patients with cluster C personality disorders: results of a large prospective multicentre study. Psychother Psychosom 79:20-30,2010.

Chiesa M, Fonagy P, Gordon J: Community-based psychodynamic treatment program for severe personality disorders: clinical description and naturalistic evaluation. J Psychiatr Pract 15:12-24,2009.

Fonagy P, Luyten P, Bateman AW, et al: Attachment and personality pathology, in Psychodynamic Psychotherapy for Personality Disorders: A Clinical Handbook. Edited by Clarkin J, Fonagy P, Gabbard G. Washington, DC, American Psychiatric Publishing,2010, pp 37-88.

Vermote R, Lowyck B, Luyten P, et al: Process and outcome in psychodynamic hospitalization-based treatment for patients with a personality disorder. J Nerv Ment Dis,198:110-115,2010.

Vermote R, Lowyck B, Luyten P, et al: Patterns of inner change and their relation with patient characteristics and outcome in a psychoanalytic hospitalization-based treatment for personality disordered patients. Clin Psychol Psychother,2010 Epub ahead of print.

第二部分
特定的应用

第十一章

边缘型人格障碍

安东尼·W.贝特曼

彼得·冯纳吉

在本章中,我们将探究心智化干预与它最初开发出来用来治疗的障碍:边缘型人格障碍(Bateman & Fonagy,2004,2006a)。我们将探讨某些总体原则,这些是心智化治疗师在治疗边缘型人格障碍时所需遵从的原则。我们在第一章已经讨论了边缘型人格障碍病人根据心理状态来思考行为时所面临的主要困难。在本章中,我们将讨论的是:在处理边缘型人格障碍特有的心智化问题时,心理治疗应具有的关键特征。

或许,心智化干预边缘型人格障碍最值得称道之处在于将治疗结构化了;它基于特定原则来组织干预,而这些原则是建立在对疾病发展进程的理解基础之上的;由于边缘型人格障碍病人的心智化不稳定这一核心病理问题,它提醒治疗师要对有害的治疗技术保持警惕;心智化干预边缘型人格障碍已经进行了实证研究,并且将持续进行研究。我们需要指出:心智化干预的治疗目标不大(modest)(见表11-2)。该治疗目标并不在于改变结构或人格,也不是改变认知与图式(Young et al.,2003)。实际上,该治疗致力于提高病人的心智化能力,并让这种能力更加稳定且牢固,让个体能够更好地,或者至少是能够更有信心地去解决问题并管理情绪状态(特别是在人际关系中出现的问题与情绪)。对于病人,我们意在促进其对关系与问题的心智化态度,在确定无疑之处植入疑问,并让病人逐渐对自己和他人的心理状态变得好奇。我们的假设是,如此一来,因心智化不足所致的问题行为终将得到解决。

一些总体上的考量

治疗师的心智化干预立场应当包括以下几点：因感到自己"不知道"而产生的谦虚态度；耐心地花时间去识别双方观点上的差异；对不同的观点都秉持开放的态度，认为都有其合理性，且都可以接受；主动询问病人的体验，让他们详细描述其体验（以"什么"开头的问句），而不是让他们给出解释（以"为什么"开头的问句）；要小心谨慎避免去理解那些不着边际的东西，比如，忍住不去说某些自己并不清楚的内容（见表11-1）。

表11-1　心智化治疗师应呈现的特质

在心智化治疗中，治疗师应表现出：
● 因感到自己"不知道"而产生的谦虚态度
● 耐心地花时间去识别双方观点上的差异
● 避免去理解那些不着边际的东西，比如说，忍住不去谈及某些自己并不清楚的内容
● 勇于以一种开放的态度去接纳自己在心智化或是其他方面所犯的错误
● 有能力理解和接纳不同的观点
● 主动询问病人的体验
● 愿意探索自身及他人的心理状态
● 对心理状态的改变感到好奇
● 能够在更好地理解之后，表现出自己心理上的变化

上述立场的一个关键要素在于：作为一个治疗师，是会犯错误的，治疗师应当监督自己，并且承认自己所犯的错误。这并不只是为了示范诚实和勇气，也不只是想通过治疗师承担责任来降低病人的唤起水平，还是提供探索下述两个问题的机会：对于不透明的心理状态所做的错误假设，是如何引发人际问题的；误会是如何造成令人极为不悦的局面的。由此而论，面对一个无法心智化的病人时，治疗师随时都有可能丧失心智化功能，意识到这一点是非常重要的。也正因如此，我们会把治疗师偶尔的见诸行动，看成治疗联盟中出现的一个可以接纳的副产品，治疗师只需坦承其存在即可。同时，和其他心智化失败的状况一样，我们还应像"（磁带）倒带"一般对这一事件的过程进行回顾与探索。因此，在一个合作性的治疗师-病人关系当中，参与其中的双方都应肩负起理解见诸行动的责任。

治疗性干预的内容

心智化治疗是一种源于精神分析的心理治疗方法。虽然工作的具体目标是增强心智化能力,但心智化治疗并没有对心理治疗师可以邀请病人讨论的内容进行限定。治疗师承担的任务相对简单,包括:识别病人叙事当中非心智化的部分;从增强病人心智化能力的立场出发,与病人一道工作来处理心智化失败。从这个意义上说,我们不妨将心智化治疗类比为一种旨在增强特定肌肉群的物理疗法。干预的主题取决于病人所关心的内容,但干预本身并不是"随心所欲"的,而要受到以下几点考虑的限定。

首先,心智化治疗是一种关系取向的治疗方法,它将病人人际上的困难置于首位。因此,治疗师会聚焦于与人际关系有关的内容。在理解病人谈及的生活事件时,治疗师除了使用心理学常识以外,还应在心理动力学的关系理论(特别是依恋理论)的总体框架指导下开展工作(Fonagy & Target,2003)。

其次,我们已对心智化失败的本质做出了假设,我们也应在这一假设的指导下开展治疗工作。我们在本书第一章中识别出了四种极性。边缘型人格障碍病人的心智化往往是极度自动化(或极度内隐)的、粗浅感知的、无意识的、非言语的,也是非反省性的。他们的心智化是基于并行的、相当快速的加工过程,是反射性的,几乎不需要努力、很少集中注意力,或者很少计划性。当病人快速、轻易地得出一个结论时,治疗师要做的就是让病人慢下来去思考,推动他朝外显心智化的方向努力,外显心智化是更具解释性的、有意识的、言语化的,也是更具反省性的,并且要求病人投入注意力、有计划性、有觉察,而且还要付出努力。当然,这只是对最传统的解释性心理动力学工作的核心要素的另一种不同的描述而已。

在这里,我们应当提到与边缘型人格障碍病人工作有关的注意事项。出于自身主导性的心理倾向性,边缘型人格障碍病人会对他人的心理状态做出反射性的、自动化的假设,他们对心理状态表现出困惑,这时,心理治疗师往往会致力于处理那些触发强烈情绪反应的议题(如,困难的人际互动、与羞耻或内疚有关的议题、无能感),并试图拓展病人对这些议题的理解。然而,治疗师要求病人有意识地反思,进行外显的心智化,这一要求,与病人在高唤起状态下执行上述任务的能力是不一致的。病人那些根深蒂固的、内隐的、性格性(dispositional)的人际关系观念,建立在他们自动化的、先入为主的、对自我与他人的判断的基础之上,要改变这些观念自然也就特别困难。

病人通常关注那些从直接感知中获得的心理状态的线索,即由面部表情或手势等躯体的、可见的特征所提供的外在信息。他们关注他人的行为,从中得出某种含义,事实上,他们也注意自己的行为,并从中得出某种含义。治疗师应当致力于帮病人将注意力转向其心灵的"内在",转向其想法、感受以及体验,这些经历可以为一个人的行为提供额外的信息。这一转变并不仅仅是让病人慢下来,让他们详细解释自己对他人想法所做的假设,而且,也是在促进其思维过程的复杂性,以及个人体验特有的微妙性。这种努力既适用于病人对自身心理状态的感知,也同样适用于他们对他人心理状态的判断。

在判断他人的心理状态时,边缘型人格障碍病人倾向于过度依赖情绪命题逻辑(propositional logic of emotion)(Baron-Cohen et al., 2008)。他们会将特定的情绪逻辑延伸到想法与信念上。虽然我们都倾向于假定他人的情绪与我们自身的情绪状态是一致的,但是,当病人将这种属于情绪领域的逻辑扩展到认知领域时,他就会得出一个(错误的)等价假设:我是这么想的,因此你一定也是这么想的。治疗师应当试着让病人远离这种无法区分显相(appearance)-现实之间差异的状态。治疗师应当特别关注病人情绪感染的易感性,以及对可能主导着谈话的某些情绪线索的过度敏感性。一旦病人看起来快要被情绪淹没,此时治疗的目的就应当是:帮助他们将有关自体与他人的情绪性知识与更具反思性、认知性的知识整合到一起(Blatt, 2008)。反之,处于假装模式中的病人,可能会表现出相当程度的、对心理状态的认知上的理解,但其理解是与这些体验的情绪核心脱节的。对他们而言,要整合多种情绪唤起相关联的躯体感觉、在认知层面上对情绪体验做出的解释,是很困难的;而治疗师需要关注情绪体验的躯体方面,通过这一方式来处理病人这一特定困难。比如说,在病人提及情绪状态,却无法有效地将这些情绪与认知相关联的时候,治疗师可以和他们一起来确认感受到情绪体验的特定躯体部位,这可以让病人的感受变得更为真实,让他们更可能在"感觉被感受到"的当下,去思考或讨论它们(Allen et al., 2008)。比如说,"内在有坏的东西"这种感觉,在被探索并进行心理表征之后,可能会变成对自己的失败感到悲伤,而这一糟糕的感觉现在可以被思考着,且同时持续地被体验着。

在心理治疗中,对区分自体-他人这一议题进行工作时,也同样可以从"缺乏整合"

的角度进行类似的思考。从某种程度上来说,该技术建立在简单的经验法则(simple rule of thumb)基础之上:面对以非心智化的方式谈论自身状态的病人,让他们转而去考虑他人的心理状态可能有所助益;而对那些过分专注于描述他人的病人,可以让他们去思考自己讲述的内容会对自身产生怎样的影响。心智化治疗的一个核心成分就是:稳定且持续地将病人的关注点在他自身想法与感受和他人想法与感受之间切换(见表 11-2)。治疗师应当小心不去接受等价性,而是致力于寻找这一过程中的差异性。

表 11-2　心智化治疗边缘型人格障碍的目标

- 增强萌芽中的心智化能力
- 管理情绪状态,尤其是在人际关系中出现的情绪状态
- 在面对人际关系和问题时,促进心智化的态度
- 在确信无疑与刻板僵化的地方注入一丝怀疑
- 促进对自身及他人心理状态的好奇

治疗师的态度

治疗师的态度至关重要。心智化过程是人们与他人互动和思考自身时的核心成分,而治疗师将激发这一过程。从某种程度上来说,心智化过程是通过认同过程而得以发生的。在这一过程中,治疗师有能力运用自己的心智,在面对其他观点或是有更好的理解时,展现出乐于改变自身原有想法的能力,病人将会内化这一能力,逐渐地,病人会对自己和他人的心理感到愈发好奇,进而能够更好地重新评价自己、理解他人。不过,需要补充说明的是,在依恋系统被激活的情况下,在不同的场景中,对自己和他人的观点和理解不断地进行再加工是改变得以发生的关键,同样关键的是,治疗工作关注的焦点是当下而非过往的体验。治疗师的任务是:保持或修复自己的心智化与病人的心智化,与此同时,确保其情绪处于活跃状态并且是有意义的。过度的情绪唤起会损害病人的心智化能力,有可能导致见诸行动;而治疗师若对自己与病人的关系重视不足,则会回避情绪状态,还会缩小病人施展其人际功能和社会功能的情境。在个体会谈的基础上增加团体治疗,可以显著增加上述进程发生的环境背景,因此心智化治疗实践中包含了个体与团体两种模式(参见第三章、第四章)。

不知道的立场

"不知道"的立场,或者说心智化的立场,是一般性治疗态度的组成部分,也是确保治疗师对病人的心理状态保持好奇的关键所在。治疗师必须能接受以下事实:无论自己还是病人,都是在以一种主观的、基于印象的方式体验事物;在了解对方,或是了解发生了什么的话题上,谁都不是第一位的。当然,这是一件知易行难的事情。病人和治疗师都有可能会摆出一副自己对对方的想法或感受了如指掌的样子。比如说,回想一下,作为治疗师的你最后一次对病人说"你一定感到……"是在什么时候呢?使用"一定"这个词,意味着你**知道**病人正在体验的感受是什么,即便对方并没有表达出这种感受。你做出这样一种表述的动机,无疑是想要通过共情来增进治疗联盟。当然,你对病人感受的表述有可能是对的,但你弄错的可能性也同样存在。我们自己对一种情绪的表征,绝不可能和病人的表征一模一样。而治疗边缘型人格障碍的困难在于:病人会很轻易赞同治疗师的建议,对治疗师的心理状态照单全收,这样就绕开了探索自身真实感受的心理过程。在心智化治疗中,"你对此的感受是什么呢"会是一种更好的表述与提问方式。只有当病人尝试后却仍然难以回答时,治疗师才应当试着用"如果是我的话,我想我会感到……",或"在我听来,似乎你感到……"这样的表述来轻轻推一下病人。这两种表述都没那么确定,同时也都"标明"了这些感受是从咨询师自身经验中提取出来的。所有这些表述都是含蓄的,但是,当你对病人说:"你一定感到……"的时候,这种表述本身就是混淆了人我界限,且缺乏心智化的。这样一种有关病人自身有何种感受的陈述,会被他当成一个事实,而非一个让他去进一步思考自身感受的邀请。在不知不觉中,治疗师不仅没有激励病人,给他们的心理世界独立发展的机会,反倒是接管了病人的心理状态。

在讨论"不知道"的状态时,一个常见的困惑是:做一个"不知道"的治疗师就等于假装无知。但事实远非如此。治疗师有自己的头脑,但同时,还要在工作中不断地展现出他能够去使用自己的头脑。治疗师可能和病人持有不同的观点,如果是这样,这就为进一步探索提供了绝佳的机会。我们不妨看一看下文所示的案例:

　　一个病人告诉治疗师,她觉得治疗就是在浪费时间,而且她觉得自己并没有什么改变。她在考虑要不要放弃治疗。治疗师让她回想一下这种感受是从什么时候开始的。在病人回想的时候,治疗师意识到自己的观点和病人的想法不尽相同。在他看来,病人是有改变的,尽管她的改变有限。因此,他把自己的看法和病人的看法做了对比,提到了那些他觉得病人已经有所不同的方面。治疗师这么做要么是在安抚她,要么是在试图劝服她,让她明白,她对自己、对治疗师,以及对治疗成效的消极看法是错误的。这样的想法或者尝试本身就是偏离心智化治疗模式的,因为我们强烈建议,治疗师不要试图向病人,特别是向那些处于心理等价状态的病人表明他们的信念和体验是不正确的。治疗师探索他与病人在体验与观点上的差异,目的是促使病人以一种更丰富、更复杂的方式去思考,思考她觉得治疗不过是在浪费时间的感受。起初,病人无法接受治疗师的陈述,她坦率地告诉治疗师,她觉得,他不过是出于职业需要而说出一些激励人心的话罢了。治疗师听完后说道:"噢,我从来没有以这种方式看待过这件事。我认为和病人一起讨论一节失败的治疗,要比在事实并非如此的时候,装出一副一切都在变好的样子,显得更加专业。"这一节治疗在这句话之后得以继续了。病人和治疗师逐渐确立了一个更好的治疗焦点,同时,他们也更为细致地阐述了病人因没有获得更快的进展而产生的失望感,以及她因"自己可能永远都不会有所改变"这一想法而产生的惧怕与担心。

　　"不知道"这一立场的美妙之处在于:这是对治疗师的一种提醒——提醒治疗师他并不需要去理解病人正在表达的内容,也不需要从另一个工作框架或背景下(如病人过去的创伤或认知图式中),来费心费力地搞明白病人所表达的意思。治疗师要避免自己想要搞明白的冲动。治疗师应当觉得自己并没有义务去理解未被理解的内容。在情绪唤起状态下谈论自我或他人时,边缘型人格障碍病人会变得混乱不清,正常人也会如此,只不过边缘型人格障碍病人的感觉扰乱其心智化的速度会更快,并且随着病人丧失心智化的进程,治疗师也很可能理解得越来越少,而这恰好是治疗介入的好时机。治疗师可以用一种更为直接的方式告诉病人:"我不确定我是否理解了你所说的内容。你能帮我理解一下吗?"这种情况下最容易犯的错误便是:治疗师接管病人的心智化,越发努力地想要弄明白病人说的话是什么意思,然后把自己的理解告诉病人。一旦新手治疗师从"觉得自己必须理解病人"这样的想法中解脱出来,之后,他就会变得更为自信,因为这种解脱让他不那么害怕犯错了。

治疗师犯错

所有治疗师都会在某些时候犯错。这种时候，需要回答的问题是：出了错应该做些什么？以及发生了什么导致出错？显然，治疗师犯错，涵盖了从"一丁点儿小错到严重错误"这一系列程度不同的状况。在此，我们只讨论因误会引发的治疗师犯错，而不是侵犯边界之类的问题。治疗师犯错提供了一个机会——重温发生的事情，同时也更多了解事情的来龙去脉、经历，以及错误发生后病人和治疗师各自的感受。在心智化治疗中，治疗师承担导致错误发生的初始责任，然后进行探索，直到事情变得越来越清楚——病人在其中也有责任。我们来看看下面这个例子：

> 治疗师碰巧要在病人下周治疗的那天外出。他告诉病人他需要更改治疗时间，这样他们就不会少一次治疗了。病人回应说"好的。我们可以在结束之前讨论这件事"。在那节治疗结束的时候，治疗师（实在是太投入治疗了——至少他事后是这么跟别人说的）忘记要重新安排治疗时间的事儿了，而病人也完全没提这回事儿。在病人离开一分钟之后，治疗师突然想了起来并冲了出去。幸运的是，他在病人离开大厦之前赶上了她。治疗师对病人说："很抱歉，我忘记重新安排治疗的时间了。你可以回来一会儿，让我们把这件事儿安排好吗？"病人挖苦道："我们差点儿忘了，不是吗？"治疗师没有关注病人的这句话，而是重新安排了治疗时间。
>
> 在下一次会谈中，病人嘲讽道："这次治疗差点儿就不会发生了！"
>
> 治疗师道了歉，然后说道："我很好奇，在上次结束的时候，我把更改时间这档子事儿给忘了，这究竟意味着当时发生了什么。我考虑过这个问题，但一点儿也不明白到底是怎么回事儿。"

病人：就是因为你根本不想见我。

治疗师：我不认为自己当时有过这样的想法。不过，我确实本应记得要重新安排治疗时间这件事儿的，这确实是我的责任。

病人:我总是觉得人们是在我不在场的时候才喜欢我。

治疗师:怎么讲?

病人:当我和别人在一起的时候,他们只会觉得我烦透了。但是当我不在的时候,他们会觉得我可能还没那么糟糕。

对话继续了下去。其间病人表示,实际上,她宁愿因为治疗师忘记重新安排时间而错过那天的治疗,她会因此感觉挺好的。显然,这需要进一步的探索,因为并不是一下子就能弄明白这些话的意思。所以,治疗师问她说的是什么意思。重要的点在于,治疗师为发生的一切承担了初始责任。直到那次会谈晚些时候,治疗师才告诉病人,他也很好奇是什么阻止了病人主动询问新的治疗时间。听了这话,病人立刻就变得充满了攻击性。

病人:哦?所以说一下子这就成了我的错了,是这个意思吗?明明是你忘记了重新安排时间,所以我们要讨论的应该是你的问题,而不是我的问题。

治疗师:我承认这是我的问题,是我的记性导致了这一切的发生。不过,有趣的是,在我记性出错的时候,你似乎并不觉得自己可以帮我一把。

病人:那又不是我的职责。

在这样的互动中,很可能出现这种状况:病人可能会关闭反思的能力,不再思考自身和治疗师的状态,因此治疗师的任务就在于:在考虑互动中的哪些方面主要与病人相关、哪些主要与治疗师相关的时候,要确保自己和病人都能开放地并列思考双方的心理状态。要做到这一点,治疗师就必须在治疗中平衡以下两点:提及自己对已发生的事情所负的责任,激发出病人的能力去探索他自己在该事件中所起的作用。过分强调病人所肩负的责任会疏远病人,同时增加病人自我封闭,而非自我开放的可能性。

定制化的干预

治疗师必须确保任何干预都应与病人的心智化能力相一致,而非与自己的心智化能力一致。很多治疗师都高估了边缘型人格障碍病人的心智化能力。一个在心智化自己和心智化他人方面存在困难的病人，是无法理解与治疗关系中的自体和他人有关的复杂陈述的，比如"你认为我觉得你……"一类的表述。这样的干预，很可能会在病人已经对自己与他人感到费解的情况下，增加其困惑感。特别是在病人正处于无法心智化的状态中时，困惑感的增加会更为明显。在另一些时候，病人或许能够分清自己的心理内容是什么，并将之与其他人的心理进行对比。这种情况下，更为复杂的干预是可行的。在心智化治疗中，治疗师要遵循的一般原则是：病人的情绪唤起越强烈，干预的复杂程度应越低。支持性的评论、对问题较为温和的探索、澄清，都不需要病人做出太多心理努力，因此都是在高唤起状态下被认为是"安全的"干预技术。相比之下，诠释性的心智化以及对移情的心智化，都会增加病人的唤起水平，也因此会有刺激病人使用次级依恋策略的风险：病人要么因过度激活而陷入过分唤起的状态，要么因去激活而引发假装模式，无论哪种情况，都会降低病人的心智化水平。因此，我们建议治疗师在使用这些干预方法时应小心谨慎（见表11-3）。若病人处于最佳唤起水平，它们很可能就是最为有益的干预方法。而最佳唤起水平是指：病人能探索某种感受的背景，而同时保持在体验该感受的状态当中，这也就是所谓的"心智化了的情感"（Jurist，2005）。

表11-3　适宜的心智化干预

心智化干预应当具备下述特征：
● 与病人的心智化能力保持一致
● 考虑病人的情感状态和依恋唤起水平
● 采取与病人的唤起水平相反的操作，来平衡病人的唤起状态
● 遵循这一原则：高唤起，意味着病人需要通过干预达到依恋系统的去激活

　　原则上，干预必须与病人的心智化能力保持一致，在心智化治疗中，治疗师常用的其他技术也应当谨慎使用。比如说，如果病人很直接地问了一个私人问题，我们首先就会想到，病人问这个问题是源于他的焦虑情绪，这表明病人正在尝试去构建心智化的进程。而当病人正在很努力地维持自己心理加工进程的时候，要求他立刻进行反思，实质上就是在要求病人进行更多的脑力劳动。因此，一旦病人处在心智化能力很容易崩溃的状况下，心智化治疗师就会承担起脑力劳动，以帮助病人缓解内心的焦虑。如果治疗师无法回答病人的问题，那么，他应当对此开诚布公，并给出相应的理由；或许这是治疗师不愿意回答的私人问题，或许治疗师也不知道答案，又或许病人激起了治疗师某些混

乱与困惑的感觉。比起通过"你怎么想"之类的问法,让病人对所提的问题进行反思,倒不如告诉病人说:"我不知道怎么回答你的问题。实际上,这个问题我感到有些困惑,不知道是否可以让我想一想呢?"后者表明,在这一刻,治疗师是那个要负责去搞清楚发生了什么的人,这种说法远好于前者,而前者实质上是将更多心智化的责任丢给了病人,而这有可能超出了病人的能力之所及。

治疗师的心智

对于治疗师来说,有一种诱惑是持续存在的,那就是:依照自身的心理功能模式,把事情拼到一起加以理解(简而言之就是治疗师替病人行使了心智化的功能),并将自己的理解或顿悟传达给病人。原则上,治疗师的这种行为是反心智化的:他不仅没有促进病人自身心智化进程的发展,反而是接管了病人的心智。这会导致一系列问题。首先,治疗的目的是在病人的心智化没有进展的时候予以促进,或是在心智化进程很容易崩溃的情况下加以维持。治疗师"偷偷地"(在这里用"偷偷"一词,是为了表明这一切是在治疗师的心里静悄悄的发生的)将事情拼凑起来,在自己所具有的关于人类功能的理论与理解的基础上,整合出一个更为连贯一致、合乎逻辑的叙事,这样做是难以达成前述治疗目标的。其次,治疗师的理解所具有的连贯性,可能会对治疗产生不利影响——如果理解发生的过程被略去,可能会在无意中诱发假装模式。如果病人无法在治疗师的理解基础上形成自己的理解,或是病人至多只能进行认知上的理解的话,那么,他所接手获得的,就只是治疗师的模式,并用这些模式发展出无意义的表征罢了。这些表征是没有深度的——它们既没有和早期的表征与理解建立联结,也没有与情绪体验整合,因此,它们无法促进心智化进程的整合。其后果就是:病人的理解与外部世界脱节了;离开了治疗,这些理解就变得没有用处了,而病人也无法在更为广泛的环境与背景中应用它们。所有的治疗都有可能诱发出假装模式,而心智化治疗师应该时刻意识到,自己可能会在无意当中导致病人出现假装模式,并因此造成伤害。

真实性

心智化治疗的另一个重要方面在于：治疗师的心理过程必须是病人可获得的。事实上，心理过程并不是透明可见的。这种不透明性，加上边缘型人格障碍病人容易在关系中丧失心智化这一特点，以及他们对表明心理状态的外部线索（如面部表情）（Lynch et al.，2006）的敏感性，这三者合起来意味着：心智化治疗师需要在努力理解病人的同时，尝试将自己的心理过程以透明易懂的方式呈现给病人，需要在小心谨慎地"标记"自己话语的同时，对自己审慎的思考保持坦率。要达成上述要求，就要基于直接、诚实、真实（authenticity）和自己的话语归属于自己（personal ownership）。但是，这在一定程度上又是有问题的，因为在治疗边缘型人格障碍病人的过程中，边界面临着被打破的风险。我们强调治疗需要真实这一点，并不是给逾越治疗边界的行为颁发许可证，也不是为病人和治疗师之间发展出"真实"的关系提供通行证。我们只是强调治疗师在心理层面上应当是可以为病人所用的，以及治疗师必须展现出能力来，在不确定性、怀疑和不断尝试去理解的努力之间达成平衡。特别是在病人正确识别出了治疗师的感受与想法的情况下，这种能力就显得更为重要了。病人随时都有可能抛出类似于"和我在一起让你感到无聊"，或是"你也不怎么喜欢我，对吧"之类的问题，而治疗师需要做好被这类问题带入防御状态的准备。这类挑战可能在毫无预警的情况下突然出现，治疗师要做到能够真实以待。如果治疗师做不到这一点的话，病人会变得愈发坚持，并真的唤起他所抱怨的那种感受（如果治疗师一开始确实没有那种感受的话）。

病人对治疗师心理的正确知觉是需要被验证的："你觉得见我挺无聊的，不是吗？"这很可能是病人自己感到无聊，且在心理等价模式下提出的问题。在心理等价模式下，病人不容易区分自己与他人，因此他们的心智会以"其他人和我的体验一模一样"的方式来运作。

如果治疗师当时确实感到无聊的话，那么，此刻重要的是，要用一种可以激发病人进一步探索的方式直言自己的感受，试着去了解在病人与治疗师的互动中无聊的是什么。心智化治疗师会为制造了无聊的治疗而承担相应的责任，同时，还会把这种无聊变成治疗当下的焦点："既然你提到了，我确实感到有点儿无聊，但我不太确定这种无聊到底是从哪儿来的。这到底是和你讨论的内容有关呢,还是和你谈论的方式有关,还是说,这更多的是跟那个时候我的状态有关? 你知道,我确实不太清楚这究竟是怎么一回事儿。"

如果治疗师并没有觉得无聊的话,那么他需要找到一种方式去表达这一点,而这会打开一种可能性,去探索是什么使病人提出了前述问题。为了达成这一目的,治疗师首先要做的就是,打开自己当下的感觉,而非尝试去鼓励病人想象治疗师的感受。我们认为,治疗师在澄清事实究竟如何之前就问病人:"是什么让你觉得我感到无聊了呢?"这样的干预方式很可能会再次诱发出病人的假装模式,或是导致其心理等价的幻想持续存在。相比而言,更好的做法是:把那一刻你在治疗中的体验告诉病人:"据我所知,我并没有觉得无聊。实际上,我正试着去理解你说的这些事情。我有点儿糊涂了。不过,你和我对这一刻有着如此不同的体验,现在倒是激起了我的好奇。"我们这样做的目的在于,促使病人去探索一些替代性的看法,而达成这一目的的先决条件就是:清晰地呈现出不同的看法。

治疗师-病人的关系

心智化治疗的另一个要素是:在把移情用作治疗师-病人关系的一个方面时,治疗师应遵从原则。一直以来有种观点,认为在心智化治疗中是不使用移情的(Gabbard,2006)。或许,在回答心智化治疗究竟是不是一种基于移情的治疗这一问题之前,我们要先回到如何定义移情,以及如何使用移情这两个问题上(Clarkin et al.,1999a)。我们在使用移情一词时态度谨慎,也许因为这个原因,使得某些评论家认为心智化治疗在本质上是"简版的移情焦点治疗"。当然,由于潜在的医源性影响,我们的确曾告诫过临床工作者,让他们对以下两种做法保持谨慎:一是关于通常所说的移情解释的目的,即向病人提供洞见;二是关于追根溯源的方面,比如,将当前的体验与过去做联结。但我们在培训心智化治疗师时,同样也将"心智化移情"作为治疗的关键成分,并且还为此设立了一系列需要遵从的步骤。这些步骤在本书第三章有更为详细的探讨。

在此,我们需要重申:心智化治疗的核心议题是病人的心智化能力,及其与唤起之间的关系。复杂的干预,比如那些涉及病人与治疗师互动细节的干预,或是找出当下状态的过往根源的干预,如果想要有效的话,前提是病人能够深入思考并且具有反省能力。一个非心智化的病人,持有僵化的心理观点,且对于丰富的过往经验的了解有限,当他把他人的观点与自己的观点做比较时,是不太可能把别人的角度放在心里面的,尤其是如果这些观点复杂而微妙,上述可能性就更低了。此时,病人很可能会体验到淹没感。这样的干预不仅不能促使心智化进程出现,反倒会因为增加了病人的焦虑,而加重非心智化进程。病人会很慌张,觉得自己没能力去思考治疗师所提供的充分心智化了的连贯的干预。在这种情况下,心理过程会被结构化,病人会变得愈发僵化,且更加坚持己见。我们不妨看一个案例。

一位女病人过去一直都在和自己的男治疗师讲述有关父亲的体会。这些体会与她对待治疗师的方式之间有很多相似之处。她曾提到,自己担心治疗师会因为自己老是迟到而决定不再见她了。治疗师将病人的这一体验与她和父亲的关系联系到了一起。

治疗师:也许在你看来,我和你的父亲没什么两样。

病人:我咋知道?

治疗师:你对待我的方式和你觉得自己被他对待的方式如出一辙。你父亲说他会到场的时候从来没有出现过。最后,你再也不愿意见他了。

病人:这也许是真的吧。但我咋知道这究竟对不对? 也可能就是一堆废话。这些话让你显得像个聪明的浑蛋,实际上,你不过是把自己撇清罢了。

病人继续谈论这个主题。这表明,围绕着"聪明的治疗师和愚笨的病人"而组织起来的咨访关系,被治疗师的干预进一步固化了。在前面案例的情景中,治疗师对于病人过去与现在之间联系的理解,可能是正确的,但这样一来恰恰错失了重点,因为治疗师对当前治疗关系的理解,远远超出了病人思维能力水平之所及,因而上述干预并未促使心智化出现。若想在治疗师-病人的关系背景下达成心智化,那么在心智化治疗中,治疗师就需要采取一种更为从容的方式去解释移情。我们推荐一种多步骤方法,绝大多数情况下,均从确认病人的体验来开始第一步。常规的心理动力临床实践会避免医源性失效的可能性,通常的做法是:将病人当下对治疗师有关的体验"转换"成相当不同的

"他者"有关的体验,如,与其他人(比如病人的父亲)有关的体验,或者,与其他感受(比如攻击性,是对爱的防御)有关的体验。然而,在心智化治疗中,治疗师必须以此作为解释过程的起点:承认病人当下与治疗师有关的体验是真实的,然后再探索这些体验对当前治疗关系的影响。当然,对治疗师在其中所起的作用(包括治疗师自身认识上的歪曲)进行探索,同样也是必要的。治疗师承担自己对治疗关系中出现的误解所负的责任,有助于治疗双方在面对"移情体验"时建立协作性的立场。比如,在前面的例子中,病人觉得自己老是迟到可能在无意中给治疗制造了麻烦,她对此很担心,但又觉得自己什么也做不了。上述担心与无能为力之感一起构成了病人的痛苦,而治疗师首先要做的,应该是承认并接受这种痛苦的存在。随后,他应该花点儿时间和病人详细说一说,她认为自己迟到对他有什么影响,而他有可能感觉到什么但又没说出口,以及他为什么没有说出这些感受。在这一过程中,治疗师也许会意识到:自己因为病人的迟到而给出了批评性的评论,这可能会让人觉得他缺乏同情心——病人要努力安排好自己的孩子,要应对不怎么好的公共交通,等等,他似乎没有表现出足够的同情。治疗师为自己表现得过于苛刻承担起了责任,之后,病人和治疗师才可能对双方的情况达成协作性的理解——对于被批评和被人认为不够好,病人都极为敏感,这是因为,她生怕自己因不够好而被抛弃。而此时或许是个不错的时机,向病人提出替代性的观点——治疗师可以将病人对治疗师的体验和她在父亲身上感受到的不可靠与批评性的态度联系起来:

> 治疗师:对你的迟到,我做出的评论或许显得有点儿漠不关心,这会让你觉得我会像你父亲那样,对你不抱希望,要放弃你了,如果是这样的话,也不奇怪。此刻,这个想法会让你担忧吧!

之后,治疗师要注意观察病人的反应,对于治疗师的评论,病人可能会言辞激烈地表示反对,也可能热情地表示肯定。无论哪种情况,依照前文所列出的步骤,病人的反应都可以作为移情工作的下一步,而加以确认并进行探索。

反移情

如果不对反移情做些简短评论,就无法讨论移情。反移情的定义是:治疗师在会谈中产生的体验,既包括情感体验,也包括认知体验,治疗师认为这些体验能够促进对心理过程的深入理解。在治疗中使用移情,往往需要治疗师投入大量的认知心智化,但反移情,从其定义上来说,却与治疗师的自我觉察联系在一起,往往取决于其心智化的情感成分。有些治疗师倾向于默认自我参照状态,即,他们认为自己在治疗中的大多数体验都与病人有关。然而,这种默认模式需要抵制住,而且,治疗师要意识到,他们自己的心理状态可能会不恰当地影响他们对病人心理状态的理解,并使他们在依据尚不充分的情况下,将自己的理解等同于病人的实际状态。治疗师必须把自己的感受给"隔离"起来,而如何做到这一点就涉及与反移情有关的技术方法了。表11-4中概述了针对反移情工作时的一些建议。

表 11-4　反移情与治疗师

反移情要求治疗师表现出如下能力:

- 有能力做个普通人

- 有运用常识的能力

- 有能力"标记"自己的体验(指明某种感受或体验是属于自己的而非源于病人的)

- 对自己的心理状态与观点,能够以开放的态度进行工作

- 反省自身状态的能力

我们把反移情纳入工作框架中,也是在劝诫治疗师要让自己"平常"(ordinary)一点儿。经验不足的治疗师往往会有这样的想法:在治疗中,治疗师的言谈举止应该是这样或那样的。这使他们变得呆头呆脑、反应迟钝,且醉心于技术运用。在我们看来,在反移情工作的过程中,做个平常人倒是个好办法。这并不是说,治疗师在工作中可以随心所欲地做任何事情,或是想说什么就说什么,实际上,治疗师对待病人的言行举止,是不应该超出彼此尊重的朋友之间所能容许的尺度的。相反,我们建议,治疗师应以一种可以推动双方关系向前发展这一共同目标的方式,开放地对其在治疗中的心理状态进行工作,保持心智化"在线"。为达成这一点,治疗师往往需要从他自己的角度,而非理解

病人体验的角度,开放地说话,而且,这里的关键就在于**开放**。治疗师将自己的反移情体验言语化并表达出来,这是治疗的重要方面,但是,在表达的时候必须明确标记出,这些体验是治疗师自己心理状态的一部分。这些体验不应归咎于病人,即使它们有可能就是治疗师对病人做出的反应。

在边缘型人格障碍治疗中,反移情体验可能会非常强烈,治疗师可能会在暴怒、憎恨、受伤或焦虑的感受中挣扎。病人似乎具有直击治疗师敏感之处的能力,有时候,病人甚至会专攻这些敏感的地方,以此来控制治疗中的情绪进程。治疗师的任务,就是让病人知道,他的哪些言行唤起了治疗师的心理状态,一如让病人知道,治疗师的哪些言行刺激了病人的心理进程一样。病人需要在脑子里思考这些对治疗师的影响,而不是忽略它们,或是坚持认为它们不会带来任何后果。比如:

> 一位病人在治疗中不停地讲话,但她讲话的方式相当单调、缺乏情绪上的细微变化和语调起伏。慢慢地,治疗师开始感到厌烦,也不确定她说了这么半天,重点是什么。他不再倾听了:

治疗师:作为你的治疗师,对我来说,说下面这些话不太容易,但我确实发现听你说话有点儿困难。我一直都在走神。我们可不可以看看发生了什么? 在会谈开始的时候,我是可以倾听的,不过我意识到,在你开始讲自己为了找到工作所做出的尝试时,我就听不进去你在说什么了。我们可以回到那一刻吗? 我需要搞清楚为什么我的脑子会走神。

病人:那可不怎么好。我当时在试着告诉你,一直不能工作有多心烦。

治疗师:我明白这一点。这也是为什么我不确定,是我们谈话中的什么让我感到难以倾听。我想这里面有些什么,让我觉得你并不是真的那么在乎工作这件事儿。

病人:我想,我就只是把这些事儿说了出来,但我确实在乎。

治疗师:你能说说你在乎的是什么吗? 我的感觉似乎更像是你说你在乎的时候,我看不到这事儿对你而言的重要性是什么。我不知道应该重视的是什么。

慢慢地,病人和治疗师探讨了双方的互动,了解了互动的什么品质让病人说话不带情感,进而让治疗师感到无聊了。在这个例子里,治疗师明确地从他自己的角度出发,把无聊感表述为自己的,而不是把这种无聊看作病人感受的一部分。讨论之后,治疗师意识到,他误解了病人找工作失败一事的重要性,并能够把自己的误解说出来。

在前述案例中,治疗师的感受是相对温和的,要表达出来也许并不算太难。但是当反移情是负性的,并且还被病人准确感知到的时候,就成问题了,尤其是因为边缘型人格障碍病人对于负性情感极为敏感。治疗师需要有技巧地表达其负面体验,用一种有助于探索继续下去,并能促进心智化的方式来进行。比如:

> 一名病人在周末因感觉想要自杀而紧急入院。在接下来的那次会谈中,病人描述了自己入院的事情,并提到她觉得自己必须得到保护。病人入院一事多少让治疗师感到有些挫败,因为他觉得这可能没有必要。病人突然开始质问治疗师。

病人:我入院这件事儿让你生气了,不是吗?

治疗师:既然你问了,我想说我确实对此感到有些沮丧。

病人:你会因此不再见我吗?

治疗师:我从来没有这样想过。不过,我觉得,我受挫的感觉,可能跟我从没想过目前你会需要入院接受治疗有关。同时你在这个节骨眼儿上想到自杀,也让我感到不可思议。所以,对于你处理情绪的能力,我想我可能漏掉了什么。是这个让我感到沮丧。

病人:所以我不应该住院吗?

治疗师:我想我刚才的话里确实有这样的暗示,但在我们讨论这个问题之前,我们可不可以先回到上一次会谈,看看我们是不是真的漏掉了什么。也许这有助于我们了解你为什么需要通过入院,而不是其他方式来应对自杀的感觉。

在前文的对话片段里,治疗师表达了自己对于病人入院的感受,同时,也承认了自己对此也有责任。他使用了本书第三章中详述过的一种在心智化治疗中常用的技术,即,试图回顾早前的一个时间点,来看看在当时是否漏掉了任何与自杀想法有关的预兆。

结　论

　　心智化治疗师是一个普通人,他在试着激发一场细致的、针对病人头脑中正在发生什么的探索过程中,有一种自然而然的不确定性倾向。他要让自己不太像个治疗师,当然他也不是病人的朋友,也不仅仅是一个支持性的倾听的耳朵,而是一个充实心理过程的人。对绝大多数人而言,做到这一点并非易事,但是通过有限的培训和适度的督导,心理健康从业者就可以达成这一目标。在发展这些技能的过程中,伊壁泰德(Epictetus,1925)所描述的"笨手笨脚"效应("bumbling" effect)与探索性的态度是最为重要的,他说:"要做好任何事情,你都必须谦逊地跟跄前行,凭着直觉去摸索,迷失方向,犯些愚蠢的错误。你要有勇气尝试一项重要而艰巨的任务,而且有可能做得很糟糕。而平庸者的标志就是:在尝试新事物时,害怕自己显得无能。"

推荐阅读

Bateman A, Fonagy P: Mentalization Based Treatment for Borderline Personality Disorder: A Practical Guide. Oxford, UK, Oxford University Press, 2006.

Krawitz R, Jackson W: Borderline Personality Disorder: The Facts. Oxford, UK, Oxford University Press, 2008.

Paris J: Treatment of Borderline Personality Disorder: A Guide to Evidence-Based Practice. New York, Guilford, 2008.

Porr V: Overcoming Borderline Personality Disorder: A Family Guide for Healing and Change. Oxford, UK, Oxford University Press, 2010.

Van Luyn B, Akhtar R, Livesley WJ (eds): Severe Personality Disorders. Cambridge, UK, Cambridge University Press, 2007.

第十二章

反社会型人格障碍

安东尼·W.贝特曼

彼得·冯纳吉

反社会型人格障碍（antisocial personality disorder，ASPD）具有许多描述性的临床特点：不能遵守法律规定的社会规范，欺骗，冲动，或者无法事先计划、易怒且具有攻击性、不计后果地忽视自己或他人的安全、持续不负责任、欠缺悔意。这些特征没有一个是招人喜欢的。反社会型人格障碍人群这种只为自己打算的态度和他们无法预测的特性，使得人们对其心存戒备。在监狱人群或服刑人员中，毫无疑问，反社会型人格障碍是最常见的诊断（National Institute for Health and Clinical Excellence，2009a）。治疗他们是很困难的，而反社会型人格障碍病人从精神科和心理健康服务中得到的心理健康照料也少得可怜（Crawford et al.，2009）。在刑罚机构里，他们可以获得认知行为取向的团体治疗，这些治疗聚焦于他们的犯罪行为和/或管理愤怒，很少有治疗会考虑针对他们更为广泛的人格方面的问题。而我们将在本章论证：他们的许多人格特征与其心智化异常有关，而理解这些有助于为反社会型人格障碍病人提供更为有效的治疗路径。

心智化

简单地说，心智化意味着关注自己或他人的心理状态，特别是在解释行为的时候，更是如此（Fonagy et al.，2002a）。心理状态影响人的行为，这一点毋庸置疑。信念、愿望、感觉和想法，无论我们意识得到还是意识不到，都会决定我们的行为。然而，比起根据物理环境来形成解释（非心智化）来说，根据他人的心理状态来解释行为（心智化）要难得多。物理环境远没有心理那么模棱两可，因为物理世界更固定，更不易改变，更容易被观察到。心理状态则更不固定，而且瞬息万变；就算只是想想另一种可能性，都可能会带来信念上的改变。因此，关注心理会比关注物理环境引发更多不确定的结论，因为心理只涉及现实的表征，而不是现实本身。而危险也随之而来。我们可能会根据对他人心理状态不正确的理解，以及在某些特殊情况下潜在的动机来行动，有时候这一行动的后果是悲剧性的。比如，有时我们会以为某些人富有魅力且足够值得信任，乃至于可以把我们的毕生积蓄都交付给对方，到头来却发现人财两空。

心智化维度与反社会型人格障碍

一如本书第一章中讨论的那样，心智化是一个多维度结构，把心智化分解成维度成分有助于理解心智化干预疗法。概括地说，心智化有四个相互交叉的维度：自动的/控制的，或内隐的/外显的；聚焦于内的/聚焦于外的；自我导向的/他人导向的；认知加工/情感加工。每一个维度，都可能与不同的神经生物系统相关，而成功心智化的关键在于把以上所有维度整合成连贯的整体。

没有人每时每刻都在整合心智化的所有维度，我们也不应该这样。正常人有时候会根据大脑所感知到的内容，从理解自己和他人，转换到根据物理环境来做出解释："因为我这么做了，所以我肯定是想这么做""如果他们那样做，那很明显他们是想要搞砸一切"。在强烈的情绪状态下，面对情绪的波涛我们的认知加工碎片化了，在基于外在物理环境而非心理来理解人的行为时尤为如此。因此，人格病理的出现不只是因为丧失了心智化这么简单，还有许多原因。

首先，这跟我们丧失心智化能力的难易程度有关。比如，有些人非常敏感，是反应性的，那么他们会在多种情境下迅速转到非心智化状态。

其次，这跟心智化丧失之后能多快重获心智化有关。我们曾提出，人际关系中频繁地、快速地、很容易地丧失心智化，再加上很难重新恢复心智化，以及随后长期暴露在非心智化模式的体验当中，这些合起来正是边缘型人格障碍的特征（Bateman & Fonagy，

2004)。边缘型人格障碍病人可能有"正常的"心智化功能,但是,一旦处在依恋关系背景下,他们的情绪被唤起时就会易于误读自己或者他人的心理。随着他们与其他人的关系进入依恋范畴,拉近关系就意味着他们思考他人心理状态的能力会迅速消失。一旦发生这种情况,就会出现前心智化模式(心理等价和假装模式),并以此来组织他们自己的主体性,这样一来就会破坏关系,而且还会破坏自体体验的连贯性,而这种连贯的自体感本来是由正常心智化所产生的叙事带来的。

再次,心智化可能会变得僵化、缺乏灵活性。比如说,偏执型障碍病人的内部心理状态通常会表现出僵化的过度心智化,而对他人欠缺真正的理解(Dimaggio et al.,2008;Nicolo & Nobile,2007)。情况好的话他们只是怀疑别人的动机,情况糟的话他们会认为别人都有特定的恶意动机,而且也很难被人说服。反社会型人格障碍人群的心理过程没有偏执型障碍人群那么僵化,他们有时能够显示出心智化的灵活性,但是当出现不确定性的时候,他们就会用前心智化的思维模式来组织心理过程,以此来解释外界与自身的关系。

最后,心智化各成分之间的平衡可能会被扭曲。自恋型人格障碍病人有发育健全的自我关注,但对他人的理解则非常有限。相反,反社会型人格障碍病人是理解他人内心的专家——甚至到了滥用这种能力来胁迫或操纵他人的地步——但同时,却无法发展出任何对自己的内心世界真正的理解。此外,他们还缺乏精确解读某些情绪的能力(聚焦于外的心智化成分),无法从面部表情中识别出恐惧情绪。这意味着神经结构(比如处理恐惧表情的杏仁核)功能失常。马什和布莱尔(Marsh & Blair,2008)对20个研究进行了元分析,并提出:反社会行为和识别恐惧表情的特定缺陷之间具有很强的相关性。而且这一缺陷并不能仅仅归因于任务的难度。

已有研究充分证明反社会型人格障碍和心智化的情感成分之间的相关性。存在品行问题的未成年人面对通常可以唤起情绪的图片时,显示出杏仁核低活性,尤其是对那些描绘有潜在痛苦的攻击性行为的图片时,他们的反应更是如此(Jones et al.,2009;Marsh et al.,2008)。杏仁核低活性表明其边缘结构可能有功能障碍,这会导致杏仁核对于恐惧面孔的反应能力降低,因此会造成识别他人痛苦线索方面的能力受损,进而导致欠缺共情,对其攻击行为也缺乏控制。或者,我们也可以把这些异常看作对于威胁指示性刺激的敏感性降低(毫无恐惧感)。通常来说,杏仁核对恐惧面孔优先反应,可能会促进个体在有威胁的情境下调节其警惕性,而非识别社会线索。然而器质上的无恐惧感使婴儿在体验到痛苦的时候停止寻求依恋对象,而在通常情况下他们会去找寻依恋对象。我们认为,在依恋背景下,主体间的关系经历对于个体社会认知的正常发展可能至关重要(Fonagy,2003)。有些研究与反应性降低的研究结果相反,在一些个体中观察到杏仁核的高反应性,这些个体在看见手即将被门夹到,或者脚将要被踩到这样的情况时,其杏仁核显示出高活性(Decety et al.,2009)。品行障碍的未成年人的杏仁核反应与其父母对其冒险行为的忽略和施虐倾向的评分相关,杏仁核反应增加也许表示这些人对他人的痛苦反应是兴奋的或享受的。因此,对某些人来说,这样的画面可能会引发非同寻常水平的享受感,而非共情性的关怀。无论哪种情况,情感共鸣或共情方面的功能障碍,似乎与反社会行为的易感性有关,因此,对这一关系进行临床和理论上的探索显得尤为必要。

反社会型人格障碍和前心智化功能模式

反社会型人格障碍病人从心智化功能模式转换到前心智化功能模式来感知世界,其结果就是我们所看到的反社会型人格障碍重要的描述性现象。我们假定:某些可能体验过依恋创伤(如,父母严重虐待,或暴露在家庭暴力之中)的人,激活他们的依恋系统就会抑制其心智化的各个方面。因此,在心智化发展出现之前的、那些体验内部现实的模式就会再度出现。反过来,这一主体性转换又会加剧扭曲和混乱的内部表征,进而产生内心深处的不适感。然后,自毁性的异化自体部分需要连续不断地外化(Fonagy & Baterman,2007),表现为持续性的投射性认同的压力。通过这种方式,扭曲和混乱的内部表征得以处理。

之前谈到,前心智化心理功能的特点,就是以心理等价、假装模式和目的论这三种方式来理解世界。在心理等价模式里不存在其他备选观点角度的可能性。"好像"的感觉暂停了,体验到的一切都是"真实的",考虑到他们对自己和别人的想法和感受都体验得非常"深刻",因此他们那些明显夸大了的反应也就可以理解了。那些存在反社会行为的人无法看到别人的潜在意图,同时基于他人的外表肤浅地理解他人,这可能是他们深层次困难的根源所在。在许多人际关系情境中,他们困难的实质性来源可能在于根据外在线索快速地、内隐地判断一个人。通常我们所说的具象思维,便是过度地基于外部线索、内隐地和非反思性地进行心智化的结果。由于反社会型人格障碍个体过于看重内部状态的外部标识,且欠缺内省的约束,这会深深扰乱他们对于他人意图状态的期待,所以他们的极端反应是可以理解的。更糟糕的是,情感心智化的缺损,又削弱了他们想象别人体验到的痛苦和不适的能力。而他们的认知心智化正常运作,这一特性则会给别人留下凶恶的印象,因为他们会操控别人的心理状态,而且,其操控行为不受其行为可能会给别人的情感造成什么影响这一理解的制约。这是一个复杂的过程,下面我们还会再讲到这一点。

一旦认知心智化与情感心智化之间失去适当的平衡,思维和感觉就会变得几近失联,到了近乎无意义的程度,假装模式就会再度出现。反社会型人格障碍病人无视主观现实,这会增加他们以惩罚性和冷酷无情的方式对待他人的可能性。当处于假装模式时,这些人有时可以反省自己的反社会行为,但是他们通常会用一种欠缺真诚的悔意、几乎都是空话的方式来讲述自己的行为给他人带来的影响。由于内在状态不再传递任何意义,因此心理治疗可能也会变成毫无意义的练习。

以可见的目标来构想行为,这一早期模式主宰了反社会型人格障碍病人的动机。而这是目的论思维模式的特征。在这一模式中,客观现实是至高无上的。体验仅在结果对所有人都显而易见的情况下才能被感觉到是真实的。比如,爱意仅仅在伴随着身体/物质的表达时才是真的。把成功的反社会人士刻板地描绘成这样的形象:浑身珠光宝气、开着豪车、通过暴力攻击敌人来展示忠诚,这样的形象也许是编剧们的想象,却是根据对反社会者极为看重外表和"脸面"的理解而形成的想象。

自体感、异化自体和反社会型人格障碍

反社会型人格障碍病人需要关系。这种关系可能是在帮派文化中,也可能是在私人背景下。不管哪种情况,他们的关系互动通常都是相当僵化和可预测的、有组织的,比如,把顺从等级制度作为关键的组织因素。我们的看法是:并不一定是反社会的关系导致了反社会型人格障碍,而是心智化水平有限的人,会倾向于与那些互动模式高度可预测的人交往,就算这样的互动非常受限且僵化亦是如此。不过,我们不应低估这种关系的强烈程度。一个人,对于那些与自己没有接触、没有关联的人,表现出明显的冷酷无情或漠不关心,却对那些他们觉得其行为与自己一致的人表现出强烈的忠诚和认同。反社会型人格障碍病人通常感到只有一小撮人真正理解他们,而这部分人,通常都有相似的反社会倾向,这些人可能在他们的生活中具有极大的情感意义。

他们与其同伴或其他帮派成员的关系也许会变得生死攸关,这是因为这样的关系稳定了他们的心理。这样的关系之所以受到重视有两个原因。首先,此类社会关系肯定和确认了他们的自体状态,这对于他们(这些人倾向于攻击和破坏身边人的主体性)来说,是个罕见的体验。如果一个人因体验到他人内在的恐怖,导致他需要消除所有的主体间性,只允许在非常狭窄且可预测的范围内存续,那么社会关系作为一种发展复杂的自体表征的方式便无法很好地发挥作用了。其次,社会关系反过来也可以成为自体的异化部分外化过程的载体。这些通常等同于简单且可预测的自体-他人关系,在这一关系中,他人被强迫去容纳他们无法忍受的内部体验。反社会型人格障碍的个体不仅通过目的论的模式来解释这个世界("如果我的伴侣按我要求她的那样来做事,并且在行为上对我的看法上表现出对我恰当的尊重,那么我就知道我是谁"),同时,他们也通过异化自体外化来僵化地理解世界,从而保持他们自体主观感受的稳定性。僵化给治疗带来了严重问题。他们人际关系中的僵化必须受到挑战,然而这种挑战可能会引发暴力,这是因为在反社会型人格障碍人群中,人际关系上的改变就像帮派结构的重组一样,可能有释放暴力作为生存机制的风险。

反社会型人格障碍个体的异化自体牢固且僵化地定位于外部:伴侣可能被他们视为没脑子且顺从的人("女人要先像狗一样对待,要严格训练她们,然后慢慢地对她们宽松一点");制度可能会被描绘为专制独裁的,并且会企图通过不合理的关注使人屈服("警察总是跟我过不去,跟踪我,他们觉得可以控制我")。这些特征固化了病人的心智,怀疑和不确定性不见了。心理等价模式占主导地位,使得心理状态的表征更加僵化和不可改变。对图式表征结构(the schematic representational structure)构成威胁的任何人或事(如当伴侣要求独立达到了病人无法接受的程度,或者警察突然变得友好且乐于助人),都会被他们体验为威胁,从而激发他们的唤起状态,尤其是唤起依恋系统。随着唤起不断增加,他们就会面临失去自主感和自体感的恐惧,理解他人的能力便会进一步受限。这进一步放大了他们对于丧失控制感和主体能动感的恐惧,使得他们感受到的任何外在威胁都更为真实和危险。这就进入了心智化降低的恶性循环当中,导致内在威胁的恐惧感增加,转而产生更强的投射倾向、僵化的心理,以及内部状态失控的恐惧感。自体崩塌迫在眉睫，需要他人作为异化自体的载体，这一需求变得势不可挡。这是一件生死攸关的事，而且这个人可能会发展出一种依附的、成瘾性的朝向这个载体的伪依恋。例如：

> 一位29岁的男性，担心他兄弟的女朋友跟他兄弟的搭档说他的坏话，甚至还担心他们散布谣言说他与别的女人约会。那周，他自己的女朋友和他们一起出去喝酒的时候，她奚落他，说她跟他的某个朋友有暧昧关系，所以不在乎他跟别的女人发生关系。他掐着他女朋友的脖子说："你敢再说一遍试试！"当她试图要说话的时候，他更加使劲地勒着她的脖子，让她出不了声。他又告诉她，如果她说刚才她什么都没说，他就放了她。她照着说了，他就放了手，但是他随后把她推倒在地，要求她看着他，向他道歉，让她发誓再也不说这种话了。她意识到他的暴力没准儿会更严重，所以她顺从地这么做了。

> 一位23岁的男子，十分肯定警方故意针对他，他还有证据支持这一想法。他不断地在自己房子外定期"偶遇"警官。有一次，他以前被捕时认识的一位社区警官碰到他，跟他说话，问他现在怎么样了。一开始，他回答说还好，但是当这个警官说，希望他可以整修好他的住处，因为外面的窗户和屋顶需要大量修缮时，这个病人便开始怀疑为什么这个警官这么和蔼可亲。随后的对话对两人来说都变得有挑战性了，病人以一种讥讽而挑衅的方式说："这跟你有什么关系，警官？"然后告诉他："少管我的事儿。"这件事在团体治疗中被探索，这时候这一点（警官的友善使得这位病人很焦虑）变得很明显了，因为这与他对警察的表征（都是挑衅的和对抗的）相冲突了。

在第一个例子里，病人的女朋友威胁到了他的自尊，而他用强迫她说她没说过那些话（其实她说了）来控制她的话所造成的情感影响，由此来确保她被征服了。她被迫要承载那个被征服、被羞辱的异化自体，而这个异化自体是因为之前她的话使得病人内心险些再次体验到的。

吉利根（Gilligan，2000）富有创意地、令人信服地让我们注意到：自尊和羞耻感的调节是反社会型人格障碍病理的关键因素。我们认为异化自体是羞耻的自体，通过引发淹没性的羞辱感来摧毁自尊。假如,正如我们刚刚提出的那样,情绪状态是在心理等价模式中被体验到的,那么异化自体的回归将会被体验为对自体毁灭性的破坏。在心理等价模式中,羞耻感被体会为自我毁灭性的,病人必须立即急迫地做点儿什么,以便自己存活下来。他必须不惜一切代价来避开羞辱和羞耻。他无法接受异化自体返回自身,因此会尝试控制这一威胁的源头,让这个源头被看作"在外面的"。比如,回避、走开,或从心理上来管理感受,这些仅仅(至少是部分地)在心智化尚且保有,并且对他人的心理状态尚能觉察的情况下才可能发生。能够把他人视为具有独立心理的人,这一点可以抑制暴力。而正是因为丧失了对他人的心智化,才使得身体攻击发生。因为如果忽略了他人的心智,那么他人也只是一副躯壳或者一个威胁性的存在而已。

研究表明,如果感到自尊受到威胁便会引发某些人(他们的自我评价不稳定)的暴力,因为他们自恋性地夸大了自我的价值。反社会型人格障碍病人,通过要求他人尊重自己、控制周围人,以及制造恐怖气氛,来让自尊膨胀。这类行为维持了骄傲、威望和地位,还确保了异化自体被体验为位于自身以外。地位的丧失是毁灭性的,如果发生了这样的事,异化自体就会返回自身,显露出个体的内在状态,这些状态几乎要将此人淹没。植根于心理等价模式中的体验变得更加牢固了。处于这种模式中,病人立刻就会失去心智化能力,无法看见威胁背后是什么,无法想象那些威胁他们的人心里都在想什么,因此他们无法驱散自尊心迅速降低和等级地位丧失所带来的体验。诸如内疚、对他人的爱和对自己的担心,这些情感能力可以阻止一个人实施暴力行为,但是由于这些病人丧失了心智化能力,他们体验这些感觉的能力也有限,这就阻碍了调用抑制机制的能力。对身体自体的担心不存在了,与暴力相关的危险便成为次要的了。心理等价的体验和假装模式可以同时运作。当假装模式发生,那便意味着,担心被抓住的风险这一体验被感觉为不真实的;一种虚幻的安全感和缺乏现实感清楚地显现出来。内在状态不再与外在现实相连接:"像在电影里发生的似的""看起来不真实"。

暴力的发展根源

人类婴儿生来就带有攻击和暴力的潜在可能性。人际间的攻击性在演化适应过程中至关重要。在某些特定的人类环境中,暴力对于个体基因的存续可能有实质性的贡献;而在其他人类环境中,暴力却是严重适应不良的。暴力破坏了与他人安全合作的可能性,也就是说,对于与他人建立合作性的关系以及构建一种有助于沟通、意义生成和创造性的人际环境来说,暴力是潜在的威胁。

因此,暴力应当是我们的一种潜在能力,但是如果我们发现周围的环境是安全的,且不需要身体攻击就可以存活的话,我们应该有能力抵制暴力。人类在攻击性和暴力的发展上具有个体差异。大多数学龄前儿童会大量使用身体攻击(Tremblay et al.,2004)。一些纵向研究(Early Child Care Research Network of National Institute of Child Health and Human Development,2004)显示:问题行为出现得越早,持续攻击和暴力的风险就越高。仅有少部分人(5%~10%)存在持续性的身体攻击。大多数人都会在生命的头十年中逐渐停止身体攻击(Cote et al.,2002,2006;National Institute of Child Health and Human Development)。那些有持续暴力轨迹的人,其家庭环境与那些逐渐停止暴力的人存在显著区别。在加拿大做的加速纵向研究,追踪了超过一万名2~11岁的儿童,区分出了持续攻击性轨迹的儿童的父母养育方式(Cote et al.,2007)。那些攻击性稳定在高水平的儿童,经历的正性互动更少,与父母之间持续的积极互动交流也更少,存在更有敌意、更多无效的养育方式,其家庭功能失调也更为严重。

我们的观点是,依恋在引导幼儿沿着持续而非停滞的轨迹发展方面起着关键的作用。追随约翰·鲍尔比所提出的依恋的生物学模型(John Bowlby,1982),我们认为,早期依恋关系对新生儿起到信号系统的作用,为其识别出可能期待的养育环境。早期选择发展轨迹是有必要的,这是因为我们发现,遵循身体攻击的轨迹是有进化(繁殖的)成本的。若养育者没有时间或资源注意和关照婴儿,相比生活在照顾和支持性的环境里的婴儿来说,未来更可能使用暴力。我们关于依恋的生物学机制及其在保障婴儿神经系统调节中的作用有着相当多的了解。安全的依恋确保社会认知能力(如情绪理解和社会性认知)得到充分的学习。如果养育者没时间或资源去关照婴儿的心理状态,儿童的自我调节能力在某种程度上便会被破坏,但实际上这是有作用的,因为冲动的攻击行为可以增加儿童的生存机会。

反社会型人格障碍病人往往没有机会在适当的依恋关系背景下学习心理状态是什么样的,相反,他们的依恋经历很可能被残酷地或持续地破坏了;对于另一些人来说,心智化能力在萌芽时期就被依恋对象破坏了,这些依恋对象针对孩子产生了非常多的焦虑,使得他们的孩子想要避免去思考他人的主观体验。有无工具性攻击倾向是区分精神病态（psychopaths）与非精神病态的反社会和品行障碍（nonpsychopathic antisocial and conduct-disorder）的最佳依据。反应性/情感性攻击通常是源于挫败和愤怒的冲动型攻击；与反应性攻击不同，工具性攻击则是经过深思熟虑、精心策划、目标导向的行为。对社会化缺乏响应（the lack of responsiveness to socialization）在暴力行为的病因学中起着重要作用，没有什么能阻止它发生。相反，创伤在反应性攻击中起到更大的作用，由于创伤使得个体对于压力更为敏感，从而降低了情绪反应的阈限值（Allen，2004，见第十六章）。布莱尔和他的同事（Blair et al.，2008）提出，由于精神病态者的情绪反应不足（emotional underreactivity），因此他们对于潜在的创伤性压力源易感性更小。

　　暴力根植于紊乱的依恋系统，对这一可能性保持觉察是十分重要的。一个孩子可能明显表现出冷酷，而这种表现实际上源于对依恋关系的焦虑，事实上，孩子也许并不是冷酷和没有情感的（Frick & Viding，2009），而可能是被吓坏了，也许他在拼尽全力寻求更可靠的依恋关系（Fonagy，2004）。我们在这里主要关注的是这一大类里的个体。一个人在童年早期经历残酷的生活，可能标志着这个人未来更多需要人际暴力，同时糟糕的童年也破坏了表达潜在的认知和情感心理状态的方式的正常发展。支持这一模型的研究表明：人际理解力不足（即社会胜任力）以及应答环境要求的行为灵活性受限（即自我韧性），有可能在儿童期虐待与外化问题之间的关系中起到中介作用（e.g.，Mayberry & Espelage，2007）。

　　更重要的是，缺乏照顾者的关注，一方面使婴儿和儿童无法对他人的心理有全面的理解，另一方面会放纵此人随心所欲地让他人经历连他自己都不想经历的情感体验。西蒙·巴伦-科恩（Simon Baron-Cohen et al.，2008）提出，情绪理解建立在自体情感命题（self-affect propositions）基础之上，而理解他人的想法则是以代理人属性命题（agent-attribute propositions）为中介的，所以对人际情感的理解从来都是从理解自体状态开始的。为了能理解他人的认知状态，一个人需要把物理现实和心理现实分开（"代理人属性命题"）。这一命题"约翰认为现在正在下雨"是真的，不管有没有下雨。相反，归属情感（ascribing affect）是基于个人自己经验的扩展或概括化（"自我情感状态命题"）。通常，我们不会表达诸如"我很高兴你这么痛苦"这样的陈述，因为在自己的经验范围里不成立的事情，也不可能推己及人（没人会在痛苦的时候感到高兴）。反社会型人格障碍病人的情感归因障碍，与其自身情绪状态推己及人的失败有着内在的联系（即共情的失败）。我们认为，缺乏人际的理解是造成暴力行凶行为的原因之一。随着儿童逐渐发展,他们逐渐获得了心智化能力(特别是情感共情),暴力从而就随着儿童的发展(ontogenetically)逐渐受到抑制。我们认为,心智化的能力随着唤起(尤其是依恋系统的唤起)而被抑制(Zeki,2007)。大多数对有暴力倾向儿童的神经影像学研究表明,当看到别人经受痛苦这样的图像时,这些儿童大脑的情绪敏感区域(如杏仁核)激活程度更低(Marsh & Blair,2008)。这种杏仁核活动过低与反社会型人格障碍者缺乏情绪共情的假设是一致的。

最近,皮埃尔·雅各布(Pierre Jacob,2010)对这种共情的本质给出了恰当的理解。雅各布是一位法国哲学家,他扩展了德·维格纳蒙特和辛格的观点(Vignemont & Singer,2006),提出了一个关于共情的模拟模型,这对理解反社会型人格障碍来说兴许是个巨大的贡献。雅各布辨识出定义共情体验的四个条件,并将其从一些重叠的概念(比如同情、传染性的情感体验以及标准的或认知的读心术)中区分开来。他描绘出四个标准,并将这四个标准结合起来界定共情,他还指出反社会型人格障碍病人在体验上的“鸿沟”。首先,他区分了间接体验(vicarious experience)和标准体验(standard experience),共情性体验属于间接体验那一类。举例来说,身体受伤引起了疼痛的标准体验,其预期的感觉运动后果映射(map onto)到对应的身体部位上。而共情性体验则相反,它在这个人内部产生,而非个人的标准体验;它包括与疼痛相关的紊乱(disarry),但不包括感觉运动成分。因此,A的替代性体验恐惧,是由B的恐惧的标准性体验引起的。其次,与巴伦-科恩(Baron-Cohen et al.,2008)的观点一致,共情与情感有关,因为正在经历某种标准体验的人与正在共情的人都体验到了某种情感状态。没有情感的共享就没有共情。这就与第三个条件(即必须满足人际相似性的条件)联系起来了。在共情者和目标人物之间必须存在人际的相似性,这一条件把共情和同情区别开来,一个具有同情心的护士并不会体会到共情性的疼痛。第四个对共情很重要的条件便是归属,共情需要共情者不把情感状态归属于自己,而是归属于被共情的目标对象。情绪传染就没有这一归属的特性。它可能是替代性的、非标准的和情感性的,但都体验于共情者内部,而没有被归属于目标对象。

雅各布的重要观点是:共情的间接替代感受成分是由生成想象(enactive-imagination,缩写为e-想象)提供的,他认为这是视觉系统的“离线”功能。我们知道记忆的输入产生视觉意象,相当于通过标准知觉产生的视觉意象(de Vignemont & Singer,2006)。神经影像学研究已经证明:亲历痛苦与看到所爱之人经历同样的痛苦,激活的是类似的大脑神经网络(Singer et al., 2004)。这里的假设是:从内部输入而生的生成想象,产生了外部经验的某些方面。在共情时,参与直接体验的同一大脑系统中的那部分下线了(基于记忆意象)。痛苦的体验包括感觉运动和情感成分。在共情的痛苦中,只有痛苦系统的情感成分在运作。我们"感觉"到这个人("靶目标")的痛苦,但只是在由生成想象所产生的情绪层面感觉到。这一疼痛更像是情绪紊乱的感觉,个人通过观察靶目标而对其赋予意义。我们怀疑有暴力倾向的个体,其生成想象的情感成分可能会受到基因和早期环境因素的共同影响,因而这些人的生成想象能力受到了损害。简单地说,他们很难"感受到别人的痛苦"。更具体来说,我们推测创伤性的体验似乎直接影响了生成想象的能力。在本书的其他地方(Allen et al.,见第十六章)也提到了创伤经历似乎会干扰情绪体验的处理过程。与实际体验相关的情绪或身体上的痛苦所产生的焦虑扰乱了生成想象。产生某种可以激活痛苦情感成分的记忆(共情所必需的),会带来过度的焦虑(与在体验创伤时的无助感,或其他淹没性的负性情感有关),可以理解,个体会阻抗承受这样的内部输入,而这是感受共情所需的"离线运行"情感成分所必需的。

因此,治疗的关键议题便是激活生成想象(相关的感知觉系统的情感成分)。虽然并不是万能灵药,但很多述评指出:恢复性司法,即以最大化地产生生成想象机会的方式(面对面会谈、受害者-罪犯调解、赔偿、赔款支付)让罪犯去直面受害者,这使得再犯率降低(11%~37%;Sherman & Strang,2007)。有趣的是,相比不那么严重的犯罪,恢复性司法在减少暴力犯罪的再犯上更有效果。

总的来说,我们的建议是:在治疗反社会型人格障碍病人的过程中,临床工作者必须理解导致失控的路径,也必须接受病人以维持异化自体外化的方式来将人际互动结构化的需要。在依恋关系中,反社会型人格障碍病人曾经经历了发育上的扰乱,最主要的体验是羞耻和羞辱(shame & Humiliation),失去了心智化的稳健发展,由此导致了内在情绪状态的终身敏感性。在心理等价状态中,无论多么轻微的羞耻体验都会被体验为自体的崩解,这种自体崩解发生在没有次级表征水平的缓冲器来应对这些体验的心理环境中。对于自体的威胁,实际上是羞耻的异化自体的返回,这一威胁必须得到控制自体才能存活。反社会型人格障碍病人通过控制物理环境,来解除内在恐怖的警报,而不是通过处理表征和情绪来管理潜在的心理状态。治疗的本质是激发依恋联结,而同时又不引发羞耻感和羞辱感的威胁,还必须在依恋进程的背景下,培养信任感、诚实和开放。

BMT 和反社会型人格障碍

结构

在正式评估之后,针对反社会型人格障碍的治疗方案应包括四个组成部分:

1. 介绍性会谈
2. 每周一小时的团体治疗
3. 每月一次50分钟的个体治疗
4. 危机管理和精神病学检查

在介绍性会谈里,我们需要解释这一项目的实用性,讨论诊断结果,考虑共病障碍(如抑郁、物质滥用、酒精依赖)及其治疗,概述心智化及其与反社会型人格障碍的关联。在小组治疗最初,在治疗师介绍小组的一般结构、边界及基本原理时,以上说明还需要再进行一次。我们还会告知病人:在病人参加治疗4个月以内,除了一份病人参加治疗的次数证明之外,我们不会向法庭提供报告,也不提供缓刑报告、住房报告或其他机构报告。这么做给病人的理由是:除非病人可以更为合作性地完成工作,否则我们无法为他们的困境和想要改变的动机提供恰当的评估。我们建议在这4个月期间,所需的任何正式报告都应由病人的法律代表指定的独立精神科医生来完成。我们也应告知病人,在他们的治疗期间,任何书面报告都会与病人通过心智化过程来共同完成。治疗师会先写一个初稿,病人检查所写内容并讨论其观点,之后,再重写一遍报告。治疗师和病人尽可能达成共识,并提出解决这些困难的途径。

反社会型人格障碍病人与任何不熟悉的人交往都很警觉,在与心理健康专业人员的头几次会谈中,尤其如此。寻求帮助的行为会让他们感到自己很糟糕,因此,治疗师必须避免在初始访谈时激发他们的任何此类感觉。通常,病人抱怨的是抑郁症状而非反社会型人格障碍本身的特征。在探索人格特征之前,先搞清楚抑郁的症状十分有用。因为探索抑郁的症状威胁到自尊的可能性更小。情绪问题所具有的污名比反社会行为要少,而且与个人的身份地位的相关性更小。反社会型人格障碍与其他精神障碍共病很常见,因此如果想要把治疗方案计划周全,评估者需要区分共病障碍与反社会型人格障碍本身的特征。

原则

我们一直强调有两大原则支撑着人格障碍的MBT疗法。第一,必须聚焦于技术来促进心智化发展。第二,必须同时避免维持或增强非心智化。这两个原则对MBT-反社会型人格障碍同样适用。心理治疗中用到的某些常见技术,目的是激发来访者思考人和人之间行为的相互影响。但这种类型的干预对于反社会型人格障碍病人不怎么奏效,他们无法体会心理上的痛苦和内在情感状态(如内疚感),他们也能识别出这些情感,但无法把这些情感状态体会为与另一个人的心理状态有关联。这类干预只适用于那些讨厌冲突的病人,他们的冲突产生于识别出他人的痛苦体验之时,在他们共情性认同的过程中,这一冲突就会产生嫌恶的情绪。这种情况也许会出现在不那么严重的反社会型人格障碍病人当中,但更常见的情况是,他们的心理功能非常原始。关于另一个人的体验,只要它还停留在只影响别人的范围内,病人便对它毫无吸引力。因此,要想在反社会型人格障碍病人心里产生冲突感和内疚感(比如在团体治疗中让病人考虑一下受害者),这样的尝试想要带来改变,是起不了什么作用的。

反社会型人格障碍病人体验别人心理痛苦的能力很弱,这一点影响着之前提到过的MBT-反社会型人格障碍项目的结构。很多治疗结构的成分是令人生厌的,比如,因无法遵守严格的出勤协议(这一协议是基于"某个人缺席会对其他人有影响"而制订的)而被暂停治疗或解除治疗。以上这些结构条约都不会使用。单纯地告诫那些缺席的人"他们的缺席会影响别人成功使用团体的能力"是不会起作用的。反社会型人格障碍病人很少关心自己缺席对他人的影响,而且,当他们出席的时候,也不会承认自己之前有过缺席,他们只会说他们那次不能来。尽管如此,我们仍然相当重视团体的进程和出席情况;我们把出席团体与每月一次的个人治疗挂钩。个体治疗每月一次,但是如果病人缺席了团体治疗,那么每次个体治疗之间的间隔将会变长。只有出席了三次团体治疗,才会提供一次个人治疗,不过,三次团体治疗并不一定非得连续进行。

我们强调干预要聚焦于提高自尊、促进社交和人际方面的成功。只有创造出积极和充满希望的氛围之后,病人才有可能对自尊的正强化的撤销做出反应。心智化治疗师的基本立场是：试图理解在病人的心里面发生了什么，而不是去减少病人社交上不合时宜的行为，以此来确保这个人遵守预先设定的、社会许可的生活方式。如果治疗师认同了控制者，强制病人屈从于法律法规，那么治疗将变得不可能了。尽管如此，针对他人或财物的暴力行为，依然是治疗的主要议题。就像边缘型人格障碍病人的自我伤害行为一样，都是心理经历链条中的最后一环，必须在治疗中仔细地把它们辨识出来，并加以探索。

治疗师的立场

治疗师的立场是 MBT-BPD 的关键特征，在 MBT-ASPD 中也同等重要。同样，"不知道"的立场（结合积极的态度），仍是这一疗法的主要成分。治疗师的态度也需要传达出真实（authenticity）、诚实、坦率、尊重和礼貌。我们在本书第十一章更为详尽地讨论了"真实"这一态度。治疗师表现出的坦率、诚实和开放，会促进病人产生信任感。反社会型人格障碍病人不信任心理健康专业人员，而治疗师也不信任反社会型人格障碍病人。只有当病人认识到，治疗师对自己脑子里的想法是诚实的，相互信任才可能开始。治疗师的犹豫、不透明、匿名性，常常会被反社会型人格障碍病人理解为"软弱"，而一位被别人体验为"弱"的治疗师，会给治疗带来困难，因为病人在治疗师的心里看不到自己，所以病人主观的自体感崩解了。对于治疗师来说，最好是说"自己对某些事儿也并不清楚"，或者说"在想清楚之前不能同意做某些事情"，而不是摇摆不定。就算是这种程度的不确定性，在治疗开始时还是会产生焦虑。就算治疗师的观点与病人的相左，病人也需要感觉到：他们知道自己和治疗师各自的立场是什么。一位正与其治疗师处于建立初步信任的病人说过一句话："至少，跟你一起的时候，我知道我自己在哪儿，你有什么就说什么。"用这样一个简短的陈述，病人表达出他与治疗师一起时体验到的安全感，也许主要是因为治疗师在与病人互动的过程中直抒胸臆，没有什么隐秘的目的，并且在不同意病人看法的时候，也可以尊重病人的观点。

在团体中建立一套行为准则

团体治疗中的主要任务是建立起一套共同的行为准则。不过，我们要再次强调：重要的是建立这一准则的过程，而不是建立准则这件事本身。

反社会型人格障碍病人跟其他人一样，也是根据他们自己的亚文化来建立行为准则的。他们经常用生活的环境和文化来解释自己对别人的行为。"那是他活该""他自找的""你警告过他了,但他没在意""你必须确保别人明白不能来惹你",以及"你必须这么做,因为你在住宅区里的地位正受到威胁",这样的表达在他们的对话当中相当常见。团体治疗师需要利用这些评论,来引发对暴力和与他人互动方面的讨论。反社会型人格障碍的人发生暴力并非偶然,部分是因为它根植于紊乱的依恋系统。近亲和伴侣更有可能只是因为日常的身体亲近造成对他们依恋过程的过度刺激,从而扰乱其心智化能力。病人退缩或者依据某个道德准则(如,禁止对女性使用暴力)来生活,通过这样的方法来抵消这一危险。而病人违反某个不成文的准则,是他们为数不多、能够引发内疚和担忧的事情之一。例如:

> 一个病人报告说,他在家里撞了女友的头,还在厨房桌子上撞她的头。她的鼻梁断了,被送去了医院。他对发生了什么事基本不记得了,只记得两个人都喝了酒,然后她开始跟他抱怨经济问题。他跟她说"别说了",但她还是不断地指责他没有解决账单问题。他离开起居室走到厨房,她跟着他进去,而且还在批评他,这时他抓着她把她扔到了厨房的桌子上,接着抓住她的头往桌子上撞。之后他就出去了。第二天他去医院看她,"看到自己做的事"之后,他对自己的行为产生了强烈的愧疚感。

> 他在团体治疗中说起这件事,其他成员说他不应该攻击她:"你永远不能打女人""就算她刺激了你,你也应该在这事儿发生之前走到屋子外面去"。他同意这些话,说:当他后来意识到他都干了什么的时候,他第一时间跟她道了歉。他向她保证,再也不对她做这样的事了。她那张伤痕累累的脸让他震惊。也正是这让他认识到自己"禽兽不如才会对她做出这种事"。他觉得自己应该受到惩罚,不过她不打算控告他。

> 治疗师与小组成员一起探讨了这一针对女性的行为准则,关于女性,什么事可以接受什么事不可以,小组成员的态度高度一致。逐渐地,讨论转向了在各种情况下(包括在团体中)可接受的行为准则。

建立准则的过程,涉及对团体内外行为的持续关注。暴力事件和攻击性成为重要的焦点。治疗师会询问病人,他们自己可能有过的任何内部预警(自体和情感维度),他们从别人那里接收到的和他们传达给别人的信号(外部焦点),别人需要表示或者做什么来回应(外部焦点),以及任何预先设定的、偏好的回应(内部焦点)。

权力

把病人当作可以为自己的行为负责任的成年人来对待是所有治疗当中的重要成分。但是,与反社会型人格障碍病人工作的治疗师,很容易因为说了什么就让病人觉得治疗师居高临下,或者实际上在不经意间表现出某种样子让病人觉得治疗师高人一等。不管发生这两种情况中的哪一种,心智化治疗师都需要立即道歉,以扭转被这些言论所激起的治疗师-病人间的权力差别,从而减轻对病人的威胁。如果病人可以体验到治疗师是跟随者而不是引导者,或者治疗师也像那些在某方面处于劣势的人,那么他们就会感到安全一些。这样的秩序感可以在治疗师接纳批评,或者承认针对其个人的批评言论,而不对此加以防御的治疗背景下达成。例如:

> 一位病人,不断地把男治疗师"柔软、精致"的双手与他自己的手做比较,他认为自己的手粗糙坚硬,并因此认为治疗师从来没做过体力活。一开始治疗师把这理解为一个幽默。治疗师不时地以一种自嘲的方式说起自己那双"柔软、精致"的手。直到后来,治疗师才开始询问这一对比的意义所在。在讨论中他发现,很明显,做体力活儿代表着男性气概,言外之意就是,病人比治疗师更男人。

> 另一位病人取笑某个治疗师高高在上的姿态就像个教授:"你以为你是个正经教授,你就对这事很了解啦?""你是哪儿的教授啊,初中的吗?"

重要的是,不要过早挑战关系中的等级方面,就像我们告诫说,不要在边缘型人格障碍治疗中过早使用心智化去处理移情一样,我们要特别小心,不要刺激反社会型人格障碍病人让他们产生一时的劣等感或羞辱感。病人与治疗师之间的关系有其功能,最常见的就是:治疗师承担起病人异化自体的那部分,而这部分,只有当安全的氛围建立起来之后,才能开始探索。

以治疗师"柔软、精致"的手为例,以下对话是三个月之后某次治疗录像的誊录稿:

治疗师[看着自己的手]:你又提到了我这双柔软、精致的手了,它们今天看起来也被精心护理过。

病人：给它们做保养了吧，你？

治疗师：今天这种场合并没有。但我在琢磨，是什么让你突然提到这个了呢？

病人[笑]：它们还跟之前一样软不拉几，我刚注意到。

治疗师：我们能回到你提到它们之前，我们在讨论什么吗？我想，你刚提到了上周小组的讨论对你很有帮助。

病人：是的。上周的小组很好，因为每个人都在那儿。

治疗师：你能说一说每个人都在，是怎么让你感觉好的吗？

病人：嗯，它很好。

治疗师：怎么个好法呢？

病人：就，就是，好。我不想多说小组的事，虽然我认为它对我来说很好。

治疗师：我很高兴小组对你来说很好。我只是想着，说到小组对你来说很好，和再次注意到我的手之间，是否有什么联系。但我完全不清楚是什么。

病人：搞不懂。

现在，治疗师可以选择离开这一话题，因为病人看起来在回避深入探索，或者，也可以坚持再多讨论一点儿这个话题。这一决定取决于治疗师的敏感性，以及他对于当下治疗师-病人关系稳定度的理解。在目前情况下，治疗师选择继续。

治疗师：如果可以的话，我想在这个话题上再多花点儿时间，因为我认为这可能很重要。

病人：好吧，但你最好说明白这为什么很重要，因为我可不这么认为。

治疗师：我在想，当你感觉到有些东西对你很重要，它[同时也]让你感觉到更不舒服，当这个情况发生的时候，你就会转过来关注我。

病人：唔，教授，我们是不是变得更聪明了？

治疗师：怎么说变得聪明了？

病人：也可能不是，但如果我觉得有东西对我有用，那又怎么样呢？

治疗师：这就是我要问的，我猜……

病人和治疗师小心地做了更进一步的讨论,试图识别出,当病人感觉到维持自己是一个独立的、不依靠别人的男人这一意象的能力受到了威胁时,他感受到了什么而引发了他贬低治疗师来提升自己的自尊。在治疗师"柔软、精致"的手第一次被提到时,他不可能这么做。而在此刻,他可以"回顾"、小心仔细地探索,同时避免过度刺激出"谁在羞辱谁"有关的动力。

反社会型人格障碍病人的自尊太容易在不经意间被破坏了。自我增强(Self-enhancement)对病人来说十分重要,特别是在团体当中,这一点可以用来使团体进程获益。在意识到自己的表现会被他人评价的时候,人们通常会激励自己去展示,特别是当自恋元素出现时,更是这样,而反社会型人格障碍病人的自恋又相当常见。但是,要想以这种方式获得动力,每个病人都必须首先感到自己作为团体中的一员的重要性。当反社会型人格障碍病人在团体中的角色不清晰时,他们就会很少花力气朝向团体的目标而努力。如果无法把结果与来源于自己的努力清楚地联系起来,那么自尊便无法获得提升。对别人慷慨大方并不是反社会型人格障碍病人的基本特征,因此,让每个病人都能感到自己在团体中的个人角色,这一点很重要。治疗师可以协助来建立这个,但通常这都是由病人来完成的。有一个团体是通过给大家起外号的形式来组织起这个系统的,因为这些外号富有幽默感,所以很显然每个人都能接受了:"战斗"是指那位通常穿着搏击裤、总在团体中与人争论的人;"评论员"说的是那位对每个人都评头论足却从来不提自己的人;"小精灵"("Leper")是"leprechaun"(魔法精灵,爱尔兰传说中的小矮人)的缩写,指的是那位来自爱尔兰的病人;"免提"是那位经常喃喃自语的病人;"外国人"是那位亚洲人。尽管这种每个人都明显接受的外号使角色结构化了,让每位病人都感到自己被其他人看作独特的个体,从而使团体获益,但同时,这也带来了孤立、霸凌以及未言明的等级体系,所有这些都需要在某个时候得以处理。我们建议以这样的方式来达成:主要聚焦在个体的内在状态,而不是要求病人去看自己以何种特别的方式给别人带来影响。

聚焦于内在状态

有能力可以心智化他人,也就是可以理解他人心里想的是什么、他人有什么感觉,这会让伤害他人变得很不那么容易。这主要是因为:我们可以从内在感受到他人的感受,这便是共情。就像早前讨论的那样,反社会型人格障碍病人可以精确读懂别人的想法,但却无法同时与别人共情。他们对于自己所激起别人的情感痛苦无动于衷、毫不知情。因此,他们也缺乏抑制暴力的正常机制:从某个意义上来说,他们的心智化失败,他们想要伤害、剥削、削弱别人的冲动,并不会激起他们自己对别人潜在的情绪痛苦(他们根本不在乎)的抑制性的、厌恶性的、可识别的心理表征。但他们的病理问题不仅与这一超强的读心能力,而同时却体验不到共情性反应有关,而且还与他们不能反思自己的心理状态有关,尤其是他们自己的情感体验。他们不知道自己对某个事物的感受,这让他们产生了气馁的、不舒服的感觉,为了避免这种感觉,他们决意专注于别人的动机、固执地企图指出别人信念和行为中的错误、为了自己的利益剥削别人,或者策划针对性的报复。为了解决这些问题,心智化治疗师更应聚焦于病人自己有什么样的感受,或者别人让他们有什么样的感受,而不是让他们去想由于他们自己所说的话,其他人会有什么样的感受。换句话说,比如在团体中,治疗师不会一开始便推着病人去考虑别人的动机和心理状态,而是让他们反思在描述内容时自己的体验,或反思他对别人的体验。允许病人描述别人的问题也是有必要的,但同时,心智化治疗师也会询问病人,这让他们有何感受。见下面的例子:

> 　　一位病人详细描述了他弟弟的家庭聚会。家族中许多人都来参加了。当他描述这一多事之夜时,他谈论了所有人,唯独没有讲他自己。他平息了很多次他弟弟与父母之间的争执。他的父母那时候喝多了,指责他破坏了这个聚会,对这一指责,他完全无法理解。团体成员问他,为什么他父母认为他破坏了那个聚会,他对这件事唯一的理解就是,他怀疑他父母想跟他弟弟吵一架。当问到他对这整件事有何感受,尤其是对他搞砸了所有事情这个指责的感受,他只能回答说不知道。当大家追问这件事的时候,他明显变得不舒服了,他说这不重要,因为他父亲在聚会上那样对待他,他打算把他父亲"解决了"。

治疗师引导病人聚焦于自己的内在状态,这一干预是一件让病人觉得非常困难的事情,治疗师需要非常小心,不要羞辱病人,病人很可能既不知道如何描述他自己的感受,也无法反思自己,生怕会显得自己被人误导。尽管如此,病人开始检视自己有何感受、是什么使得自己做出那些行为来回应别人,这一点还是十分重要的。

总之,在让反社会型人格障碍病人考虑理解别人的心理状态之前,心智化治疗师先要着重强调考虑病人自己以及别人带给病人什么感受。

推荐阅读

Campher R（ed）：Violence in Children：Understanding and Helping Those Who Harm. London，Karnac，2008.

Cleckley H：The Mask of Sanity：An Attempt to Clarify Some Issues About the So-Called Psychopathic Personality，5th Edition. New York，Dolan，1988.

Gilligan J：Violence：Reflections on Our Deadliest Epidemic. London，Jessica Kingsley，1999.

Siever LJ：Neurobiology of aggression and violence. Am J Psychiatry 165：429-442，2008.

Youth Violence：Strategic Approaches to Prevention. Ann NY Acad Sci 1036：ix-xii，1-415，2004.

Zulueta F：From Pain to Violence：The Traumatic Roots of Destructiveness. West Sussex，UK，Wiley-Blackwell，2006.

第十三章

有风险的婴幼儿的母亲

南希·萨奇曼

马留卡·帕有罗

米丽娅姆·卡兰

辛迪·德科斯泰

琳达·梅斯

人之所以为人或许就在于我们努力尝试去理解自己、理解他人，尤其是我们最关心的人。从潜在心理状态的视角看世界，或用抽象的语言去诠释可见的事物，是心智化的关键所在。同样地，根据潜在心理状态和意图，去理解和描述自己与他人的行为，被称为反省功能。这是人类特有的一种能力，也是情绪调节和富有成效的社会关系的内核。在父母尝试适应和理解孩子的时候，心智化和反省功能就显得尤为重要。无论是出于自愿还是迫不得已，一旦成年人开始承担起照顾婴儿的责任时就会面临一项任务：要试着理解孩子是如何通过声音、面部表情和身体语言的交流来传达他们的需求信号。身为父母的成年人面临的艰巨任务是：从行为来解读孩子的感受、想法和需要——从饥饿的哭喊到由于不舒服而发出的哭喊和做出的表情。"当听不到我的声音，他有时候会觉得孤单，他会哭"，当一位母亲这样描述自己一个月大的孩子的时候，她已经看见和听到这个婴儿的（内在）世界，这不仅是通过婴儿哭泣的行为，还基于自己对孩子的感受和想法所做的假设，通过心理叙事去看到、听到这个孩子的世界。

即便是在最好的情况下，父母们也要面对自己对父母角色的担忧和期待。能够反省成为父母的感受，以及这种感受如何影响自己对待孩子的行为，也是育儿角色当中心智化的一个重要方面。那位母亲在把孩子的哭声解读为孤独的时候，可能也添加了一些她自己产后抑郁的内容进去，同时，她也可能意识到自己有时候不怎么回应孩子，或者说当她沉浸在自己悲伤的幻想中不说话的时候，她的孩子似乎更加急躁或闹腾一些。

在所有其他的社会关系(尤其是亲密关系)中,父母的反省功能与心智化并没有太大的不同,除了一个关键的区别以外,那就是:对于父母和非常小的婴儿来说,成年人更需要尝试仅从孩子的行为这唯一的窗口去发现意义。婴儿所有的行为都是其正在出现的婴儿心智的表达,明确地理解并接受这一点是承担起育儿责任的一项特殊任务。在日复一日照顾孩子(往往是重复劳作)时,可以说父母有责任随时"待命",而且不管他们有没有准确地解读孩子的需要,他们都要试着去捕捉孩子的行为并且解读这些行为的变化。反过来,在这些数不尽的时刻里,婴儿也体验到:有人正努力地照顾自己的身体,而且还在努力地把看不到的状态用话语表达出来。当妈妈说:"你饿了吗?害怕吗?孤独吗?兴奋吗?你想要……吗?你记得……吗?你知道……吗?妈妈正在试着弄清楚你在说什么",她就正在为孩子的内部经验发出声音,而孩子尚未掌握词汇来表达这些内部经历。这些词汇和短语,连同有效的身体照顾行为,将身体上的痛苦或快乐的感受,与这些感受得到回应,从而使之易于管理的体验联结了起来。

我们将在本章讨论以下情况:父母不能常规性、预见性地思考婴儿的内部图景(需要和感受),而更多的只是通过他们直接看到的、婴儿的行为对父母自身的影响来解读婴儿的内心图景。"他哭就是想惹我心烦""我一抱他他就总是要哭""他从来不对我笑""我永远都搞不明白他想要什么",这些陈述都是父母忽视了这一任务(理解自己的宝宝正在感受什么、需要什么、正在想什么)或者对此任务表达困惑的例子。心智化或反省自己和他人的心理状态会遇到很多挑战,这些挑战在父母照顾婴儿这样的场景中尤为复杂。当然,对于所有父母来说,有些时候根本不可能采取反思的或心智化的立场。实际上,在紧急压力之下,父母那些有趣味的、更具反思性的认知活动就会减少,他们会优先进行行动导向的评估和快速决策,这就会削弱反省能力。换句话说,当宝宝正把手伸向一锅热水,这可不是去反思孩子对周围世界多么好奇的好时候。又或者,半夜宝宝哭了,夫妻俩正在争论谁该起来抱孩子的时候,就不太可能去反思孩子的下一个哭声表达了什么需要。

不过,本章我们最关心的并不是那些每天常见的无法心智化的时刻。相反,我们关注的是:早期逆境和长期压力这类情况,是如何慢慢削弱父母心智化婴儿的能力。对成人或父母的心智化能力造成实际损害的情况包括:抑郁和焦虑、物质滥用和成瘾、极度贫困和环境剥夺,以及当前和慢性的PTSD。处在以上任一情况下,一个人要去照顾另一个人都可以说是压力巨大,足以"关闭心智化"。更困难的情况是:婴儿行为本身(无法安抚的哭泣、拒绝母乳或奶瓶)是如此有压力,以致成人无法反思自己或婴儿的需要。婴儿的哭声就变成了一种侮辱、一种引起拒绝或报复的刺激。我们尤为关注物质滥用和成瘾,因为它们与童年早期创伤、其他情感障碍以及复合环境压力源(如,单亲父母、社会隔离、家庭暴力和失业等)有着高共病率。其实,很多观点都认为,成瘾可以看作压力调节障碍,人们把物质滥用作为管理自身情绪痛苦的一种手段,同时由于遗传因素和经验因素的共同作用,他们对消极情绪和压力更为敏感(Sinha,2001)。

关于成瘾,经常引述的是:压力反应性增加,奖励敏感性抑制(以至于奖赏条件,比如关系,在调节负性情绪体验方面效果较差)和缺乏结果评估的冲动行为。这一特征也会导致低心智化或低反省功能。在反思能力很差的状态下,成瘾的父母会觉得婴儿的哭声或婴儿烦躁状态格外有压力,他们会避开而不是去照顾孩子。孩子会因而变得更加烦躁,而这又会增加他们的压力,使得他们持续回避孩子,也可能会刺激父母去寻求成瘾物质来减少无法忍受的负性情绪状态。在这一模型中,对于物质滥用的父母们的干预,聚焦在他们照顾孩子的体验和身为父母角色的体验上,而不只是关注使用成瘾物质给照顾婴儿带来了什么困难。根据惯例,对成瘾母亲的药物治疗,主要在于减少成瘾物质滥用和学会节制。在本章中,我们提出另一种方法,这种方法聚焦于:父母如何理解自己的养育者角色、如何回应婴儿、婴儿如何影响父母(基本的心智化的互动),以及压力如何导致成瘾物质滥用和照顾婴儿的困难。我们提出的这个模型,并不是想要取代传统的聚焦于戒除成瘾物质的药物治疗,而是一种重要的补充,可以直接影响成人的养育行为和婴儿的福祉,而这一效果,是对物质滥用的父母只进行传统药物治疗所不能持续稳定或有效达成的。

在接下来的部分,我们将介绍两项心智化干预,针对的是母亲有物质滥用史的母婴配对。第一项,"紧紧抱持"(Holding Tight),是针对芬兰孕期和育儿期女性的居家项目。第二项,"由内而外的呵护"(Mothering From the Inside Out),是一项门诊干预,针对的是美国接受物质滥用治疗的母亲们。这两项干预都聚焦于提升母亲的能力,包括识别自己的情绪、为自己的情绪赋予意义、回应宝宝,以及推断宝宝与自己互动行为背后的潜在意义。针对每一项干预,我们都将阐述理论基础、描述治疗方法、总结初步研究结果,并提供简短的临床片段。为高危人群设计新的心智化干预所需的一般性的指导原则和注意事项,我们将在最后一部分提到。

紧紧抱持：一项针对物质滥用母亲及其婴儿的居家项目

临床背景和理论背景

近年来，针对物质滥用的孕期和育儿期女性进行专门治疗的尝试与日俱增。之所以有这样的发展，得益于越来越多的科研发现：物质滥用对胎儿和婴儿发展的负面影响、这些影响的预估经济成本，以及持续为该群体提供物质滥用治疗服务的有限可获得性（Daley et al.，1998；Mayes & Truman，2002）。这里所介绍的"紧紧抱持"的干预项目，来自住院设置下的临床经验，我们发现：女性与其孩子的关系是其努力戒除成瘾物质的关键因素之一。

物质滥用是临床工作者会遇到的、对亲子关系最具挑战性的风险之一。这个问题很重要，但是在婴儿心理健康和物质滥用的相关文献中，却没有得到足够的关注，部分原因在于：在婴儿心理健康和物质滥用这两个不同的领域内，界定治疗方法的专业人员之间具有文化差异。我们认为，母亲戒除成瘾物质和母婴关系改善，二者都是重要目标。人们普遍认为：戒除成瘾物质会促进更为有效的养育行为，而我们的观点是，通过聚焦于亲子关系而不是（或不仅仅是）戒除成瘾物质本身，密集性治疗能够帮助父母更持久地戒除成瘾物质。我们认为，这与大脑的中枢奖赏路径，与投注于另一个人（正如人们在养育子女中所做的那样）的能力，或变得成瘾的能力之间的关系有关。研究表明，很多成瘾物质会影响大脑的多巴胺通路，这部分脑区与行为启动、享乐奖赏和动机相关。这些中枢多巴胺通路，也与成人投身于照顾新生儿的能力密切相关。物质滥用可以看作对这一内源性奖赏体系的一种增补或拦截。结果就是：一旦这一系统被成瘾捆绑，此人就不太能够投注于照顾婴儿或其他人，而且，在投注于渴求成瘾物质和投注于照顾婴儿之间存在着竞争（Leckman & Mayes，1998）。在本章所描述的治疗模型中，通过大力促进和提高母亲与婴儿积极互动体验的满意度以及身为父母的满意度，帮助母亲投注于婴儿而不是成瘾物质，并重新设置奖赏系统的关注点。这个人就会变得较少关注自己与成瘾物质的关系和对成瘾物质的渴求，而更多关注其对婴儿的贯注和投入。

进入治疗的母婴二元体的社会心理背景

在多个层面上,物质滥用的孕期和育儿期女性群体都存在相当多的风险因素。这种情况经常让专业人员感到无奈和挫败,也导致这一群体经常被排除在物质滥用和婴儿精神病学领域的研究之外。这些母亲往往经济资源有限、受教育程度低、缺乏社会支持、难以获得住房。她们通常是意外怀孕,同时还深受抑郁、焦虑或其他更严重的精神疾病之苦,她们自尊水平低,感到羞耻和内疚。她们通常有童年创伤史、其父母有物质滥用、虐待性的关系,她们对自己的童年和父母的养育有消极的表征——因而有负面的育儿模式(Grella et al.,2000;Mayes & Truman,2002;Pajulo,2001;Suchman et al.,2004b)。此外,她们通常很难识别和处理自己的情绪,因而倾向于通过使用成瘾物质来关闭这些痛苦的感受。

除了直接的生物-生理物质影响本身以外,所有这些因素都对母亲和孩子的幸福感(well-being)及母子关系的质量有着累积性的负面影响。目前,早期护理质量和产后护理环境,加上暴露于成瘾物质中的儿童的神经生理脆弱性,对于儿童今后的发展预后及社会心理后果来说,是最为重要的因素(Carmichael Olson et al.,2001;Lester & Tronick,1994;Mayes & Truman,2002)。

显然,物质滥用的女性在为人父母方面需要支持,不过,她们在参与和持续接受治疗方面存在着特殊的困难。她们往往已经在社会关系中经历了诸多艰难,对身处权威地位的人感到恐惧,对自己的母性和养育子女的能力缺乏信心或信念。同时,她们对孩子和自己经常期望甚高,也很容易被孩子触怒,进而对自己的父母身份感到失望。她们处于这样一种境地,即她们必须在生活中的多个领域同时做出多个重大改变:把她们的孩子放在心里面、对孩子负责、放弃成瘾物质、建立新的社交关系网,还要处理实际的生活安排,以及与权威打交道。

物质滥用的母亲及其孩子

暴露于成瘾物质中的母亲及其孩子,是一对有着彼此调节问题的伙伴。由于此类孩子调节清醒、睡眠或痛苦状态的能力往往已受损,因而需要父母更多的帮助。但是,这些母亲通常不太有能力读懂孩子的交流信号(Beeghly & Tronick,1994),要她们去应付一个痛苦的、难以安抚的孩子也就更困难。以上困境结合起来很容易导致恶性循环,最终使得孩子从互动关系中退缩,这样一来又会增加儿童被忽视和被虐待的风险

（Kalland，2001）。物质滥用的母亲在与孩子互动时敏感性低，更少投入感情，较少专注，不够机敏，缺乏灵活性，不能够随机应变；在互动中更少体验到愉悦感；其行为更具侵入性（Eiden，2001；Johnson et al.，2002；LaGasse et al.，2003；Mayes & Truman，2002；Pajulo et al.，2001）。暴露于成瘾物质中的孩子，在互动中表现出较少的积极情绪、对新奇事物更容易忧虑、从干扰中恢复得更慢，压力反应受损，而且，他们要坚持某项任务或保持警觉、专注状态的能力减弱（Bendersky & Lewis，1998；Eiden，2001；Eiden et al.，2002；Johnson et al.，2002；Molitor et al.，2003）。这种组合显示出较少的双向互动，其双向互动缺乏热情和共同的乐趣，却包含着更多的相互冲突和更少的相互唤醒（Burns et al.，1991，1997；Eiden，2001；Mayes et al.，1997）。对儿童依恋特征的研究表明，与正常样本相比，暴露于成瘾物质中的母亲的孩子，他们的不安全依恋，特别是紊乱型依恋比例更高（Beeghly et al.，2003；Espinosa et al.，2001；Rodning et al.，1991；Swanson et al.，2000）。

从婴儿的角度来看，在物质滥用的母婴配对情况下，所有现存风险因素当中最重要的是：母亲不能够对婴儿的体验和需要给予足够的关注，也无法把婴儿的体验和需求放在心里面。而这正是反省功能这一概念发挥核心作用的地方。

围产期：一个启动、剧变和早期表征婴儿的时期

立足于保护孩子，需要对孕期女性进行密集治疗干预，因为母亲在孕期使用成瘾物质，对胎儿发育有明显的毒性危害。婴儿的安全和健康成长往往可以为母亲努力戒除成瘾物质提供强大的动力。另外，孕期也是母亲对于孩子健康的恐惧、焦虑和内疚感加剧的时期，任何一种情况都可能会影响女性对物质滥用治疗的充分投入。成瘾女性怀孕通常是计划外的，而社会对她们的污名化常常又加固了这种罪疚感（Daley et al.，1998），这反过来又可能让使用成瘾物质的孕妇很难寻求治疗。

围产期是一个有着巨大心理变化和动荡的时期，从干预的角度来看，这也是尤其重要和困难的时期（Raphael-Leff，1991；Slade，2002）。这一阶段的心理表征的重要性日益受到精神分析理论和研究的关注。有关母性的心理表征和作为孩子的心理表征，在孕期和育儿早期被强烈地激活了（Ammaniti et al.，1995；Stern，1995）。女性自身被抚养的经历的表征与其当前的母性行为之间的关系，对于物质成瘾的母亲等高危人群具有特殊的意义，因为她们对自己的童年和父母的养育有着负面的、脆弱的或理想化的表征，

因此她们对自己的养育能力也有着同样的表征（Pajulo et al., 2001, 2004; Suchman et al., 2004a）。针对戒除成瘾物质的干预或者针对养育者照顾婴儿的行为进行支持性指导的戒除成瘾物质干预，似乎对母亲的互动行为没有效果，也就是说，母亲对孩子的需求，并没有表现出更高的敏感性。母亲对孩子的态度和看法会发生变化，但这些变化往往没有反映在亲子之间的互动行为上。母亲态度上的微小变化可能会，也可能不会被孩子体验为母亲行为上的某些变化。

项目描述和具体技术

治疗单位

自1990年以来，在芬兰的不同地区建立了六个住院治疗单位，这些治疗单位是专为有严重物质滥用问题的孕妇和育儿期女性而设置的。这些单位属于社会福利（母亲和儿童之家及庇护所联合会）儿童保护部门，它们的工作方式相同，其工作人员在物质滥用、家庭和婴儿工作、儿童保护和精神病学领域，具有不同的教育背景和工作经验。这些单位典型的情况是：一位领导（通常是社会工作者）、一位社会工作者、一位特殊工作者（如社会工作者、职业规划师或心理学家）和八位临床顾问（进行三班倒工作）。前六个月，每个单位的治疗人员要作为一个团队接受密集的初级培训，该培训聚焦于母亲物质滥用背景下的早期亲子互动、依恋和儿童发展。这些单位平均可以为五对母婴提供服务，为一个完整的家庭提供住处。它们位于普通城区，有自己的房子和花园。治疗工作每周七天连续进行。

治疗通常始于分娩前二到四个月，平均治疗时长为八个月。由社会福利机构、妇产医院或婴儿健康诊所转介到该单位，母亲自己也可以因其酗酒和/或其他物质滥用问题而来到这里。使用居家场所可以为母亲们提供一个无成瘾物质的环境和健康的生活模式，这本身就是一项重要的干预：烹饪健康的食物、照顾好自己、获得支持来改善身体健康，以及安排自己的日常生活和规律，享受休闲时光。全体员工的重要任务是：与母亲/家庭一起，制定出居家治疗期结束后的门诊治疗和随访计划。逐渐积累起来的临床经验表明，这些母亲中的大多数人都受益于这种初始高度结构化的抱持性环境。

干预结构

在这些单位中，每位母亲和孩子都有私人顾问，她们也熟悉所有的员工。所有的母亲和员工都要参加每周一次的小组会议，来讨论具体的育儿主题，比如：为人父母的各种不同角色、育儿中被激起的感受或者处理孩子闹脾气的方法。每位母亲参与规划自己的日常生活、治疗目标，以及与她的家庭和社交关系有关的工作，而同时，她也有责任辅助处理治疗单位里的日常事务。如有必要，会在单位之外进行戒除成瘾物质以及其他医疗或心理健康治疗。母亲们参与这些项目会得到支持，治疗单位、社会福利机构和健康婴儿诊所之间强调开放性的合作。在治疗期间，母亲们应该远离成瘾物质，不过也允许一两次物质滥用复发。所有的物质滥用复发也会在小组会议中和大家一起讨论。

干预内容

治疗旨在以下三个层面上创建抱持性环境：第一，帮助母亲将婴儿以及她与婴儿的关系抱持在自己的心里面（Winnicott, 1957）；第二，帮助母亲的社会关系和治疗单位的全体员工将该母亲抱持于心；第三，督导、评估和研究工作都关注工作进展，对此持续感兴趣，这样可以将所有的治疗单位抱持在一起。治疗有两个主要目的：大力支持母亲努力戒除成瘾物质，同时支持她与孩子的关系。这种方法基于如下临床发现：在这些母亲的养育行为中，她们的特定困难和最令人担忧的缺陷在于：她们无法把宝宝放在心里面，没有能力与宝宝保持情感上的联结，也无法与宝宝一起时临在当下。她们往往无法以对婴儿响应性的、敏感性的方式来调整自己的需求、节律和行为，而孩子也无法跟随母亲的行为。母亲们通常很难预测并跟随孩子的下一个发展阶段和新的技能，部分是因为她们对孩子有不切实际的期望，部分是因为她们难以区分哪些是孩子的需要、哪些是自己的需要。

通过以下这些工作，母亲的育儿行为得到了支持：讨论和支持母亲与孩子相处的日常情形、每周一次围绕育儿主题开展小组会议、每周设定具体的小目标。在治疗期间，这些母亲也会得到帮助来应对权威、修复并建立新的社交关系网。这种支持可以增加她们自己的心理资源，让她们能够把注意力集中在孩子身上。住院治疗的形式使密集支持成为可能，因为母亲和婴儿之间的日常情况已形成了一个自然而丰富的工作场所。每天都有许多时刻，可以对亲子之间的互动体验进行工作：帮助母亲们在看待自己的育儿行为、对待她们的孩子时，从消极的态度转变为积极的态度；影响母性表征的变化；增强母亲的反省能力；并且促进母亲改变其互动行为。此外，居家环境还为母亲们提供了更集中的治疗时间，来揭示和探索她们与自己父母关系的知觉，并理解这些知觉如何在自己当前与孩子的关系中起作用。

提高反省功能

对母亲和孩子的治疗结果来说,关系工作都是最为重要的。这一领域也最需要认真而持续地进行培训、临床经验和定期督导。这一工作通过以下多种方式,帮助母亲在孕期把孩子放在心上:支持她为生产和共同生活做准备,以具象的、心理的方式为孩子提供空间,为孩子取名字,想象孩子会是什么样子,想象孩子未来的样子,想象和孩子在一起最美妙或者最困难的时刻,以及作为父母,他们与自己的父母有何相似又有何不同。帮助母亲识别出自己不同的、往往相互矛盾的感受,也要对抑郁和焦虑进行工作。能够在产前开始这样的工作尤为重要和有利,因为母亲对婴儿的消极感知和亲子关系的脱轨几乎总是始于孕期。

孩子出生后,治疗会帮助母亲反思孩子的意图,帮助她们将孩子的行为和情绪反应,视为有意义的信息。同样重要的是,临床工作者也要能够做到:对母亲的意图感兴趣,帮助她专注于体验,并为这些体验赋予价值和意义。临床工作者和母亲之间的这种涵容性的关系还强调:母亲的负面情绪应该被包容和调谐,而非被回避、疏远或批评。

提高反省功能的具体技术

"成长:从出生到三岁"。所有工作人员均需接受"成长:从出生到三岁"的训练(Doan-Sampon et al., 1993),其中,亲子互动是支持和促进儿童成长发展的主要方式。该培训为受训者提供技术,来支持亲子之间满意的互动;也为他们提供策略,以此增强临床工作者和照顾者之间的沟通。通过这种方法来帮助孩子的发展,是被严谨地证明了的。工作人员所做的干预包括:与母亲讨论孩子的发展(选择她最关心的方面),也讨论通常的发展是什么样的、这个孩子的下一步发展情况如何、父母在促进孩子发展中的作用、父母的支持在孩子掌握新技能中的重要性,以及在不同年龄阶段孩子需要从父母那里得到多少帮助。该方法还专门用于提高母亲的反省功能。通常,临床工作者要对母亲的感受表现出兴趣,并询问她们的感受,同时小心不要过早诠释冲突或矛盾。用比昂的话来说(Bion, 1962),临床工作者要提供"阿尔法功能",即母亲能够思考自己在想什么这样一种状态——这是一种活动,反省功能就始于这一活动。临床工作者的任务是:帮助母亲聚焦于重要的或许也是困难的感受;而这往往与母亲们的习惯做法相反,她们通常习惯于回避痛苦的想法,且为了回避痛苦而使用成瘾物质。

支持母亲反省功能的一个重要方面是:在母亲自己无法做到时,为母亲解释其宝宝的需求。母亲在这方面的能力缺失,并不一定意味着她在喂养或其他基本照顾方面也不胜任。母亲通常在"技术上"是胜任的,但是,她的互动行为要么可能是侵入性的,要么可能是沉默和退缩的。临床工作者可以用"婴儿的声音",帮助母亲理解自己的宝宝。这通常不会对母亲造成威胁,反而会领着她去做需要做的事情。孩子的每一个发展阶段,都可以从婴儿的角度来描述,就像是婴儿发送给母亲的一封信或一条信息一样。

使用录像。用录像记录下母亲和婴儿之间的各种情形:玩耍、喂养、安抚、哄睡。然后治疗师和母亲一起观看录像,记录下母亲觉得和孩子"合拍"的时刻,或者她感觉良好的、积极正面的其他时刻。而且,这些录像中的母婴互动,可以有效地突出婴儿正在发出某些信号:婴儿变得疲倦了,开始从互动中退缩了。母亲通过观看录像,可以学着读懂她的孩子,同时识别自己在特定时刻的感受。支持母亲去寻找这个孩子身上特别的线索,从这些线索中,她可以总结出孩子的感觉。比如,当观察到婴儿感到疲倦,把脸转过去,凝视别处的时候,停止播放录像,然后询问母亲,当她看到宝宝在这个特定时刻的行为时,她有什么感觉。母亲往往会把孩子疲倦的信号,理解为孩子不喜欢自己或拒绝自己,并对此感到苦恼,还会试图通过更多的刺激来重获孩子的注意。孩子会变得更加痛苦,开始哭泣,母亲感到无助,对自己和孩子都感到失望,所有这些,都给双方带来了消极的互动体验。在干预中,临床工作者会通过这些视频,一步一步帮助母亲,让她们了解到自己的感受体验与孩子的感受体验之间的区别。

加强母亲的预视能力。预视(previewing)是指父母对孩子下一步发展的直觉知识(intuitive knowledge)(Stern,1985)。那些有风险的亲子二元体中,父母预视孩子发展的能力往往已经遭到了破坏。临床工作者的任务,就是为母亲提供"接下来将发生什么的能力"。这一心理表征,帮助母亲增强预视能力(Trad,1993)。在形式上可以通过口头语言或使用录像互动材料来实现。母亲获得支持,努力促进孩子的发展进步,或者为孩子的学习搭起"脚手架"(Cazden,1983)。她也会获得支持,在孩子不需要帮助的情况下,信任孩子的能力,而不是给予孩子侵入性的、过度指导性的养育。孩子每一个新的发展阶段,都是放在关系背景中来呈现给母亲的。比如,临床工作者会说:"哦,我看到在你离开房间时,她试图跟在你后面爬了起来",而不是说,"哦,她正在努力地爬"。通过这种方式,临床工作者同时向母亲展示了两件事情:承认这些新的发展步骤是多么的重要,以及母亲作为孩子想要展示这些新技能的对象,在孩子的心目中有着多么重要的作用。

在三人组中保持平衡。通过培训,工作人员将学会关注三种关系:临床工作者与母亲的关系、母亲与孩子的关系，以及临床工作者与孩子的关系。这种关注很重要，因为多数母亲很难在关系中信任别人、感到安全。母亲、婴儿和临床工作者之间的三角关系，可能会变得非常痛苦，因此必须重视这三种关系之间的平衡。如果临床工作者过多关注母亲，就可能在治疗中忽视婴儿。如果临床工作者给予婴儿过多关注，也有可能通过以下两种不同的方式引起母亲的嫉妒：母亲可能会对自己的母亲身份感到胆怯，认为临床工作者当父母比她当得更好；或者，她可能会因为孩子得到了她自己想要的关注而感到嫉妒。要在这个三角关系中找到平衡，就不仅要看到婴儿，还要记住所有属于母亲和婴儿之间关系的内容都需要落到母婴之间。比如，如果母亲请临床工作者在她去购物时帮忙照顾她的孩子，临床工作者可以通过坚定而友好的态度，让母亲告诉她的孩子：她将离开多久，什么时候回来。说这句话很重要，不是因为孩子已经能够理解母亲所说的内容，而是为了鼓励母亲关注孩子在那个分离时刻的体验。这也给母亲一个信息：这个事情很重要，它发生在母亲和孩子之间，而不是发生在临床工作者和孩子之间。

初步研究数据

我们的主要兴趣是探讨这些母婴配对情况下的个体差异及其相关因素，以及母亲的反省功能在治疗效果中起到什么作用。

对象和程序

参与者是 34 对母婴，她们住在上述三个治疗单位里，在怀孕期间或分娩后（即两周内）直接进入该单位。所有数据采集，包括反省功能（RF）访谈，都是由治疗单位工作人员进行的。住院治疗期间数据采集时间点如下：孕期（背景数据，母亲反省功能），婴儿 1 个月大时（分娩和身体方面的数据），婴儿 3 个月大时（精神科症状），以及婴儿 4 个月大时（母婴互动、母亲反省功能、孩子的发展）。随访信息在婴儿 1 岁和 2 岁时收集。视频测量和母亲反省功能访谈，是由独立可信且经验丰富的机构外的评分者进行的，他们对其他数据和彼此的评分情况均不知晓。

背景和其他描述性数据

从背景数据（见表 13-1 和表 13-2）来看，这一群体很明显除了物质滥用问题外，还存在很大的风险。这些母亲大多是物质滥用病人。在互动中，母亲的敏感性一般都比较低，在互动行为当中没反应也是很常见的；不过，在这两个维度上也存在相当大的个体差异（照顾指数，Care Index，CI；Crittenden，2003）。所有儿童在 4 个月大时，发育均在正常范围内(贝利婴儿发展量表,Bayley Scales of Infant Development, BSID II;Bayley, 1993)。有较高比例的母亲报告她们存在抑郁和其他心理症状,筛查发现:有超过30% 的母亲为产后抑郁(Edinburgh Pre-postnatal Depression Scale, EPDS;Cox et al.,1987), 在焦虑(20%)、偏执症状(35%)和精神病症状(32%)(简明症状量表,BSI;Derogatis, 1993)方面,很多母亲的得分都高于芬兰精神科门诊样本的平均分。她们自我报告中最 普遍和最频繁的创伤经历有:发生在早年(0~6岁)和一生中的分离经历,如:父母离异、 多次被送去社会福利机构、亲人死亡、生病或住院;她们的家庭成员中有物质滥用问题 (创伤经历问卷,Traumatic Antecedents Questionnaire, TAQ;van der Kolk, 2003)。70% 的病人按计划结束了治疗,其中70%的母亲带着孩子回家,并成为孩子的主要照顾者。 详细的研究结果,见帕朱洛等人的研究报告(Pajulo et al.,2008,2011)。

有关母亲反省功能的结果

在孕晚期(在怀孕期间进入治疗单位的病人)采用孕期访谈(Pregnancy Interview, PI),产后4个月采用父母发展访谈(Parent Development Interview, PDI, Slade et al., 未 发表的草稿,2004;Slade et al.,2005)来评估母亲的反省功能。对这些访谈进行录音,并 由不了解其他数据的机构外评分者根据手册标准(评分范围为1~9)对转录文本进行 评分。

在孕期访谈中,母亲们的孕期平均反省功能总单项分(total single score)较低(平均 分=2.4,标准差=1.3,中位数=2.5),但从"缺乏反省功能"到"接近普通的反省功能"(分值 范围0~4.5) 存在个体差异。在产后4个月,平均反省功能总单项分同样偏低(平均分= 3.0,标准差=1.0,中位数=3.0),同样,从"缺乏反省功能"到"普通的反省功能"(1.0-5.0) 也存在个体差异。

从产前父母发展访谈的个别问题/路径来看,以下问题与总单项分的相关最高:"发 现自己怀孕时,你有什么感受?""想象你宝宝几个月大时,你想象出的对你来说最快乐 的时候是什么?"($r > 0.80$, $P < 0.001$)。从产后父母发展访谈的个别问题/路径来看,以下 问题与总单项分的相关最高:"请描述一下上周你和你的孩子真的不'合拍'的一次经 历",以及,"你认为你被抚养长大的经历如何影响你现在为人父母的经历"($r > 0.70$, $P < 0.001$)。在这两个时间点评估的案例中,有63%的母亲在干预期间反省功能总分有所 增加($P = 0.03$, 增加范围为0.5~2.5),有一个母亲的分数下降了,其余人的分数保持不变 (31%)。在不同的回答/路径中,20%的个案其最低反省功能得分有所增加,70%的人最

高反省功能得分有所增加。

较高的产后母亲反省功能（PDI 总单项分），与孩子 4 个月大时，母亲互动行为中较低的非响应性（unresponsiveness）显著相关（$r=-0.41$, $P=0.05$）。同时，父母发展访谈路径下，"最低"反省功能评分越高，母亲与孩子互动的非响应性就越低（$r=-0.5$, $P=0.02$）。通过观察随访信息，我们发现在这个样本中，两个母婴配对组之间的平均反省功能水平存在差异：在接受治疗后的 2 年随访期间，由社会福利机构安排替代照顾的儿童，其母亲（组 1）的平均产后反省功能水平，低于没有接受替代照顾的儿童的母亲（组 2）（$P=0.05$）（表 13-3）。组 1 中，约 40% 的母亲其产后反省功能水平"接近普通"或"普通"（反省功能得分 4~5），而组 2 中则为 0%。

表 13-1　在"紧紧抱持居家治疗"中，物质滥用母亲与孩子的背景信息及其他特征（$N=34$）

特征	平均分	标准差	中位数	前25%	后25%	全距
母亲年龄（岁）	25.1	5.8	24.0	28.7	20.2	16~38
物质滥用起始年龄（岁）	14.7	3.6	14.0	17.0	13.0	6~27
进入治疗的孕期（孕周）	30.8	5.8	33.0	36.0	26.5	21~39
出生时孕期（孕周）	39.4	1.7	39.0	40.0	39.0	34~42
孩子出生体重（克）	3329	456	3285	3590	3012	2130~4410
4个月时孩子的发展（BSID II MDI）	97.5	7.0	98.0	104.5	93.0	85~111
照顾指数敏感性	4.5	2.1	4.0	6.0	3.0	0~9
照顾指数非响应性	6.8	4.0	8.0	10.0	4.0	0~14
居家治疗时长（月）	9.0	4.5	7.0	12.2	6.0	3~18

表 13-2　在"紧紧抱持居家治疗"中，物质滥用母亲及其孩子的背景及其他特征（$N=34$）

	n	%
单身母亲	15	44
头胎孩子	23	68
只有基础教育（≤9年）	24	71
长期失业（＞1年）	15	44
怀孕期间进入治疗单位	24	71
意外怀孕	22	65
怀孕期间使用成瘾物质	27	79

	n	%
孩子父亲严重物质滥用	29	85
孩子之前在社会福利机构	11/11	100
主要问题是成瘾物质问题	20	59
多重物质滥用问题	7	21
酗酒问题	7	20
过度吸烟	34	100
出生时的脱瘾症状	10	31
婴儿诊断 FEA /FAS	1	3

注：BSID II MDI=贝利婴儿发展量表 II，心理发展指数；FEA=胎儿酒精影响；FAS=胚胎酒精综合征。

表 13-3　在"紧紧抱持居家治疗"中的物质滥用母婴配对中，母亲反省功能的相关结果

	组 1			组 2		
	平均数	标准差	范围	平均数	标准差	范围
PDI 中 RF 总单项分	2.4	0.6	1.5~3 0	3.2	1.1	1.0~5 0
PDI 中最高 RF 得分	4.1	0.7	3.0~5 0	4.9	1.2	2.0~6 5
PDI 中最低 RF 得分	0.8	0.4	0~1 0	1.1	0.4	0.5~2 0

注：在孩子 4 个月大时，采用父母发展访谈（PDI）来评估母亲反省功能（RF）的描述性数据。组 1=在治疗结束后两年随访中孩子在社会福利机构接受照顾（n=98），组 2=随访中孩子没有被送去福利机构接受照顾（n=21）。

来自研究数据的短程案例

较高的母亲反省功能

蒂娜，27 岁，在怀孕 39 周时，由一家产科医院转介进入治疗单位。当时她正怀着第二个孩子，这次是意外怀孕。她的第一个孩子 7 岁，因为蒂娜的物质滥用问题，老大被安置在儿童之家。蒂娜独自抚养孩子，孩子的父亲也有严重的物质滥用问题。蒂娜接受过 2 年高中教育，已失业 6 个月。在怀孕期间一直到妊娠晚期，她

都酗酒、使用其他成瘾物质、过度吸烟。她18岁开始喝酒和使用其他成瘾物质。在怀孕期间和产后因物质滥用问题,她接受了丁丙诺啡替代治疗。她的儿子在孕40周时出生,出生体重为2990克(6.6磅)。孩子有戒断症状,需要吗啡治疗,所以一出生就被送进重症监护室。在母婴分离的时间里,蒂娜每天都会去医院和孩子待在一起。婴儿其他方面是健康的,住院21天后回到治疗单位和母亲蒂娜一起生活。蒂娜在整个住院治疗期间都没有物质滥用复发,大家认为她在戒除成瘾物质方面做得很好。她的自我筛查报告显示,她在怀孕期间有轻度抑郁,但没有产后抑郁。根据筛查结果,她在产后阶段也没有其他类型的心理症状。当她进入单位时,已经是怀孕后期了,所以没有使用孕期访谈评估她的反省功能。在她的儿子4个月大时,做了父母发展访谈,评估为"普通水平的反省功能"(总分为5分),在研究小组中得分最高。在孩子4个月大时,她的互动敏感性"在干预范围内"(6分),她的互动特征是:有大量控制行为(8分),但没有非响应(0水平)。她进行了18个月的住院干预,并按计划结束治疗。蒂娜与她的儿子回到家里,按照门诊治疗计划进行治疗,包括:针对母亲个人的成瘾和精神科治疗,以及针对母子二元体的聚焦于关系的支持。根据随访信息和评估来看,蒂娜在育儿方面做得很好,她是孩子的主要照顾者,而孩子也发展得不错。

较低的母亲反省功能

莎莉,20岁,在怀孕21周时由某个物质成瘾诊所转介进入治疗单位。她正怀着第一个孩子,是计划内怀孕。莎莉一直与孩子的父亲同居,但孩子的父亲有严重的物质滥用问题,现在正在监狱服刑。莎莉只接受过基础教育,一直在工作。直到妊娠中期她都在酗酒和使用成瘾物质,同时她还过度吸烟。她在10岁时开始饮酒。她的女儿在孕38周时出生,出生体重为2940克。孩子很健康,没有戒断症状,在住院6天后,她们一起回到治疗单位。由于物质滥用和心理健康问题,莎莉与一家成瘾综合诊所联系,进行了支持性治疗,她在孕期和产后都服用了抗抑郁药物。住院治疗期间,她没有物质滥用复发,大家认为她在治疗单位中在戒除成瘾物质方面做得不错。然而,她报告说,在照顾自己的孩子和处理与其他母亲及治疗单位工作人员的社会关系方面,她经历了严重的困难和痛苦。她与孩子的互动引起了工作人员的极大关注。尽管在住院治疗期间,她和工作人员都付出了巨大的努力,但她还是不能足够好地照顾孩子。在产后测量中,莎莉在人际交往困难和偏执症状方面得分特别高。在孕期(采用PI评估)和孩子4个月大时(采用PDI评估),她都被评估为低水平反省功能(RF总单项分为2分)。在孩子4个月大时,她在互动中的敏感性属于高危范围("完全不能感知,或完全不能尝试安抚婴儿的痛苦状态,不能玩耍";2分),她的互动特征是:高度非响应性(12分)、无控制行为(0水平)。她的居家干预时长是15个月,并按计划结束。莎莉在住院治疗期结束后回家,继续在成瘾综合诊所接受个体治疗,但她的孩子在11个月大时被监管,并由替代家庭代为照顾。在这个过程中,莎莉能够与专业人士配合。在一名社工和看护家庭的母亲陪同下,她每三周见孩子一次。在随访中,孩子继续与替代照顾家庭共同生活,孩子的发展在正常范围内。住院治疗期之后,莎莉继续进行成瘾和心理健康问题的个体治疗,并开始兼职工作。

紧紧抱持:结论

针对心理社会高危群体,对于理论驱动和准确聚焦的干预,存在着巨大的需求。我们认为,尤其是父母反省功能的概念与物质滥用的母婴组合及其治疗密切相关。上述"紧紧抱持干预",就是为那些在孕期和围产期有特别严重的物质成瘾问题的母亲设计的。该项干预大力支持母亲投注于自己的孩子,而非成瘾物质,其目标是:通过大力促进和提高母亲的满意度(与孩子的积极互动体验的满意度,以及对自己为人父母的满意度),来重新设置奖励系统的关注点。母亲应该更少关注她对药物的渴望,而更多关注她对婴儿的贯注和投入。似乎对许多母亲来说,在成瘾物质戒断和养育质量方面,这种干预都有显著的效果。对于大多数母亲来说,干预至少提高了她们处理困难情况的能力和感受的能力,以及与专业人士配合的能力。有些母亲没有发生足够大的改变。然而,我们认为,尽管这里提出的模型已经包含了提高母亲反省功能的要素,但仍有许多工作可以做得更准确、更系统,这样的话,更多的母亲就可以从高风险的状态发生改变,转向与孩子之间更具反思性的、更敏感的互动。我们的工作正继续朝向实现这一目标而努力。

"由内而外的呵护"：针对药物滥用的婴幼儿
母亲的门诊心智化治疗

概述

"由内而外的呵护"（Mothering From the Inside Out，MIO）是一项个体育儿治疗，专为参加门诊戒除成瘾物质治疗、需要照顾孩子（0~3岁）的女性而开发的。"由内而外的呵护"干预项目的目的是：促进母亲形成对孩子平衡的表征，增强母亲的能力来心智化她自己和孩子。最初设想将"由内而外的呵护"作为一项12~24周的随机临床干预来检验其初步疗效。然而，在临床实践中，时长可以根据父母和孩子的个人需要做相应调整。

背景

虽然母亲与婴儿互动质量的差异很大，但是有长期成瘾物质滥用史的母亲比起没有成瘾物质滥用史的母亲来说风险更高，因为，在与婴儿互动时，她们的敏感性和因应的响应性较低，而在与学步儿互动时，她们的退缩行为与侵入性的、过度控制的行为并存（Suchman et al.，2006）。有长期成瘾物质滥用史的母亲，更可能有过被自己的父母不连贯的、有问题的养育经历（Luthar & Suchman，1999），成年后存在着调节内在痛苦的问题（Sinha，2001），以及神经调节压力/奖励过程的变化，这使得她们在照顾幼儿时压力更大、乐趣更少（Volkow et al.，2003）。而由于婴儿在子宫内就已接触过成瘾物质，所以婴儿的易激惹性增加，这又往往增加了母亲的脆弱性（Mayes & Truman，2002）。

或许正是因为这类母亲的这些脆弱性，传统行为层面的父母训练通常无法改善使用成瘾物质的父母与其年幼孩子之间的关系质量（Suchman et al.，2004a）。为了处理成瘾物质滥用的父母所面临的一系列独特的脆弱性问题，我们开发了"由内而外的呵护"的干预项目，直接针对由母亲引起的依恋缺陷。

"由内而外的呵护"建立在依恋理论的几个核心原则基础之上。父母敏感性和响应性的养育能力与父母自身对育儿的心理表征密切相关，这种心理表征源于父母与其早期养育者之间的关系。当父母与其早期养育者的经历具有忽视或虐待的特征时（正如许多有物质滥用的女性一样），父母们对养育关系的心理表征，往往具有防御性的疏忽或扭曲的特征。这些防御可能会保护她们免受痛苦记忆和淹没性情感之害，但是也可能会干扰她们识别自己和孩子新的心理和情绪体验的能力。比如，如果一个母亲对于作为孩子的自己，有一个整体上负面的心理表征，那么她也很可能会在不知不觉中，以整体上负面的方式来看待她孩子的个性。同样地，如果一个母亲小时候觉得自己是母亲的累赘，那么，她就很可能会在不知不觉中把自己的孩子视为累赘。这些预先设定的心理模型（包括与表征关联着的情感），往往是自动化的、处于意识范围之外的。

对他人的僵化、严苛的心理表征，与缺乏心智化能力密切相关。若父母或者孩子的强烈情绪体验威胁到父母，则可能会激活父母痛苦的早年记忆和体验，那么父母很可能难以将这些情绪抱持在心里，或者难以使用这些情绪体验来理解孩子的感觉和行为。如果母亲欠缺心智化自己和孩子的体验能力，那么她就不能觉察和回应她自己的或者孩子的情绪需要。这些成年人的依恋缺陷（防御性的表征和有限的心智化能力），与被无法调节的情绪淹没的问题密切相关。在养育角色中，当母亲的内在痛苦被激活时，有长期成瘾物质滥用史的母亲在下面两个方面尤为脆弱。第一，痛苦的体验增加了物质滥用复发的可能性（Sinha，2001）。第二，如果长期使用成瘾物质，且近期也在使用，那么神经生物学享乐奖赏系统就无法帮助她适应压力，而通常情况下，该系统是有助于适应压力的。在正常的压力环境中（比如照顾一个痛苦的孩子），奖赏系统释放神经递质多巴胺，而多巴胺会减少负面情绪、增加快乐情绪，然而，长期使用成瘾物质会改变神经化学机制，使得释放多巴胺带来情绪调节这一过程不再发生。

"由内而外的呵护"直接针对的是依恋的调节功能，由于早期照顾者的忽视和暴力经历，以及成瘾的神经化学机制的改变，母亲依恋调节功能受到了损害，而孩子的情绪需要又加剧了这方面的损害。明确地说，"由内而外的呵护"聚焦于转变母亲对孩子的表征、提高母亲的反省功能，以便在育儿过程中，提升母亲调节唤起的强烈情感的能力，以及准确识别和敏感回应孩子强烈情感的能力，进而增强孩子的调节能力，并提高依恋的安全性。表征的转变包括从整体性的、严苛的、僵化的表征向更灵活的、情绪平衡的、现实的表征转变。较好的反省功能的特征是：对行为的意图（母亲自己的和孩子的）有更强的辨识。这两个核心的、相互关联的领域的改善，预计将伴随母亲在情感调节、养育行为、戒除成瘾物质和神经调节功能（如，多巴胺能奖赏系统的恢复）方面的改善。

"由内而外的呵护"干预项目

"由内而外的呵护"被设计为一项辅助个体治疗项目,该项目为那些因物质滥用而接受门诊治疗的母亲们提供帮助。这个干预项目在门诊进行,母亲们可以持续获得全面的服务,包括:针对成瘾物质滥用的团体和个体咨询、阿片替代疗法(如美沙酮、纳曲酮和丁丙诺啡)、精神科护理和针对精神疾病的专门团体(如抑郁症、PTSD)、职业咨询、医疗服务、病例管理、儿童护理和通勤服务。母亲们是自己来诊或经临床工作者转诊来的,她们参加项目的条件包括:参加了戒除成瘾物质治疗,正在照顾一个3岁以下的孩子,并具有从该项目受益的心理能力(如没有严重的精神或认知障碍)。

初步评估

"由内而外的呵护"干预项目从三次评估访谈开始,这三次评估访谈将进行全面的社会心理评估,如个人和家庭成瘾物质滥用史和精神疾病史、发展史、医疗史、就业史和法律问题史。之后,完成儿童工作模型访谈(Working Model of the Child Interview, WMCI;Zeanah & Benoit, 1993),有关母亲对于自己、对于她的孩子,以及对于母子关系的心理表征,临床工作者可以据此发展出自己的理解。母亲们需要完成父母发展访谈,以便确定她们的初始反省功能水平。她们还要进行与孩子互动的简短录像(2个):照顾儿童评估附属训练(Nursing Child Assessment Satellite Training, NCAST)和好奇箱范式(Curiosity Box Paradigm)录像(Mayes et al., 1993),用于评估母亲对孩子线索的基本敏感性和响应性。最后,母亲要完成关于精神症状的简短自评问卷,包括贝克抑郁量表(Beck et al., 1996)和简明症状量表。母亲的成瘾物质滥用和所有门诊预约的出勤率,都采用门诊记录和图表监测。

建立治疗联盟

治疗联盟是干预中最重要的成分,也是治疗中要解决的第一个议题。有物质滥用的母亲,有很多理由对这种新关系保持警惕。她们遇到的大多数治疗提供者都是治疗系统的一部分,该系统密切监视她们的成瘾药物滥用情况、养育方式和非法活动。大多数母亲在与儿童福利系统或法院系统接触时,可能直接或间接地体验到挫折、痛苦和无价值感。与持续使用成瘾物质习惯有关的行为,都会引起他人的愤怒、失望、不信任,人们对她们退避三舍,这使得成瘾者感到愤怒、困惑和沮丧。成瘾者预期自己会被欺骗、被操控、被忽视或者被居高临下地看待,这样的预期使得建立持久和信任的联盟极为困难、极为脆弱,也十分重要。因此,在治疗的早期阶段,很多治疗努力都是以母亲可能觉得可能有帮助的方式来支持她们的。"由内而外的呵护"团队帮助母亲满足其基本需求(如寻找住房,得到食物、儿童看护、交通工具和法律服务),获得供给(如,尿布、食物、玩具、衣服),以及解决日常问题(如,日程安排难题、家庭冲突、驱逐通知、儿童福利访问)。临床工作者还要努力理解母亲在个人、育儿和家庭问题上的观点,并向母亲传达她的信念、感受和愿望将在这段关系中得到认真对待的态度。建立牢固的联盟还涉及一些不那么明显的成分,即治疗关系的边界要非常清晰且稳定一致。治疗师在第一次会谈中会告知母亲,治疗师作为法律委任的报告者,有责任报告儿童虐待和儿童忽视的情况,以及在儿童或母亲的健康受到威胁的情况下会突破保密限制。治疗师必须设置坚定、清晰而始终如一的界线,避免被操控,同时也要小心不陷入监管或惩罚的角色当中。

心智化母亲

治疗师在与母亲互动中会尝试去识别母亲行为背后的意图,治疗师传达出这一观点:是母亲的想法、信念、感受和愿望决定了她的行为和他人对她的反应,如果双方都能接受这一点,那么就能很好地理解母亲的行为。刚开始时,在每次会谈中,治疗师允许讨论跟着母亲情感的方向走。因此,最初的话题,很可能是母亲所忧心的某个问题,而这个问题可能与育儿无关。如果母亲确有令其忧心的话题,那么治疗师就和母亲一起去探索这个问题对她的意义。这有可能涉及:探索对外部事件的情绪反应(如,与孩子团聚的兴奋和恐惧,伴侣入狱的解脱或伤心,孩子的社会福利支持结束时的满意和焦虑,或者怀孕的喜悦和焦虑)。也可能涉及探索自伤行为背后的期待、信念或情绪(如选择和一个有虐待倾向的伴侣在一起,在咨询会谈中睡着了,超出能力范围的消费,在与缓刑监督官会面时迟到了)。还可能涉及探索与身体感觉相关的想法和感受(如身体欲望、疲劳、身体躁动)。或者可能涉及探索内容、行为和情感之间的不一致(如带着悲伤的情感说出不带倾向性的话)。

当母亲专注于人际冲突时,治疗师会邀请她对这些互动的每时每刻逐一进行心智化。在这个过程中,治疗师可能会启动心智化,以区分个人内在现实与人际现实(如将内在的焦虑和期待与母亲和他人之间发生的事情区分开来,从而识别内部动力并将其与外部动力区分开来)。治疗师也会专注于帮助母亲梳理强烈而复杂的情绪(如,强烈的愤怒、敌意或恐惧)。不管关注的焦点是什么,治疗师都要小心,不要对母亲的心理状态做出侵入性的、专家式的评论述。相反,她/他应对母亲的潜在意图采取一种好奇的态度,还应鼓励母亲在关注自己和他人时也这样做。治疗师要小心保持对会谈的把控、控制节奏,以免母亲被强烈的情感淹没。治疗师也要维持治疗的边界和一致性,尽可能安排在每周的同一时间,在同样的地点见面,并且准时开始和结束会话。

探索心理表征

治疗师倾听母亲对自己和孩子的感知模式,这些模式会干扰她理解和共情自己和孩子的能力,阻碍或扭曲她的人格特征、情绪和意图。此类模式可能的表现包括:对孩子分散了母亲的注意力而恼怒、对自己或孩子不切实际的期待、情感冷漠或冷淡地对待自己或孩子、亲子角色翻转、对孩子或亲子关系理想化、对孩子缺乏细致的感知、对孩子情绪上或身体上的痛苦不敏感。治疗师还应倾听分裂的、未整合的表征(如母亲描述孩子一会儿是"天使"一会儿是"魔鬼",这种描述缺乏整合);泛泛的、未分化的表征(如,母亲把自己的孩子描述为"完美的""坏脾气的",或者把她自己描述为"坏女儿""懒妈妈");过度严苛的表征(如母亲描述自己的孩子"没礼貌""没品位"、"憎恨"兄弟姐妹,"愚蠢""粗鲁""自私",或者描述自己"不长记性",是个"坏蛋")。治疗师让母亲注意到这些表征,并请她帮自己理解这些感知(如何时、如何、与谁在一起的时候,会产生这些感觉,这些感觉何时最为强烈)。这样做的目的是帮助治疗师和母亲更好地理解母亲的表征世界,以及它是如何在与孩子(以及与其他成人,包括治疗师)的互动中呈现出来的。治疗师将在背景中检查表征,探索母亲潜在的情绪,帮助母亲理解这些表征,并理解这些表征可能会如何干扰与孩子之间持续进展的关系。

心智化孩子

会谈中,在对母亲忧心的压力源进行心智化之后,如果母亲的情绪变得更稳定了,那么治疗师就会把焦点转移到孩子身上。治疗师要小心,不要在会谈中过早地把焦点放到孩子身上(除非母亲发起这个话题),因为在母亲自身未感觉到被支持和被涵容的情况下,其心智化孩子的能力很可能会受到损害。治疗师可以通过询问类似的问题来转移焦点:"你觉得这会对孩子有什么影响""当这件事发生的时候,你觉得孩子的心里面在想什么"。一开始,这类问题对母亲来说可能很陌生,她可能会说:"我从没想过这个""你是什么意思"或者"婴儿不会知道这些"。这个反应提供了一个过渡,给了治疗师一个机会,来为母亲提供不同年龄孩子心理能力的发展性指导。

现在,治疗师与母亲谈论孩子的方式传递了这样一种态度:如果他们认为孩子有想法、信念、感受和愿望,而且正是这些决定了孩子的行为,也决定了其他人对孩子的反应,那么孩子的行为就会得到最好的理解。当母亲关心某个特定的互动时,治疗师将邀请她对互动的每一时刻进行心智化(心智化孩子和母亲)。

使用互动录像

在初步评估过程中所做的亲子互动录像也可以用于对母亲和婴儿互动进行逐帧的心智化。治疗师会提前观看录像,注意母婴互动过程中的这样一些时刻:母亲和婴儿看起来特别同调的时刻、快乐玩耍的时刻、母亲或婴儿看起来沮丧的时刻、母婴不同调的时刻、婴儿心不在焉或痛苦的时刻。在每一个特定时刻,治疗师都会对母婴互动采取好奇的态度(如"你觉得他当时在想什么""我想知道,他是否明白你想要让他做什么""你觉得他当时有可能觉察到你心烦意乱了吗")。

治疗师也有机会直接观察亲子相处的情况。母亲们经常会带着小宝宝一起来会谈。学步儿的母亲可能会带孩子去诊所日托。母婴均在场为治疗师提供了为孩子进行心智化的机会。治疗师用到的一种技术是代孩子"发言";治疗师会提示母亲,孩子在某个特定时刻在想什么或有什么感觉(如"妈咪,你去哪儿了? 我还担心你不回来呢。""妈咪,想和我玩的这个陌生女士是谁?""妈咪,我对这个活动已经不感兴趣了;这边的玩具有趣多了。""妈咪,你说话这么大声;我在你第一次说的时候就听到了,但我还不太想离开这儿。")。

治疗师还要帮助母亲区分她自己的想法情绪和孩子的想法情绪。比如,当母亲似乎认定她的孩子和她自己的感觉完全一样,治疗师可能就会问:"你觉得你的宝宝会担心这个吗? 还是说你可能会担心?""你觉得宝宝知道怎么照顾你吗? 这可能是你的一个强烈愿望,有这个愿望是很自然的"。治疗师还要帮助母亲,把她的内部现实从外部现实中区分出来。比如,如果一个母亲表示,她相信自己的孩子在一个有安全问题的情况下是安全的,治疗师可能会问,"你觉得孩子真的安全吗,还是说这可能是你的一个强烈的愿望?"另一方面,如果孩子并未处在危险之中,而母亲却对让孩子独立自处感到焦虑,治疗师可能会说,"你觉得情况是真的危险呢,还是你过于担心了?"最后,治疗师要帮助母亲去区分个人头脑中的内部现实和亲子间的人际现实(如"是你觉得孩子真的想骗你,还是怕他像别人一样会骗你""宝宝是真的知道怎么故意让你心烦,还是你觉得家里其他重要的人会这么做")。治疗师在提出某种与母亲不同的观点时,要谨慎地用提问的方式提出,对于这个问题,母亲可以接受,也可以拒绝。治疗师还要小心,只问那些基于母亲的人际交往经历自己已经透彻了解了的问题。治疗师自己必须具有很强的反省功能,以便准确推断母亲的意图状态。

提供发展性指导

由于母亲可能对儿童发展（尤其是社会和情感发展）背景知识的了解很有限，因此治疗师会为孩子的行为提供发展性的解释，只要这些行为是母亲所关注的，或者与孩子的发展需要直接相关的。治疗师以简短及时的方式提供指导，避免采用说教的姿态。比如，治疗师可能会从依恋的角度，解释孩子在陌生环境中的黏人行为意味着什么。或者，治疗师可能会将孩子激怒母亲的行为理解为孩子在向母亲传达想要脱离某项活动，而去做其他事情的愿望。

使用发展连续体

在整个治疗过程中，治疗师每天都要监控母亲在发展进程中的功能进展到何处，这个进展的历程始于母亲体验到与治疗师的安全联盟，然后扩展到感到被治疗师支持和涵容，之后进一步延伸到心智化孩子。每一个阶段都是下一个阶段的先决条件，经过一周又一周的治疗，治疗师可能会发现，由于多个内部和外部因素，母亲在这个发展连续体中处在不同的功能水平上。因此，从这一次到下一次的会谈中，治疗师要对治疗过程持有动态的期待，治疗师要能够灵活地转换关注的焦点：从培养治疗联盟，转换到帮助母亲调节自我，再转换到反思孩子，而以上均取决于母亲在那一天的功能水平如何。

监控移情与反移情

在表征水平上探索内容，可能会在治疗过程中引发移情和反移情的议题。治疗师经常会发现自己被拉着，去体验母亲对孩子的处境所体验到的无助、沮丧、愤怒和内疚的感觉。治疗师也很可能会目睹母亲的育儿信念和养育行为，这些信念和行为明显不符合孩子的最佳利益，但也没有严重到需要向儿童福利机构报告的地步。与一位母亲进行工作，同时又知道该母亲的成瘾物质滥用问题（可能还有精神障碍）对孩子有情绪上的影响，这项工作实在是耗费心神。治疗师也可能会感觉到强烈的吸引力，想要与孩子结盟，想要采取严苛的、惩罚性的态度来对待母亲。所有这些反应都是自然的，但它们会破坏治疗。因为这项工作的特点是：关系很紧密、工作强度很大，所以对个体治疗师来说，监控反移情可能是极为困难的。定期（如每周）团体督导起着至关重要的作用，这使得治疗师可以与此项治疗工作无直接关系的其他有经验的临床工作者一起，来检视反移情议题。保持合理的工作量、作为治疗团队的一员来工作、持续获得临床督导，以及有充足的时间休息，这些都有助于防止反移情见诸行动和耗竭的有害影响。

初步随机试点研究

研究概述

最近完成的一项随机临床试验,将"由内而外的呵护"的初步疗效与父母教育项目(Parent Education Program,PEP)进行了比较,后者是一种个体干预,提供案例管理和发展性指导,但不提供基于心智化或基于表征的治疗(Suchman et al.,2010;Suchman et al.,in press)。47名因使用成瘾物质而接受门诊治疗的母亲,被随机分配到12周的"由内而外的呵护"或父母教育项目中,并在基线时间、治疗期间和治疗结束后完成评估。随后,所有母亲可以选择在完成12周的指定治疗之后,进入8周随访期,或者立即开始随访期。在开始随访前,进入并完成第二治疗阶段的母亲,再完成一次评估。所有母亲在8周随访期结束时再次进行评估。本章我们将报告47位母亲在第一个12次治疗阶段后的治疗结果。扩展治疗和随访阶段的数据在写作本书时还在分析中。

取样

在三家成瘾预防和治疗基金会诊所中招募接受戒除成瘾物质治疗的母亲,如果她们正在照顾3岁以下的儿童就有资格参加治疗项目。母亲们由戒除成瘾物质临床工作者转介而来,在参与研究前完成初步筛查和知情同意程序。完成基线评估后,母亲们被随机分配到其中一个治疗条件中。在转诊来的56名有资格参与项目的母亲中,47名完成了基线评估,并被分配到治疗中(23名母亲参与"由内而外的呵护",24名参与父母教育项目)。

人口学特征。样本中,母亲们的平均年龄是30.1岁($SD=6.5$),孩子的平均年龄是17.7个月($SD=13.8$)。在登记时,大多数母亲是单身(64%)、白人(70%)、高中学历(79%)、处于失业状态(81%)。在做基线评估时,60%的母亲表明至少有一个孩子使用了政府补贴(指家庭需要公共儿童服务机构的儿童福利支持,比如,支持性的会面、儿童保护团队观察和儿童保育培训等)。除婚姻状况外,这些变量的组间差异不明显;"由内而外的呵护"组明显有更多的已婚母亲。

精神病学特征。大多数母亲有原发性阿片类药物滥用(72%),并参加了美沙酮维持治疗(68%)。其余母亲被诊断为可卡因(13%)、大麻(6%)和酒精(4%)使用障碍。在做基线评估时,100%的母亲报告终生暴露于创伤当中,27%的母亲报告有明显的精神症状,15%的母亲报告有明显的抑郁。在任何精神病学变量上都没有显著的组间差异("由内而外的呵护"和 父母教育项目)。

测量

母亲反省功能(maternal reflective functioning，RF)。使用 PDI 进行编码来评估母亲反省功能,这里所使用的方法,最初是由冯纳吉(Fonagy et al., 1998)开发、用于成人的依恋访谈(Adult Attachment Interview，Main and Goldwyn,未发表草稿,1998),修订后成为 PDI。PDI 是一个 1.5 小时的半结构式访谈,包括 17 个问题,内容包含请父母描述育儿过程中经常发生的、在情感上具有挑战性的方面(如父母和孩子相处得不好的时刻;父母感到愤怒、艰辛或者内疚的时候;父母觉得孩子需要关注的时候)。PDI 转录稿由一位心理学博士编码,该博士接受了其中一位作者(南希·萨奇曼)的培训,以确保其信度,但对治疗任务、评估时间点和母子双方的任何其他信息都不知情。对每个问题的回答都用 10 分制进行评分,这一分数代表了母亲的回答所反映出的反省功能水平。1分表示完全没能识别任何心理状态(如,仅从行为层面来描述事件,仅用泛泛的人格特征来描述个人)。3 分表示识别心理状态的能力有限,不了解心理状态是如何运作的。5分表示存在基本的反省功能,对心理状态如何协同工作和影响行为有基本的理解。5 分以上表示对心理状态如何运作,以及心理状态如何影响行为有越来越详尽和复杂的理解。每个项目得分的平均值,用来表示每个时间点(基线时间点和治疗后)的母亲反省功能总分。总分 5 分代表着平均水平的反省功能。总分为 3 分或低于 3 分,意味着受访者反省功能较差。总分为 6 分或以上,表示反省功能越来越良好。

母亲对孩子的心理表征。用儿童访谈工作模型(WMCI)测量母亲对孩子表征的变化。WMCI 是 1.5 小时的半结构式访谈,询问母亲对孩子及其亲子关系的感知。WMCI适用于 5 岁以下儿童的父母。访谈内容包括询问母亲对孩子的独特特征的看法、她与孩子关系特征的看法,尤其是在孩子的依恋需求可能被激活的时候(如当孩子难过,身体或情感上受到伤害,表现出困难的行为或与母亲分离的时候)。访谈录像由一位心理学博士编码,该博士对治疗任务、评估时间点和母子双方的任何其他信息都不知情。这项工具通常会用到由三部分组成的分类系统,该系统并不具备必要的敏感度来检测微小但有意义的表征质量的变化。因此,首席研究者便对评分者进行了培训,使其在 5 分制(1=完全没有,3=适度的,5=极端的)量表上,对 5 个定性分量表进行可靠的编码,这 5个分量表共同代表了最重要的表征质量(Zeanah & Benoit, 1993)。这些特征包括:开放性(随着时间的推移,对孩子的期望方面的接受度和灵活性)、连贯性(叙述的清晰度和可信性)、照顾的敏感性(对孩子情绪痛苦的识别和响应)、接纳(承认父母的角色和责任，以及孩子在安全和照顾上对父母的依赖)和情感卷入(对孩子表达积极和消极情绪)。在每个分量表上得分为3分，则代表平均水平的表征质量，3分以下代表有临床风险，而3分以上则代表着最佳表征质量。5个分量表分数的平均值作为综合得分，代表总体表征质量。

照顾行为。运用亲子互动质量评估量表(NCAST)测量母亲对孩子的照顾行为(Barnard & Eyres,1979)。NCAST是一个广泛使用的、标准化的73道二选一的测量工具，用于观察和评价养育者-儿童互动的质量，儿童的年龄范围是0~36个月。测量要求母亲们从任务列表中选择一个任务(如串珠子、画图形、把积木按颜色分组)来教孩子，这些任务按照难度的递增顺序排列。教学持续5分钟。

互动录像由一名认证的NCAST评分员编码，该评分员接受过评估培训以保证信度，同时评分员对治疗任务、评估时间点和母子双方的其他信息都不知情。在评估过程中，母亲行为从四个行为维度进行编码：对孩子线索的敏感度(母亲对孩子行为线索的回应)，对孩子痛苦的反应性(缓解孩子痛苦的有效性)，对社会情绪发展的促进(能够亲切地与孩子玩耍，参与社会互动，并对期望的行为提供适当的社会强化)，对认知发展的促进(能够提供刚好超过孩子目前理解水平的刺激)。养育者总分(指的是母亲发起且依情况而变的互动)用来代表养育行为的质量。

母亲精神症状。虽然母亲的精神症状不是主要的治疗目标，但研究人员还是检测了抑郁、焦虑和总体精神问题方面的组间差异("由内而外的呵护"和父母教育项目)，以确定可能的间接治疗效果。贝克抑郁量表(BDI)用以评估母亲的抑郁症状。BDI是一个广泛使用的21个项目的四点评分问卷。BDI总分从0~63分不等；得分13~19表示轻度抑郁，得分20~28表示中度抑郁，得分29~63表示重度抑郁(Beck et al.,1996)。简明症状量表(BSI)被用于评估母亲的总体心理痛苦。BSI是一种广泛使用的标准化心理病理自我报告测量工具，由90个项目组成，4点计分。综合整体严重指数(GSI)用于测量当前时期多个方面的症状，该测量已证明具有良好的信效度(Derogatis,1993)。GSI的T分数高于60分则表示存在临床障碍的风险。

母亲成瘾物质滥用。尽管母亲的成瘾物质滥用不是本研究的主要治疗目标，我们还是检测了成瘾物质滥用的组间差异("由内而外的呵护"和父母教育项目)，以确定可能的间接治疗效果。每周使用APT基金会诊所(在知情同意程序中，允许母亲们访问这些诊所记录)收集的尿液样本，进行尿液毒理学(UTOX)筛查，检测是否存在鸦片、可卡因、苯二氮卓类药物和其他成瘾物质代谢物，以此来检测母亲成瘾物质滥用情况。在参与研究的每个月,从第0个月(同意参与的当月)开始,一直持续到8周的随访期结束,如果在该月的任何一次尿液毒理学筛查中,都没有发现某个母亲某种成瘾物质的代谢产物,她的得分就为0;如果有一次或多次尿液毒理学筛查发现某种成瘾物质呈阳性,则她的得分为1。因此,母亲们每个月在每种药物上(鸦片、可卡因、其他成瘾物质)的得分就为0或1。

结果

出勤率。平均而言,被分配到"由内而外的呵护"的母亲们,与治疗师的预定会面出席率为72%,预定评估会面出席率为73%,预定诊所会面出席率为82%。而被分配到父母教育项目的母亲们,平均来说,与其咨询师预定会面出席率为78%,预定评估会面出席率为78%,预定诊所会面出席率为78%(组间差异不显著)。

治疗结果。为了检测"由内而外的呵护"的初步疗效,对每个主要结果进行了一系列方差分析,在控制了儿童年龄、性别和基线评估得分后,对治疗后组间差异("由内而外的呵护"和父母教育项目)进行了检测。采用的是单侧显著性检验,原因在于研究期待"由内而外的呵护"的结果在所有指标上都优于父母教育项目的结果。如表13-4所示,与父母教育项目组的母亲相比,"由内而外的呵护"组的母亲在12次会谈结束时,母亲反省功能水平和照顾的因应性水平明显更高。两组母亲的表征质量,尽管主效应不显著,但都有一定程度的改善。在12次会谈结束时,"由内而外的呵护"组母亲的抑郁程度也略低于父母教育项目组,两组母亲的整体痛苦水平均处于正常范围的高端,两组的成瘾物质滥用均显著下降,如图13-1所示。

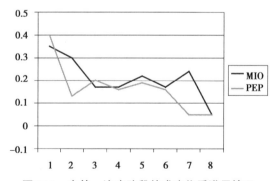

图13-1　在第一治疗阶段的成瘾物质滥用情况

注:MIO="由内而外的呵护";PEP=父母教育项目。

[a] 尿液毒理学筛查呈阳性的比例(表明在尿液样本中存在成瘾物质代谢物)。

表13-4 MIO与PEP结果分析ᵃ，控制了基线水平（N=47）

	MIO（n=23），平均分（标准差）			PEP（n=24），平均分（标准差）			F
	前测	后测（原始分）	后测（调整后）	前测	后测（原始分）	后测（调整后）	
反省功能	3.14(0.45)	3.32(0.46)	3.32(0.31)	3.09(0.48)	3.09(0.42)	3.09(0.31)	6.23**
表征质量	13.60(2.06)	13.92(1.65)	13.97(1.81)	13.71(2.50)	13.90(2.65)	13.84(1.81)	0.06
照顾者的因应性	13.23(2.54)	14.71(1.59)	14.66(1.81)	13.17(2.79)	13.13(2.25)	13.17(1.81)	7.85**
精神疾病状态							
抑郁	14.91(9.50)	12.65(8.42)	13.32(6.09)	16.88(9.33)	16.79(8.90)	16.15(6.07)	1.27*
整体痛苦	58.30(10.99)	57.05(8.20)	58.15(6.05)	61.54(11.02)	61.13(10.52)	60.07(6.05)	1.16
成瘾物质滥用			0.10			0.10	1.96**

备注：测量说明见正文。MIO="由内而外的呵护"项目；PEP=父母教育项目
ᵃ协方差分析
*P<0.05. **P<0.01（单侧）。
斜体分表示T分数，其中标准平均数=50，标准差（SD）=10。

临床案例研究

案例研究1

凯尔茜,33岁,白人,由她的成瘾物质滥用临床医生转诊而来,在她最小的儿子杰罗姆9个月大的时候加入"由内而外的呵护"干预项目。她在之前的婚姻中育有两个儿子(10岁和8岁),他们和凯尔茜及其现任丈夫乔斯(杰罗姆的父亲)生活在一起,一起生活的还有乔斯前一段婚姻中的儿子小乔斯(12岁)。据凯尔茜说,乔斯在一家仓库做全职工作,工资很低(15美元/小时),还酗酒。凯尔茜和杰罗姆都待在家里。

凯尔茜完成了高中和部分大学学业,她已经连续失业2年了。14岁时,她开始喝酒、使用成瘾物质,19岁时被确诊物质滥用。她最近一次使用成瘾物质是7年前。她在前两次怀孕期间都用过成瘾物质,第一个孩子出生后她参加了美沙酮维持治疗,在过去的6年里(包括怀着杰罗姆的时候)都没有物质滥用复发。在基线评估期间,凯尔茜每天的美沙酮用量是45毫克,她同时也在自愿戒除成瘾物质。凯尔茜怀着杰罗姆,足月生产,孩子在出生时没有出现戒断症状,也没有重大健康问题。

凯尔茜前后经历了四次堕胎和一次流产。她在青春期时,父亲突发疾病去世,她曾受到之前的伴侣的身体虐待和威胁,还曾有过与这些创伤相关的回避行为。在基线评估时期,凯尔茜有临床抑郁(BDI=31)、中度精神问题(BSI:GSI,T分数=57)。凯尔茜的基线PDI(父母发展访谈,评估母亲反向功能)总分是3分。她的基线WMCI(儿童工作模型访谈,评估母亲对孩子的心理表征)总分是2.6分(5分制量表中3分为平均分)。她的NCAST(母亲照顾行为)的总分为36分(40.7=受过同等教育的群体的常模)。在基线评估期间,凯尔茜也没有使用任何成瘾物质。

在"由内而外的呵护"干预项目中,凯尔茜和她的治疗师(N.S.)首先关注的是以下这些方面:凯尔茜觉得自己在现在的家庭中是隐形的(如,似乎总是在照顾他人而忽略了自己的个人需要),她觉得自己应该被母亲谴责,以及这些无意识的期望是如何妨碍她实现自己的个人目标的。接着,他们探索了凯尔茜对杰罗姆的复杂感情。开始的时候,她说照顾杰罗姆比照顾别的孩子容易得多,她很喜欢他,觉得他们相处得很好。然而,随着时间的推移,凯尔茜越来越抱怨杰罗姆,说他越来越任性——她称之为"有一点我行我素的做派",并表示后悔有这个孩子。治疗师和她一起心智化了杰罗姆的经历和挫败:他希望被她看见、被她包容,他的身体本性和强烈的好奇心,以及他对于无需太多帮助而做事情的兴趣与日俱增。

凯尔茜决定将她的治疗延长12小节。在24次会谈过程中,凯尔茜为杰罗姆找到了日托机构,她自己找了份在大学研究办公室做行政助理的全职工作,还参加了减肥手术项目。她也能够面质丈夫外出喝酒和社交的问题,并且开始觉得和他更亲近了。她在一个安全些的社区找到了租赁援助,并搬进了一所大点儿的房子,在那里她和丈夫有了自己的房间,同时她还成功地完成了美沙酮脱瘾治疗而没有复发。杰罗姆在托儿所适应得不错,在凯尔茜上班时,他一般与父亲和祖母待在一起。

到治疗结束时,凯尔茜偶尔会表现出对杰罗姆的自发的心智化。在12次会谈之后,凯尔茜诊断为轻度抑郁(BDI得分=17),总体而言没有表现出精神症状(BSI:GSI,T分数=48)。24次会谈后,她的PDI总分增加到5分(即,母亲反省功能水平达到正常水平),WMCI(母亲对孩子的心理表征)总分增加到2.8分(在对变化的开放性、一致性、照顾敏感性和接纳上,平均得分为3分)。她的NCAST(母亲照顾行为)总分增加到39分。

案例研究2

琼,25岁,由她的成瘾物质滥用临床医生转诊而来,在她的第一个孩子泽布10个月大的时候加入"由内而外的呵护"项目。琼是非裔美国人,从未结过婚,独自带着儿子住在一所公寓里。泽布的父亲被监禁了,监禁前曾经威胁琼,并对琼进行过身体虐待。琼接受过高中教育,在加入此项目时处于失业状态。

琼14岁时第一次使用成瘾物质,20岁时第一次喝酒。在她加入本项目的一个月里,她曾有8次醉酒(但没有使用其他成瘾物质)。她过去经历过多种创伤,包括:突然失去亲密的朋友,伴侣对她进行身体威胁、伤害和性侵犯。她还目睹过针对其他人的暴力行为。她非常担心伴侣将来从监狱获释会影响到自己的安全。琼说她有与这些创伤相关的回避行为、去人性化、焦虑和高度警觉的症状。

在基线评估期间,琼正在服用抗焦虑和抑郁的药物,她的BDI得分是21分(即,极轻度抑郁),GSI的T分数是67分(表示有明显的心理问题)。她的PDI总分是3分(即,有限的亲反省功能),WMCI(母亲对孩子的心理表征)总分是2.5分(平均分是3分),NCAST(母亲照顾行为)总分是28分。在治疗的开始阶段,琼很退缩、情绪低落,对已故母亲生日那一天的时光流逝感到伤感,对伴侣被监禁表示悔恨(因为她报告了家庭暴力导致了他被捕),她还担心别人会把她看作"祥林嫂"(抱怨得太多)。

在整个治疗过程中,琼的治疗师重点关注她与被监禁的伴侣之间关系的感受。一开始,她满脑子都是恐惧和愤怒,因为她的伴侣没有回复她的电话和信件,而且还在和其他女人交往。慢慢地,琼能够探索她对这段关系更深层次的失望,也能够探索想要更多照顾自己的渴望。一开始,琼并没有自发地关注泽布。在治疗中,琼唯一的快乐就是回顾与泽布游戏的治疗小节,她惊叹于他的聪明和可爱。似乎在这些回顾中,她能够以一种更放松的方式关注泽布。

随着时间的推移,治疗的焦点转移到泽布即将进行的眼科手术,以及她对这件事越来越强烈的焦虑感上面来。琼拒绝了治疗师陪她去看医生和做手术的提议,不过她向父亲寻求了支持。在儿子手术成功后,她的治疗也结束了,琼如释重负地完成了这个里程碑。在12次会谈后,琼有轻微的抑郁(BDI得分=10),她的心理问题有所下降但仍然很高(BSI:GST,T分数=61)。她的PDI总分下降到2分(无母亲反省功能),WMCI得分增加到2.8分,NCAST总分增加到16分。

由内而外的呵护:结论

"由内而外的呵护"干预项目随机试验的结果表明,该方法对于接受戒除成瘾物质治疗的母亲及其临床医生来说都是非常不错的,结果还表明:此方法有望提高母亲们的反省功能、改善其心理表征、提高其心理社会适应性,减少成瘾物质滥用等方面。这些发现是初步的,需要在更大的随机试验当中进行重复研究,这些研究还应检验婴幼儿对母亲照顾行为变化的反应。还需要在其他治疗设置(如,居家、家访),以及其他人群(如,父亲、青年、更大孩子的父母)中"由内而外的呵护"干预模型进行进一步调适和测试,以确定哪些父母受益最大,以及为何受益最大。

研究方向

我们持续而强烈地需要这样的干预项目:聚焦于使用成瘾物质的成年人的育儿角

色,支持他们作为孩子的照顾者角色功能的康复。传统的父母培训方法大都失败了,很可能是由于长期成瘾物质滥用引起了养育系统在社会心理、神经和生物方面的并发症。对依恋和成瘾的神经机制的研究和对物质滥用母亲的社会心理史的研究,连同可观察到的亲子互动,都表明需要聚焦于干预母亲的心智化能力,以便改善母亲作为孩子的安全基地的可获得性,增强母亲情感调节的能力,以及重置母亲的享乐奖赏系统,使得照顾孩子比使用成瘾物质带来的幸福感更强大更稳固。

为有风险的母婴配对开发新的心智化治疗

我们在下面以及别的文章里(比如"关注宝贝""Minding the Baby",Sadler et al., 2006)所提到的针对高风险母婴配对心智化干预都已显示出初步的疗效,有望提高母亲识别婴儿行为背后的心理意义,同时将她们自己对婴儿的情绪反应抱持在心。母亲这些育儿功能的提高,对于婴儿发展情绪调节、沟通交流、自体组织和理解他人意图和行为的能力来说十分重要。尽管这些干预项目都重点强调母亲的心智化能力,但是每个项目在个体设置、来访者群体和来访者个体差异等方面又都是各不相同、独一无二的。心智化治疗要适应新的情况,就需要一个新颖的、经过深思熟虑的方法,这一方法要将设置、群体、临床工作者、来访者个人和文化背景等多方面纳入考量。简单地说,没有万能药,一种模式并不适合所有人。设计任何干预(也包括心智化干预)最重要的是:灵活地思考,将各种各样因素的排列组合考虑在内。接下来,我们将讨论开发母婴配对心智化治疗的几个重要事项。

切入点

"紧紧抱持"干预的切入点是母婴二元体,而在"由内而外的呵护"这个干预项目中,主要的病人是母亲。在居家背景下,临床工作者团队白天晚上不间断地与母亲和婴儿接触,有足够多的机会观察和干预母婴二元体。而在门诊背景下的治疗,是标准物质滥用治疗的辅助手段,且与多种治疗方法并存,与母婴的临床接触和安静反思的时间较为有限。因此,优先考虑的可能是提供个体治疗会谈,在此会谈当中,母亲可以投注于自己的心智化过程,而不会因为孩子的行为而分心或痛苦。对于一些参与治疗的母亲来说，一开始就把孩子的体验抱持在心里面，可能太过痛苦了。一些干预可能以母亲作为主要的切入点，然后在母亲心智化自己的负面情感有了一些体验之后，再转向母婴二元体。

干预时长

"紧紧抱持"和"由内而外的呵护"这两个干预项目的构想都考虑自孕期（理想情况下）开始，并继续贯穿幼儿期（到5岁），或者需要多久就持续多久。尽管有成瘾物质滥用史的母亲们，通常都能够忍受治疗师的多次变动，但是她们过去和现在都高度暴露于身体、性和人际关系的创伤之中，这强烈表明她们需要一种稳定的、持续存在的关系，以便有足够的时间来发展信任和亲密，这反过来又能为临床上适当的面质提供平台。同样地，即便对"由内而外的呵护"干预的反应早在12次会谈时就已经很明显了，但其程度并不总是具有临床上的显著性。临床工作者经常评论说，在第12次会谈时，治疗联盟才刚刚变得足够强大，才到了可以开始更直接地面质情感的扭曲和否认的程度。孩子5岁前认知和运动发展的迅速变化，也对父母提出了解读孩子行为意义的特殊要求。因此，我们强烈建议，干预不应有时限性。我们期望，由更密集的干预所产生的人力和财政资源的最初花费将得到充分的回报，以预防日后母亲和儿童的心理和医疗健康状况恶化。即便如此，在某些情况下，较短期的干预可能避免不了，我们的早期发现也表明，短期干预总比没有干预强。

临床工作者的培训和专业知识

针对高危母婴进行心智化治疗的诊所工作人员若想提供有效的干预，则需要具有一定水平的知识和临床技能。虽然该方法的理论基础很复杂，但培养硕士水平的临床工作者却是可行的。硕士水平的临床工作者在接受培训时，通常具有扎实的、基本的心理治疗技能，还往往有宝贵的一线临床经验。虽然临床工作者的培养有一定的自由度，但是要有效吸收临床技能仍然需要一段时间的初始培训。在此期间，治疗模型和基础理论应以一种容易理解的，而不是过于学术化的方式来引入。我们也需要充足的时间，来教授和观察受训者练习特定的技术，这些技术是为了让母亲们参与心智化过程而设计的。受训者在此初始培训期间或在这之前所获得的对儿童早期发展的扎实理解，将帮助临床工作者在适当的发展背景下，指导母亲的心智化努力（如了解孩子的关系需求、注意广度、在12个月和24个月时的分离反应)。由于心智化治疗是一个以过程为导向(与以内容为导向相对)的治疗方式,因此在角色扮演中观看演示示范、进行实践练习是必不可少的。临床工作者持续接受每周一次的督导,在督导中回顾治疗会谈录像,这是构建适当的技能、避免落入执行不力的陷阱(也是潜在的危害来源)最有效率的途径。

介入时的婴儿年龄和母亲胎次

理想情况下,母亲对于婴儿的心智化始于怀孕期间——当她第一次意识到婴儿存在的时候。当母亲心理上准备好生孩子并见到孩子的时候,她对孩子的性别、样貌、个性、家族相似性及其他特征的想法就会被适应性地激活。母亲对孩子的希望和梦想,对孩子的恐惧和焦虑,在她开始在心里面为孩子创造出心理空间的时候,就会浮现在她的意识当中。同样被激活的还有母亲未被满足的依恋需求和相关情感,这些情感植根于她自己在婴幼儿时期与早期养育者互动的经历。这些被激活的记忆和经历,母亲可能清楚地意识到,也可能意识不到,但是它们都会随时影响她对婴儿和婴儿需求的反应。有心理健康和物质滥用的高风险母亲,在她们自己的早期依恋关系中,很可能就有被扰乱的经历,这使她们在心理上难以预期婴儿的到来(如对自己或孩子的期望过于僵化或理想化,对关系缺乏情感投入,对孩子有矛盾或厌恶的情绪)。理想情况下,心智化干预始于怀孕期间。在此期间,在婴儿出生前,治疗人员有时间来建立信任的治疗联盟,并探索母亲关于怀孕和孩子的想法和情感。然而,让有物质滥用的母亲在怀孕期间接受治疗,并不总是可能的。母亲们可能会现实地认为,接受专业帮助会使自己失去孩子的监护权。在怀孕期间,她们也可能将母婴关系理想化,无法预料到照顾婴儿的压力,直到孩子出生之后,才发现照顾婴儿有压力。通常来说,当婴儿18个月大并开始强烈表达自己的个人喜好时,母亲容忍的态度便会转变为嫌恶的态度。正是在这个节骨眼上,许多母亲开始寻求支持以应对育儿压力。而随着母亲心里关于婴儿的表征和作为养育者的自体表征建立得更为牢固,她们便有可能需要更密集的治疗,来弥补前两年缺失的心智化工作。

干预形式

当前正在开发的针对高风险婴幼儿母亲的心智化干预,采用个体咨询、母婴二元体咨询、团体治疗、居家治疗、门诊和家访等多种形式。心智化干预使用的设置范围越广,母亲从某个治疗者(机构)转换到下一个治疗者或机构时的治疗连续性就越好。我们在临床观察中发现,每种形式都有特定的优缺点。个体治疗和母婴二元体治疗,可以促进最紧密的治疗联盟,并为临床工作者提供最好的机会,以了解母婴二元体的背景、关系和个人特征的复杂性。团体治疗形式可以提供几个关键功能。有物质滥用的母亲,必须让自己远离不安全的关系或诱使渴求成瘾物质的关系。当她们最需要情感支持的时候,可能并不会把传统的机构组织(如教堂、学校或俱乐部)作为情感支持的来源。而且,由于她们的心智化能力受损,其建立新关系的技能很可能受限。而团体治疗形式,尤其是与个体治疗相结合的话,则会提供社会支持的直接环境,也可以提供给母亲与其他成年人在关系中进行心智化练习的场所,和提高心智化技能的机会。居家模式为家庭生活和人际关系提供了缩影,在日常生活中出现的心智化问题,可以立即由有经验的临床工作者来解决。而门诊形式,则允许病人在临床背景中增强心智化技能,并在其家庭环境中练习这些新技能。门诊设置还提供了从更密集的治疗中得到关键的、逐步深入的支持。疗愈性家庭环境发展技能提供了最佳机会,家庭成员可以将这些技能直接迁移到母婴未来的日常生活中。家访可能是对母婴二元体实施心智化治疗最具挑战性的形式了。治疗师对治疗环境的控制是最少的,在这样的环境中任何事情都可能发生,包括其他家庭成员来来往往、分散注意力的噪声和谈话、混乱的活动、没有安静坐下来反思的空间。不过,家访也提供了母婴二元体的社会背景和物理环境有关的丰富信息,这可以加快临床工作者理解母亲个人及其人际动力。如果仔细规划和注意安全,那么,家庭环境也可以作为一个富有成效的治疗环境。

结 论

母亲有能力理解和回应她的宝宝,就好像她的宝宝拥有想法、愿望、意图和感受一样,这一能力对婴儿后续的心理幸福感和人际关系发展有着广泛的影响。当这种看似简单的能力受到损害时,对婴儿的负面影响则是深远的。治疗师接受训练,在干预中帮助母亲识别和解读她们自己及其婴儿的内部心理和情感经验的意义,这种干预有可能改变高危母婴二元体的关系质量,而说教式干预和行为干预,却均未能在这方面带来改变。对有成瘾物质滥用史的母亲来说,能够识别和理解自己及幼儿的困难情绪或负面情绪的意义(并因此保持调节的状态),这样的能力有可能延长戒断期,并避免物质滥用复发可能带来的破坏性后果。到目前为止,物质滥用和儿童发展的临床和研究领域很少合作来为母亲及其宝宝开发治疗模型,而养育压力和物质滥用复发的机制影响着这一模型。目前,心智化理论已经展示出弥补这一缺口的可能性。

推荐阅读

Kay A, Taylor TE, Barthwell AG, et al: Substance use and women's health. J Addict Dis 29:139-163,2010.

Lester BM, Lagasse LL: Children of addicted women. J Addict Dis 29:259- 276,2010 .

Schindler A, Thomasius R, Sack P, et al: Attachment and substance use disorders: a review of the literature and a study in drug-dependent adolescents. Attachment Hum Dev 7:207-228,2005.

Strathearn L, Fonagy P, Amico J, et al: Adult attachment predicts maternal brain and oxytocin response to infant cues. Neuropsychopharma-cology 34:2655-2666,2009.

Volkow ND, Fowler JS, Wang G: The addicted human brain: insights from imaging studies.J Clin Invest 111:1444-1451,2003.

第十四章

进食障碍

芬尼·斯卡德鲁德[①]

彼得·冯纳吉

① 作者想感谢参与多中心治疗和研究项目"关注身体"的临床医生,该项目由奥斯陆大学医院饮食失调区域服务管理。作为本章的作者之一,芬尼·斯卡德鲁德得到了挪威非虚构作家和翻译协会的经济支持。

　　进食障碍是心智化能力严重受损的指征。几乎没有什么症状比进食障碍(尤其是神经性厌食症),更能激起治疗师的强烈反应,也极少有什么情况比进食障碍更需要治疗师克制忍耐和反躬自问。因为与缺乏心智化的病人一起工作,会阻碍治疗师的心智化,导致见诸行动、无效治疗或者医源性的后果,所以,对于心理健康工作者而言,治疗进食障碍,无论在实践还是脑力方面,都是一件具有挑战性的事情。本章将使用心智化范式(Allen et al.,2008),来深化理解进食障碍及其临床实践。

　　我们先来看一个例子。扭曲的身体意象,作为进食障碍的一种临床现象,我们对它虽已有清晰的描述,但仍缺乏理解。一位瘦骨嶙峋的进食障碍病人,会觉得自己又大又胖。这种又大又胖的自我体验,就在病人当下此时此刻的心里面,病人非常坚决地维护着,很难通融改变。在会谈中,病人可能会传达这样的信息:他/她的感觉(sensation)与其消极情感(如害怕、伤心和愤怒)紧紧连在一起,也就是说,感觉是在身体的物质世界里体验的,一个人"用身体来感觉"(feels with the body)。在被问及内在状态的时候,这个病人可能很难回答。用有关心智化的概念来说,这表明有严重的缺陷。

　　彼得·冯纳吉与其同事(Fonagy et al.,2002a),这样来描述进食障碍病人受损的心智化及身体具象化:

　　　　如果心理现实整合得不好,那么,身体就会在自体感的连续性上起到过于重要的作用。

　　由于进食障碍病人无法从内部对自己有一个清晰的感觉,他们需要通过让别人对自己做出反应,把自己视为一个客体,确确实实地,而不是以隐喻的方式来获得自体感。因为,他们的自体被体验为身体的存在,而不具有心理的意义(p.406)。

　　在本章中,我们的目的是:用心智化概念提供一个知识框架,来构建进食障碍病人心理动力治疗的纲要。目前,治疗进食障碍主要采用认知行为疗法,尤其是针对贪食症和暴食症病人。认知-行为取向具有很强的实用性和操作性,特别是因为它开发出了优秀的手册来支持疗法的实施,所以已运用于多个临床领域当中。但是,有的时候,这种实践导向会以牺牲综合的理论理解(至少在一些临床问题上)为代价。对于不熟练的新手来说,使用认知行为疗法,可能会导致实用主义,即只知道按照操作手册的字面意思来实施治疗,却缺乏足够的概念工具来满足病人的个体需要,因而无法在特定的治疗性相遇时刻,恰当地修正治疗方法。本章,我们会呈现一些例子,来说明有助于增强进食障碍病人心智化能力的临床立场、技术和结构。因此,本章可以视为心智化干预运用于治疗进食障碍的纲要。

　　我们深信,若想要治疗真正具有治疗性,那么治疗干预的创新之处,就需要有这样的见识:需要去理解疾病背后的心理过程。反过来,治疗的这一创新之处,也可以成为实证调查研究的主题。治疗干预应当"量身定制"。为了构建临床方法的基础,我们将首先使用心智化模型的语言,描述进食障碍的心理病理。我们把进食障碍理解为:潜在自体障碍的临床表现,且这种自体障碍应当成为心理治疗的核心关注点。我们将阐述:如何从心理功能扭曲的角度来理解严重进食障碍病人的核心心理病理;这种心理功能的扭曲,比起与体重和体型相关的认知图式方面的扭曲来说,更为深刻,也更少特定性;这种心理功能的扭曲,会引起社会认知领域广泛的功能失调(Sharp et al.,2008),这也可以视为心智化受损的后果。

　　用MBT治疗进食障碍的目的,当然是减轻症状。不过,也旨在提高病人的心理及社会胜任力,而这就涉及理解自我和他人的心理。MBT的精髓就在于:系统性地致力于获得对自我及他人的理解,从而提高个体的情感调节能力。用MBT治疗进食障碍,首要优先考虑的不是内容,而是功能和活动,即"觉知着心理"(minding minds)的能力。病人困在了自己的心理和肉身现实的视域当中。我们的目的则是,通过与病人的具身现实玩儿,来提高他们的反省功能。

与进食障碍病人工作的一个主要挑战,便是建立良好的治疗联盟。其中,与神经性厌食症病人建立良好的治疗联盟,又似乎是其中最复杂的情况。进食障碍病人几乎不会主动求医,他们想要改变的动机也很微弱,且不稳定(Geller et al.,2001)。在我的印象当中,各种进食障碍治疗方法的疗效都有所提高,但是,近十年的研究数据却表明,病人脱落的情况也在增加(Campbell,2009)。相比大多数传统疗法(如认知行为疗法),心智化治疗的优势就在于,系统而明确地关注如何处理治疗联盟。在治疗性的相遇时刻,心理治疗提供了一个机会,让病人从发生在此时此地的心智化失败中体验和学习。基于依恋理论,结合临床经验和神经科学来看,治疗性会面,被理解为依恋系统的激活。激活大脑的加工过程,使得过去对现在的束缚被消除成为可能,并且重新思考和设定主体间网络(Fonagy & Bateman,2006a)。

我们将采用进食障碍的例子,来阐明如何运用心智化的概念,这里的心智化概念稍稍有几分宽泛,涵盖了与身体功能相关的心智化失败。通过具身心智化(embodied mentalizing)这一概念,我们将说明:心智化失败的时刻,身体是如何"填补"进来的。我们将详细描述这一术语,以涵盖与一个人身体存在有关的心理状态,包括对一个人自己的身体状态、感觉运动状态的知觉和认知。

进食障碍是一种临床挑战

在有关神经性厌食症的综述中,费尔伯恩(Fairburn,2005)指出,神经性厌食症的治疗结果并不乐观。他断言,在开发出更有效的治疗方法之前,随机对照实验都是在浪费时间和金钱。这一说法刺激到了临床和科学领域。尽管研究做出了尝试,但神经性厌食症的任何治疗方法,都仍然极其缺乏实证证据支持(Woodside,2005)。我们不应高估进食障碍的疗效,不过,当前治疗贪食症和暴食症的情况,倒的确是稍微好一点儿了(Clinton,2010;Gowers,2007)。

进食障碍的临床症状非常复杂。严重的进食障碍可能会持续数十年,导致病人从正常的社会和家庭活动中退缩,进而家烦宅乱、支离破碎。在所有精神疾病中,厌食症的死亡率最高。进食障碍一般起病于青少年期,对于很多人来说,这一时期都是个人发展的重要时期,生理状况和身份认同都在发生改变。而且,这个阶段大脑发育还不成熟,躯体健康问题导致的心理后果又会引发更多的症状。在表14-1中,我们总结了治疗进食障碍的一些主要挑战。

表14-1 治疗进食障碍的主要挑战

病人	病人对自己的疾病缺乏洞察
	症状具有让人感觉良好的功能,这会使病人缺乏改变的动机
	存在营养不良和化学失调导致的生理症状
	存在营养不良和化学失调导致的心理症状
	脱落和中断治疗关系的可能性很高
	其关系模式阻碍治疗联盟的建立
治疗师	难以理解进食障碍的心理
	没有能力建立治疗联盟
	由于病人的症状和行为特征,治疗师需要忍耐和反躬自问
	病人的症状和行为很容易引起治疗师的反移情反应
	由于如此强烈的情绪反应,治疗师有过度反应的风险(如攻击或抛弃)
	有产生医源性影响的风险

进食障碍和人格障碍

心智化治疗最初开发出来是为了治疗边缘型人格障碍病人(Bateman & Fonagy,2004,2006b),既然如此,那么关键的问题就在于:最初用于治疗边缘型人格障碍的方法,应进行何种改进,才最适用于治疗进食障碍病人的各种亚型呢? 尽管边缘型人格障碍与进食障碍之间存在着重要的区别,但二者在体验心理现实的模式上,仍具有显著的相似性。

进食障碍和人格障碍的共病,已经是共识,然而,其共病也许并不像我们通常认为的那样普遍。例如,戈德(Godt,2008)对545名符合DSM-IV-TR诊断(American Psychiatric Association,2000)的进食障碍病人进行了连续研究,发现针对他们在轴Ⅱ人格障碍上的诊断,虽然29.5%的病人符合一种或多种人格障碍标准,但其中最普遍的是回避型人格障碍(12.1%),而不是戏剧型的B族人格障碍;只有神经性贪食症组中,边缘型人格障碍的患病率显著高于其他组(10.8%)。进食障碍合并B族人格障碍的比例,如果不像临床上通常假设的那么大,那么,我们可能认为,进食障碍与B族人格障碍之间的联系,是一种松散的耦合关系,而不是直接的因果关系。比如,通过遗传决定的人格特质,人格类型可能会造成进食障碍的易感性。这些人格特质包括神经性厌食症的完美主义、强迫倾向、过分注意细节的特质①,以及神经性贪食症的冲动、情感不稳定特质等。人格障碍背后,可能存在某些潜在的机制,以某种方式造成了进食障碍的易感性,这样的方式就暗示着,有可能存在某些共同机制。不过总的来说,几乎没有证据支持这二者有共同的病因。

综上所述,在临床上,我们不去假设进食障碍和边缘型人格障碍之间的共病性,而是从心智化的角度,关注进食障碍的特定心理病理,这似乎更合适一些。我们更倾向于说,严重的进食障碍形式,是其自身人格障碍的表型。

心智化受损导致进食障碍

在这一节,我们将心智化的概念模型与进食障碍的临床现象结合起来。我们把进食障碍视为一种自体障碍和情绪调节障碍,以此开始来阐述这一疾病。

进食障碍作为自体障碍

在早期心理学尤其是精神分析模型中,人们把进食障碍的症状诠释为:关于某种特定心理现实的信使。人们以一种相当精确、界定清晰的方式来理解症状。冲突模型和客体关系模型给我们这样的印象:根据潜在的心理动力,能够知道症状实际上在表达什么。症状代表具有特定意义的内部心理状态。

而心智化模型则让我们对心理功能的理解发生了变化。我们仍然认为,症状是在传达象征性和动力性的意义,但是,调用症状,则更多源自淹没性的、痛苦的自体状态的迫切需求。因此,当谈及心理的象征功能或心智化功能时,我们更多强调把心理表征作

---

① 这里,书上写的是(ineffective traits)我写信给Bateman询问这里的ineffective是否应该为inaffective,他的回答是应该用meticulous才对,或者,让我干脆把这个词删了,只保留前面两个。——译者注

为过程和能力,而非症状和迹象的意义(Fonagy et al.,1993)。这表明人们越来越感兴趣的是:**如何**表征(即意识到象征功能或心智化能力受损),而不是表征了**什么**(即对意义的字面诠释)。自体缺陷的表现是:一个人自身各方面受损,包括凝聚感、活力、自我安抚、幸福感、安全感、紧张感调节以及自尊调节能力。我们将症状视为潜在的恢复性尝试,尝试去恢复凝聚感、活力和自体调节(Goodsitt,1997;Skårderud,2007a,2007b)。

基于现象学观察,有充分的研究证据支持将进食障碍归为调节障碍(Guarda,2008;Skårderud & Sommerfeldt,2009)。这一观点打开了这样的可能性:在医学和心理学领域,将有关进食障碍的不同解释模型和描述模型整合起来。神经生物学、发展心理学、情感理论的新进展,婴儿发展研究、创伤研究,人格发展的新概念以及当前精神分析的概念,都有助于形成一个不同于以往的、新的概念实体,概括地说是**自体调节**,具体来说则是**情绪调节**。心智化的体系就是这一总体思潮的突出例子,它强调不安全依恋如何导致调节功能受损。有关进食障碍和依恋(由成人依恋访谈所测得)的研究综述,见扎克瑞森和斯卡德鲁德(Zachrisson & Skårderud,2010)的文章。总的来说,"安全"依恋的类型,在所有进食障碍诊断亚群中的发生率都很低。

然而,除了这些情绪调节具有获得性缺陷的人以外,还有一些人具有神经生物功能的遗传性缺陷,这让他们易于产生情绪调节障碍。的确,我们也逐渐意识到,个体受到环境影响的易感性,存在遗传基础(Barry et al.,2008;Belsky,2006)。获得性和/或遗传性缺陷,可能与进食障碍背后的情绪调节问题有关(Taylor et al.,1997)。

患有进食障碍的人,可能会试图通过疯狂的自我刺激活动,来摆脱痛苦的感受。这可以看作绝食、暴食、催吐和过度运动这类行为的共同特征。我们可以将这些症状视为:个体尝试着更有意义地组织其情绪和其他内部状态,但是却走错了方向。缺乏可靠的内部自体调节,可能会导致进食障碍病人感到自己是不足的、没有效能的和失控的。他们失调的范围见下表14-2。

表14-2 失调的范围

- 食物和身体
- 情绪
- 关系
- 治疗关系

进食障碍和关于现实的心理模式

在这一部分,我们将明确采用心智化理论,来阐述进食障碍中可以体验到和描述出的现实的前心智化模式。我们也会对"肉体性"(corporeality)进行讨论,即不同的现实模式参与身体体验的方式。

心理等价模式

心理等价这一概念,意思是将内部世界与外部世界等同(Fonagy et al.,2002a)。心理等价模式所涵盖的内容,就是进食障碍的具身现象学本质的核心部分,即内部现实的身体实相(bodily concretization of inner reality)。这是一个基于发展心理学的概念。婴幼儿对心理状态的早期意识,具有将内部世界与外部世界等同的特点。心里面存在的东西,一定也存在于心理以外的物理世界当中,反之亦然。作为一种体验内部世界的模式,心理等价会导致强烈的痛苦,因为将幻想投射到外部世界,有可能是相当可怕的。

进食障碍通常起病于青春期。对许多人来说,青春期是一个人的生理和身份认同都会发生改变的关键阶段。改造身体,比如控制食欲,可能代表着这个人在努力维持内部控制感和内聚感。"瘦一点就感觉自己优越一点,因此,瘦就是真的优越",这就是心理等价:在关于体型的体验、与体型的具体参数之间,存在心理上的对等。心理状态无法成为想法和感觉的表征,而是在身体领域中被表征出来。"体重等身体属性,反映的是这个人的内在幸福感、控制感、自我价值感等状态,这远远超出了青春期发生这种情况的正常趋势"(Fonagy et al.,2002a,p.405)。

斯卡德鲁德(Skårderud,2007a)根据对神经性厌食症成年病人的研究和访谈,以及治疗会谈材料的笔录文本,列举了很多心理等价模式的例子。感觉运动经验、身体素质和感觉(如饥饿、大小、重量和形状)属于身体实体,作为非身体现象隐喻的来源。在心理等价模式中,身体的隐喻,并不是主要作为表征(representation)起作用(该表征能够涵容体验),而是作为呈现(presentations),被体验为此时此刻具体存在的事实,而且很难改变。问题在于,要区分隐喻和被隐喻的客体或现象。隐喻中的"似乎"(as if)变成了"是"(is)。心理等价太过真实了。病人心理上的痛苦是:就在此时此地,她/他被困在这个严酷的肉身当中,并且,关于自己的身体是如何作为情感生活的隐喻来源,对此,他不能恰当地心智化,反之亦然。

临床实例。有关身体意象扭曲的临床现象的心理等价模式,我们已经在本节开始时说明了。有的人,不能调控自己的难过情绪,却可能会体验到身体上的膨胀感,感觉到自己越来越肥胖，或者体型越来越庞大。下面我们再给出另一些临床例子。

伊丽莎白（患厌食症已有20年）

将不同类型的食物混在一起，这个想法让我害怕。看到我的盘子里装满了各种各样的食物，一想到这些食物在我的胃里混为一体，就会让我产生一种混乱的感觉。我必须通过控制我盘子里的食物，来控制我的生活。

维罗妮卡（患暴食症）

当我昨天下班后回到家，我就想大吃一顿，而且，当我想到自己吃得太多的时候，就已经是既成事实了，就好像我已经大吃大喝过了一样。所以我赶紧冲回家真的开始大吃大喝。

萨拉（频繁地催吐，滥用大剂量泻药）

我感到很困惑。对我来说，实在是太多了，我必须得少吃点。我已经完全被填饱了，我的确必须排空自己。

安娜（频繁通过催吐净化自己）

几天前，我本来要去面见老板，对此我感到十分焦虑，于是我决定催吐，我忍受不了午餐还留在我的胃里面。我的胃里必须是空的，不然我很难集中精神。我需要通过排空我的胃，以保持警醒。

丽莎（暴饮暴食20多年）

虽然我整天都忍不住想暴饮暴食，但幸运的是我能忍住。可是每当我晚上上床的时候，只要想到吃东西，我就觉得自己太胖了。我一直都在吃吗？并不是，但是这种感觉却充斥着我整个脑海。

可能的治疗结果。这些例子表明，病人缺乏象征化能力。对于治疗师来说，在尝试让病人参与治疗并建立富有成效的工作联盟时，病人的心理等价可能会造成令人沮丧的困难。病人被困在自己身体的具象现实之中，成为"是"的囚徒，而治疗师则努力让病人参与"好像"的"元语言"会谈中，去探讨其情绪、认知和重要关系。

总之，我们认为心理等价这个概念（尤其是身体具象的现象），丰富了我们对进食障碍的心理病理的理解。反过来也一样，进食障碍也为心理等价概念提供了与身体相关的直接例子。

假装模式

从发展的角度来看,"假装"是儿童体验现实的另一种模式。当孩子玩耍时,就是在"与现实玩耍"(playing with reality,Fonagy & Target,1996a;Winnicott,1971)。例如,一根木棍,可以作为魔杖使用。假装模式是内部世界与外部现实的脱钩(Fonagy et al.,2002a)。从临床角度来看青少年和成年人,假装模式这一概念,指的是内部状态与外部世界之间的失联。在心理治疗工作中,通常会用到有关内部状态的词汇,治疗师期待这些能对病人产生真实的影响。但是,当病人处在假装模式的时候,他们可能会理解这些词汇,但这些词汇并不具有真实的作用。想法并不能很好地连接内部世界和外部现实,情感没有伴随想法。正如贝特曼和冯纳吉(2004,p70)所描述的边缘病人的治疗那样:

> 在心理现实的假装模式之下,治疗可能会持续数周、数月,有时甚至数年。治疗中也会详细地讨论内部状态,有时甚至过于详细和复杂,然而却毫无进展,真正的理解并未被体验到。

临床案例。下面这个例子,讲的是一个处在假装模式下的病人。

> 维罗妮卡对治疗会谈感到有些挫败,因为她没有获得进步。在会谈中,她滔滔不绝,但是有时她描述的情境不连贯,经常自相矛盾。治疗师若打断她、邀请她理清这些矛盾之处,同时谈谈她真实的情感,这就让她更加挫败了。她无法与自己的真实情感联结,过后她只好使用"混乱""不清楚""迷糊""搞不懂"等词汇来表达自己。
>
> 与进食障碍特别相关的困难,与维罗妮卡描述自己身体感觉的困难如出一辙。一方面,她说她厌恶自己的身体,她会用食指指着自己的大腿,说自己的身体是个特别坏的东西。但另一方面,她也说,她没有感觉到自己的身体是自己的,而是一个"外在于她自己的异化的躯壳"。这在个案例中,病人在假装模式下的解离体验不但影响了她的情绪,也影响了她对身体的感觉。

治疗的可能结果。假装模式属于前心智化模式,通常掩盖的是空洞感和无意义感。治疗对话可能显得与情感和思想有关联,但如果以假装模式进行,则影响甚小。这就是伪心智化。在治疗关系中，伪心智化状态可能会导致没完没了的、琐碎的谈话，一种可能的反移情便是，治疗师感到没有情感、困惑或者疲累。如果说心理等价模式是过于现实的话，那么，假装模式就是过于脱离现实了。

总之，假装模式是理解无效治疗的一个非常有用的概念工具。述情障碍病人（见本章后面有关述情障碍的内容），可能缺乏描述自己的内心生活的词汇，而处于假装模式的病人能够言语，但这些语言都没能真正描述他们的内心生活。另外，外部导向，即试图领会和满足其他人的需要（buhl，2002；Skarderud，2007c），也可能导致过度心智化。伪心智化与过度心智化的结合，与治疗关系的混乱有关。

目的论立场

希腊语 "Telos"，意思是 "目标" 或 "目的"。目的论立场是指儿童时期的一个发展阶段，在这一阶段中，与自体的能动性和他人的能动性相关的期待出现了，但仅局限于物理世界（Fonagy et al.，2002a；Gergely，2001）。这一立场的关注点是：根据物理而非心理的结果来理解行为，"除非亲眼所见，否则不会相信"。目的论立场是一个极为重要的概念，能够深化对生活和关系的物化理解。

几乎没有其他临床情形，比进食障碍更能说明目的论立场这个概念了。在所有的精神疾病当中，进食障碍是一个特殊的例子，因为，我们可以在病人的经历中，发现他们想要主动改变自己的初心，如病人希望提升自己的自尊、获得社会的接纳，但他们想要通过从物理层面改造自己的身体来实现这些目标。因此，目的论立场可能是一个有用的概念，有助于理解进食障碍病人出于自我改善的目的，而产生的身体上具象化的企图心。

临床例子：自我参照的目的论立场。这个病人自尊较低，她/他的解决办法就是减肥。在病人个人的心中，同时也在我们的文化背景之中（在某种程度上我们不应该低估文化背景的影响），减肥在目的论上代表着掌控和自我控制。病人会将一种笼统的不信任感，表达在对某些特定事物的不信任上，比如，怀疑体重秤的精准度和食物所含的卡路里或克数。进食障碍病人也可能实施自我伤害，他们的内在痛苦，通过物理的方式被具象化了，被管理了。比如前面提到的伊丽莎白，她用心理等价的描述性词汇，表达了盘子里太多种类的食物，是如何激起她的混乱感的，对此，她采用了目的论的解决办法：

伊丽莎白：我慢慢明白了，控制食物，就是我控制自己那巨大的忧虑、不安，以及关于我自己所有的焦虑的一种方式。我就是想成为重要的人。

我们已经假设：这样的说法，将内部和外部现实等同起来，体现了贫乏的象征化能力。不过，被它象征的内容也有一种丰富性，对伊丽莎白来说，清空和整理盘子里的食物，与心理的控制，以及情绪管理和身份认同感联系起来，体现了身体的一词多义现象。一词多义意味着符号具有多重含义（Johnson，1987；Ricoeur，1976）。在这一章，我们提出，身体仪式（如绝食），也许有多种象征意义。我们这么做，是反对许多心理学或心理动力学的传统观点，它们认为，进食障碍症状传达某种特定的意义，比如成熟焦虑或反性（Skårderud，2007d；Skårderud & Nasser，2007）。

下面引用病人的话来阐明这些现象。

埃米莉（谈到自己以绝食作为一种身体仪式，来让自己纯净）

当所有其他情况显得不可预测、过分、疯狂的时候，我的厌食就来了。厌食的禁欲苦行，它的简单直白、直截了当，以及它实实在在的性质，在不确定当中注入了某种安全的东西——它是一个渠道，可以让事情变得更基本、更简约、更整洁、更纯粹。

汉娜（提到她每天都要进行身体检查）

当我无法接触到自己的骨头和骨架时，当我触摸自己的身体时，在我的内在、与我触摸时感觉到的东西之间，如果有些什么的话，我就会感到很恐惧。我不喜欢这种感觉，事情都是模糊不清的。

安娜（已经减掉了一半的体重）

我因体重极低而入院，我记得当时我还觉得这很好。陈旧的、混乱的、不开心的那个我走了，这是一个新的机会。现在我只剩下稳定的、实实在在的那部分，这次我将成为一个全新的人。

临床例子：他人参照的目的论立场。 安娜恢复了大部分体重，"那个陈旧的、混乱的、不开心的我"，又重新出现在她的心里面。进食障碍症状减轻了，但是她却饱受焦虑的折磨。在这次与治疗师会谈时，她感觉稍微平静了些，也清晰了些。

> **安娜**：但是当我一离开这个房间，这个效果就消失了。你对我有帮助，我也很信任你，我多希望你是一本书。但你现在更像是收音机，你的声音会消失在空气中。如果你是一本书的话，我就可以将你放进包里带着，无论何时，只要我想看，就可以拿出来反复读一读，从而获得支持。

汉娜参加了一个进食障碍的心智化治疗项目。她赞同下面提到的书面的个案构想。这份书面材料包含汉娜的情况，以及治疗的目的和方法。这份材料由她和她的治疗师共同制作，其中的主要内容由她的治疗师完成。

> **汉娜**：有时，下午的时候我感到特别糟糕，我就拿出它来读一读。然后我就不会感到完全绝望。我不只是七零八碎的东西，而是一种故事，而且我也并不孤单。

进食障碍病人的不信任感可表现为对他人的不信任，包括保健人员和帮助者。病人害怕自己心理上失去控制，这会令其产生控制的行为，如检查、复查以及针对治疗师的控制行为。

在团体治疗中，病人通过体重、体形，以及有关节食、限制、暴食、清肠和体育活动的报告来彼此界定。不安全的身份认同，让病人产生了根据具体成就和身体素质来与他人比较的倾向。

> 有的人强迫性地将自己的身体与团体中其他人的身体进行比较，汉娜就是其中之一。治疗师问她是否将自己与两位女性团体治疗师进行了比较。

> **汉娜**：刚开始会，但是现在不了。
> **治疗师**：你知道自己现在不对比的原因吗？
> **汉娜**：因为我开始信任你了。

治疗的可能结果。病人特别依赖于将自己与其他人（治疗师、其他病人、家人和伴侣)进行比较,这是一个显著的例证,可以说明目的论在进食障碍中的作用。作为一个理论和临床建构,目的论立场对于理解一般关系,以及(尤其是)治疗关系来说,都十分重要,而治疗关系包括治疗师与病人就治疗协议、预约、契约、时间、费用和引起注意等方面的冲突争论。比如,处于目的论立场中的病人的期待是:如果治疗师真的关心他,就应该表现出和善的性情,并且愿意以实实在在的方式提供帮助,比如,他可以通过电话与治疗师联系、周末增加额外的会谈,身体上的接触和拥抱,以及"超出规则"的行为。因此,目的论立场可能会破坏治疗界限(Bateman & Fonagy,2004)。而病人想要控制治疗师,也可能会激起治疗师的负性反移情反应。

与进食障碍病人工作的治疗师应该意识到,她/他自己的身体也正被病人评估和评判着;这一评判可能会损害治疗关系,尤其是在治疗的初始阶段。当进食障碍病人觉得营养顾问比自己还瘦时,他们可能会觉得,自己没办法学会增加体重。或者,当他们认为治疗师都比自己胖时,他们也可能会想,如何能从一个肥胖的治疗师那里学会控制体重呢?

总之,目的论立场概念化了进食障碍病人心理功能的重要方面:"如果不是身体上的(状况),我就不会相信。"目的论可能是传统心理治疗工作的阻碍。病人被困在了身体经验的领域当中。下面我们将讨论,在心理治疗过程中如何处理目的论立场。

对他人心理的心智化

心智化概念与心理理论和社会认知概念存在重叠(sharp et al.,2008)。社会认知是一个更宽泛的概念,它构成了社会行为的基础,其定义是:"社会互动背后的心理操作,涉及个体识别他人的意图和性情的人类能力(Brothers,1990)。拉塞尔等(Russell et al.,2009)的研究,通过测试两项心理理论(ToM)任务的表现,评估了神经性厌食症病人的社会认知能力。这两项任务是巴伦-科恩(Baron-Cohen)的眼部情绪识别测验和哈佩(Happe)的卡通任务。这两项任务分别探测了病人心智化的情感和认知这两个极性。研究共招募了44位女性,她们完成了这两项任务,同时还进行了临床和智力功能的评估。与控制组的健康被试($n=22$)相比,神经性厌食症病人($n=22$)在这两项任务中的表现都显著更差。这些发现与之前有限的研究结果大体一致(Tchanturia et al.,2004)。

这些研究所发现的社会认知崩溃现象,可以用不同的方式来解释。由于进食障碍病人的自我调节结构有缺陷,所以他们可能极其依赖别人来获得好感觉。他们对他人的觉察增强,但我们不应将这一点与理解他人心理的心智化能力相混淆。这类病人总是强迫性地解读他人的心理,但并不精确。另一个解释可能是:病人有一个明显的积极的愿望,想要阻止自己的社会性思考,使心智化"脱钩"。一个康复了的厌食症病人将这种状态描述为:

> 白天,我只是非常关注那些不得不做的事情,而不必思考那些我平时应该必须思考的事情。我以前特别爱内省,我必须排除所有的心理体验,集中在我必须做的事情上。不去质疑。我对所有事情的体验都相当平淡和空洞。

另一个康复了的病人描述了对身体的全神贯注所引起的非社会驱力:

> 自我中心特别明显。与其关注其他人和发现其他人的魅力,我更加关注自己的身体,试图去控制它。与其思考别人,我更加关注自己的衣服是太宽松还是太紧了。

缺乏对他人观点的理解或关注,可能是心智化失败最清晰的指标之一

具身心智化

我们介绍具身心智化的概念,以强调心智化过程的肉身部分。从身体到具身这一概念上的转变,是为了开拓更宽广的视角,来看待人类的身体在其心理生活和心理病理中的多种可能的作用。从身体到具身的转变,强调的是过程而非状态,也超越了人类身体的物理特性。具身是一个宽泛的概念,需要根据不同的理论论述、临床或经验领域进行具体化。

在本章中,我们仅讨论进食障碍病人体验自己身体的方式。我们提到的具身心智化,是一个复杂且含混的概念。进食障碍病人可能对自己的身体外表给予了不恰当的

消极关注,同时又不能与对自己身体的不满保持距离。如此一来,进食障碍病人就是过度具身的(hyperembodied)。然而同时,这个人对身体感觉的觉察受损了,这样他又是"去具身的"(disembodied)。他们的身体在情绪和认知上的体验,更多的是通过查看体重计、镜子,通过测量臂围、数肚皮上褶子的数目,以及通过幻想被别人注视,而不是通过感觉自己活生生的身体来获得的(Merleau-Ponty,1962)。帕佩佐娃等(Papezova et al.,2005)提到进食障碍病人的痛觉阈限升高,波拉托斯等(Pollatos et al.,2008)也描述了神经性厌食症病人对身体信号的知觉降低。若用心智化受损和关于现实的前心智化模式的术语来描述则为:进食障碍病人肉身存在感,可能包括身体体验既太过于真实(心理等价模式),同时又太不真实了(假装模式)。

内感受性的紊乱和自体缺陷

希尔德·布鲁克(Hilde Bruch)是进食障碍方面的开创性人物,通过参考她的工作,我们希望建立起具身心智化受损的概念,即病人在感知和解释其身体内产生的刺激上存在困难。作为一名精神病学家和精神分析师,布鲁克(1904—1984)在进食障碍,特别是神经性厌食症方面,有大量著述。她在理解和概念化进食障碍的心理病理学方面开拓了新的视野(Bruch,1970,1973,1988;Skårderud,2009)。她的工作表明她愿意尝试、挑战既定的事实,并发展新的理论和实践。她是开发心理治疗方法医治这类疾病的先驱,她强调好奇和不知道的立场。在我们看来,她是根据进食障碍病人的心智化能力量身定制了她的治疗性立场。

布鲁克注意到,传统的洞察取向的心理治疗效果极差,因此,她得出结论:经典精神分析关于神经性厌食症的构想,主要是基于涉及转换性癔症的非典型病例建立起来的。她的这一结论随后得到了加芬克尔等(Garfinkel et al.,1983)的支持。加芬克尔等使用心理测量方法,证明了神经性厌食症病人与转换性癔症病人之间的区别。转换性癔症病人,表现出较少弥散性的心理缺陷,他们似乎能更好地使用幻想,能更好地回应洞察取向的心理治疗。布鲁克还认为,原发性厌食症的心理病理,与弗洛伊德学派对神经症的理解不同,她的理解更接近于我们今天所描述的自恋型、边缘型和分裂样人格障碍(Bruch,1982/1983,1985)。在她看来,进食障碍的核心问题在于有缺陷的自体感,并且涉及概念的发展、身体意象和觉察，以及个体化方面的广泛缺陷（Taylor et al.，1997）。

　　布鲁克（Bruch，1962）观察到，厌食症病人很难准确识别或解释产生于身体内的刺激，如饥饿和饱腹感，以及有关营养不良的身体信号（如疲劳和虚弱）。她还观察到，厌食症病人以令人困惑的方式体验他们的情绪。此外，她还指出：这类病人往往无法描述自己的情绪，他们的语言与其情绪的生理的、主观的、感觉的成分之间，是脱节的（Taylor et al.，1997）。

> **汉娜**：妈的！真的没有词语能表达我现在的感受。既然找不到词语来表达，就说明它根本不存在，也没人能理解。我很困惑，我很恨你继续问我的感受的问题。我回答不了。

　　如果一个人缺乏对内部经验的觉察，无法通过情感、想法和身体感受来指导行为，那么，他可能会产生淹没性的、"没有在过自己的生活"的感觉（Bruch，1962，1973）。临床现象呈现出的，正是病人为弥补这些潜在的缺陷而做出的努力。布鲁克（Bruch，1973，p.24）将神经性厌食症定义为："为获得控制感、身份认同感、胜任力和效能感而做出的艰苦努力。"她提出了一个发展模型，以解释进食障碍病人的心理缺陷（Bruch，1973）。她认为：内感受性的紊乱指：儿童的内在需要与环境中照顾者的回应之间持续调谐失败所导致的后果。父母曲解婴儿的非言语的、前符号的交流，他们为孩子的感觉状态贴上错误的标签，比如，认为孩子肯定是饿（冷或累）了，而无视孩子自己的体验……这导致孩子不相信自己的感受和体验是合情合理的（p.62）。

　　用当代发展心理学和精神分析的术语来说，父母这种曲解，可以称之为"非因应性的镜映"（incongruent mirroring，Gergely & Waston，1996）。布鲁克的看法是，厌食症病人是"一个不知道的人"，因为他是"一个尚未学会区分的人"。体验与类别之间的关系，还没有被有效地建立起来。身体经验被错误地分类了。一个孩子或者病人，若不清楚自己的感受和需要，则近乎经历着自身现实感的丧失。不知道自己的感觉和需要的孩子，可能接近于现实检验受损的状态。这样一种个体与其心理状态的解离之描述，与假装模式的概念很接近。

重新概念化身体意向扭曲的概念

布鲁克(Bruch,1962)也是阐明身体意向扭曲这一现象的先驱。身体意向扭曲定义为:一个人对自己的体重或者身材的体验存在严重紊乱(American Psychiatric Association,1994),这也是神经性厌食症的基本诊断标准。尽管进食障碍病人的身体意象及身体意象的紊乱,已经成为大量研究的主题,但是关于这个问题的特定本质,仍未达成共识。很大程度上,身体意象紊乱已被视为一个稳定的特质,可以撇开其发生的背景因素进行研究。然而,斯莱德和布罗迪(Slade & Brodie,1994)得出的结论是:厌食症病人对身体并没有一个固定的、无法改变的扭曲意象,相反,他们有着"不确定的、不稳定的和脆弱的"身体意象(p.41)。也有证据表明,在现实生活情境和背景中,他们的身体体验是波动的。我们的研究也阐述了,病人的身体体验是如何随着情感状态而波动的(Espeset et al., in press),比如,一个厌食症病人在感到恐惧的时候,会觉得自己更胖一些,这正如我们在本章开篇一段中所阐述的那样。参照心智化范式,在边缘人格病人当中,由负面情感所导致的心智化削弱(Bateman & Fonagy,2004),与在进食障碍病人当中,由相似的情感所导致的具身心智化削弱,这二者之间存在一个有趣的对应关系。

概括起来,布鲁克关于进食障碍的临床和理论描述,特别是,通过强调这一功能受损如何影响一个人自身的心理状态(觉察自己的心理)和躯体感觉(觉察自己的身体),预示了后来的心智化削弱模型。心智化模型重新概念化了身体意象扭曲,将其视为心理等价(过度具身状态。其中,内在生活被以一种具象的方式体验得太过真实和直接了)和假装模式(去具身状态,与情感和躯体刺激都失联了)的结合。

进食障碍的心智化疗法

在本节中,我们将概述治疗进食障碍的心智化方法。这部分内容的主要背景,是一个正在进行的治疗和研究项目,"关注身体",该项目由挪威奥斯陆大学附属医院的负责人之一(Finn Skårderud)进行管理。北欧国家多个不同的中心都参与其中,所有的中心(除了一个有住院设施的中心)都为进食障碍病人提供了心智化治疗方法,将其作为强化门诊治疗方法。我们在此呈现治疗的结构,描述一些专门为进食障碍病人设计的心智化干预方法,并讨论主要的临床挑战。干预措施应当根据病人的心智化能力量身定制,这是心智化治疗的基本假设,但是作为一个群体,往往还需要强调进食障碍病人的某些特别议题。

治疗结构

心智化治疗的目的是:通过将一系列治疗模式组合起来,以刺激心智化、强化治疗联盟以及防止脱落。进食障碍病人的心智化治疗项目由以下几个部分构成:个体治疗、团体治疗、团体心理教育工作、积极使用书面案例构想和医疗管理。该项目为病人提供为期两年的治疗计划,包括每周一次的缓慢开放式团体治疗、最初每周一次逐步降低频率的个体治疗,以及一定次数的心理教育团体。治疗结构如表14-3所示。

表14-3 治疗结构

- 个体治疗
- 团体治疗(内隐的心智化团体)
- 心理教育团体(外显的心智化团体)
- 案例构想
- 医疗管理

除传统的心智化治疗安排(Bateman & Fonagy,2004,2006b)以外,进食障碍病人还需要定期进行身体评估。医生(通常是机构以外的)与治疗项目之间,关于如何划分责任达成协议,这是参与项目的先决条件。根据病人的能力和意愿,可以提供营养顾问。此外,家庭或者关系危机,可能需要一定数量的家庭或夫妻治疗会谈,而其他形式的危机,比如自杀未遂或自伤频率增加,则可能需要在一定时间内加强与病人的接触。所有治疗过程都要录像。

个体治疗

大多数病人都更倾向于个体治疗,病人通常觉得团体非常具有挑战性,而个体治疗的环境更安全。然而,从消极意义上来说,有些人觉得团体更安全,是因为团体可能是一个可以通过沉默、一贯的礼貌,退缩或被动的方式来"隐藏"自己的地方,而且他们感觉个体治疗要求严苛,是因为房间里只有两个人。在个体会谈中,我们的工作基于心智化治疗一般原则,也基于更为特定的原则,这些特定原则是专门针对进食障碍者的,我们将在后面详述这一点。在这个治疗模型中,不同的治疗方式之间是开放的,比如,个体治疗师也知晓病人在团体当中的互动方式。通过这种方式,个体会谈也就会成为一个机会,让我们与病人一道工作,来探讨如何以最佳方式使用团体。

团体治疗

每周一次的团体,也被称为"内隐的心智化团体"。如上所述,很多病人都发现,团体会谈是治疗项目中最具挑战性的部分。就我们经常在进食障碍病人身上观察到的心理特征而言,这是有道理的。比如,他们具有外部指向性,会强迫性地全神贯注于其他人对自己,以及自己身体的看法(Buhl, 2002; Skårderud, 2007c)。因此,团体治疗的环境,不可避免会激活(作为自体障碍的)进食障碍的核心病理。因此,团体虽然非常有用,但其运行还是相当具有挑战性的。因而,针对边缘型人格障碍的心智化治疗模式(Bateman & Fonagy, 2004, 2006b)当中的治疗立场,需要进行适度修改,这将在本章后面详述。

心理教育团体

这个团体也称为"外显的心智化团体"。会谈次数有限(5~8次),每次会谈的主题都由治疗师设定和呈现。在奥斯陆大学附属医院,第一次会谈的主题一定是关于心智化的,会强调交流、误解、解读他人的困难,以及理解自己的困难。治疗师简要地用浅显直白的语言呈现主题,然后邀请参与者讲出他们自己的例子。在表14-4中罗列出了可以用来讨论的主题。

在治疗过程中,可以有多种方式运行这些团体。一种是运用心理教育团体作为预治疗,既向病人介绍治疗项目,又进一步评估他们。我们把这些教学课程放在治疗项目的前几个月来进行,这样病人就可以分享治疗的焦虑感,并思考治疗的挑战和困难。在这些团体中,我们尽量建立和维持轻松俏皮的氛围,不要太"火热"或情感激烈。重点是强调教学立场(Csibra & Gergely, 2006),治疗师积极主动地激发大家来分享想法,并让所有成员都参与进来。治疗师所面临的现实挑战是:要使这些团体会谈不同于每周一次的团体治疗,在每周一次的团体中,治疗师会有意地更多去处理个人挑战性的("更烫手的")材料。根据我们的经验,病人通常都非常支持这样的安排。

表14-4　心理教育团体:提议讨论的主题

● 心智化
● 治疗模式
● 为什么需要团体治疗,以及团体治疗怎么运行
● 关于进食障碍的营养和身体方面的内容
● 情绪
● 依恋
● 人格特质和进食障碍
● 具身文化

案例构想

在奥斯陆项目中,我们非常重视在治疗开始时精心制作案例构想。案例构想在短程心理动力治疗中有其历史渊源,它的产生源于创造一个清晰治疗焦点的需要,现在已逐步在长程治疗中实施,而且也已并入其他心理治疗传统当中。从本质上讲,所有类型的治疗都有构想,它形成治疗师理解病人的方式的一部分,只不过它通常是不直接言明的。当它被写出来时候,就外显出来、变得清晰明确了。

案例构想并没有统一的定义,在文献里它的定义也是多种多样的。但本质上,可以说方法虽不同,范围却一样,那就是关于个案的问题描述、治疗方案和预后这些方面。构想试图将临床材料的精华整理出来,这样就可以界定目标是什么和实现这些目标的方法。它应该回答这两个问题:"病人为何进入治疗"和"应该改变什么,如何改变"。案例构想要简要描述个案的主要特征,并且将诊断、病因和治疗方案囊括在内。治疗结构的这部分提供了一个框架,把理论、评估个体的需求和长处、治疗方法、改变过程和期望的效果结合在一起(Bateman & Fonagy,2006b)。在针对进食障碍病人的心智化治疗项目中,与病人共享书面案例构想至关重要。而且,这个构想还应该是病人和治疗师之间协同工作的产物,以"**在这个构想中有双方的思考**"这样的方式结合在一起。其文本不仅包括有关病人的描述,还包括治疗师或团队的观点。因此,案例构想,不仅是我们对病人作为一个病例的看法,也是对治疗中合作工作的共同观点的总结。也许命名为工作构想或合作记录更好一些。

在评估访谈之后，治疗师要写出构想的大纲，并请病人通过书面或口头评论的方式来修改文本。该构想用简洁的语言写成，涉及病人的地方，用其名字和"她"或"他"来指代。我们以这种方式刺激病人从外部看自己。该构想旨在将过去经历及依恋史、与现实问题、心智化受损、症状和关系风格联系起来，并且探讨在不同的治疗背景下，如何处理这种关联。在进食失调案例中，我们会特别强调：具身心智化受损、症状背后可能有的意义，以及症状的功能，比如它们在情绪调节中所起的作用。下面是汉娜案例构想的两个简短节选：

> 汉娜说，自己一旦在有不确定感或处于与超过一个人在一起的新环境中，就会觉得自己更胖一些。她对自己身体的感觉有赖于她的体重是多少、吃了什么，或者她和谁在一起。大腿和胃是汉娜感觉随自己的情绪而变化最多的身体部位。她将自己的身体和他人的身体作比较。对汉娜来说，"成为最瘦的"很重要。如果她感觉比别人胖，她就想要退缩和取消约会。
>
> 汉娜发现自己很难向别人开放，也很难亲近别人（包括团体成员和治疗师）。当她将自己的情感向别人开放得更多一些的时候，就会担心别人对她的看法。然后她就会感到焦虑，并通过沉默或缺席而退缩。团体治疗师和个体治疗师应该意识到这一点，以防止她脱落（她曾经脱落过）。治疗师要鼓励汉娜，在她体验到这种反应的时候就表达她自己，以便可以就此进行探索。

医疗管理

治疗进食障碍的心智化方法是一种整合实践，旨在通过心理干预，以及积极的行为改变来减少症状。有一种误解认为：这种方法是"只进行心理治疗"，而且在实施这一善意的干预时，病人会有饿死的风险。用心智化方法治疗进食障碍有一个明确的焦点，那就是减轻症状。进食障碍就是一个自体无止境的负循环的例子。有关饥饿的心理学谈及：体重不足和营养不良的身体状态如何影响心理状态，如何造成认知僵化、强迫性特质、焦躁和抑郁。说得简单点，那就是：如果你几天没吃东西，你就可能会头晕目眩、精疲力竭，或者可能处于亢奋状态。因而，厌食症使你更加厌食。相应地，经常呕吐或滥用利尿剂或泻药，会导致钾的流失，就有患上低钾血症的风险。病理性低水平的血清钾浓度,通常会导致抑郁和情绪不稳定。而暴食和清肠这些事儿,对身体是个苦差事,又会导致更多的疲劳耗竭和身体痛苦。从而,暴食症使你更加暴食。

因此,项目的一部分会涉及医疗评估和管理,具体目标就是减轻症状。对于体重过轻的病人,这意味着会就"如何恢复正常体重""多快恢复正常体重"达成协议。对于暴食和清肠的病人,这意味着应该就"如何尽力降低其频率"达成协议。由于进食障碍病人常常表现出目的论立场,因此我们认为书面协议会很有用。它可以帮助病人形成这样的心态:"我相信它,因为我看到了它,我努力合作,因为我确实签了字。"

对于参与治疗过程的专业人员来说,建立关于"谁负责什么"的协议,是很重要的。在奥斯陆项目中,个体治疗师负责这部分的结构。治疗师通常不是医生,因此关于躯体服务的部分如何合作,需要有一个明确的协议。从某种意义上来说,这也是治疗进食障碍病人的典型做法。心智化治疗方法的贡献,在于它极其强调"(虽然你最初表现得没兴趣合作)你和我怎样才能合作"这类治疗性的交互作用。为了成功地减轻症状,病人和治疗师最好是一起研究如何合作,特别是在"协商那些不能协商的"的问题方面(参见后面的章节),更是如此。

反思治疗结构

治疗结构旨在:以增强反省能力的方式,将不同的治疗环节组织起来。将不同的治疗模块结合起来,原因在于,心智化以不同的方式、在不同的水平上都受到挑战。因此,在治疗进食障碍病人时,最好把个体治疗和团体治疗结合起来。

在奥斯陆的"关注身体"项目中,我们遇到一些以前参加过团体治疗的病人,他们的自我报告表明,团体治疗效果甚微。有人忍不住会说,在历史上,团体治疗运动已经把团体工作的全能性理论化了,已经把团体中的相遇,视为包治百病的万灵药。不过,对进食障碍病人的深入理解,则让我们看到了这样的可能性:由于在亲密团体当中,情感和关系很复杂,单独使用团体治疗对于很多病人来说都太具有挑战性了。治疗的早期阶段尤其是这样。很多病人都描述了他们在团体中的遭遇,是如何触发了自卑感、羞耻感、强迫性比较和完美主义的。而所有这些情绪反应,都可能导致心智化削弱。下面这些病人的陈述可以说明这一点,例如:"我的思想崩溃了""我大脑一片空白""我落入了混乱的深渊""我不配在这儿"和"我老是想着别人对我的负面看法,这把我给搞垮了"。

回避型人格障碍,是最常见的进食障碍共病的人格障碍(e.g.,Godt,2008),而且完美主义特质相当普遍,这使得很多进食障碍病人过度关注他们在团体中的外在表现 (Westen & Harnden-Fischer,2001),而这些经历可能会导致病人脱落。因此,个体会谈 被用作一个治疗情境,来对不同关系和情绪状态(尤其是团体)中的心智化进行细致的 工作,并维持病人继续参与治疗的动机。

心理教育工作,则代表了另一种临床情境,可以激发病人的好奇心,逐渐培养病人 从不同的视角看待自己所谈及的个人情况,并且对心理等价的绝对确定性提出疑问。 在这种形式的心理教育工作中,病人不再是知识的被动接受者,而被鼓励作为知识的积 极贡献者。在心理教育团体中,要有意营造轻松一些的气氛,意在培养积极的关系体 验,这种体验也可能会被带回到每周一次的团体治疗会谈中去。

关于进食障碍的心理病理学,我们也认为,系统性地使用案例构想,是非常有价值 的。这项工作可以视为:直接处理进食障碍十分明显的目的论模式。如前所述,目的论 指的是,需要物理/身体的证据来证明情绪和关系的存在,比如,"我看到它,我才相信 它"。写在纸上的案例构想——这一物理现实,被一些病人积极地描述为一个叙事,这 一叙事通过将过去、现在和未来联系起来,支持到他们的自体凝聚感。它可以帮助病人 理解治疗的目标、背后的理论及治疗模型。同时,共同创造文本,也可以激发治疗过程 中的象征化。彭尼贝克已就写作的这种功能做了大量的研究(Pennebaker,2000; Pennebaker & Seagal,1999)。而且,文本也是治疗师和病人之间互动工作的现实产品, 因此可以刺激工作联盟。

作为一项协作性的工作,制订案例构想,实际上就是一个心智化的过程。案例构想 激发治疗师和病人将彼此的想法放在心里面,也将他们自己的想法放在心里面。在撰 写案例构想的过程中,治疗师使用他的能力来心智化病人(因为治疗师必须将病人的心 理放在心里面)(mind in mind),这会让病人也有能力将他自己的心理和治疗师的心理 放在心里面(Allen,2008b)。治疗师运用他的心智化能力,将病人吸引到治疗过程中 来,培养病人的心智化能力,与病人一道,明确地识别出心智化失败的模式,以及心智化 成功的模式。这里的重点是刺激交互的心智化过程,而不是概念化的准确性。因此,与 使用案例构想的其他疗法不同,协同工作和分享的过程,才是心智化治疗情境中的必要 条件。

心智化的总体立场

基于心智化理论治疗进食障碍病人,是对原初心智化治疗模式的发展,原初心智化治疗是由安东尼·贝特曼和彼得·冯纳吉(Anthony Bateman & Peter Fonagy,2004,2006b)为治疗边缘型人格障碍病人开发的。卡特鲁德和贝特曼(Karterud & Bateman,2010)近来区分出了17个不同的条目,以界定心智化治疗模式需要遵循的原则和应具有的能力。这些条目列在表14-5中。其中有些条目是定义心智化治疗的关键,包括采取探索、好奇心或不知道的立场、干预措施要适应病人的心智化水平,以及通过治疗过程激发心智化等。

病人的心智化活动在整个会谈期间都会变化。在运用心智化治疗进食障碍病人时,在会谈中的任何时刻,治疗师都在持续不断地评估心智化并努力恢复心智化功能,从这个意义上来说,它是一种积极主动的方法。提高心智化能力意味着与当下的心理状态工作,主要关注点应该是当前的状态,以及它如何持续受到过去事件的影响,而非关注过去本身。过去经历当然重要,但它们需要通过将叙事和情感联系起来,与当下情境在情绪上产生联结,而且它们也需要与当前治疗情境相联结。

表14-5 心智化干预遵循量表的条目

1. 表现出投入、兴趣和温暖

2. 采取探索、好奇心和不知道的立场

3. 挑战没有根据的信念

4. 干预措施要适应病人的心智化水平

5. 调节张力水平

6. 通过治疗过程激发心智化

7. 奖励积极的心智化

8. 识别并挑战假装模式

9. 识别并挑战心理等价

10. 保持情感聚焦

11. 将情感和人际经历联系起来

12. 停下来并且回顾

13. 确认情绪反应

14. 理解如何与移情联系起来的

15. 使用反移情

16. 检验自己的理解并纠正误解

17. 将同时进行的团体治疗经历整合起来

在病人的心智化功能严重受损的情况下，许多干预都可能会让他们感到被侵入、太过于高深或不着边际。如果病人高度焦虑、认知崩溃，那么，挑战性的干预只会增加他们的挫败感。能提高心智化水平的干预，是"表现出投入、兴趣和温暖"，而不是"将当前情境与移情扯到一起"。前者是很多有效的心理治疗方式的共同要素，但对于心智化疗法来说，更为特殊的地方是：对治疗关系本身进行更为深入的概念化、更加强烈地强调对治疗关系本身进行工作，即强调与病人保持心理的联结。

针对进食障碍的心智化立场

在本节中，我们将详细阐述进食障碍病人心智化功能受损的特定处理方法。探索、好奇心和不知道的立场，对于激发反省功能的治疗对话来说是必不可少的。我们自己和他人的情感，都是不透明的，但通过语言的探索和阐述，它们就可以变得更清晰，我们推荐使用好问的立场。在下面的段落中，我们将呈现这一立场是如何扎根于进食障碍治疗的发展历史中的。

单纯率真的立场

我们要再次提到希尔德·布鲁克所做的工作。"不知道"的方法与布鲁克的方法大致相同（Bruch，1973，p.336），布鲁克的方法也避开了诠释，而采用了她称之为"发现事实、不作诠释的方法"。就像30年后的贝特曼和冯纳吉（Bateman & Fonagy，2004，2006b）那样，布鲁克强调，经典精神分析意义上的诠释，对于有发展缺陷的病人来说，可能太过于高深了。经典的诠释可能不会带来好的效果，甚至可能会带给病人消极负面的体验。布鲁克（Bruch，1985，p.14）说：

> 对这些病人来说，"接受诠释"……意味着，他们要以痛苦的方式，再次体验被他人告知他们有什么感觉和想法，这样就坐实了他们的缺失感，从而干扰了他们发展真正的自我意识的信心，也影响他们对自己的心理能力的信任感。

病人可能会用伪依从性来回应，而这恰恰就是进食障碍的标志，或者说，如果病人受到足够多的威胁，就可能从治疗中脱落。因此，布鲁克如贝特曼和冯纳吉一样强调，要根据病人的心理功能来调整干预措施。在她去世后出版的《与厌食者交谈》（Bruch，1988，p.8）一书中，描述了她称之为"单纯率真的立场"：

治疗任务是：通过唤起厌食症病人对产生于自身内部的冲动、感觉和需求的意识，帮助他们寻求自主性和自我导向的身份。治疗的焦点，需要放在她失败的自我体验、他们用来组织和表达需要的工具和概念（这些工具和概念是有问题的）、与他人相处时的困惑上。治疗意味着修复观念上的错误和扭曲、修复深层次的不满和无助感，以及修复病人对自己的确信——深信自己是空虚的、不完整的，因此被迫在这份无助面前妥协。

遵循同样的观点，在进食障碍的心智化治疗中，我们认识到，治疗师和病人之间，顶多只是凭印象进行交流。因此，治疗师必须表现出谦逊和好奇问询的态度，还要承认，自己并不能确切知道在病人的心里发生了什么。这不等于无条件接受病人的想法和感受，单纯率真的立场还包括类似于下面这样的尊重地询问："我明白你是如何产生这个想法的，不过我在想，除了你已经有的想法之外，还可能有别的，比如……"或甚至"我很困惑，说实话，我真的不明白，你到底是怎么得出这个结论的"。

尽管治疗师受训以识别出观点上的差异性，但要想在治疗上起作用，它还必须包含对不同观点真正地接纳，这包括容忍理解的失败。引用乔恩·G.艾伦（2008b，p.175）的话来说就是："往远地说，我认为，心智化不只是一种技术，它更是一种美德。"作为美德的心智化，意味着：对可能的现实的丰富性，带着真正的兴趣和好奇去探索。治疗师渴望表现出自己能够理解那些不可理解的东西，这对病人来说是十分危险的。主动提问表达了好奇心，但我们应该期待它在概念化的多样性方面取得进展，而不是得到一个十分明确、不容争辩的答案。这种态度，让人想起布鲁克工作的主旨：接受不安全感的创造力。布鲁克最喜欢引用的是迈蒙尼德的一句名言："训练你的舌头说'我不知道'，这样你必会进步。"

关注身体

为了进一步发展治疗进食障碍的心智化方法，让我们回到开篇那个示例：消瘦的厌食症病人在情绪唤起的情况下感觉自己很胖。这当然是一种会导致严重非心智化的情况。它也可能导致反心智化，举例来说，病人会否认这跟心理有什么关系，他们会说，我就是胖，就这样。这也清楚地说明了身体的作用。这里存在一个心理活动的具象化，兼有心理等价和目的论的特征。因此，在进食障碍病人的心理治疗中，一个特定的挑战，就是要激发和修复一个人的心智化，从而意识到自己的身体在其心理生活中的作用。

心智化身体，意味着激发病人探索其对身体和食物的具体体验，并将这些与情感、认知和关系的经历联系起来，以便将其转换成一种语言，这种语言既将他们对身体和食物的具体体验反映为物理现实，也反映为心理隐喻（Skårderud，2007a，2007b）。

根据我们的经验，与进食障碍病人工作，需要特定类型的聚焦点。例如，相比大多数其他病人群体，我们更关注进食障碍病人身体感觉的触发点；识别可能使病人身心不安的细微变化；强调病人和治疗师对同一物理事件的看法差异；使病人意识到行为和意义之间错综复杂的关系，及其产生身体体验的变化的潜在可能性；并且，将与这些相关的情感置于同时发生的心理体验的因果链中去。

治疗进食障碍病人的基本关注点，便是进入具象（concrete）。治疗师进入病人所呈现的现象学的世界当中，目的是表明对病人的心理功能形式的接受和理解，而这样做是可取的。从治疗联盟的角度来看，这是为了在病人所在的地方与病人相遇。从心智化的角度来看，它最初是为了适应病人的心智化水平，并从那里出发，尝试激发更为灵活的反省功能形式。

病人的恐惧和焦虑，都具象在对食物、体重和饮食的其他方面的恐惧上；治疗师对这些内容真正感兴趣，即使是对细枝末节上的兴趣，都可能会让病人安心，这对工作联盟是有益的。对吸引病人的那些东西，治疗师表现出兴趣，并且利用这一点，来弥合病人原始的情感体验与象征性表征之间的缺失。从技术上讲，这意味着，要积极主动关注且详尽阐述病人所体验到的情感背景和细节。对话可以从一个具体的状况开始，比如病人呕吐加剧，加上最近的压力情境：

伊丽莎白把她在生活中的控制感、与对盘子中食物的控制感等同起来，治疗师对此给出了评论。

治疗师：我很困惑。这就像是，你正在把不同的现实情况混在一起，把"此控制"与"彼控制"等同起来。但是有些东西让我很担心。通过减少你盘子里的食物，你真的控制了你的情绪和你与其他人的关系吗？你明白我的意思了吗？"

以这种方式干预，代表了一种去具象化的尝试：打开封闭的目的论和心理等价的心理经验。在表14-5中所列出的遵从量表（Karterud & Bateman，2010）中，这是"识别并挑战心理等价"的一个例子。考虑到进食障碍病人缺失象征性空间的问题,心理治疗就需要采用"再隐喻化"(re-metaphorization,Carveth,1984)来进行治疗。再隐喻化是一种练习,可以让我们在使用有关我们的生活和饮食的一些隐喻的时候,可以变得有意识觉察,并能自我批评(our employment of the metaphors we live and eat by,Lokoff & Johnson l980,Skårderud,2007a,2007b)。

> 让病人进入象征的领域(治疗师的世界)还有一种方法,就是治疗师进入具象的领域(病人的世界)。毕竟,病人通常需要寻找一个盟友(Josephs,1989,p. 495)。

在治疗体系中,关注身体是一个治疗性的活动,可以用在治疗框架中的不同情形下:个体会谈、团体治疗、心理教育工作和案例构想,尤其是,在体重恢复和行为改变这些与医疗管理相关的具体事情上,在我们尝试与病人发展协作关系的时候,更是需要关注身体。

以上我们阐述了关于关注身体经验的一般方法。在下面的段落中,我们将举例说明如何在治疗中实施这些方法。不过,这些只是提议。关于更广泛的理论、实证和临床背景,可参见杜桑和斯卡德鲁德(Duesund & Skårderud,2003)。

身体觉察

在参加奥斯陆大学附属医院项目的一些中心里,我们采用身体觉察(awareness)练习来开始团体治疗会谈,我们用会谈的前5分钟,聚焦在个人感觉上:脚放在地板上的感觉、小腿和大腿在座位上的感觉、背部靠着椅背的感觉等。这是一个众所周知的练习。它有双重的目的。一个目的是激发身体的感觉运动意识。正如我们前面所描述的,进食障碍病人体验到身体和心理之间的割裂:一种笛卡尔式的分裂(指身心完全独立的二元论),在同时存在的过度具身(hyperembodied)(强迫性地全神贯注于其身体方面)、与去具身(disembodied)之间的分裂(Duesund & Skårderud,2003)。因此,我们尝试将焦点从客体化了的身体转移到活生生的身体本身上(Merleau-Ponty,1962;Skårderud,2007d)。另一个目的是刺激情感。一般来说,进食障碍病人的治疗,不同于我们对边缘病人的治疗,原因在于,我们更多地想要增加情感的"温度",而不是减少它。在后面,我们会更详细地阐述如何调节不同治疗情境中的情感张力。

膳食方法

在其中一个中心,团体治疗会谈始于一顿午餐。在挪威,人们通常在家准备好简单的午餐然后带去工作。病人和治疗师都会带自己的食物来一起吃,关于什么样的食物种类和数量,算是一顿真正的午餐,是有规定的。其目的是激发情感。

用身体来忘记身体

身体活动及其相伴的理疗项目,都有助于心理治疗。杜桑和斯卡德鲁德(Duesund & Skårderud,2003)阐明了,把身体活动用作心理治疗会谈的补充可能带来的好处。活动当中的社交互动,可以把消极注意从客体化的进食障碍的身体上转移到对自己身体的更深刻的主观体验上。这是在有意识地使用身体,比如,在运动、社会交往和身体挑战(鲜活的身体体验)中,忘记身体(进食障碍的客体化了的身体)。在这种情况下,忘记意味着转移注意力,而不是否认。在心智化的心理治疗性会谈中,不同类型的活动体验,以及对身体的不同感知,是极为重要的。病人需要反思这些经验,包括积极的和消极的经验,不同的社会、人际和情感背景是如何激发其具身自我意识的。

比如,我们指导了某些病人进行室内攀岩,这个活动结合了相关的心理和社会信息。它有冒险的味道,许多病人都喜欢;它是一个社会性活动,两个攀岩者需要相互协助、彼此依靠;它需要体力,这可以成为获得更好的营养的动力。一般来说,人们不让厌食症病人进行体力活动,对此我们深表怀疑。我们发现引导他们进行医学上安全的、改造过的身体活动,更具建设性。不管怎样,病人们很可能暗地里积极活动,所以最好是公开地解决这个问题,并设法利用他们的合作。这也创造了一个共同反思具身体验的情境。不活动会增加焦虑和症状。特别是厌食症病人习惯于被人拒绝,因此,如果我们接受他们进行安全和社会形式的身体活动,那么可以支持治疗联盟。

具身文化

心理教育团体关注与健康、外表和行为有关的文化规范,比如关于美、苗条和健美的道德和审美规范。个体与这些文化规范相互作用,某些进食障碍病人感到自己被这些规范强烈地驱使着。进食障碍通常可以理解为:在我们文化中,理想化的身体标准和心理标准的病理学版本(如苗条和健美)。这种身体标准,是强有力的意志、自我控制和成功的自我建构的目的论表达。进食障碍者的心智化干预措施总结在表14-6中。

表14-6　进食障碍者的特定心智化干预措施

- 关注身体
- 在身体与心理之间来回"翻译"（这一点作为总体立场）
- 激发感觉运动体验的意识
- 通过膳食或锻炼激发情感，以此提高身体意识
- 把改造过的体育活动当作反思的经验基础
- 处理具身文化，并处理受这些文化影响的身体
- 关注症状

关注症状

进食障碍病人通常既体验到症状的好处，也感受到症状的弊端（见表14-7），他们将厌食或暴食的生活方式体验为：这既是一个问题，同时也是解决问题的办法。边缘病人感觉自己的大多数症状都是痛苦的，相比之下，进食障碍病人则觉得：自己的症状部分有益于身份认同、自体凝聚感和情绪调节（参见Nordbø et al., 2006; Skårderud & Nasser, 2007）。而心智化的方法则可以激发病人对症状的不同功能和意义进行开放性的探查。这种方法开启了对话，而且，这种对话会将探索这一疾病的可能的积极面也包括在内，这可能会让病人有一种解脱感。治疗师需要表达这样的态度：病人是可以呈现出矛盾、怀疑和犹豫的。创造这样一种开放的探询氛围，对治疗联盟有好处，因为在治疗师努力尝试去理解疾病的复杂性的时候，真正的好奇心是可以激发活力的。

表14-7　症状的潜在利弊

可能的好处	可能的弊端
● 主人翁感和掌控感	● 破坏自尊
● 保护感	● 损害身体健康
● 降低复杂性	● 破坏与父母及家庭的关系
● 忘却	● 破坏与朋友及同事的关系
● 美	● 破坏未来（学业与工作）
● 身份认同感	
● 通过活动、饥饿或耗竭来调节情绪	
● 来自他人的关注	
● 来自他人的照顾	

实际上,在个体咨询、团体会谈、心理教育工作,以及合作进行书面案例构想的过程中,都会讨论症状。治疗师作为专家的角色,可以理解病人若要放弃症状可预料到的矛盾心理,从这个角度来说,治疗需要关注症状的功能。不过,探究症状需要运用好奇问询的态度,从不知道的立场来进行。

应对饮食障碍的其他挑战

营养不良是一种心理隐喻

与进食障碍病人工作时,还会面临很多更具挑战性的问题,在量身定制心理治疗中的互动方式时,我们需要考虑这些问题。进食障碍病人的心理等价和目的论模式占据了主导地位,这使得进食障碍成为一个特别有趣而又具有临床挑战性的领域。他们的内部现实与外部现实以具象的方式来运作。病人的身体营养不良,喻示其情绪营养不良,我们很容易这样说。如前所述,希尔德·布鲁克认为,严重的进食障碍病人缺乏自体感,他们那些认知、表达及调节等方面的缺陷都是具身的。在与严重进食障碍病人进行临床工作时,可能很难建立有活力的、健康的、既给予又接收的互动。要从其他人那里接受某些东西,病人也许会感到万分焦虑。在给予别人、与人分享的时候,也可能表现得吝啬和犹豫。这类病人常常体验到缺陷感。

特定挑战的实例

本节我们会列举不同的例子,以说明缺陷感在临床上是如何表达的,以及如何对其进行工作。进食障碍病人需要采取积极的治疗方法。我们所呈现的例子,将有助于理解戏剧性的反移情活现,这些活现,有可能发生在我们与严重进食障碍病人的工作当中。

死亡是活现于当下的主题

布鲁克(Bruch,1973)使用"无效能感"(a sense of ineffectiveness)这一术语,来描述她的很多病人的主观体验。用我们的术语来说,指的是受损的自体能动性(self-agency)。在心智化范式中,能动自体的诞生,植根于心理状态的归属之中,在依恋关系背景下,在婴儿与照顾者的互动过程中,通过照顾者因应的镜映过程,婴儿的能动自体得以产生(Fonagy et al.,2002a)。孩子在照顾者的关注中,发现了他自己"我是存在的,因为在你的心里面,你在思考着我"(I am, because you think of me)。

临床表现。能动自体受损,无论是暂时性的、情境性的,还是较宽泛的,都可能表现为"外导向性"(an outer-directedness):寻求和渴望被他人肯定、关注以及心理上的滋养。从抑郁的角度来看,它也可以作为一种"死亡的形态",缺乏活力和幻想。当然,现实中可能有肉体死亡的危险,但这儿我们关注的重点是死亡的心理体验,死亡"活在"病人身上(lives in),也"活现在"(lived out)治疗中的每时每刻的相遇之时,尤其是治疗的早期阶段。根据艾文的观点(Ewen,2009,p.4),这种令人不安的现象对于反移情很重要,因为它是"自体与从未被满足过的自体之间的缺口"。奥格登(Ogden,1995)将病人内在的"无生命"状态描述为活现在治疗中的无生命态,是一种"被埋葬"的体验。戈斯(Goss,2006)将这种现象称为"内在的等待"。以上两种描述,或许均与布鲁克(1978)所形容的生活在"金笼子"中的厌食症病人有关,他们被剥夺了做自己真正想做的事的自由(Ewen,2009)。

治疗方法。心智化疗法的前提是:治疗室中有"两个心灵"。通过明确地向病人表明他在我们的心里面,治疗朝着从死亡迈向鲜活的方向发展。在心智化治疗中,我们经常用代词"我",而不是使用"你"。这种形式的自我披露,其背后的目的是激发病人对治疗师活跃的心智化的心灵进行心智化。我们这样说:"自从上次见面以来,我一直在想着你的情况",部分是因为这是真的,但同时也是为了说明,他们的心理在我们的心里面。通过照顾他们,我们努力尝试去促进他们的自体发展,这与婴儿与照顾者之间的互动相似。在治疗情况下,尤其是与儿童和年龄尚小的青少年工作的时候,我们经常碰到"沉默的病人"。退缩、退行和沉默,严重挑战我们的治疗能力。我们建议专业人员开诚布公地交流病人的情况,并谈谈在团体或共同进餐时,面对病人的沉默,专业人员自己内心的感受。这种方式通常可以缓解在厌食症病房里令人耗竭的沉默所产生的紧张,渐渐地,病人就会开始参与到对话中来。

治疗,作为一种充满活力的活动、一种活着的体验,本身就是一种宝贵的经验,更何况,它还有促进症状缓解、增进自我理解方面的作用(Ogden,1995;Winnicott,1971)。对许多病人而言,治疗师消极被动、寡言少语的治疗方法,或许是很可怕的,其原因如下:这种方法可能会激发死亡感和"被埋葬"的互动;激活羞耻感和负面的自我评价;滋生出对表现得不够好的完美主义的恐惧感;或者诱发出,病人觉得自己要为治疗师的幸福感负责的压力。所有这些都会破坏心智化。在针对进食障碍病人的成功心理治疗中,经常会发生这样的情况:治疗师在治疗初期积极参与其中,而后逐渐给予病人更多的主动权,这很有用,也很有必要。不过,这需要谨慎处理。太多由治疗师主导的活动,可能会被病人体验为侵入性的和威胁性的,会唤醒照顾者埋没孩子心理能力的记忆。而"占据空间",是进食障碍病人另一个有趣而普遍的目的论例子。厌食症病人可能会努力使身体最小化(具象化),因为她占了太多空间(社交互动),而无意之间,治疗师却变得越来越有引导性和主动性。

积极主动的心智化方法也包括开放心灵。在心智化治疗中,开放心灵指的是:我们如何激发并确认多种视角。这种方法也需要治疗师通过"出声思考",来支持病人脆弱的好奇好问之心得以发展,用治疗师的想法和感觉,来引发病人的兴趣,并分享观点和见解。治疗师以自身为榜样,向病人展现他们的头脑是如何加工与其相关的内容的。治疗师自身的安全感,应确保他们能够与病人分享自己内心的疑虑、矛盾和不确定性。

述情障碍

布鲁克(Bruch,1962)描写了许多严重进食障碍病人无法描述自己情感的状况,她展示出了病人的情感的主观感受成分与其语言之间失去关联的状态。

临床表现。述情障碍指"缺乏词汇来表达情感",研究证明,这是进食障碍者,也是物质滥用病人的重要的病征(Söderström & Skårderud,2009;Taylor et al.,1997)。不过,此概念是有问题的,因为,它并没有区分这种缺陷究竟是稳定的特质,还是随情境而变的特点。而心智化的概念,涵盖了某些与述情障碍相同的基本领域,不止于此,还详细阐述了这个概念,从而将"受损的思维和表达,取决于情感状态"这一观点包括在内。当被问及有关情感的问题时,病人可能会回答说"我不知道",因为,他缺乏用语言象征内部体验的能力,而这可能会导致淹没性的混乱感,从而进一步削弱心智化。不仅如此,还会促使病人寻求身体上的实际行动,以调节他们不知所措的感觉。

治疗方法。在述情障碍症状明显的情况下,治疗师可以使用能表达潜在感受的语言,以"填补治疗空间"。这是治疗互动中的外显的心智化。乍一看,会觉得这好像与心智化治疗的通常要求(即不去说病人感觉怎样)背道而驰。但是,这是一种认知活动,思考感觉到的感受,而良好的思考前提是,具有有效的概念和类别,可是病人并不具备这种能力,所以我们要提供一些可用的语言工具。我们出声思考,谈及病人可能的想法、观点、意义和感觉,不过,每次都要提到这是我们自己的看法,这样做是有意义的。当我们与沉默的前青春期以及青春期的青少年工作的时候,这种方法尤为重要。这里有一个明显的挑战,那便是:如何避免代表病人来思考和感知,进而激发出假装模式。

隐秘的情感

还有一种有趣的挑战,即面对伪装情绪(伪合作和伪顺从)时,进退两难的困境。这种现象也标志着存在假装模式。

临床表现。通常情况下,进食障碍病人会引起他人的注意、激起他人表现出尊重、赞美和比较。他们通过表现优异、成就卓越、技能高超,激发他人补偿其消极的自我评价。而敏感、有动力去满足别人的需求,也是他们众所周知的特质,这些可能表现为对他人和治疗师的高度顺从。"聪明的孩子",往往也渴望成为"聪明的病人"。而全神贯注于把事情做"正确",会破坏让事情"真实"。看起来像是真正的治疗联盟的,可能大多只是一种模糊的礼貌顺从;而悲伤、烦乱和愤怒等内心体验,可能都伪装在微笑的背后。

治疗方法。基于心智化的方法意味着,主动积极地详细阐述当前的心理状态。病人可能会说她"没事"。我们会质疑这一点。当我们质疑她的时候,过一会儿,她可能就会澄清,说她所谓的"没事"其实就是"有事"。因此,我们对治疗师的要求是,详细阐述心理状态的主观体验。这通常是透过积极运用反移情来得以实现的(如,感到疲倦或不安、注意力不集中,抑或觉得对话毫无意义),通过这种方式,治疗师往往可以注意到病人掩藏内心所带来的影响。反移情是一个极好的起始点,从这一点出发,可以让病人参与到此时此地当下在治疗中的相遇时刻。当然,这样做的目的在于,努力将治疗空间构建为一个足够安全的环境,这样病人就会更清晰、更坦诚地面对自己的感受。

在这样的主动澄清和质疑基础上,病人逐渐对自身的立场更加开放,并因此而更加信任治疗师能从他们的角度来看事情。很多人都描述了对暴露或开放自己所怀有的矛盾心理:他们害怕自己的内心被暴露出来,同时他们又希望自己的内心被显露出来。病人的内心以这种方式被揭示出来,往往是一种发人深省的体验。如果病人侥幸得以掩盖自己的感受,他们常常反倒会大失所望。

调节紧张情绪

在任何治疗过程当中,我们的目标都是调节情绪氛围。这种方法部分是建立在神经心理学证据基础之上,即"过于温暖"的情绪唤起会削弱心智化,而"过于冰冷"的情绪则可能会导致去依恋(Hatch et al.,2010)。边缘型人格障碍病人的治疗要旨在于"趁温打铁"(strike while the iron is"warm"),而要做到这点,我们通常需要使热的情绪平复下来。而对于进食障碍病人而言,更常见的是"上调"情绪。

临床表现。进食障碍病人普遍表现得对其处境漠不关心,对自身的困境也没有明显的焦虑。在治疗初始阶段,治疗师有必要提供支持和共情,但是,重要的是,治疗师要开始温和地激活情绪,使"冷的变暖"。我们的目的是将去依恋转变成依恋,穿越掩藏的冷漠、伪顺从和伪心智化。

治疗方法。激发情绪的主要技术是:质疑病人的表述,以共情且恰当的方式引入怀疑和不同意见。治疗师对病人的元交流(metacommunication)是:通过向他们展示我们能够忍受还能调节在治疗相遇时刻产生的困难情绪,来帮助他们调节情绪。

协商那些不可商讨的方面

在对神经性厌食症病人的治疗中,一个特殊的挑战是"协商那些不可商讨的方面"。

临床表现。不可商讨的方面主要在于,为了生存,病人必须吃更多、更健康的食物。治疗师若以严厉、权威的方式来呈现基本的不可商讨的问题,就会引起更多不必要的不可商讨问题,这就是常见的医源性效应(Geller & Srikameswaran,2006)。

治疗方法。通过理解不同的,甚至是相反的观点,商讨不可商讨的问题,这就使得不可商讨的问题,成为一个极好机会,以展示干预的心智化目标。其基本方法可以是下面这样的。

> 治疗师:我们两个——你作为病人,我作为治疗师——能够而且愿意试着理解对方的立场吗?
>
> **如果可能的话,我们是否承认这样一个事实**:我们两个都"被迫"进入一个位置,那就是:我,作为健康的代理人,为你效劳,让你饮食更健康,而你则努力克服自己对饮食的恐惧?
>
> 如果这样的话,我们是否愿意互相让步,试着共同探索并解决这一两难困境呢?

处理不可商讨的方面,是治疗厌食症的核心。这些重大挑战往往没有得到必要的、认真的考虑。由于治疗师未能心智化他们的病人,以及,治疗师不明智地将冲突以一种攻击病人的自主意识的方式活现了出来,因此,病人的基本冲突往往被搞复杂了。而且,很多病人也不可能从诸如"你不吃饭就会死"之类的攻击性语言中获益。道德说教式和威胁式的方法,往往让病人产生恐惧、激起他们抗议和固执己见,从而使心智化脱钩,治疗进展受阻。

大多进食障碍病人都在寻求摆脱令人困惑的、破坏性的强迫进食问题的方法,同时也在寻找盟友。虽然病人的躯体和心理状况会破坏传统的心理治疗,但多数病人却还"保留着与人联结的能力"(Strober,2004,p. 230)。如果病人从"拒不增重"转变为"接受几个月最小限度的增重",那么这就有可能已经取得了很大的成就了——后者代表着"同意增重"的开始。从这个位置出发,商讨框架和限制,似乎就成为可能的了。对治疗师来说,这就是呈现其既坚定又灵活(不是其中之一)的关键时机。

团体治疗

与进食障碍病人工作,在任何项目中,团体治疗会谈通常都是最具挑战的环节,也可能是项目中无效的或者医源性的部分。

临床表现。主要现象是病人缺乏贡献。通过沉默和"用同意来逃避",团体体验到内缩与死寂。这种趋势极为挑战治疗师发展团队进程的能力,而且也存在着这样的风险:团体治疗退化成针对每个病人轮流进行的个体治疗。团体治疗中的一个特别挑战便是目的论,其表现形式为,病人将自己的身体与团体中其他人的身体作对比,还跟治疗师的身体作比较。

治疗方法。在团体中与进食障碍病人工作,意味着,治疗师要比在传统的团体分析工作中表现得更为积极主动,要努力让病人投入思考他人的心理当中,且较少沉默。

如果团体会谈中有两名治疗师,我们建议他们积极配合,示范心智化的过程:

治疗师:[对另一名治疗师说]我想知道,今天大家都这么沉默,你的头脑中出现了什么? 我担心我的工作做得不好,你呢?

更具体来说,我们建议,体型比较的议题要早点在治疗中处理。一旦这一点被公开讨论,将有助于创建团体进程,这是因为病人们分享了他们将自己与其他人比较的困扰。如果不加以解决,就可能以间接和破坏性的方式见诸行动,而治疗师却未能识别出来。这种开放而又略带说教性的讨论,会促使病人理解进食障碍的心理及其心理病理。由于进食障碍病人不能从内部对自己有一个清晰的感觉,他们就需要通过与他人比较的方式找寻到自体感,而这一方式展现出的是,他们对于外表深深的依赖。

若将限制性进食障碍病人和暴食症病人放在同一个团体中,可能对团体进程大有裨益,因为暴食症病人会为团体会谈注入更多的活力。

结 论

本章透过心智化范式的视角,描述了进食障碍的心理病理。我们已经介绍了一些实例,涉及临床上缓解症状的方法,以及,从具身心智化恢复到一般心智化的方法。总的来说,我们建议进一步发展进食障碍的心智化干预策略,这反过来也可作为实证调查的主题。这项提议基于以下基本原理。

为增强疗效,干预的创新点应将理解特定的心理病理纳入在内(Fonagy & Bateman,2006a;Kazdin,2004)。进食障碍病人的生活背景、临床特征、共病及人格功能都各不相同。但是,我们要在这儿提出的是,无论从特定背景来说,还是更全面地来考虑,反省功能受损都是其核心心理病理。心智化方法专门用来处理反省功能的能力问题:"总而言之,在心理治疗关系中,在满载情感的背景下进行心智化,不只是说这是一项艰苦的工作,我要说,这就是我们要做的工作"(Allen,2008b:180)。

与进食障碍病人工作,重大挑战之一便是构建治疗联盟。不过,出人意料的是,少有研究关注治疗关系这方面。研究显示(Vandereycken & Devidt,2010),病人报告的几项重要因素包括治疗太难了、治疗方法不合适、缺乏自由和信任。心智化治疗明确而系统地着重于改善、运用治疗联盟,通过重拾心智化以修复破裂的治疗关系,从而帮助病人产生信任感、引发自主性。心理治疗提供了机会,在心智化失败之时去体验和学习,也提供了机会去修复破裂的联结(如,治疗中的见诸行动)。

心智化是一种全新的范式,它整合了进化科学、心理学以及神经科学三个领域的研究成果。它尤其强调早期依恋与大脑发育的交互作用。这一点影响了我们的治疗立场。心理治疗极其重要的一个方面,就在于它激活了依恋系统。一旦治疗联盟建立、依恋纽带形成,神经生物学层面的改变就会接踵而至,特别是,如果治疗成为安全基地,就会助长心智化。不安全、情感唤起,以及依恋创伤,都会削弱心智化,而安全基地则代表着开放的心智。

心智化,作为一种智力架构,可用于将病人呈现出的混乱且具有挑战性的现象组织起来。因此,它能帮助我们更好地忍受病人的症状。治疗师聚焦于对病人受损的心智进行心智化,这可以帮助治疗师更容易共情病人,并增强病人的"负性能力"(negative capability),或者说,提升他们容忍疑惑,并与这些状态"待在一起"的能力(Holmes,2001)。

所有形式的心理治疗,都在培养心智化:作为一种智力模型,心智化是有效治疗的元语言。作为治疗的一个特定层面,它系统性地关注增强病人的心智化能力。心智化方法起源于心理动力学传统,但由于它强调认知过程与情感过程,这一年轻的流派,就在心理教育、认知和精神分析技术之间架起了桥梁。

心智化模型不仅对进食障碍病人很重要,对与此类病人工作的治疗师的体验也很重要。面对巨大的治疗性挑战(比如严重的神经性厌食症),我们自身的反省功能也可能会崩溃。对此,心智化模型不仅具有实用性,而且还关系到道德伦理的层面。通过治疗,病人的状况可能更加糟糕。因此,我们也需要有一个模型,来理解并防止我们自身的思维能力、好奇心、开放的心智,以及得体的举止崩溃掉。

心智化是一种治疗性的美德,因为,它令我们对于自身、他人,以及世界其他方面的多样性怀有深深的尊重。我们要清楚,我们没有能力对病人读心,因为,我们的心智是分开的,情绪状态是不透明的,而且会被刻意隐藏。对病人和治疗师而言,良好的心智化,都是一种解脱,因为,它使得我们可以更加灵活地理解他人与自己。心智化是与现实在"玩儿"(play with reality)。而在与进食障碍病人的工作中,努力帮助他们从其身体及具身的残酷现实中解放出来,这也意味着,我们在与他们的具身现实在玩儿。

推荐阅读

Bruch H: Conversations With Anorexics. London, Jason Aronson, 1988.

Fox JRE: A qualitative exploration of the perception of emotions in anorexia nervosa: a basic emotion and developmental perspective. Clin Psychol Psychother 16:276-302, 2009.

第十五章

抑郁症

帕特里克·卢伊滕

彼得·冯纳吉

亚历山德拉·莱玛

玛丽·塔吉特

抑郁症是世界上最普遍的心理障碍之一。基于群体的研究表明,抑郁症的终身患病率约为15%,其中女性的终身患病率高至25%(Alonso et al., 2004; Blazer et al., 1994; Kessler et al., 2003)。抑郁症不仅是一种非常普遍的,也是一种十分严重的心理障碍,不仅会对患抑郁症的人的内在心理功能和人际交往功能造成影响,也会影响他们身处的环境。情感障碍是自杀和自杀未遂的主要原因(Bernal et al., 2007),重度抑郁症(major depression)和双相情感障碍,分别是第一和第五大致残原因(WHO, 2001)。到2020年,抑郁症就已经成为全球疾病负担中第二严重的疾病(Murray & Lopez, 1996),患抑郁症也意味着严重的经济负担(Donohue & Alan, 2007)。此外,抑郁症的负面影响并不只存在于间或的抑郁发作期。研究表明,单相抑郁症在第一次发作后、三年内的复发率为20%~30%,而经历过三次及以上抑郁发作的病人,三年内的复发率为70%~80%(Segal et al., 2003)。第一次抑郁发作后,至少有90%的可能性会再次发作(Kupfer & Frank, 2001),抑郁症病人一生中平均会经历4次抑郁发作,每次大约持续20周(Judd, 1997)。情感障碍有着长期的负面影响,其中一点是,情感障碍病人的后代,日后出现心理病理问题的风险会升高(Gibb et al., 2009),出现内外化心理问题的情况会更普遍(Alloy et al., 2006)。

近期研究表明,药物治疗和心理治疗对相当多的抑郁症病人作用有限,仅有约50%的抑郁病人对此类治疗有反应(Cuijpers et al., 2010; Luyten & Blatt, 2007; Luyten et al.,

2006）。因此,目前治疗的指导方针侧重点是:抑郁症的管理上需要有长远的考量,强调连续性和维持性治疗,重点在于预防复发(Cuijpers et al.,2010)。预防复发是基于心智化治疗抑郁症的主要目标,我们会在本章后面部分详细阐述这一点。我们相信,促进抑郁症病人的心智化能力,能在他们遭遇逆境时,帮助他们更好地应对生活压力,从而减少复发的可能性。此外,减少复发的可能性、增强心智化能力,还可以降低抑郁症代际传递的可能性。

在本章,首先,我们将介绍把心智化的概念应用于抑郁症治疗的基本原理。然后,我们将讨论几种基本假设(用心智化方法治疗抑郁症正是基于这些假设),并回顾相关的实证研究。接下来,我们会讨论情绪和心智化之间的关系,以及依恋史中的个体差异、对特定心智化能力的损害所起的作用及其在特定的非心智化模式中所起的作用。最后,我们将讨论以上观点对治疗的启示。

基于心智化的方法治疗抑郁症的情况

有充分的证据表明,抑郁症病人存在人际问题(Luyten et al.,2005),聚焦心智化的治疗可能会对这类病人尤为有效。更具体来说,抑郁症和功能失调的人际沟通循环有关 (Kiesler,1983),也就是说,他们的人际风格,恰好会让他人做出令他们害怕、想要避开的行为和反应,这反过来又验证了他们对他人的负性预期。所以说不仅是抑郁情绪对关系产生了负面影响,对抑郁症易感的人也主动选择并唤起了非适应性的人际环境,进而导致更多人际冲突和矛盾,更可能令自己遭到排斥和孤立。前人的理论也强调过这一点,如莱温森(Lewinsohn,1974)提出的抑郁症负性社会强化理论,以及近期的抑郁症应激模型 (Hammen,2005;Luyten et al.,2006)。应激模型指出,抑郁的易感性与活跃的(虽然意识不到)压力(特别是人际压力)的产生有关。研究进一步证实了抑郁症具有人际特性这一观点,这些研究发现,人际因素能很好地解释目前抑郁症的循证治疗效果 (Blatt et al.,2010)。根据这些发现,可以公平地说,抑郁症既是一种个人内在的心理障碍,又是一种人际关系障碍(Hammen,2005)。

大量研究已证明了抑郁症病人的社会认知受损的核心作用,这可能是其产生认知缺陷和人际冲突的重要原因。比如,认知-行为研究者已识别出一些社会认知的缺损,

这些缺损处于社会信息加工过程中的不同阶段,而这些信息加工过程与抑郁和抑郁易感性相关,这些缺损包括下列几项:

- 著名的"认知三角",对自己、他人和未来的负性认知(Beck et al.,1979)。
- 情绪一致性的注意和回忆偏差(Mood-congruent attention and recall bias)(Bower,1981)。
- 对正性和负性经历的归因,存在抑郁的归因风格,这将导致习得性无助和无望(Abramson et al.,1978)。
- 负性的、聚焦于自体的反刍,以及糟糕的社会问题解决能力,会导致恶性循环,其特点是:对自己和他人的负性思维增加,使得情绪更为低落(Kyte & Goodyer,2008)。

近年来,正念认知疗法强调关于自体的社会认知歪曲,以及在治疗抑郁症(尤其是复发性抑郁症)时,侧重使用提高"正念觉知"(mindful awareness)的技术(如自我觉知、不带有评判或聚焦自我的反刍)(Watkins & Teadale,2004)。

上述关于歪曲的社会信息加工的研究结果,与针对心境障碍病人心智化受损的、更为直接的研究如出一辙。比如,研究发现,单相抑郁症和双相情感障碍病人,在执行对内和对外任务中,都存在心智受损(Lnoue et al.,2004,2006;Kerr et al.,2003;Lee et al.,2005;Montag et al.,2010)。重要的是,研究还发现,心智缺陷可以预测抑郁症的复发(Inoue et al.,2006);在稳定期的双相情感障碍病人,即使控制了与抑郁相关的基本认知功能障碍,依然存在心智缺陷(Montag et al.,2010)。这项研究结果清楚地表明:在抑郁发作期之外,心智缺陷依然存在,因此可能与情感障碍发作和复发都有关系。同样,在成人依恋访谈(George et al.,1985)中很多研究使用反思功能量表(Fonagy et al.,1998)来评估心智化能力,都发现抑郁的人心智化能力受损。比如,菲舍尔·克恩等(Fischer-Kern et al.,2008)的研究发现:重度抑郁症住院病人在反思功能量表上的得分,比边缘型人格障碍住院病人还低。反过来,穆勒等(Müller et al.,2006)的研究发现,治疗前的反思功能量表得分,能预测治疗后的症状改善情况,这是用症状自评量表修订版(Derogatis,1994),对一个混合住院样本进行的测量,该样本包括进食障碍和抑郁症住院病人,他们进行了为期3个月的住院治疗。相反,必须注意的是,陶伯纳等(Taubner et al.,2009)发现,在治疗前,慢性抑郁症病人和健康控制组被试,在成人依恋访谈中的反思功能量表得分没有差异。不过,在这项研究中,控制组被试反思功能量表的得分极低(平均分为3.6),远低于其他研究中健康控制组的反思功能量表得分。

正如我们接下来将要更详细讨论的内容,我们并不是说,抑郁病人的心智化缺陷必定是普遍的、特质性的,这一点很重要。抑郁症病人的心智化水平可能取决于情境(比如,在经历丧失、分离或失败的时候会特别明显,而不是说,反映的是社会认知的普遍缺陷),也可能很大程度上受到当前情绪的影响,特别是对严重抑郁的病人,或对正负性事件有强烈情绪反应的病人。此外,一些抑郁病人可能对心理状态过度敏感,很容易与他人的心理状态调谐。比如,蒙塔格等(Montag et al.,2010)发现,处于平稳期的双相情感障碍病人的认知心理受损,但是情绪心理却没有受损,这一模式与对边缘型人格障碍的研究发现一致(Fonagy & Luyten,2009)。类似地,抑郁病人可能会过度心智化(如过于关注自己或他人的心理状态),后文会详述这一点。临床抑郁个体和亚临床抑郁个体,在心智化缺陷的特征方面,很可能存在质的差异。比如,哈克内斯及其同事发现:与非抑郁控制组被试相比,临床抑郁病人在心理任务上表现出缺陷,而焦躁不安的学生和缓解后的抑郁症病人则呈现出相反的模式,他们表现出较强的解码心理状态的能力(Harkness et al.,2005,2010)

将心智化方法用以概念化和治疗抑郁症,最后一个重要的原因是:抑郁症与其他障碍表现出很高的共病率,这些共病以人际问题和自体病理问题为特征,其中最特别的就是边缘型人格障碍(Zanarini et al.,2009,2010)。所以,很多抑郁症病人表现出边缘特点,而边缘病人表现出抑郁特点。因此,毫不奇怪,某些边缘型人格障碍模型强调情感失调,尤其是抑郁症,是其主要特征(Linehan,1993a)。也有模型提出:边缘型人格障碍和情感障碍,包括抑郁症和双相障碍,都属于同一情感谱系障碍(Akiskal,2004;Gunderson & Elliott,1985)。

尽管抑郁症和边缘型人格障碍之间的关系的精细特征还有待深入阐释,但从临床的角度来看,它们之间的关系非常重要、不容忽视。抑郁症和边缘型人格障碍共病,意味着需要更长的时间才能缓解症状(Grilo et al.,2005),共病还可能会对治疗效果产生负面的影响(Hilsenroth et al.,2007),特别是当治疗师使用的方法无法适应边缘病理症状的时候,更是如此。希尔森罗斯等(Hilsenroth et al.,2007)发现,尽管短程心理动力治疗,对无边缘病理共病的抑郁症病人效果相当,但对有共病的抑郁症病人,治疗师会更倾向于使用较结构化的技术,比如将治疗的开头结构化,在两次会谈间期建议病人完成特定的活动或任务,保持积极聚焦治疗议题的状态,支持性地探索困难的议题和情绪的变化,检查循环的关系模式。这种更为主动的、结构化的方法,与心智化治疗在很多方面有异曲同工之处,我们接下来就会看到这一点。

抑郁与心智化：理论观点

心智化治疗的基本假设

心智化方法治疗抑郁症,其基本假设是:抑郁症状,反映的是个体的依恋关系及自体受到威胁时的反应,无论是由于(即将发生的)分离、拒绝,或者丧失、(即将发生的)失败经历,还是由于二者(依恋和自体受到威胁)的综合。我们进一步推测,这些反应会导致这些人在理解自己或他人的动机或愿望时,心智化受损或歪曲(Lemma et al.,2011)。而且,抑郁心境会导致唤起和压力水平升高,这会进一步损害和歪曲心智化,这反过来又会让病人在面对压力时失去心理韧性,并最终进入抑郁心境不断累积的恶性循环(见图15-1)。

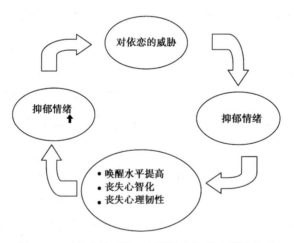

图 15-1　对依恋的威胁、心境和心智化之间的关系

前述假设为下面的内容提供了全面的解释:1)人际痛苦在抑郁中的核心作用,它既是前置和诱发因素,也是存续因素;2)在抑郁的发生、发展以及代际传递当中,依恋和人际议题的重要性;3)在应对压力与逆境时,心理韧性的下降与抑郁的关系;4)在抑郁治疗过程中,人际因素的重要性;5)与心智化能力相关的进化的优势和风险。接下来,我们将回顾与这些假设对应的证据。

依恋、压力调节和抑郁

不安全的依恋与儿童、青少年、成人的抑郁易感性相关（Grunebaum et al.,2010；Lee & Hankin,2009）。类似地，研究也表明，抑郁的易感性与人格特质或认知-情感图式（尤其是人际依赖和自我批评完美主义）有关，而这些特质或图式均植根于破坏性的依恋经历（Blatt & Homann,1992；Blatt & Luyten,2009）。而且，不安全的依恋还与复发性抑郁、大量抑郁发作和残留症状、更长期服用抗抑郁药物，以及更严重的社会功能损害（Conradi & de Jonge,2009）和自杀（Grunebaum et al.,2010）前瞻性地相关。更具体地说，如后文所述，抑郁的易感性与贯注和回避依恋策略均相关（Bifulco et al.,2002b,2002c）：理论上已证明，贯注策略与依赖的完美主义有部分重叠；而实证研究已证明，回避的依恋策略与自我批评完美主义有重叠（Blatt & Luyten,2009）。

早期逆境和破坏性的依恋经历（尤其是虐待和忽视），及其对发展中的压力系统带来的深刻影响，在抑郁的病因中具有核心的重要性，这些研究发现进一步强调了依恋经历在抑郁症病因中的重要性（Heim et al.,2008a,2008b）。事实上，动物研究和日益增加的有关灵长类与人类的研究，均表明依恋经历对发展中的应激系统起了关键作用（Champagne & Curley,2009；Lupien et al.,2009；Luyten et al.,2009）。对逆境和依恋的这些研究表明：安全的依恋经历可以缓冲压力在早期发育中的影响，从而导致下丘脑-垂体-肾上腺素（hypothalamic-pituitary-Adrenal,HPA）轴在早期发育中所谓的适应性低活性，并在以后生活中面对逆境时产生韧性（Gunnar & Quevedo,2007）。相反，在动物（Champagne & Curley,2009；DeVries et al.,2007；Neumann,2008）和人类研究（Bakermans-Kranenburg et al.,2008；Gunnar 和 Quevedo,2007）中发现：不安全的依恋经历与面对压力时的易感性密切相关，表现为HPA轴功能失调。比如，某项研究表明，自我报告与父母关系质量差的成年人，在经历压力事件时，他们的腹侧纹状体中的多巴胺显著上升，他们的唾液皮层醇水平对比报告与父母关系良好的成人的水平来说，增加程度更高（Pruessner et al.,2004）。

综上，这些研究结论至少可以部分解释日益增多的证据，即抑郁易感性与压力反应增加有关，而这些压力反应是对日常的压力源，以及重大的生活应激源的反应（Heim et al.,2008a；Wichers et al.,2009）。与这些假设相符的是，研究表明：不安全的依恋在早期逆境和后期生活中的抑郁易感性之间起到中介作用，这一中介效应是通过情感调节、压力反应性和社会问题解决技术受损而起作用的（BIfulco et al.,2006；Styron & Janoff-

Bulman,1997）。

此外，尽管目前的证据还有些难以解释清楚（Risch et al.,2009），但已有部分证据表明：早期或后来的逆境导致压力反应性增加，在具有遗传易感性的个体当中，压力反应性增加尤为明显。比如，一些研究显示：5-羟色胺转运蛋白基因的多态性可能与压力敏感性增强相关，而这又会导致抑郁易感性增加（Risch et al.,2009），还非常有可能导致一系列其他与压力相关的疾病，包括功能性躯体障碍，如慢性疲劳综合征和纤维肌痛等。这可以部分解释抑郁、疼痛和疲劳之间的高共病率（Luyten et al.,2008）。相反，促肾上腺皮质激素释放激素受体1（corticotropin-releasing hormone receptor 1,CRHR1）的单倍体基因，可以保护经受早期逆境的人免遭抑郁之苦（Polanczyk et al.,2009）。CRHR1是一种G蛋白偶联受体，在应激反应中，对HPA轴的调节起到核心作用，它分布在额叶区、前脑、垂体前叶、脑干和杏仁核当中。CRHR1还在情绪记忆的巩固中起着关键的作用，拥有2个TAT单倍体基因的个体，对早期负性经历的处理可能会具有相对非情绪性的认知加工，从而保护他们不容易患上抑郁症。

此外，越来越多来自动物（Carter et al.,2008；DeVries et al.,2007；Neumann,2008）和人类的研究（Gordon et al.,2008；Heinrichs & Domes,2008；Levine et al.,2007）证实：神经肽催产素和抗利尿激素在压力调节中起着关键作用，它们也是依恋的神经系统基础，如杏仁核、下丘脑室旁核（Insel & Young,2001；Neumann,2008）。具体来说，催产素不仅与亲密行为（如配对联结、母性关怀、性行为）有关，还与社会记忆和社会支持有关（Feldman et al.,2007；Levine et al.,2007）。同时，它还可以减少对（社会）压力的行为反应，以及神经内分泌系统的反应（Neumann,2008）。不仅如此，这两种激素都涉及亲密行为，通过作用于HPA轴系统，直接产生抗焦虑和抗应激效应，并通过加强社会认知和信任，间接产生作用。比如，在人类身上已证明：应用催产素能让哺乳期母亲产生正性情绪状态、减少焦虑、增加平静感，还能减少对心理应激源的情绪反应（Heinrichs et al.,2001）；在实验室压力任务下，能够降低焦虑与紧张水平（Heinrichs et al.,2003）；降低压力反应中杏仁核的活性（Baumgartner et al.,2008；Kirsc et al.,2005）；通过调控杏仁核和尾状核的活动（参与恐惧学习和奖赏相关的加工过程），从而提升对他人的信任水平（Baumgartner et al.,2008；Kosfeld et al.,2005）；或提高心智化的水平，体现在通过面部表情来读心的能力增强（Domes et al.,2007）。而且，催产素还与母性联结行为相关，这些联结行为包括凝视、发声、富有情感的抚触、积极情感和依恋相关的想法，以及高功能的父母心智化,表现在频繁检查孩子情况当中(Feldman et al.,2007;Levine et al.,2007)。由此,催产素在启动母亲的依恋行为过程中起着核心作用,这大多得益于它的压力缓解效应及其对共情和信任的正面影响(Ross & Young,2009),因此,它也在情绪调节和压力易感性的代际传递中发挥着重要作用。这一假设在其他研究中已得到进一步证实,比如,研究表明子代的催产素水平与父母抚育显著相关(Gordon et al.,2008)。早期糟糕的依恋经历与催产素水平降低及皮质醇反应升高有关(E.Fries et al.,2015;Heim et al.,2008b;Meinlschmidt & Heim,2007)。此外,在单相抑郁症病人中,依恋焦虑和回避水平升高与其催产素受体基因的几种多态性有关(Costa et al.,2009)。这一发现与抑郁女性的外周催产素分泌失调的研究结论一致(Cyranowski et al.,2008)。有证据指出,催产素中的这些失调,正是抑郁的易感性因素。戈特利布等人(Gotlib et al.,2010)在一项神经影像学研究中发现:有患抑郁症风险的青春期女性,其奖赏加工系统活性减低,最明显的是纹状体区域,这显示其对奖赏的敏感性显著降低。但是,考虑到抑郁症的异质性、较小的样本量,以及这些研究有关的很多方法学问题,显然还需要更加深入的研究。

尽管以上这些研究存在局限性,但综合起来,它们还是有力地支持了如下观点:抑郁症病人的依恋经历、压力和心智化之间有着密切的关联(Heim et al.,2008a;Luyten et al.,2009)。本领域的研究表明,依恋系统是一个进化性的发展系统,它与涉及奖赏依附行为和调节压力的大脑系统紧密相关,而且具有压力缓解的特点,这可以强化人际压力调节,提升对他人的信任感,并增强元认知与心智化的能力。

另一项研究支持了以上假说,这项研究表明:即便在巨大的压力之下,仍有能力持续进行心智化,会引起一种被称为"扩展-构建"的依恋安全循环,这可以强化安全依恋感、个人能动性、情感调节(构建)的感觉,并使得个体被吸引到不同、但更有适应性的环境(扩展)当中(Mikulincer & Shaver,2007)。事实上,对心理韧性的研究已经证实,积极的依恋经历与心理韧性相关,这种相关部分是通过关系募集实现的,关系募集指的是:有韧性的人乐于关照他人这一能力。因此,在面对压力时,高功能的心智化结合使用安全的依恋策略,可以解释关系募集对心理韧性的影响。

相反,与不安全依恋相关的过度激活策略或去激活策略,会制约个体在面对压力时"构建和扩展"的能力。而且,研究还证明,其他与心理韧性有关的行为系统,诸如探索、依附和照料等,也会受到限制(Insel & Young,2001;Mikulincer & Shaver,2007;

Neumann，2008）。这些发现可以解释人际压力和问题在抑郁中的重要作用，也可以解释抑郁代际传递的高发率。比如，冯纳吉（Fonagy，1994）使用陌生情境范式测量，发现有过早期逆境史但同时也拥有高心智化水平的母亲，她们的孩子都是安全依恋型的；而相应地，心智化水平低且有早期逆境史的母亲当中，仅有6%的人其孩子是安全依恋型的。如前所述，心智化可能是构成与心理韧性相关特征的基础，而心理韧性相关特征包括：自主感（有意愿和能力来做计划、较高的自我价值感、自我效能感，以及良好的问题解决能力等）和关系性（包括人际意识和共情）（Fonagy et al.，1994），其他与关系募集有关的能力，以及从社会支持中获益的能力等（Hauser et al.，1994）。面对逆境时的心智化能力，也可能在一定程度上与幽默感相关，因为幽默感与心理韧性关系密切。许多抑郁的人，尤其是心境恶劣的病人，即便处在慢性抑郁的感觉当中，仍有一种黑色幽默，甚至病态的幽默感。从心智化的视角来看，幽默感可以视为一种有效的应对策略，也是心智化能力的正性指征；它证明了一个人具有"与想法玩耍"的能力，而这正是真正心智化的关键特征。治疗师认可（来访者的幽默感），并且，在适当的情况下，也以玩笑的方式来回应（来访者），这种幽默的能力不但可以支持病人心智化的能力，还可以营造出相互认可和理解的感觉。除此以外，幽默的人际特性还可能反映出：病人试图在与治疗师的互动关系中，共同调节压力和唤起程度，也就是说，这反映了病人的心智化立场，或至少是一种心智化的尝试。然而，幽默也可能被病人用来削弱治疗师，而不代表一种建设性的尝试，以便对治疗性二元体中的亲密度进行微妙的调整，也不代表一种以观察者的立场来对待自体的能力（Lemma，2000）。尽管有这种可能，但完完全全缺乏幽默感，通常反映的是心智化严重受损或歪曲。支持这一假设的研究显示，抑郁病人的心智化受损与欣赏幽默之间呈负相关（Uekermann et al.，2008）。

各种抑郁疗法中的心智化与心理韧性

有关心智化、依恋、压力调节和抑郁之间关系的研究结果，也有助于我们解释人际经历在抑郁治疗过程中的关键作用，尤其是构建积极的治疗联盟的作用。这些发现还可以部分地解释：为什么循证心理治疗与个体面对逆境时更好的韧性有关，而抗抑郁药物的使用时长、与停药后的复发可能性之间没有相关（Luyten et al.，2006）。

基于这些研究发现，我们很容易推测：有效减少抑郁复发率的一个共通机制，就是心智化，也就是元认知能力，反省自己与他人的经历与感受，即便面临逆境也是如此。

从长远来看,这就增强了处理生活压力的适应能力。对国家心理健康研究所抑郁治疗合作研究项目的数据进行再分析,结果发现,人际关系疗法和认知行为疗法(而非药物治疗),均与压力敏感性降低相关(Hawley et al.,2007),同时还改善了病人应对压力的适应能力,且由此提高了韧性(Zuroff & Blatt,2003),而这反过来又能预测18个月随访期内抑郁水平的降低。重要的是,在这项研究中,正性的治疗联盟与抗压适应力的提高相关(Zuroff & Blatt,2006)。

举例来说,传统的认知行为疗法,通过将注意力集中在自动化思维和功能失调的态度上,可以系统性地促进心智化,进而促进关于自我和他人的心智化(Bjorgvinsson & Hart,2006)。认知行为疗法近年的焦点转移到元认知上,也就是"对思想的思考"上,这与我们强调心智化的重要性是一致的(Wells,2000)。对于促进内在心理状态的心智化,及其如何影响一个人对周遭世界(包括社会关系在内)的感知和解释,正念疗法可能尤为有效。此外,正念方法与心智化疗法,在治疗抑郁方面十分相似,它们都优先关注思考和反思的过程而非内容,而且都旨在促进个体觉察内在心理状态,以及觉察对感知和解释的影响。

人际关系疗法,由于它聚焦于人际关系,所以从定义上来说,几乎就是促进自我与他人关系的心智化(Klerman et al.,1984)。在治疗关系背景下,传统心理动力疗法使用澄清、面质、诠释,以及检查适应不良的自体和他人表征同样可以培养心智化(Leichsenring & Leibing,2007)。而且,由于心理动力治疗关注移情关系,鼓励病人讨论对治疗师和治疗本身的感受,因此,对移情进行工作可以提供充足的机会,以促进病人对自我和他人的心智化(病人对他人的态度和意图的假设,是关于治疗师的,也是关于重要的外部关系的,这些都要进行详细阐述和面质,要探查这些假设的意义和功能)。不过,过度使用面质或诠释,尤其是在治疗的早期阶段,或者,在与严重抑郁或创伤的病人工作中,都可能是不可取的,甚至是有害的。过早地将当前经历与过去经历联系在一起的干预,或者说任何干预,无论其理论取向如何,只要是高估了抑郁个体的心智化能力,无论这种缺陷是来自抑郁情绪所引起的整体上的损害和歪曲,还是来源于高唤起水平和由此产生的心智化脱钩"掉线"——都可能会适得其反。这样的干预方式只会激发内疚感和羞耻感("都是我的错。我早就觉得我不好,现在丈夫离开我,我更应该怪我自己。我活该被抛弃")、防御性的外化("我感觉不好,现在你又来说这都是我的错? 这怎么可能! 我简直不敢相信我的耳朵"),以及不被理解的感觉("我真的理解不了你说的话,你这么说是什么意思")。相似地,过度支持性的干预(比如,"我知道你真的感到伤心,可能现在不是一个谈论它的好时机,对你来说可能太难了"),虽然有时这么做是有必要的,但是也可能事与愿违,因为当病人情绪低落的时候,这样做会让病人感到得不到帮助,从而会确认抑郁的心理状态。相反,支持性干预,则可以积极主动地传达出理解他人和自己心理的尝试,并在他人和自己的心里引起兴趣(如"我看到你丈夫离开你,你很伤心,但我在这儿,想了解是什么让你感觉那么伤心")。

经验疗法(Experiential therapies),通过在正性治疗联盟的背景下,关注此时此地的情感状态,传达共情和理解,同样可以促进心智化。比如,格林伯格和沃森(Grennberg et al.,1998)所提出的治疗抑郁症的情绪聚焦疗法,聚焦于共情理解,以及对于核心情绪抑郁图式的经验加工过程,可能会有助于促进心智化。

从进化的视角看心智化和抑郁

从进化的角度来看,有能力预测自己和他人的反应,并运用这一预测去指引自己在社交世界中航行,这毫无疑问是非常具有生存价值的(Humphrey,1988)。要想预测自己和他人的反应,需要对心理状态有理解力。心智化不但对个体而言具有重要的生存价值,而且还能解释人类与缺乏心智化的动物之间的其他重要区别。这些区别在于:人类具有自我觉知和自我意识;努力超越自己的身体,渴望精神超越物理现实、超越个人自身的存在;自体感的社会起源,来自在他人的心理状态中识别自己(Allen et al.,2008)。

然而,值得注意的是,这些心智化的核心特质,似乎也与抑郁的核心特质有关。因此,对于心智化来说,在重要的进化优势之外,我们也不能无视它的阴影面。首先,自我觉知和自我意识,为我们带来了诸如尴尬、羞耻、内疚等社会情绪。这些情绪对于调节人际关系居功甚伟,但在极端情况下,这些自我意识的情绪就可能造成适应不良(Fontaine et al.,2006)。其次,意识到自己无法实现自己的志向抱负,可能会引发抑郁、失落、痛苦和疲惫的感觉。最后,自体感的社会根源也携带着风险(在自体状态和志向抱负的镜映不足,或者未标记的镜映长期存在的情况下),这一风险是,感到被视为一个不值得爱、关心、尊敬和钦佩的人;而这反过来又会带来抑郁、焦虑、愤怒和痛苦的情感。

因此,治疗抑郁的心智化疗法,由于它广泛地、发展性地关注依恋相关过程,关注与依恋相关的心智化能力在进化上的优势和风险,所以,该疗法可能适用于广泛的情绪障碍。这一情绪障碍的范围可能包括从正常的烦躁不安、亚临床抑郁到慢性或严重的抑郁状态（如心境恶劣、重度抑郁、双相情感障碍、抑郁型人格障碍等），或者其他有关情绪紊乱的疾病（如人格障碍、躯体形式障碍等）。

抑郁中心智化的受损和歪曲

临床经验和大量研究均提出，心情烦乱会损害一个人的心智化能力。当抑郁的人尝试进行心智化时，心智化也可能被歪曲，会暂时或长期地重复出现完全心智化（full mentalizing）产生之前的思维模式。

重度抑郁病人，最容易出现因抑郁情绪而导致的心智化损害与歪曲。因此，和这类病人工作时，在治疗的早期阶段，治疗师要避免和病人讨论病因等议题（如创伤、功能失调的态度），因为这些议题需要洞察力和反思能力。讨论这些议题可能有反作用，因为这很可能超出了抑郁症病人有效地进行心智化的能力。在治疗早期引入这些议题，可能会让病人陷入自我批评、反刍、无助以及自杀意念的恶性循环当中，同时也会让治疗师感到无助，感到这样做是多此一举。有时，治疗师做出干预，让病人细思慢想他们过去的关系，或当前的情绪，随之而来的，却是病人一连串极其痛苦的自怨自艾、无助绝望的表达，这种场景是每个临床工作者都很熟悉的。这样的干预，多半会让病人对自己和他人的动机产生更悲观的想法，其中，病人会把他们自己描绘成受害者，被残忍或冷漠的重要他人伤害；抑或是，由于自己的疏忽大意或差误罪过，成了有罪的作恶者。

从心智化的角度看，抑郁情绪可能不仅和心智化受损有关，还跟出现歪曲的心智化有关联。在这些非心智化的模式中，最靠前的就是再现心理等价模式，即将内在现实和外在世界等同起来了。事实上，从现象学的角度来看，对抑郁情绪最好的描述之或许就是：它反映了心理等价的状态，在这种状态下，很少或者没有空间来"假装""游戏"象征化，或者几乎没有内在的安全感来进行心理探索（Allen et al.，2008），表现为缺乏欲望或没有能力来探索内部心理状态。我们知道，心理探索的安全感，还牵涉寻求帮助和接受帮助的自由和意愿（Grossman et al.，1999），而严重抑郁的病人身上却极为缺乏这样的倾向，特别是情绪低落、意志消沉的抑郁症病人（melancholically depressed patients），更是如此。

重要的是,心理等价会导致个体将心理和躯体疼痛,以及情绪和躯体耗竭等同起来,这也许可以解释疼痛、疲倦与抑郁之间的高共病率(Hudson et al.,2004;Van Houdenhove & Luyten,2008)。心理的体验被感受得太过于真实了,就会回到具象思维,即心理痛苦意味着身体疼痛,担心的感觉如同千斤重担压肩头,抑郁的想法切切实实地紧压在自己身上。他人的批评会被病人体验为对自体的整合性的攻击,也往往会被体验为生理上的疼痛感,威胁着具身自体的完整性。这些心理痛苦和躯体疼痛背后,有着共同的神经回路,这方面的研究结论进一步强调:这些体验是紧密交织在一起的,即被抛弃真的会让人受伤(Eisenberger et al.,2003)。因此,在心理等价模式中,一种"前反思的"(prereflective)或"身体的"自体体验,会再度取代心理的自体体验,并且让反思心理经验的能力明显受损。紧接着就会出现超具身(hyperembodiment)状态,在这种状态之下,主观经验体验得过于真实。正如现象学家范登伯格所言:"虽然我们能够摆脱令人沮丧的风景之魔咒,但是,病人却无法摆脱他们阴郁灰暗的心灵舞台之束缚"(Van den Berg,1972,p.20)。

因此,难怪现象学的精神病学,将抑郁和混乱的时间感联系在一起(Ey,1954):对抑郁症病人来说,过去、现在和未来没什么不同,全都让他们感到一样的痛苦、一样的动弹不得,因而令他们感到无助、无望和没有快感(缺乏动力),这也难怪现象学的精神病学会将抑郁与客观时间和主观(自传体记忆)时间的紊乱体验联系在一起。抑郁症病人似乎经常困于"似是而非的当下"(specious present)(James,1890),他们无法让自己从反刍、忧虑中解脱出来,他们既怕看向未来,又怕回顾过去,甚至无法从这样的害怕中解脱出来。因此,临床上很重要的一点是:要确定,相对于更稳定的、患病前的心智化损坏,抑郁情绪在多大程度上损害了也许相对完好的心智化能力。此外,如图15-1所示,抑郁情绪会提高唤起和压力水平,这又使得有控制的心智化进一步掉线。

与上述假设一致,神经影像研究、神经病理学研究和损伤研究,以及对动物和人类的刺激和治疗研究都表明,抑郁与跟心智化有关的神经回路受损有关(Fonagy & Luyten,2009;Luyten et al.,2011a),这些脑回路包括内侧前额叶、杏仁核、海马、腹内侧基底神经节(Drevets et al.,2008;Johnson et al.,2009;Savitz & Drevets,2009)。此外,这些功能失调还与自上而下的调节失败及自下而上的输入受损有关,反映了边缘结构的过度敏感性,这些可能共同造成了心境障碍中常见的自主调节、情绪调节,以及神经内分泌应激反应的损伤(Drevets et al.,2008;Johnson et al.,2009;Savitz & Drevets,2009)。

虽然还需大量研究来证明我们的观点,然而有意思的是,当代有关抑郁症神经回路的模型,较为明确地表明了:抑郁症,可能与腹内侧前额叶和背外侧前额叶的活动失衡有关。前者有助于促进较为情感性的功能(包括投射到腹侧纹状体,以及更广泛的奖赏系统),而后者则更多促进认知和执行功能(Koenigs & Grafman, 2009)。说得更具体一点,研究提示:抑郁症与腹内侧前额叶过度活性及背外侧前额叶活性不足有关。

抑郁的这一模式让人联想到:自动化的/情感的心智化受损,与之相对,受控制的/认知的心智化也受损,以及这些心智化功能背后的神经环路受损(Fonagy & Luyten, 2009; Luyten et al., 2011c;也可见第一章)。这表明,抑郁症有这样一个特征:负性情绪的认知重评及抑制均失败,即有控制的心智化失败使得自动化的、情感主导的心智化占支配地位。情感主导,也许有助于我们理解,抑郁症病人为何持有对自己、对他人有偏见的、非反思性的假设,以及他们为什么会回归到(充斥着抑郁状态的)前心智化模式。心智化的认知和情感之间失衡,与抑郁症病人动用背侧前扣带回的能力减弱这一研究发现一致,比如,有抑郁风险的女孩在获取奖赏结果的过程中对强化史的整合就会出现这样的情况(Gotlib et al., 2010),以及抑郁症病人无法在恰当的时候脱离自我反刍,并激活与正性思维相关的前内侧脑区(Johnson et al., 2009)。类似地,时间体验紊乱,也与前额叶功能中涉及心智化的脑区(如内侧前额叶,Vogerey & Kapke, 2007)的紊乱相关,也可能(通过多巴胺系统)与依恋系统受损有关,而多巴胺2型受体拮抗剂,会导致时间估计受损(Lalonde & Hannequin, 1999)。

关于这些抑郁症的神经基础的研究结果,显然还需要进一步重复检验。不过,它们支持了这一观点,即严重抑郁的病人已经丧失了"自我矫正"能力,而这一点与受控的心智化能力有关。我们认为,抑郁症状是依恋关系受到威胁(进而威胁到自体)之后的反应,而与我们的观点一致的是:反刍和自我批评往往具有人际功能——呼唤关注和帮助,但同时也是一种尝试,试图在他人在场的情况下,调节自己的内在心理状态。从心智化的角度来看,这些人际功能,尤其是在安全的治疗关系背景下,尝试协同调节唤起和压力水平(见第二章),可以作为旨在促进心智化干预措施的主要目标。

由于抑郁情绪首先损害的就是心智化的过程,因此干预应首先聚焦于恢复心智化能力。干预可以从最基本的涵容开始,仅仅是待在那里——和病人待在一起,确认他所遭遇到的痛苦——也许无法完全涵容这些体验,但至少能起到抱持的作用。更具体来说,治疗师确认病人的负性情感体验有多么强烈,也接受病人无法对这些体验采取能动主体性的回应,他们有多么无能为力。不过矛盾的是,也许这反而能让病人感受到自己那些"无法忍受"的情绪体验,构建的是一种心理的而非物理的状态,是一种想象的而非具象的现实,是某些可以在心理上参与而非解离的东西。如上所述,研究已经充分证明,安全的依恋对象仅仅是在场,就能有积极的、减轻压力的效果。以支持性的方式进行心理教育干预,来解释抑郁状态对思维和感受的影响,对恢复心智化也很有帮助。比如,对于很多病人来说都有助益的是:指出"是他们的抑郁,而不是他们自己,在说话"。药物治疗同样也有帮助,特别是对严重抑郁的病人来说,更是如此。此外,恢复正常作息,以及如果可能的话,鼓励病人进行体育锻炼,也能帮助病人恢复心智化。尤其是锻炼,不仅可以分散抑郁病人的注意力,还能让他重新获得效能感和控制感,使得身体能重新获得力比多投注,而且,也许通过多巴胺奖赏系统的影响,还能起到减压的效果。这些因素可以解释行为激活在治疗抑郁症中的积极效果(Cuijpers et al.,2010)。

在抑郁症病人中,有一个特征特别值得注意,即普遍高发的自杀念头。用以解释自杀念头的因素多种多样,从无助和无望感,到更复杂的因素,如愤怒转向自身、幻想杀死自体中憎恶的部分,以及与失去的所爱之人重聚的全能幻想。我们不否认这些解释的价值,然而,从心智化的角度,我们认为,也许是内在(感受和情绪)的痛苦太过于真实,因此病人产生了自杀的念头或行为,最后往往突然尝试平息内心的痛苦感觉。自杀念头,尤其是在很猛烈的时候,恰好具有丧失自我矫正能力的特点。在病人的心里面,似乎只有一个真相,视野狭窄、眼光短浅。临床上经常发生的情况是:一旦可以打开不同的视角,自杀念头便会消失,情绪就会好转,病人便会感觉松了一口气。这一构想让人想到马尔茨伯格和温伯格(Maltsberger & Weinberg,2006)曾提到的观点:自杀念头涉及以下一连串的状态:突发事件;痛苦情感难以忍受、不断增强,且病人无法调节;无助的自我感觉;进而演化成无望感(一种次级情感);产生用自杀来逃避的幻想;自体解构、碎片化、自体失整合。这也可以部分解释抑郁症中的物质滥用,与自我疗愈理论(Khantzian,1997)和酒精近视理论(Steele & Josephs,1990)一致,同样都是用来减轻痛苦的方法。这些假设也与帕克的建议一致,他认为,要区分抑郁症的核心症状和其他症状,其他症状反映的是应对策略,这些策略旨在恢复体内稳态(Parker,2007)。

在抑郁症病人中可以观察到的非心智化模式,是目的论模式或立场,即将愿望和感受等同于可见的行为或外在缘由。许多抑郁症病人,只有当伴侣或其他重要他人,用躯体语言的方式表达爱意时,如在场、买礼物、和病人一起待在家里而不和朋友出去玩,才能感受到爱。这一立场,往往会让他们疯狂地想要诱使其依恋对象,包括治疗师表达出对病人的关心、喜欢和爱。因此,病人可能会要求延长或增加会谈,更极端的情况下,会要求治疗师触摸、爱抚或拥抱他们,这些都会打破边界。此外,很多病人还会竭力寻找有关他们疾病的"客观证据"。治疗师可能会发现,在跟病人讨论抑郁的生物或环境原因,病人就常常极力用生物因素("可能是基因问题,我父亲也有抑郁症")或环境因素("因为我爸爸从没爱过我"),来解释他们的抑郁。尽管后面这些解释通常会提到心理状态,也可能表达得不确定,但是它们本质上仍然是非心智化的,因为这些解释是僵化的,是自我服务的,阻碍了真正的心智化(如一个人在塑造自己的生活当中所起到的作用)。

然而,尽管抑郁症病人常常表现出明显的心智化缺陷和歪曲,但众所周知,抑郁症病人容易产生一长串认知偏差和歪曲认知。除此以外,他们也可能表现出所谓的"抑郁现实主义",意思是,他们的知觉,包括对自体和对他人的知觉,有时可能比非抑郁的人更准确。与非抑郁的人相比,抑郁症病人有时似乎更少戴着"玫瑰色的眼镜"看世界(Moore & Fresco,2007;Yeh & Liu,2007)。他们的心智化缺陷,可能是情境或关系特定的,因此,可能主要涉及某些方面时,抑郁的人才表现出心智化的缺陷,这些方面包括丧失、分离或失败等议题,关系到特定的依恋对象(如母亲或伴侣),或者只表现在唤起或压力水平升高的情况下。正如本书第一、二章,以及其他章里(Luyten et al.,2011c)所表述的那样,现在有大量证据支持这一假设,即心智化在很大程度上是情境和关系特定的,而且与唤起水平、压力水平密切相关。因此,在低唤起情况下,抑郁症病人对自我和他人的知觉可能是很准确的,但当唤起水平升高,心智化缺陷就会变得较为明显。与这一假设一致的研究,也表明抑郁症病人对其依恋史的描述并不总是歪曲的,而是对他们成长于其中的不利环境的反映(Hardt & Rutter,2004)。然而,抑郁的现实主义并不总是"现实的",经常会伴随心智化不足,即对抑郁症病人来说,这些糟糕的现实"就是这样子的",他们看不到其他的可能性。

紧随这个心智化不足的阶段之后,往往跟着极端的假装模式或过度心智化的叙述,在这些叙述中,与现实的关联被切断了。在评估期间,抑郁症病人那些涉及自我与他人的叙述,貌似详尽、有区分度、大体上精准,可能会把临床工作者带偏。这些报告可能会让临床工作者吃惊,从第一印象看,这都是真正的心智化的信号。然而,再细听细品,就会发现一些特征,可以将这种假装模式的叙述与真正高水平的心智化区分开来。这些特征包括:1)这些叙述往往是过于分析性的、重复的、冗长的,充满了内疚和羞耻感等抑郁的主题;2)这些叙述具有自我服务的功能(比如,获得关注或者同情,或去控制甚至强迫他人);3)某些叙述有过度认知的特点,不触及经历背后的情感,抑或是,人际叙述中的情感具有淹没性;4)不管有多么不切实际,这些叙述都完全缺乏自我价值感、自我喜爱,以及感知到的控制感("过度抑郁现实主义");5)无法"转换视角"(比如,在特定情境下,无法将视角从自我关注,转换到关注他人可能的动机上去:"我真的不知道,可能是因为她恨我吧")。从这个角度来说,采用访谈法(如生活事件表,Brown & Harri,1989)来确定生活事件对抑郁发作的影响。这样的研究是很明智的,因为在评估与特定生活事件相关的情境威胁对于抑郁的预测作用时,这一研究考虑到了病人的主观感知。然而,另一方面是,这些方法也可能会忽略抑郁易感性的另一个重要方面,即心智化能力的受损。不要将真正的心智化与过度心智化或反刍相混淆,反刍会加重抑郁的认知,而一般来说,有效的心智化会改善抑郁情绪(Allen et al.,2008)。许多研究都证实了这一点:反思与忧思或反刍有区别,前者与情绪改善有关,而后者,则与情绪恶化或自杀意念有关(Mathew et al.,2010;Miranda & Nolen Hoeksema,2007)。总的来说,抑郁症病人的心智化受损可能主要表现为过度心智化—心智化不足的循环。这些循环,以及与之相关的心智化过程中经常出现的、微妙的歪曲,也许可以部分解释相关研究发现中的不一致,即抑郁症病人,特别是轻度抑郁病人和心境恶劣病人,在社会认知和抑郁现实主义方面是不同的(Vogeley & Kupke,2007)。

心智化及抑郁症的现象学

上述特征表明,抑郁症的心智化模型也许可以视为认知-行为模型、人际关系模型以及动力学模型的整合。认知-行为模型,大多以探索病人的行为开始治疗,而抑郁症心智化治疗,则侧重于人际关系,以及在人际中对自体和他人心理状态的歪曲理解,正是这些,使得病人的人际关系问题持久地、反复地发生。在某种程度上,认知行为疗法对抑郁症的概念化,也会去捕捉心智化歪曲的信息。比如,一个抑郁症病人,可能会"自动化地"将一个朋友没有给她发信息或电子邮件,解释为这个人不再喜欢她了。这可能会让她觉得,在别的场合,当她受到批评时,情况可能比表面上看起来更严重,她会认为那些批评她"没用"的人是对的,她还会觉得自己没有真正的朋友。接下来,她便会开始感觉被孤立,很孤独,无法考虑再次面对工作中批评过她的人了。比起去上班,她更愿意待在家,陷入深深的自我批评当中,选择性地聚焦于那些她自己,或别人可能会认为她不够好的回忆。结果便是,一整天,她的思绪都被这些反刍思维给占据了。

从心智化问题的角度来看这些经历,我们可以看到,这个病人最初误解了朋友未能联系自己,以这件事作为扳机点,引发了一连串非心智化的反应,这些反应都是由强烈的、被拒绝的体验所带来的压力引起。心智化的失败,重新激活了心理等价,使得她一念之间的想法(自己不讨人喜欢),变得非常具体,被赋予了物理现实的品质。为了避免这种思维方式带来的难以忍受的痛苦,一种假装的品质便进入了她的思维当中。她对失败的沉思具有反刍的性质,这表明她的思想和她的生活状态之间是解离的。尽管这样的反应在数量上是不成比例的,在质量上也是有选择性的,但是由于心理状态处在假装模式当中,所以其体验依然缺乏真实的意义。在身体上远离朋友和同事,是她在感受到不被喜欢后的一种目的论的反应。她在心理上感觉到与朋友的联系切断了,于是她在身体上也将自己与朋友隔绝。(社交)世界变得充满了敌意和失败,充满了负面的情绪体验。

类似的心智化失败,也会出现在对未来的想法上。让我们来假设一下,我们的病人,不仅会反刍不愉快的过往经历,甚至还会对未来进行糟糕的预期。她预想自己重返工作后,同事们的反应会很负面;对于紧跟着就要面对的挑战,她预计自己会得到更多的失败和批评;她怀着恐惧的心情,思考着桌上堆积如山的工作,当意识到自己将会错过某个能让自己在未来表现更佳的关键培训时,她感到自己被压垮了。她身边的每个人都很吃惊:一个曾经自信、有胜任力、果断的人,现在怎么会对未来表现出如此过度的忧虑。心智化的失败无处不在,原因在于,对于同事们的感受和想法,她感到,自己根本无法构建出一个现实的画面。她无法将自己对自己的想法与他人对自己的想法区分开来。这种心智化的失败,使得她产生了一种确定感,即她的反刍式的、自我批评的那些感觉,每个与她有联系的人都有。心智化失败也影响了她对自己能力的知觉,所以她无法准确地评估自己能不能胜任,这使得她在预期要面对积压的工作时备感吃力。她低估了自己的才华,却高估了她没参加的培训的价值。她的元认知能力(她对学习、理解、记忆等心理过程做出判断的能力)已经功能失调了。因此,她无法准确预测短期培训可能带来的现实收益。心智化所带来的连续的自体感在消退,在过去有关胜任力经历的记忆与对未来成功的期待之间造成了明显的中断,这是因为,有关成功的记忆当中的那个主角,与她当前意识当中的那个能动主体,以及投射到未来当中的那个角色,被她体验为不同的人。

简而言之,在此我们建议,认知行为治疗师特别留意的认知异常,完全可以看作心智化功能失调。在预测他人的反应时,只要涉及预测他人在特定情境下可能会体验到的想法和感受,我们的病人就会犯"认知错误"。与自体、他人和未来有关的"负性自动化思维",尤其是目的论模式的思考,可以看作心智化失败的后果。抑郁的人不仅无法挑战这些想法,还倾向于过于看重这些想法,而这正是认知的心理等价模式的特点。

我们已经注意到,抑郁症经常会伴随躯体症状。我们也在别处指出:心智化失败的个体会不恰当地、过于重视身体的体验(Fonagy & Target, 2007b; Moran & Fonagy, 1987; Moran et al., 1991)。当然,这一观点与精神分析的传统观点是一致的,即躯体化与象征性思维的失败有关(如, de M'Uzan, 1974; Marty, 1991; Sifneos, 1973; Taylor, 1987)。通过这样的方式,悲伤变成了具身的悲伤,无望感转化成了身体的姿态,而预期的能动主体性的行为上的失败,则会被感知为精神运动性迟滞。心智化方法没有确定这种因果关系的方向。象征性心智化思维的崩塌,会让人更难触及情绪体验,更不可能对躯体状况进行反思,但是同样地,躯体不活跃也可能会破坏心智化。看重锻炼和身体活动的治疗师基于这一假设:改变身体状态对心理功能有积极的影响。无论因果关系的方向如何,我们都认为,在心智化不佳或不足的情况下,抑郁症病人会根据自己的心理状态来体验躯体状态,我们将这视为思维的目的论模式延伸至躯体范畴。毕竟,毫无疑问,最早期的心智化经验本质上也是躯体性质的。这与照顾者对婴儿身体状态变化的反应有关,照顾者会去想身体状态变化背后的心理变化,通过变换身体上对待婴儿的方式,来传达他们对婴儿状态的理解。我们已在其他地方提出,这种发展史本身,或许就是一种准重复,即身体姿势中的象征性思维,在进化起源上的准重复(Fonagy, 2000),这让我们能够开放地尝试识别有意图的状态,包括身体姿势、手势、身体大动作,以及语调、重音的模式等语言的韵律特征。我们认为,在非心智化模式之下,这种构想有意图的状态的身体(外部聚焦)模式占了主导地位(Bateman & Fonagy, 2004; Fonagy & Target, 2006; Luyten et al., 2011a)。这一模式不仅适用于对情绪状态的感官敏感性,也适用于通过身体体验来表达情绪状态。通过一套类似的机制与依恋相关的心理状态,也许可以视为相对稳定的、关系态度的目的论表达。

认知-行为模型和心智化模型,可能都会认为,这种思维倾向的源头是早期(童年)生活经历。然而,在心智化模型中,我们尤其认为,一个人的早期依恋经历,会对这个人带到(社交)情境中的、泛化的预期,以及他恰当理解这些泛化预期的能力,有着持续且重大的影响。而且,我们并不认为抑郁症必然是由于先前存在着的、由某些事件触发的、对自体和他人非适应性的期望所致,而这通常是认知疗法的素质-应激模型所持有的假设。尽管有研究(我们总结在下面)表明,泛化的期望根植于破坏性的依恋经历,会使人产生抑郁的易感性,但是我们也认为:抑郁也可能主要源于个体在面对压力和逆境时通常所触发的心智化受损(反过来,这又源于有问题的依恋经历)。一旦被触发,心智化受损便会引发非心智化模式再度出现,导致对自体、他人和未来的知觉歪曲。因此,这种被歪曲的知觉可以看作抑郁状态的结果,而不是原因——也就是说,是心智化受损的结果。尤其是在严重的抑郁状态当中,这两个因素(心智化受损和适应不良的自体及他人的内部工作模型)会相互强化,我们会在下面讨论。

成年人的依恋包含认知的特征模式(Hesse, 1999;Main & Goldwyn, 1995)。如上所述,这些的确都源自婴儿期,具有婴儿期视觉隐喻感的特征。具有某种回避型依恋史的人,对依恋关系不太在意,这不仅体现在他们描述依恋关系时明显的粗心大意,还体现在,他们的成人依恋访谈笔录中那种不屑一顾的口吻,其最突出的特点是:他们对待内心生活的态度——对于思考和感受带有贬抑。不安全感具体体现在他们对待思想的方式上。他们的依恋风格,正是通过他们的思维过程呈现出的具身姿态揭示出来的。在隐喻层面,有一种回避的身体姿态,具身体现为:伸出手去却发现没有任何实质性的东西(想法的背后没有意义),也就像是这样一种体验——无法检索出过去的某个想法或不能够抓住过去的某种感觉或想法。而拒绝的思维,其身体姿态是一种不需要的、转身走开的姿态。成人依恋访谈笔录中"拒绝型依恋"者,其理想化防御的自恋结构之标志为:过于看重没有事实依据的想法和观点(Main & Goldwyn, in press, 1998)。不能处理叙述中的矛盾之处(比如,谈及母亲的体贴关心,然而却用母亲明显的忽视行为来证明这一点),是一种故意不能将本该属于彼此的两件事情联系在一起的具体表现。类似地,在成人依恋访谈编码系统中,抵抗-贯注型依恋模式,其愤怒和被动的特征会在不完整的、冗长的、缠绕纠结的句子中表现出来。所表达出的姿态是:想要抓住不放,然而却并不称心如意。受访者忘记访谈问题、漫无目的、不着边际地谈论不相关的话题,这是一种心理姿态,是在表达一种被漏掉的感觉,或者呈现出的正是迷失的行为。总而言之，我们认为，婴儿期的依恋体验，会通过语言的隐喻结构在成人的叙述当中反映出来。在这个层面上，我们操作自己的心灵，创造出心理的姿态，从而忆起婴儿期形成的时刻，这样，婴儿期的经历就被描绘了出来。

与依恋的安全性相关的心理状态，根植于早期的人际体验。认知疗法和心智化治疗都认为，个体早期经历所产生的期望，对其终身抑郁症的易感性至关重要。然而，尽管认知疗法和人际关系疗法都将这些（与依恋的安全性相关的心理状态）视为一套非适应性的期望（功能不良的假设），但在心智化治疗中，我们假设早期（依恋）经历破坏了建立次级表征所需的稳健性。 说得更具体一点，我们假设：安全的母性依恋与母亲对孩子更高的敏感性相关，这能促进孩子形成更稳健的、有关自体状态的次级表征，能让孩子产生较高的情感调节能力，进而改善其人际互动的质量。相对来说没那么有问题的人际互动，将有助于创造一个社会环境，该环境有利于发展出较好的心智化能力。这种"良性循环"会创建出有利于形成心理韧性的社会背景，可以说，这能够保护个人免遭逆境不幸，而这些与家族史和生活事件有关的逆境，常常可以在抑郁个体的个人史中看到。与之对比，与不安全的早期依恋相关的是：母亲对婴儿的痛苦以非心智化的方式来反应，这给孩子带来了长期的问题，使得孩子没有足够的机会对其主观状态产生稳健的表征，而这通常是通过孩子将有标记的、因应的互动内化而产生的。具有不安全依恋史的人，心智化受损更为频繁，尤其是在高唤起以及依恋系统激活的情况下，就会产生目的论的（控制的）行为。这些行为对于社交互动有破坏性的影响，就减少了进一步发展心智化的社交机会。与母亲对孩子敏感，并促进孩子心智化发展的良性循环相比，这种模式会使得个体对糟糕的生活经历（如负性生活事件和依恋创伤）产生易感性。

正如我们在其他章节所述（见第十六章）的那样，有一点需要指出来：有的人，由于缺少稳健的情感调节和心智化能力，而易受创伤影响，对这些人而言，创伤经历本身也可能对其心智化产生破坏作用。心智化受损可以在有良好依恋关系的社会情境中得到改善，但这类创伤经历会破坏这样的社会情境。此外，创伤本身也会产生生物反应模式，该模式会令个体从心理状态的角度进行思考的能力受限。结果就会使得受到虐待的人产生负面的情感经历，而这些负面的情感经历与他思考虐待者的心理状态有关，老实说，那些虐待者对他们心怀恶意。因此，在心智化模型中，与其说是负性经历的普遍性产生了抑郁的易感性，倒不如说，是这些经历对心智化产生的影响导致了个体的抑郁易感性。

抑郁者依恋史和心智化的个体差异

抑郁症的异质性以及干预匹配的重要性

在病因、症状、表现、病程及治疗反应上,抑郁症病人存在很明显的异质性(Luyten & Blatt,2007)。正因如此,抑郁症病人之间的心智化缺陷也不尽相同。由于存在这种异质性,"一刀切"式的干预方法就绝无可能了。为了帮助临床工作者找到匹配特定抑郁症病人的干预方法,我们将在本节中重点阐述抑郁症病人的个体差异及其对心智化的影响。与本章的一般方法一致,我们将聚焦于依恋史差异所起到的作用。我们前面也提到过,大量证据表明:抑郁易感性与依恋焦虑、依恋回避相关,也与这两种状态分别对应的过度激活策略和去激活策略有关(Mikulincer & Shaver,2007)。依恋焦虑的人(如贯注型依恋风格的人)常常使用依恋的过度激活策略疯狂地找寻安全感,寻求支持和安慰,其行为表现往往是苛求、黏人、索取。依恋性地去激活策略则常见于回避型的个体(如恐惧-回避型,尤其是拒绝型)。他们通过否认依恋的需要、维护自身的自主、独立和力量来降低压力。而且,如本书第一、二章所述(同见 Fonagy & Luyten,2009;Luyten et al.,2011a),在压力状态下,这两种策略会影响神经生物学的改变,从皮层系统转换成皮层下系统,进而由受控的心智化转换为自动化的心智化,最终转换为非心智化模式。

类似地,近三十年的研究已为抑郁症的心理动力学和认知行为疗法提供了实证支持,这些研究发现:抑郁易感性与某种认知-情感图式相关,这种图式要么是依赖或社会导向的,要么是自我批评式的完美主义或自主的,尤其在面临生活压力时(Beck,1983;Blatt,2004;Blatt & Luyten,2009)。前面有提到,这些维度在理论和实践上,都与依恋焦虑和依恋回避有重合之处(Blatt & Luyten,2009;Luyten & Blatt,2011)。重要的一点是,有很好的研究证据表明:抑郁症当中的这两个基本心理维度与相对不同的、功能失调的人际互动循环有关(Luyten et al.,2006)。然而,依赖/社会导向的人,也许能形成积极的社会环境,他们在关系中的索取性和黏人的关系风格,也会让人感到烦恼和怨恨,最终引起他人的拒绝和抛弃,而这又证实了他们对拒绝和抛弃的潜在恐惧。相反,自我批评/自主性的人,在关系中则更为矛盾、挑剔、不信任人,他们一直害怕被人批评和反对,但同时,他们也一直在批评别人,其他人会觉得这类人冷漠、疏远、不招人喜欢。因此,自我批评/自主性的人,更可能不只是建立的关系少,还往往可能建立非常矛盾的关系,而这又验证了他们的信念——别人是不喜欢他们的,是会批评并反对他们的。此外,他们也无法在关系中产生正性的体验。他们还经常进行社会比较,特别是当这些比较令人不快时(Santor & Yazbek,2006),而这又可能进一步验证他们的消极自我看法。

上述发现对治疗的影响,特别是对治疗关系的性质的作用,是显而易见的。布拉特(Blatt,2004)和贝克(Beck,1983)都曾强调,依赖/社会导向和自我批评/自主的个体,不仅对治疗的需要和期待大相径庭,对治疗关系的感知也有云泥之差。相应地,他们会用不同的方式构建治疗关系,他们对治疗关系的初始认知和体验,与其信念和期望也是一脉相承的。因此,治疗过程,应旨在辨识出这些典型的功能失调的互动循环或者主要的人际关系叙事,对其进行探索,清晰地将其表达出来。然后将这些主题与病人呈现的症状联系起来,并修通病人的移情反应("心智化移情")。

虽然这个示意模型有些太简化了,不过接下来,我们将简要阐述心智化受损的典型表现,它们与这两种不同的功能失调的人际循环相关,也与依恋焦虑和依恋回避(或分别对应依赖/社会导向型和自我批评/自主型)相关。图15-2和15-3用图解的方式描绘了这两个维度的关系层级,以便帮助我们辨识病人叙述中主要的人际关系模式。

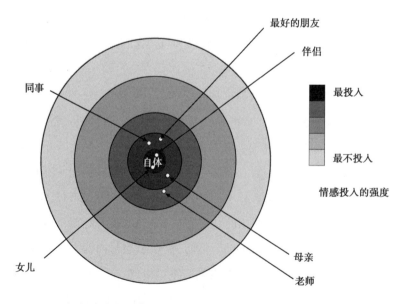

图15-2 抑郁症病人(高依恋焦虑、依赖/社会导向)的人际关系层级

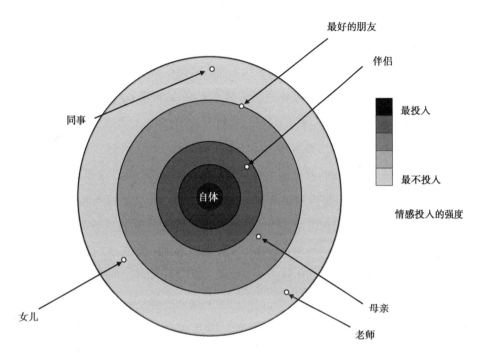

图15-3 抑郁症病人的人际关系层级（依恋回避、自我批评/自主型）

依恋去激活策略和心智化

总的来说,抑郁症病人,特别是那些在面对依恋关系的威胁时,主要使用依恋去激活策略的人,他们的典型表现是,通过认知的过度心智化来防御性地抑制心智化。他们所开展的活动、所进行的工作,都是作为回避策略发挥作用的,这些活动可以让抑郁症病人避免反思过去或当前的生活,因为这样的反思太痛苦,也太具有威胁性了。他们内心潜藏着的悲伤、空虚或暴怒等感受,是随着依恋经历而发展出来的,因此,他们的心智化被防御性地抑制了。此外,去激活策略还常用来补偿失败感和无价值感,证明他们是"好的""有能力去做生命中最重要的事儿"。阿里埃蒂和贝莫帕德(Arieti & Bemporad,1978)提出,这类人的特点是"支配性的目标导向",似乎他们完全是为了有限的几个宏伟目标而活着,他们决心不惜一切代价(主要是牺牲人际关系)实现这些目标。但是,在这些支配性的目标背后,却是被他们防御掉了的依恋需求,如被爱、被关心的需要。

这些人似乎也经常与他们的情绪和身体"失联"。这一点与研究发现一致,即依恋回避与主观压力和躯体压力的解离有关(Luyten et al.,2009)。这也许可以解释,在这类病人当中,有人具有类似述情障碍的症状,以及这类病人情绪紊乱和功能性的躯体主诉的高共病率(Van Houdenhove & Luyten,2008)。如上所述,依恋去激活策略经常与贬抑精神生活有关,并且在目的论模式主导之下,对"客观"知识尤为看重。这类病人还可能对他人的心理状态,有时也对他们自己的心理状态表现出严重的"心盲"。比如,他们可能察觉不到别人不喜欢自己,抑或是他们夸大了别人对自己的不喜欢。

不过,对于一些有理智化和合理化倾向的病人来说,这种心盲可能会表现为"认知的心智化",他们的叙述通常是高度细节化的、以自我为中心的,尤其在要求他们提供此类陈述时,更是如此。有时候这种叙述很难与真正的心智化区分开来。这种叙述过于详细、以自我为中心、自私自利,再加上他们过于认知化的特点(似乎与现实脱钩、无法转换视角,比如,从自我视角转换到他人视角,或者反过来,从他人视角转换为自我视角),由此,我们就可以确认这种叙述是伪心智化的。即便如此,要想区分伪心智化和真心智化也许还是很困难的,特别是那些教育程度较高或语言表达很有天赋的病人,因为即便在压力之下,他们也能提供高功能心智化般的叙述,所以很难将他们和安全依恋的人区分开来(Luyten et al.,2011c)。然而,在压力不断增加的情况下,他们的心智化通常就会崩溃,会再次出现强烈的依赖感、无助感和无望感。更容易识别出心智化失败的是高度不屑的叙述,在这样的叙述中,有些人几乎完全否认他们的主诉和人际关系问题,或者有高度理想化的叙述,其中一些人将依恋史中的问题最小化或夸大其中的积极面,但却无法给出任何具体的例子。

尽管依恋去激活策略可能短期内很有效,但是从长期来看,由于压力加大,例如升职失败、痛苦的分离、意识到生活不应只有成就,或者身体精疲力竭,往往再加上耗竭感、痛苦和疲劳,这种策略就会失效。

由于这类人很强调认知,他们需要控制感,因此他们特别容易同时出现目的论的推理和过度心智化,而这又可能会让他们疯狂地寻求"客观因素"(往往是生理方面的)来解释自己的症状和主诉。这就进一步脱离了心智化,而且通常他们还会直接拒绝心理解释。的确,任何尝试,只要是想去关注心理因素可能起的作用,都有可能遭到他们的强烈阻抗。

若要治疗这类病人,工作的首要任务则是:在解决潜在的心理议题之前,先培养他们的心智化立场,也就是说,要聚焦于作为过程和能力的心智化,而不是心智化的具体内容。如此而来,我们要再次提到:强调心智化的过程,将症状与(当前)人际关系中的心智化受损联系起来,优先于处理这些损伤的潜在动因。

这需要治疗师付出相当大的努力,治疗师不仅要有主动的、共情的立场,还要保持非防御性的、"不知道"的态度,因为这类病人需要很长时间才能建立正性的治疗联盟(Blatt et al.,2010)。只有这样做了之后,他们典型的人际循环模式、应对策略(如过度活跃和防御性的补偿模式)与潜在的自卑感、无价值感,对认可、爱和关心的渴望,才能被识别和联结起来。同样,虽然治疗这类病人时,心智化移情很重要,但是这样的干预,特别是在治疗早期,可能会让他们感到被攻击,感到羞耻和尴尬。因此,治疗师要在有效促进心智化立场和避免过度侵入之间,保持艰难的平衡。在治疗早期,最好将干预的重点放在病人在这个阶段通常偏好的话题上,如自主性、身份认同、权利、内疚、羞耻、无价值感,再逐步将这些议题与其症状及人际关系联系起来,而不是直接聚焦于所涉及的情绪和人际关系议题。

再次强调,促进心智化也许并不总是容易的,因为这类病人可能不太具有适应性的假装能力,他们的思维也可能非常受限,非常狭窄。但是,如果他们表现出突出的认知能力(比如,他们在专业工作关系中的心智化与在亲密关系中的心智化明显割裂),他们将逐渐开始享受"和想法玩耍"。这是一个很重要的成就(由于他们看重成就和认可,所以这一点他们也经常体验到),这标志着治疗的转折点。

依恋过度激活策略和心智化

在依恋关系出现威胁时,主要使用依恋过度激活策略来回应的人,往往会表现出一种自相矛盾的模式:一方面,他们对他人的心理状态过度敏感;另一方面,他们又会防御性地抑制心智化,这是因为,他们很容易被现在及过去依恋关系中的威胁(如有关虐待或忽视的记忆)所引起的情绪淹没。更具体而言,他们很容易陷入被拒绝和被抛弃的恐惧,也容易被自己的攻击性和暴怒的恐惧淹没。因此,与主要使用依恋去激活策略的人相比,他们脱离心智化的阈限值更低,而且他们通常也需要很长时间,才能从心智化掉线的状态当中恢复过来。特别是在遇到急性应激情况下,或者严重抑郁时,抑郁的心境似乎完全把他们淹没了,完全抑制了心智化能力。而且,因为他们对他人(包括治疗师)的心理状态过度敏感(Blatt,2004),所以真正心智化的尝试也经常会短路。因此,在治疗早期,这些病人会非常努力地讨好治疗师,说治疗师"想听的话"。此外,他们可能很容易被情绪感染,导致他们混淆自己和他人的心理状态——这种倾向在边缘特征共病的病人中是显而易见的(Fonagy & Luyten,2009)。他们的依恋史中常有情感忽视或被虐待,以及/或者有与丧失和分离有关的冲突(Blatt & Homann,1992),因此,他们变得对他人的心理过度敏感,并且通常还会对拒绝信号过敏,这使得他们强烈地被情感驱动,过度心智化地描述人际关系,以及/或者由于被这些经历相关的情绪淹没,他们的心智化防御性地掉线了。从而,依恋的安全性与松弛有弹性的心智化相关,而依恋过度激活策略,则通常是与持续焦虑地全神贯注于他人的心理状态相关(Mikulince & Shaver, 2007)。这种全神贯注不仅表现在对拒绝、分离和丧失的过敏上,也表现在倾向于从拒绝的角度来解释他人的行为上,而且很难被纠正。比如,治疗师打个哈欠,病人就觉得是自己无趣;治疗师一说要休假,病人便感到自己被彻底拒绝了,害怕治疗师把自己赶走。

这种目的论立场也表现在:强烈需要被人喜欢、被人爱、被人关心,要求依恋对象(总是)身体上在场,而且强烈要求对方爱和关心的"客观证据",这与客体恒常性受损有关(Blatt, 2004)。这种模式也可能伴有过度心智化,如表现在过度细节化的、令人困惑的叙述,幻想完美的、不求回报的爱,或者在其依恋叙述中,暴露出与依恋对象(如母亲或父亲)持续的纠缠,而这又加剧了自体与他人的混淆。特别是在高功能的病人中(如带有表演性或癔症特征的病人),这种叙述可能是相当详尽的,这些叙述中笼罩着一连串看起来无穷无尽的关于过去、现在或未来的可能的关系场景,在这些场景中,自体往往被描绘为心怀恶意的他人手下无助的受害者。这种几乎完全脱离现实的情况是极端的假装模式功能的指征,若治疗师见到这个病人的某个重要他人(如伴侣或父母),便会发现,这个人与病人所描述的样子差别之大令其震惊,在这种情况下,其假装模式尤为昭彰。

尽管这些病人靠着依恋过度激活策略,可能很容易成为人际焦点,但是,他们对他人心理状态过度敏感、很难区分自己和他人的心理状态、心智化掉线的阈限值低,这些特点可能会使得培养真正的心智化立场变得尤其困难。他们的依赖性,特别是对心理状态过度敏感,可能是一把双刃剑。由于他们的个人早期依恋史和对心理状态过度敏感,他们可能会对他人(特别是治疗师)的心理状态表现出真正的兴趣,或者,对于心理状态和依恋关系可能会影响一个人的态度和行为这一观点,他们至少是愿意接受的。比如,费希尔·克恩等(Fischer-Kern et al., 2008)发现,伴有依赖型人格障碍的抑郁病人,具有较高功能的心智化,而分裂样人格障碍(与依恋去激活策略有关),与心智化之间则是负相关关系。上述发现与已有研究结论一致,已有研究表明,依赖性不仅与亲密关系中的矛盾冲突有关,也与寻找社会支持并从他人所提供的支持中受益的能力有关(Luyten et al., 2006)。然而,尽管依赖/社会导向的人,可能有能力去表达和接受关切和喜爱之情,也可能关心别人,但是有效的心智化远不只是表达喜爱和关切,还是一种理解他人心理不同状态的能力。虽然这些人可能表现得关心他人,也可能认为自己善解人意,但往往并非如此,他们对他人的关心经常是自我导向的。

治疗师必须尽早激活病人的依恋系统,越早越好,以便让病人投入治疗,就像对待使用去激活策略的病人那样。但是,心智化掉线的风险会一直存在,特别是当干预旨在澄清症状与人际矛盾冲突之间的关系的时候,更容易掉线。对于低功能的病人,这种干预可能会让他们的心智化迅速掉线,暴怒也接踵而来,从而会对治疗联盟造成威胁。而对于高功能的病人,这种干预可能会招来他们的否认、"恩将仇报"的暴怒、心智化掉线,并从治疗中脱落。

有学者(Arieti & Bemporad,1978)指出,这些病人的生活,往往基本上被一个或有限几个"支配者"主导(如母亲、父亲、伴侣)。心智化干预,一旦将病人当前的症状与其关系模式联系起来,尤其是将病人当前症状与其潜在的不满、愤怒和矛盾的感觉联系起来时,就可能会威胁到病人与其"主导性他人"的关系,这不仅可能导致病人脱落,也可能导致病人的依恋对象远离,某些情况下,病人的这些依恋对象可能会对治疗搞破坏。

和这些病人工作,一方面,一直存在着治疗中断的风险;另一方面,病人也可能会不经意地重复依赖性的关系,将治疗师变成新的"支配者"。心智化移情,也就是说,首先要在此时此地、在治疗情境中去辨识病人对治疗师的反应,其次将这些反应与其他关系联系起来,这样才能抵消这种倾向。因此,治疗关系就可以变成病人的人际实验室,病人可以在治疗中实验新的、与他人相处的不同方式,这往往会引发心智化——对攻击性、愤怒以及自主性等感受的心智化。最初病人可能会犹犹豫豫,但是随着治疗进展,他会越来越主动、活跃。而这需要治疗师承认自己也有可能会犯错,也有可能会经历丧失、分离、有攻击性以及挫败感,从而示范心智化立场。只有这样,治疗关系才会变成一个安全基地,病人才会探索心理状态,以及当前症状与依恋关系的关联。

依恋系统的功能失调和心智化

依恋系统功能失调的病人,可能会显示出这样的序列:先使用去激活策略,如果失效,再使用过度激活策略,或者,在两种策略之间来回摆动。这些病人的心智化不足-心智化过度的循环可能会特别分明。在人格功能水平较低的情况下,有上述特征的抑郁个体通常也会表现出很多边缘特征,因此也会表现出边缘型人格障碍文献中记载的心智化缺陷(Fonagy & Luyten,2009)。而较高水平人格功能的抑郁病人,会表现出恐惧-

回避的依恋模式,从而出现依恋关系中典型的趋避冲突。这种冲突通常表现为:对依恋关系的描述,要么像伴有分裂样和分裂型特征的病人那样,简短而贫乏;要么像伴有癔症特征的病人那样,在其过度心智化的描述中,呈现出他们对关系的渴求与恐惧。

我们的一般印象是:人格功能水平低的病人,其紊乱型依恋与身份认同弥散(identity diffusion)有关;而人格功能水平高的个体,似乎有鲜明的僵化的特征。因此,前者可能对心智化干预特别配合,而后者可能会表现出高水平的伪心智化,这不仅很难与真正的心智化区分开来,也可能更难治疗。尽管已有一些研究支持上述假设(Shahar et al.,2003),但肯定还需要更多研究来捋一捋这个问题。

治疗启示

在这部分内容中,我们将简要总结基于心智化的抑郁症治疗方法的主要治疗启示。虽然心智化方法的总体策略和背景,不同于其他治疗抑郁的方法,但是,心智化疗法所用到的技术绝非独有,可以灵活地将其整合到其他疗法中去(若想详细了解整合了这些观点的综述和治疗指南,见 Lemma et al.,2011)。

简而言之,基于心智化的抑郁症治疗方法,在治疗中可以分成三个阶段,每个阶段有特定的目标和策略,而贯穿始终的核心特征是:毫不动摇地聚焦于病人的内心,而不是他的行为。治疗师的干预直指将病人的人际过程与其心理状态联系起来。

第一阶段的主要目标是:

1. **让病人投入治疗当中**:采用主动的、支持性的、共情性的治疗立场,并且给予希望、提供治疗的结构。
2. **实现心智化恢复**:特别是对严重的抑郁症病人,根据不同的病人和情境使用不同的干预(比如,使用支持性技术来抱持和涵容病人,运用心理教育为病人提供不同的视角来看待症状和主诉,使用药物辅助治疗,严格作息时间保证睡眠,鼓励病人运动)。
3. **辨识并探索典型的适应不良的人际循环或人际关系叙事**,以及应对人际关系问题的典型依恋策略,将这些与症状及主诉联系起来,有时需采用非结构化的方法(如在临床访谈或入组会谈的情况下),有时需采用结构化的方法(如使用依恋访谈描述)。

第二阶段的主要目标是：

1. 治疗师通过促进关于自体和他人，特别是治疗关系的心智化，来修通病人的人际关系问题和冲突。在这个阶段，随着治疗的进展，病人能在多大程度上对这些议题进行有效的心智化，这一点很重要，特别是在移情的情况下，因为移情让治疗师可以实时评估病人在高唤起水平下的心智化。如同动力人际治疗（Lemma et al.，im press），病人和治疗师也许会同意，将焦点限制在一个主导性的人际循环或叙事当中，而这一循环或叙事要反映病人内心被激活的与他人关系中的自体（self-in-relation-to-another）的满含情感的表征，以及这一结构的防御性功能。不过，关注这一较为局限性的焦点，目的是更广泛地增强和扩展病人的意识——关于其行为是如何被其内心状态驱动的意识，这进而会促进心智化的过程，这一心智化的过程能够潜移默化地泛化，超越治疗过程中具体的人际动力的细节。

2. 治疗师通过主动鼓励病人反思，尝试新的办法来处理困难，特别是尝试新的方式来与他人、与自己建立关系，并促进病人的心理韧性，以面对过去、现在及未来的逆境。

第三阶段主要目标：

1. 治疗师通过鼓励病人表达与治疗即将结束有关的恐惧和愿望，来修通病人因此引发的丧失、分离、自主性、认同感等议题（比如，害怕失去治疗师、害怕复发、害怕恢复工作后遭遇失败）。

2. 治疗师通过回顾治疗过程，探讨已经取得的进展，并主动探索病人如何在将来运用这些成就，以此来巩固病人的进步、预防复发。

以心智化为焦点的抑郁症治疗方法，可能会以一种简短的、限时的方式来实施，其目标不太大，主要侧重于促进病人对当前人际关系的心智化（Lemma et al.，in press）。然而，还有很多抑郁症病人，特别是那些有明显人格障碍的病人，可能需要时间更长甚至不限次数的治疗，这类治疗能更详细地聚焦于当前的关系和功能与过去的关系和功能之间的联系，其目标在于达成更深刻的人格层面的改变。在这一背景下，有研究表明：主要使用依恋去激活策略的病人，可能对短程治疗反应不佳。原因有几个：这些干预的典型的时限性特征，可能会妨碍这些病人对自主和控制的需要（Reis & Grenyer，

2004);他们可能更难接受聚焦于人际关系的治疗(McBride et al.,2006);他们可能也无法在那么短的时间内,建立正性的治疗联盟(Blatt et al.,2010)。

如前所述,心智化治疗方法中用到的许多技术,在其他疗法中也会用到(如Driessen et al.,2007)。心智化疗法最独特的一点是:毫不动摇地聚焦于病人与另一个人(如治疗师)在关系背景下的心理,而治疗师会充满兴趣地与病人一同探讨其内心状态以及其如何影响症状、主诉以及依恋关系,其目标是促进心智化。再一次强调,重点是心智化的**过程**。评估任何干预的标准都是:依据是否有助于病人更有效地心智化(比如,将受损的或内隐的心智化,转变为外显的、受控的心智化)。这一目标意味着,治疗师不仅要保持主动的、共情的立场,还要对内心状态保持"不知道"和好奇的态度,从而向来访者示范什么是心智化或教学的立场(pedagogical stance)(Fonagy et al.,2007)

此外,评估这些技术的另一个标准是,干预是否促进了病人的心理韧性,即是否促进病人的自主感和联结感,从而让病人在可能的情况下,创造出更具适应性的、以关系募集(relationship recruiting)为特点的人际环境,使他们能够更好地应对生活中的灾难。通过促进病人的心智化,治疗师致力于减少他们复发的易感性。

最后,如上所述,要在治疗的不同阶段,根据不同病人的不同需要使用不同的技术。因此,治疗师必须能够灵活地运用支持性和表达性系列技术。在治疗的早期阶段,治疗主要是依恋一致性的主题占主导(比如,对使用依恋过度激活策略的病人,是丧失、分离和抛弃的议题;对使用去激活策略的病人,是自主性)。但是,随着治疗的进展,治疗中会出现与依恋不一致的主题,出现"其他的声音",治疗师需要在两种声音之间灵活切换,从而促进病人在不同依恋主题之间转换的适应性和灵活性。

在依恋激活和心智化之间,治疗师必须找到一个最佳的平衡点(Fonagy & Bateman,2006b)。反思自己、自己过去的成长史,以及自我概念,就会激活与心智化相关的神经区域(比如内侧前额叶皮层)(Gilboa et al.,2004;Lieberman,2007),然而,当唤起水平升高的时候,这些区域就会去激活(Lieberman,2007)。过早聚焦于病人的过去,特别是创伤的部分,可能会引起高压,这种干预对心智化严重受损的病人来说,可能会起到反作用,特别是对处于治疗早期阶段的严重抑郁病人和创伤病人来说,更是如此。

结　论

　　心智化疗法治疗抑郁症,始于对抑郁症症状的假设,即抑郁症状是对依恋遭到威胁的反应,也是对自体造成威胁的反应。从心智化的视角来看,依恋史中的个体差异,以及因此而形成的自体和他人的内部工作模型,只能部分决定个体如何应对这些威胁。主要是心智化的能力决定了这些威胁会在多大程度上对个体的心理状态造成持久的影响。如果心智化能力受损,病人很可能会以目的论模式、心理等价模式来体验这个世界,在这些模式中,病人会一直陷在痛苦的当下之中。此外,心智化受损也可能会产生假装模式,使得对自体和他人的表征被(进一步)歪曲,这反过来又会进一步损害心智化。在这种模式下,导致抑郁状态的原因,尚未经反思,是不整合的,有时也是明显解离的。

　　未来的研究应当深入检验这些假设,应当研究心智化的干预方法对治疗抑郁症的效率和效果(Cuijpers et al.,2010),并与其他有实证支持的治疗方法相比较。当前,这些研究正在进行中。

推荐阅读

Besser A, Vliegen N, Luyten P, et al: Systematic empirical investigation of vulnerability to postpartum depression from a psychodynamic perspective: commentary on issues raised by Blum(2007). Psychoanal Psychol 25:392-410,2008.

Blatt SJ: Experiences of Depression: Theoretical, Clinical and Research Perspectives. Washing-ton, DC, American Psychological Association,2004.

Lemma A, Target M, Fonagy P: Dynamic Interpersonal Therapy(DIT). Oxford, UK, Oxford University Press(in press).

Luyten P, Corveleyn J, Blatt SJ: The convergence among psychodynamic and cognitive-behavioral theories of depression: a critical overview of empirical research, in The Theory and Treatment of Depression: Towards a Dynamic Interactionism Model.

Edited by Corveleyn J, Luyten P, Blatt SJ. Mahwah, NJ, Lawrence Erlbaum Associates, 2005, pp.107-147.

Luyten P, Blatt SJ, Van Houdenhove B, et al: Depression research and treatment: are we skating to where the puck is going to be? Clin Psychol Rev 26:985-999, 2006.

第十六章

创 伤

乔恩·G.艾伦

亚历山德拉·莱玛

彼得·冯纳吉

对创伤后应激障碍（posttraumatic stress disorder, PTSD）的认知行为治疗，在实证支持的创伤治疗领域占据主导地位（Foa et al., 2009）。临床工作者竭尽所能，帮助那些长期面临多重问题的病人，而这些病人并不符合PTSD这一狭义概念所定义的范畴。在本章中，我们将运用心智化的概念，在依恋理论及相关研究的背景下，对认知-行为和心理动力学方法进行整合，从而拓展有关创伤治疗的视角。

让我们从重新思考创伤的概念和PTSD的诊断开始。我们主张，与创伤相关的心理病理，具有多个面向，这要求我们进行根本性的视角转换，即从以疾病为中心，转变成以人为中心（Luyten et al., 2008）。若想充分理解创伤，需要具有发展心理病理学的视角，将复杂的发育轨迹考虑在内（Sroufe et al., 2005）。我们将概述依恋创伤对情绪调节和心智化能力产生影响的理论模型，强调创伤性的早期依恋关系带来双重影响——不仅会唤起极度的痛苦，还损害了调节情绪痛苦的能力，这种损害部分是牺牲个体心智化的发展所致。我们将描述创伤病人的症状，这些症状最好是这样来理解：在之前就已存在的、发展的脆弱性背景下，因创伤而触发的依恋系统的过度激活和心智化失败，二者共同作用的产物；这一串连锁反应导致再度出现发展上较为原始的思维模式。我们提出：创伤治疗的总体目标是，帮助病人建立一个更稳健的心智化自体，这样他们就能拥有更好的能力，来对创伤和关系冲突进行心智化，从而发展出更为安全的依恋。对这类病人而言，卷入与治疗师的依恋关系，会激发他们恐惧和焦虑的情绪，这给治疗工作带来某些特殊的挑战,我们将对此进行讨论。最后,我们将以临床材料为例,回顾与创伤病人工作的某些治疗策略。

什么是创伤以及如何识别创伤

PTSD,只是促使创伤病人前来寻求治疗的众多障碍之一,对于这些病人而言,共病是普遍存在的(Keane et al.,2007;Magruder et al.,2005;Najavits et al.,2009)。常见的并发障碍和症状包括:其他焦虑障碍、抑郁、物质滥用、解离障碍、自杀状态、非自杀性自伤、进食障碍以及人格障碍。如此多方面的问题,在那些经历了极端、重复且长期的创伤(尤其在生命早期)的人身上表现得尤为明显(Herman,1922b;Sroufe et al.,2005)。治疗创伤,除了存在已久的传统心理动力学方法,还可以用认知行为疗法,这些创伤治疗已超出了 PTSD 的范畴,延伸到了包括情绪调节、身份认同和人际关系等普遍性问题的领域(Courtois & Ford,2009)。

PTSD 的诊断问题

对于治疗而言,"创伤"是一个模糊的目标。"创伤"这一术语,常常含糊其词地指:暴露于具有潜在创伤性的(如极端压力的)事件中,也指这种暴露所引发的创伤性的后效(如感觉被伤到了)。说白了,我们治疗的是后效而非事件。然而,暴露于(创伤性)事件,也包括在现行的 PTSD 诊断标准之内,但是究竟何种程度的压力才算潜在创伤性的压力,对此还存在很大的分歧。DSM-IV-TR(American Psychiatric Association,2000,p.467)从客观和主观两个方面界定了具有潜在创伤性的压力源。从客观角度看,依照诊断标准 A1,创伤性的压力是指:"个体经历、目睹或是面临一个或多个事件,这些事件涉及自身或他人的实际死亡或严重伤害,或者,受到死亡或严重伤害的威胁,或者躯体完整性受到威胁。"从主观角度来说,诊断标准 A2 明确指出:"个体的反应中,表现出强烈的害怕、无助或恐惧。"

无论是客观,还是主观的压力源诊断标准,都受到了相当多的批评(O'Donnel et al.,2010)。"暴露于创伤"这一客观定义(诊断标准 A1),随着 DSM 版本的更迭而不断变化,对于该诊断标准应该放宽一些还是收紧一些,争论仍在继续(Friedman & Karam,

2009；Spitzer et al.，2007）。一方面，该标准对躯体受伤的强调有过于狭隘之嫌：心理上的虐待（如遭受残酷的折磨、恐吓、羞辱）可以在更深的层面对人造成伤害（Bifulco et al.，2002a），同样，心理上的忽视也是如此（Erickson & Egeland，1996）。另一方面，该诊断标准又显得过于宽泛。比如说，在电视上看到一个创伤性事件，也可以算作"面临了"该事件。此外，主观诊断标准（A2）也受到了批评，因为该标准太过狭隘地关注害怕这种情绪，以至于忽略了一系列会导致 PTSD 的情绪，包括羞耻、内疚、愤怒和厌恶（Brewin，2003；Friedman et al.，2007）。此外，还有一些人，他们产生了 PTSD，但在创伤发生时，并没有体验到极度的痛苦，而且主观体验到的痛苦并不能很好地预测 PTSD 的发生，与其流行率估计也没多少关系（Friedman & Karam，2009）。因此，诊断标准 A2，并没有出现在 DSM-5 的 PTSD 诊断标准草案中。

讽刺的是，在精神疾病的诊断中，PTSD（以及急性应激障碍），是唯一明确了创伤病因的病种，不过，创伤在 PTSD 中的病因作用却没那么简单。首先，大量证据表明，遭受了客观上界定为创伤性的事件，并不足以产生 PTSD。尽管某些类型的创伤（如性骚扰），引发 PTSD 的风险确实要高于其他类型的创伤（如车祸），但绝大多数遭受过创伤性事件的人，并没有发展出 PTSD（Rosen & Lilienfeld，2008）。其次，PTSD 症候群，偶尔也会在不存在客观上认定为创伤性事件（诊断标准 A1）的情况下出现（O'Donnell et al.，2010）。比如说，以症状检核表（虽然公认该表具有较高的虚报率）的得分来评定 PTSD（McHugh & Treisman，2007）发现：PTSD 与常见的应激源有关（如，家庭或浪漫关系问题、职场压力、父母离异，以及所爱之人罹患严重疾病或者死亡）（Gold et al.，2005；Mol et al.，2005）。同时，强有力的证据显示，存在一个整体的剂量-反应关系：压力越大，个体发展出 PTSD 的可能性就越大（Friedman et al.，2007；Vogt et al.，2007）。然而，正如前所述，压力的严重性和疾病之间，绝非单一线性的关系（Rosen & Lilienfeld，2008），这就提出了一个重要问题，即从病因学角度看，创伤性事件（PTSD 中的 T）究竟在 PTSD 中起到什么样的作用呢？

总体而言，从客观上界定创伤性的压力遭遇，对于 PTSD 的发展来说，既不必要也不充分。因此，应当慎重考虑是否要彻底放弃压力-暴露的评定标准（Friedman & Karam，2009；Rosen & Lilienfeld，2008）。耶胡达（Yehuda，2009）认为：疾病诊断应当基于明确可见的病理生理学，他提出："重要的是，我们不要把事件本身当成'病因'去看待，即便这些事件确实引发了恐惧反应。同时，因这些事件而起的、一些可预期的恐惧和应激反应,也不应被当成病理性状况看待"(p.262)。斯劳夫等(Sroufe et al.,2005)批判了疾病的特定病原/特定障碍模型,提出了一个更具普遍性的观点:全科医学对疾病的假设,已不再基于互不相干的致病影响因素和互不相干的结果分类了。在他们看来,疾病(如心脏病),是由多种不同类别且相互作用的因素导致的,他们还建议,在精神病学和心理学领域中,想当然地接受简单的关联,并非一种可取的态度。斯劳夫等还提倡用一种发展性组织的方法,来看待精神疾病或心理疾病,即早期适应不良的模式和逆境,可以让个体产生脆弱性,而这种脆弱性与日后因素交互作用,导致多种心理病理表现。

这些思考与托马斯·因塞尔及其同僚(Insel & Wang,2010;Insel et al.,2010)的观点如出一辙,他们从科学发现价值这一角度出发,直指DSM,并对现象学诊断提出了批评。从研究者的立场来看,满足相对随意的诊断标准的异质性群体,是不够的。这样的标准无法支持科学的进步。那些争取国家卫生署基金支持的研究人员,将不得不就疾病的机制,而非疾病本身来说明调查的理由。从机制而非刺激(事件)或反应(PTSD)的角度,我们或许可以将这类疾病简单定义为:重要的社会事件、影响了个体的心理生物能力,而这些能力本可用于处理该事件,从而导致的状况。换言之,在大脑的事件处理系统中,可以发现该疾病的机制。诊断的依据是,该事件对神经网络的正常功能造成破坏的程度。这种界定主要问题的"因塞尔式"(Inselian)方法有助于我们超越"围绕症状任意界定"的尝试,症状的成因有很多,多数成因与事件对个体处理问题的能力所造成的影响无关;抑或是,有助于我们超越"围绕事件本身的性质任意界定"的尝试。尽管通过回顾性的方式很容易划定事件的性质,但是迄今为止,这些事件的性质与这种非"由果及因"式(后验)描述[①] (non-a posteriori delineation)一直相互背离。

压力的严重程度、与受到创伤的严重程度,二者之间的联结并不紧密,这表明我们

---

① 从心理动力学的角度来看,或许值得注意的是,杰出的精神分析师约瑟夫·桑德拉在同一个概念性的难题上所做出的努力,犹如上述观点的奇妙回响。无论把创伤用绝对化的术语定义为让人崩溃的内心体验,还是特定类型的外部事件,都非常困难,被这一界定难题所激发,桑德拉等(1991)对这一概念进行了修订。其中一个重要的理论进步在于他们明确指出了这一点:创伤所带来的病理性后遗症,并不取决于儿童最初在面临创伤事件时体验到的无助感,而是取决于儿童创伤后的状况。他们认为,创伤的临床后果,可能源自自我(ego)持续处于重压之下,而自我的重压又主要由创伤后留存的内心冲突程度所决定,自我的重压会削弱个体的人格成长,并致使个体发展出边缘性的、违法的或是精神病性的病理状态。

需要一个复杂的因果模型来解释PTSD。首先,多种创伤前因素,对发展的脆弱性的形成具有显著作用。其次,遗传因素带来双重风险:遭受潜在的创伤性事件的风险(如参与打斗中),以及遭遇创伤事件后发展出PTSD的风险(Segman et al.,2007)。其中第一类风险,即所谓的基因-环境的相关性(Plomin & Bergeman,1991),涉及复杂的因果关系议题,因为行为遗传学研究已证实:即便是诸如离异这类事件(如离异),本身也携带高度显著的遗传成分(O'Connor et al.,1998)。从根本上来说,只有在收集了遗传信息的纵向研究(如,英国的E-风险研究)(Polanczyk et al.,2007)的背景下,才有可能理清创伤相对于基因的重要性。同时,作为一个条件性风险因素,性别和PTSD之间的关系也很复杂(Kimerling et al.,2007)。男性遭遇创伤性事件的可能性更高,不过女性在遭遇创伤后,发展出PTSD的可能性更高。然而,个体的性别与其遭到的创伤类型之间的关系也很复杂:女性更可能遭受高风险创伤事件,如性虐待和性骚扰;而且,此类创伤往往会在依恋关系中重复发生,即儿童期受到性虐待,或者成年期与其亲密伴侣发生暴力冲突。其他PTSD的发展性易感因素还包括遭受创伤时的年龄较小、较低的社会经济和教育水平、低智商、个人以及家族精神病史、家庭功能受损,以及既往创伤史,其中最值得注意的是儿童期被虐待(Vogt et al.,2007)。在一项关于儿童罹患PTSD易感性的纵向研究中,麦克唐纳等(MacDonald et al.,2008)在实验室中对母婴安全感进行了评估,结果发现:在那些后来遭受创伤事件的儿童当中具有紊乱型婴儿期依恋的儿童,更可能在8岁半时出现PTSD症状。因此,婴儿期依恋(假定它会影响个体的情绪调节能力),已证明是未来发展出儿童期PTSD的一个重要的创伤前风险因素。

迄今为止,鲜有成人PTSD的病因学因素的前瞻式发展研究,正因如此,达尼丁纵向研究便显得尤为珍贵(Koenen et al.,2007)。该研究选择了多个时间点,对参与者从出生到32周岁期间进行了细致的测评。该研究发现:第一类风险因素与个体遭受创伤性事件的可能性有关,包括具有困难型的气质、反社会行为、多动症、母亲处于痛苦当中,以及在儿童期丧失了父亲或是母亲。第二类风险因素与个体遭受创伤性事件后发展出PTSD的可能性有关,包括低智商、困难型的气质、反社会行为、不受欢迎、父母或养育者的变化、多次变更住所,以及母亲处于痛苦当中。该研究发现了一个显而易见的连锁反应,即不同类型风险因素的累积,是PTSD最强有力的预测因子。这一结论与大量发展性研究的结论是一致的。

除了上述这些创伤前风险因素外,个体在创伤发生前后的经历(又被称为围创伤期因素），同样也在PTSD的发展中发挥了作用。虽然相较于男性而言，女性在创伤发生的过程中很大程度上会体验到更多痛苦，这或许可以解释PTSD中存在的性别差异（Kimerling et al.，2007），但是，正如前文所述，主观反应（诊断标准A2）与个体发展出PTSD的可能性之间是弱相关关系。大量研究已证实，遭受创伤的过程中出现解离反应，是继发PTSD的重要风险因素（Allen，2001）。但出人意料的是，布雷温（Brewin，2003）提出了这样一个结论："一个人是否会产生PTSD，影响最大的那个因素一直都是：创伤后发生了什么"（p.56，着重强调）。实际上，最强有力的创伤后因素，便是缺乏社会支持（如他人的冷漠、缺乏同情、指责）。当然，PTSD症状本身，也可能会引发消极的社会支持（体现在他人对当事人情感波动的负性回应，或是用类似"把那些过去丢在脑后就得了"的方式对当事人予以劝诫）。因此，依我们所见，依恋关系中出现的这些缺乏共情的回应，以及非心智化的回应，可能与个体早期糟糕的依恋体验形成共鸣，这或许极大地增加了这个人的脆弱性。最后，在明显的创伤事件结束后的余波中，个体持续体验到压力，毫不意外，这会构成另一个突出的创伤后风险因素（Vogt et al.，2007）。因此，从发展的角度来看，我们的结论是：将创伤浓缩为任何一个单一事件的说法，都是主观且武断的。

除了关注特定的创伤病因学以外，还有很多疑问都指向了PTSD症候的整合性。首先，大量共病诊断表明，很多PTSD的症状都是相对非特异性的（如睡眠紊乱、易激惹、注意力集中困难），同时，这些症状与其他焦虑障碍及抑郁之间存在大量重合（McHugh & Treisman，2007；Spitzer et al.，2007）。不过，埃尔海等（Elhai et al.，2008）发现：从诊断标准中移除这些非特异性的、重合的症状，并不会对发病率产生多大的影响，也不会对共病率和致残率有显著的影响。这些作者的结论是：尽管闪回症状是PTSD最具特异性的症状，但障碍之间相互混杂，意味着PTSD缺乏区分度。因此，举例来说，也许PTSD和抑郁所代表的，并不是两个不同的疾病或是障碍类型，而是面对创伤性压力源时的一个综合反应。PTSD和重度抑郁共病，从而可以被理解为"PTSD的抑郁亚型"或是"重度抑郁症的创伤后亚型"（Friedman et al.，2007，p.548）。

PTSD病人之间极大的异质性，同样也使PTSD症候的整合性受到了质疑。比如说，在该诊断下已经区分出了外化和内化两种亚型（Keane et al.，2007）。"外化型病人"的特征是：冲动、敌对、具有攻击性、物质滥用，以及B群人格障碍；而"内化型病人"，则表现出更多的羞耻感、焦虑、抑郁、回避，以及退缩。此外，神经影像研究已经发现了

PTSD的解离亚型（Lanius et al.,2006）。而且，对症状群的因素分析，几乎都没有证实DSM-IV-TR设置的三大类标准（即闪回、回避和过度警觉；APA,2000），但却发现了四因素的结果，包括闪回、过度警觉、麻木和主动回避（麻木从主动回避中分离出来了）（Rosen & Lilienfeld,2008）。此外，研究一致发现：PTSD亚综合征症状（subsyndromal symptoms of PTSD）与实质性的功能损害有关。这些结果都支持使用维度的方法来界定PTSD（Friedman et al.,2007），运用维度法来定义的话，PTSD最好概念化为压力-反应谱系的上限（Rosen & Lilienfeld,2008）。理想的情况下，压力的严重程度、症状的严重程度，以及损伤涉及的范围，都可以划分为独立的维度（Friedman & Karam,2009）。

复杂PTSD

一些临床工作者建议：与创伤有关的心理病理学诊断覆盖的范围应该比单纯的PTSD更为宽泛。赫尔曼（Herman, 1992a, , 1992b）开创性地建构了"复杂PTSD"（complex PTSD）这一概念，涉及多个症状、关系与身份认同的紊乱，以及自杀行为与非自杀性自伤行为模式，这些模式源于重复且严重的创伤（包括儿童期的被虐待和被忽视等）。她提出：这一组症状与人格紊乱的混合，可以被诊断为未被明确定义的、极端的应激障碍（Herman, 1993）。最近，范德科尔克（van der Kolk, 2005；van der Kolk & d'Andrea, 2010）提出了对应于儿童的复杂PTSD：发展性的创伤障碍（developmental trauma disorder）。依恋关系背景下的创伤，在形成发展性创伤障碍的病因成分中，起到了重要的作用。福特和科图里奥斯（Ford & Courtios, 2009）在现有概念的基础上，回顾了一系列有关复杂PTSD的描述，提出了一个表征性的构想。他们将复杂PTSD定义为："严重的压力源导致的后果，这些严重压力源是重复而持久的、涉及被（照顾者、其他名义上肩负照顾责任的成年人）伤害或被抛弃，且发生在受害者生命中发育的脆弱时期（如童年早期或青少年时期）"（p.13）。他们把多方面的后遗症视为复杂PTSD，换言之，"在复杂的心理创伤之后，体验到的这种心理、情绪、躯体和关系方面的变化，包括解离、情绪失调、躯体化障碍，或者，关系上或精神上的异化在内的严重问题"（p.13）。因此，复杂PTSD这一概念本身就意味着存在大量共病，其中包括了一系列的症状、临床症候群，以及人格障碍，更不用说超出精神病学范畴的、存在主义灵性方面的忧虑了（Allen, 2005）。

在谈及"创伤相关障碍"这一概念时，很重要的是，要避免单一病原/单一疾病的思维模式。相反,我们必须将这些视为创伤应激、与许多其他病因共同作用下产生的疾病,这些疾病虽然个体差异很大,但却是重大的疾病。这种多面病因学观点,既适用于"简单"PTSD,也适用于复杂PTSD。相应地,在治疗PTSD上,基于循证支持的认知行为疗法已经做出了卓越的临床贡献,但是,创伤相关障碍具有相当的复杂性。这表明,对它的治疗远不只是处理创伤性的记忆。前文提到,PTSD在一定程度上可以被定义为:心理-社会事件对个体能够用以有效应对该事件的心理机制产生的干扰;若采纳这一观点,从理论上说,则为所有认知与情感能力的发展打开了一个通道,而这些能力是处理重大社会体验所需要的(Fonagy & Target,1997)。发展精神病理学领域的核心就是情绪调节能力受损,因而在所有认知行为干预中,都会注意强化个体的情绪调节能力,这遵循的就是上述某些观点(Allen,2005;Sroufe,2005;Sroufe & Waters,1977)。在回顾关于依恋和虐待的发展心理学文献时,我们多次发现令人费解且矛盾的地方,那就是,人类和其他物种对创伤事件的适应,关乎对某些神经进程的扰乱,而对于充分适应未来来说,这些神经进程又是必不可少的(参见Alter & Hen,2009;Coan,2008)。

通过回顾PTSD,我们现在已经打好了基础,以便详细探讨依恋这一主题。依恋关系的质量会影响PTSD发展的每个阶段,无论是个体暴露在潜在创伤性压力源之前、期间还是之后。正如前文所述,对于成年期PTSD而言,创伤前风险因素,不仅包括个体早期依恋创伤,也包括家庭环境氛围的质量(Koenen et al.,2007),而家庭氛围的质量,对依恋的安全性有着显著的影响(Belsky,2005;Sroufe et al.,2005)。对成年人(特别是成年女性)而言,高风险的创伤性压力往往发生在依恋关系中(Kimerling et al.,2007)。此外,社会支持也是一种强有力的创伤后风险因素(Brewin,2003);在安全的依恋关系中出现的心智化回应是积极社会支持的关键来源,而在非安全型依恋中出现的非心智化回应则是消极支持的主要来源。

依恋创伤与发展心理病理学

依恋理论及其相关研究为我们理解创伤的影响提供了一个有用的起始点。创伤在激活依恋系统的同时,抑制了探索系统(Bowlby,1982)。在我们感到痛苦的时候,我们想得到拥抱。2005年7月7日发生在英国伦敦的爆炸案,激发了伦敦人归属团体的需求,而2001年9月11日发生在美国纽约的恐怖袭击事件以及2004年3月11日发生在西班牙马德里的火车爆炸案也并无二致。实际上,危机之下,面临最多挑战的人是那些人际能力最差的人;而安全依恋的生活史,则增加了人们以更具适应性的方式应对创伤的可能性。那么,问题来了——是什么导致了上述状况的出现呢?

经典依恋理论以及某些客体关系理论认为:人际关系的模板在婴儿期建立,并在个体未来的发展中被活现出来(Bretherton & Munholland, 1999; Crittenden, 1994; Fonagy, 2011a; Sroufe, 1996)。一个人在早年经历中的创伤性体验,塑造出与之相应的早期关系期待,而日后的创伤激活了这些早期形成的期待,并与之相互作用。儿童若暴露于父母间的冲突之中,其依恋会遭到破坏,他们的安全感会被削弱,他们更有可能预期自己被人拒绝。这样的孩子,可能会错失那些能够帮到他们的人——在很大程度上,这与安斯沃斯"陌生情景测试"(Ainsworth et al., 1978)中那些不敢冒险寻求照顾者抚慰的回避型婴儿并没有什么不同。

然而,上述模型还是太过简化了。比如说,如果把成人暴力单纯理解为依恋创伤的重复,就未能反映出依恋创伤对儿童的心理整合性(psychological integrity)造成破坏的程度。为了更好地理解这种破坏,我们就必须考虑个体的早期发展这一议题。我们使用"依恋创伤"一词,包含了两重含义:在依恋关系中发生的创伤;包括随后对发展安全依恋的能力所造成的破坏,伴随着发生的是对心智化能力和情绪调节能力的损伤。我们认识到,与儿童期一样,成人期的依恋关系也可能是创伤性的,比如暴力殴打的关系(Walker, 1979)。不过,创伤性依恋对发展具有潜在的塑造作用,考虑到这一点,在儿童期出现的创伤性依恋便尤为值得关注。为了重申这一点,冯纳吉和塔吉特(Fonagy & Target, 1997)提出,儿童期的创伤性依恋带来双重后果:这样的关系不仅引发强烈的痛苦,同时也损害了一个人调节情感痛苦之能力的发展,而这部分是通过牺牲心智化的发展为代价的。

科恩(Coan, 2008)很好地界定了依恋在情绪调节中的作用。他认为,依恋系统"首要关注的是情绪回应的社会性调节"(p.251)。卢伊滕等(Luyten et al., 2011a, 2011a)也指出:社会性联结提供强有力的正强化(指社会性联结本身所带来的回报),同时,也提供了负强化(指痛苦感的减少)。在痛苦加剧的情况下,社会性联系的强化价值,取决于依恋的安全性。科恩(Coan, 2008)认为:

社交方面的亲近与互动,是大脑进行情感调节首要且最有力的方法。这一点在婴儿身上表现得尤为明显……因为婴儿的前额叶皮层尚未发展成熟(Drevests et al.,1997),照顾者有效地充当了"替代性前额叶皮层"的功能——这一功能,可能是在我们整个一生中,在不同程度上由依恋对象之间持续地为彼此提供的(p.255)。

动物研究的结果已经明确证明了,早期依恋关系的中断与创伤会加剧压力调节的困难。波兰和霍弗(Polan & Hofer,2008)在针对大鼠的研究中发现:依恋的适应性功能,远不止提供免受捕食者伤害的保护这一点。正如鲍尔比(Bowlby,1982)所提出的开创性观点,通过塑造个体的基本情绪调节和适应策略,依恋过程影响着神经生理的发展。具体而言,如果在幼鼠刚出生时,母鼠给幼鼠高水平的母性刺激(包括舔舐和梳理皮毛等),那么,幼鼠成年后,在面对压力时,其应激反应就会较低,同时也表现出探索和学习的倾向。相反,低水平的刺激与互动(如与长期分离有关)与高水平的恐惧、防御与回避,以及较少的探索性行为相关。辛普森和贝尔斯基(Simpson & Belsky,2008)曾清晰地阐明,这两种对比鲜明的适应性模式具有公认的进化功能,即恐惧-防御(不安全)模式,让动物未雨绸缪,以应对一个严苛的、资源匮乏的环境;而与之相反的(安全)模式,则让它们做好准备,在一个稳定的、资源富足的环境中展开探索性的学习。事实上,这些早年的养育经历,能够预测未来的环境条件,而这些条件是动物的应激反应系统和行为将要去适应的。因为这些模式是以母亲传给女儿的形式代际传递的,这是依恋关系中再度活现的动物模型,所以说,这些适应性模式受到表观遗传机制的调节,形成了一种"软遗传"(Polan & Hofer,2008,p.167)。福特和科图里奥斯(Ford & Courtois,2009)回顾了与这一动物模型观点一致的文献,他们发现:大脑发育可能会偏向于要么关注生存,要么关注学习。特别值得注意的是,在敏感期,对大脑发育可能产生不利的影响(Alter & Hen,2009)。

我们概述这一发展性研究,目的只是提醒人们注意,前文所述的依恋创伤的双重后果的神经生物学层面,是以下二者的结合:激发强烈的痛苦,又损害调节痛苦的能力的发展(Fonagy & Target,1997)。尽管这些研究结果不可避免存在不一致的地方,但是它们相当一致地指出了一个以杏仁核为中心的PTSD模型(Rauch & Drevets,2009)。该模型强调前额叶皮层的重要作用,这与我们关注创伤相关的心智化损伤,是高度契合的。尽管这一脑回路极其复杂，但是，在杏仁核的活动（被激活以响应威胁、调节恐惧情境，以及协调恐惧反应中的不同成分）与内侧前额叶皮层的活动（消除恐惧反应、自上而下调节恐惧反应）之间存在广泛的交互作用："罹患焦虑障碍的人，表现出杏仁核本身反应过度，以及自上而下调节杏仁核反应不足（这是内侧前额叶皮层，以及海马体的功能缺陷所致）"（p.219）。劳赫和德雷维茨（Rauch & Drevets, 2009）对PTSD的回路总结如下：

> 该模型假设：在面对具有威胁性的刺激时，杏仁核反应过度，而内侧前额叶皮层和海马体对杏仁核的自上而下控制却是不足的。杏仁核的过度反应性，调节了过度唤起这一症状。这也解释了对创伤事件的情绪记忆为何具有难以忘怀、很难消除的特点：前扣带回前膝部皮层的功能失调，使个体无法充分地抑制对创伤相关刺激的关注/回应；受到有缺陷的腹内侧前额叶皮层（Zald et al., 2002）的影响，个体消退创伤记忆的能力不足；同时，海马体功能的削弱使个体不能很好地识别安全环境，同时还伴有外显记忆方面的困难（p.226）。

上述PTSD的观点，与我们提出的神经化学转换的假设不谋而合（Arnsten et al., 1999；Mayes, 2000；Fonagy et al.；另见第一章）。的确，当防御反应（战斗-逃跑-僵住）上线时，心智化就会下线。尽管这一转换具有适应性价值，当我们遭遇危险（如创伤事件）时，有助于我们快速做出反应，但是，在没那么极端的人际情境中，这样的转换就是非适应性的了。比如说，在面对依恋关系中出现的一般性冲突时，需要的是解决复杂社交问题的能力（如心智化）。正如梅耶斯（Mayes, 2000）所指出的，在幼时经历的压力与创伤，可能会对一个人的转换阈限值（从灵活的防御性反应转换到自动化的防御性反应）造成永久性的改变。值得注意的是，内侧前额叶皮层已被认为是负责心智化的脑区（Frith & Frith, 2006），近期研究显示，儿童期虐待（包括情绪虐待）与内侧前额叶皮层容量的实质性减少有关（van Harmelen et al., 2010）。

在创伤研究中，边缘系统的过度激活与前额叶皮层的活动减退同时发生的现象并不鲜见，但是，并非所有的研究结果都与该模型一致（Rosen & Lilienfeld, 2008）。拉尼乌斯（Lanius et al., 2006, 2010）发现，造成研究结论不一致的其中一个原因是：一小部分罹患PTSD的人表现出了相反的模式。具体来说，参与者对剧本驱动想象的反应中，

70%的人都会再度体验到创伤,并且伴随着前额叶对边缘系统活动的抑制失败,但是,有30%的人却报告了解离反应(如感到被隔离开了,或是感觉自己与自己的身体分离了)。这一小部分人的前额叶活性高得异常,同时边缘系统活性受到了抑制。因此,情绪失调实际上包含了两种迥然不同的模式,即内侧前额叶皮层对边缘系统的调节不足与调节过度。作者认为,PTSD的解离亚型,可能反映了病理性的情绪卷入度不足(pathological emotional underengagement)(Hopper et al.,2007),而这可能会破坏正常情况下受内侧前额叶皮层调节的消退过程。这一解离亚型尤其可能与儿童期创伤有关(Lanius et al.,2010)。

遭受过创伤的病人

多年以前,我们在治疗边缘型人格障碍病人(女性和暴力的男性)期间,创伤病人在理解自己和他人方面所表现出的困难就已强有力地震撼到了我们(Fonagy,1989)。研究现已证实,绝大多数经历过创伤的人,其心智化能力都遭到了破坏。受过创伤的儿童,学习与情绪情感有关的词汇存在困难(Beeghly & Circhetti,1994),而受过创伤的成年人,则在识别面部表情的背后意图时表现出更为严重的损伤(Fonagy et al.,2003)。

在面对创伤时,若心智化崩溃,就会让我们意识不到内部现实与外部现实之间的关系(Fonagy,2000)。个体表征内部世界的模式就会再度出现,在发展过程中,这些模式是在意识到"想法、感受和愿望都是心理的一部分"之前出现的(Fonagy et al.,2002a)。创伤后的闪回症状像梦一样,鲜明地呈现了心理等价模式:再次经历创伤(如同在当下再次、且正在发生一般)取代了回忆创伤。通常情况下,创伤幸存者们会拒绝思考自己的体验,因为对他们而言,去想这些,就意味着再次经历创伤。

假装模式的入侵,特别是在解离经历中,是用另一种方式来处理心理等价所引发的恐惧感。在解离的思维中,个体无法在任何部分之间建立起联系。假装模式下,幻想与真实世界切断了联系,还进一步扩展到没有任何情绪意蕴锚定在自体感上的地步(Fonagy,2000)。假装模式的再现,引发了空虚感和失联感。病人说自己"失忆了""啥都说不出来了",或是说自己记得那些创伤经历,但感觉像是梦,或是恍恍惚惚的状态。这种内部世界的体验在心理等价和假装模式之间摆荡,这些正是创伤的典型标志。

受过创伤的人还可能采取物质滥用、非自杀性自伤、暴食和催吐等具有负强化效应（如减少痛苦）的行为，来保护自己免受恐怖的闪回体验的侵扰（Nock，2009；Roemer & Orsillo，2009）。而这些行为，恰好就是第三种非心智化模式，即目的论模式的例子。处于该模式下的人，借由具体的、目的导向的行为，而非外显的心理表征（如语词），来表达自己的心理状态（如病人通过手臂上的伤疤来表达情绪上的痛苦）。目的论模式这一思维方式的再现（"眼见才为实"），或许可以算是（失去心智化的）主体性中最为痛苦的一面了。在创伤发生后，言语安抚鲜有意义。与他人的心理互动已被取代，变为试图通过行为来改变想法和感受。绝大多数创伤，尤其是躯体虐待与性虐待，都可以根据目的论来界定。如果理解了这一点，也就不难想见，受害者可能会觉得：要改变他人心理的方式只有一种，即采取行动，比如威胁或是引诱。

聚焦于心智化的创伤治疗的目的

受过创伤的人前来接受治疗，其目的绝不仅仅是处理他曾经遭遇过的逆境。依恋创伤所造成的心理功能损害，摧毁了一个人应对内心生活中所有普通变化的能力，如无意识的攻击性冲突、俄狄浦斯欲望以及对抗这些欲望的防御、自恋的脆弱性，以及与矛盾的投注客体（ambivalently cathected objects）有关的冲突。人类境遇中所有无法逃避的痛苦，就如同直接去体验开放性的伤口一般，而这一伤口没有心智化的"皮肤"保护。其中一些衍生物（痛苦体验）又会与所遭到的创伤相互作用，但是，心理治疗师不应被这些情感的强烈程度所迷惑，误把这些后续的冲突当作引发病人心理痛苦的根本原因。由于病人在心理上难以处理任何痛苦体验，这便使得痛苦体验被放大了、被延长了。

我们在此想要重申：治疗创伤病人的总体目标在于，帮助他们建立起一个更具一致性的心智化自体，这样他们便可以对创伤和冲突进行心智化，从而发展出更为安全的依恋。在感受和行动之间，心智化起到了缓冲作用，其实就是一个"暂停键"（Allen，2001）。因此，心智化相当于为淹没性的情绪和冲动行为踩了刹车，并且提供了一个监察和理解自己与他人动机的机会。增强心智化，可以在情感及其表征之间的鸿沟上，特别是关于当下心理状态的情感及其表征之间架起桥梁。从这个角度来看，促进心智化，不必直接处理创伤记忆，但是，的确需要在依恋关系背景下，对痛苦情绪和冲突进行心智化。如此说来,治疗所加强的,并不只是与病人的创伤有关的心智化,而是与其自体有关的心智化。其中必然包含通过一个发展上适宜的过程,来发现或恢复心智化。换言之,借由一个好的依恋对象的心灵,该依恋对象参与到与病人的互惠性的心智化关系之中,病人发现了自己的真实心理自体(authentic psychological self)。

作为治疗师,我们怎样才能帮助到那些有依恋创伤记忆的病人,让他们更能够心智化这些经历呢? 针对创伤的心智化焦点治疗,以及普遍意义上的心理治疗性干预,都直接指向自上而下的调节。显而易见的是,心智化干预的主要治疗目标是功能减退的前额叶。不过,PTSD典型的解离亚型——情绪过度控制,也是心智化干预的目标,这必然涉及心智化情绪,或“心智化了的情感”(Fonagy et al.,2002a;Jurist,2005),即感受着感受,同时思考着感受。当然,情绪调节不足和过度调解这两个极端,都会损害(如内隐地和外显地,或是同时地)心智化情绪的能力。应当说,治疗中的“第二十二条军规①”是:当心智化最为匮乏的时候,也正是最需要心智化的时候。在心理治疗中,促进外显心智化这一自上而下的调节策略,最终目的在于获得努力控制情绪的能力(Luyten et al.,2011c/2011c,in press)。不过,这一必要的干预策略与病人防御性地回避去思考自己身上发生了什么这一自然倾向,二者之间是相悖的,要想在依恋创伤背景下改变这一倾向绝非易事。

与创伤病人工作,治疗师会面临独特的挑战。在正常的发展进程中,依恋有助于促进个体获得思考他人心理状态的能力,这是因为,依恋提供了一个允许个体犯错的安全环境。错失早年的依恋体验(比如罗马尼亚孤儿的情况),给孩子带来长久的脆弱性,可能终其一生都无法修复。对于这些孩子而言,他们的心智化能力从未充分建立,这让他们在日后更容易遭受创伤,他们也缺乏完好地应对依恋关系的能力(O'Connor et al.,2003;Rutter & O'Cornnor,2004)。更为重要的是,在面对创伤、特别是依恋创伤时,依恋系统的激活又会抑制心智能力。因此,在临床工作中,治疗师将面对以下三种情况所带来的挑战:1)依恋系统的过度激活;2)情绪唤起对心智化造成的不利影响;3)异化

---

① 第二十二条军规一词,来自美国作家约瑟夫·海勒创作的长篇同名小说。该小说中虚构了“第二十二条军规”,规定只有疯子才能获得飞行豁免,同时,豁免申请必须由本人提出,但是,若此人有提出申请的能力,则又证明了此人是正常的,那么该申请人就无法获得豁免权。后来,人们用第二十二条军规来比喻相互抵触的规定、无法摆脱的困境,或者进退维谷的局面。——译者注

自体的外化。

依恋系统的过度激活

正常情况下,依恋是心智化发展的理想培训基地,这是因为依恋本身是安全且非竞争性的,然而,一旦出现依恋创伤,上述这种在正常发展中具有生物适应性的构架就变得极具破坏性了。依恋创伤会过度激活依恋系统的原因在于,儿童想要寻求安抚与保护的那个人也正好是令他感到恐惧的人。依恋创伤所带来的毁灭性心理效应,源自创伤导致的依恋系统过度激活所伴随心智化的抑制。这种创伤情景,需要儿童具有超级心智化能力才能应对,然而,依恋系统的过度激活又会抑制儿童本就有限的心智化能力。

创伤与依恋并存,构成了生物学上的恶性循环。一般来说,创伤促使儿童通过亲近依恋对象来寻求安全感。依恋需求升高,构成了对虐待者的特征性依赖,这会增加进一步被虐待的风险,被虐待的风险是现实的、不断升级的,这又会增加痛苦,进而增加对依恋对象的内在需求。在创伤性的且过度激活的依恋关系中,抑制心智化会引发前心智化的心理现实,而这多半会分化成心理等价模式和假装模式。创伤记忆被感知为当下的现实,因此,可能会在内心世界中,持续地体验到被再度创伤的危险。受到创伤的儿童往往会惧怕自己的心理,也更加需要依恋对象。对心智化的抑制,往往是一个人在面对创伤性的、暴力的依恋关系时,一种内在心理上的适应。施暴者赤裸裸的恶意,吓坏了无助的儿童。来自父母的虐待,会削弱儿童的心智化能力,因为在这种情况下,假如孩子思考父母的意愿(比如,这意味着承认父母有意要伤害自己),孩子就不再感到安全了。

更为复杂的状况随之而来,这些有依恋创伤的儿童,出于恐惧而避免去觉察父母的心理状态,也就无法将他者当作镜子来理解自体。这种回避可能会导致身份认同的弥散与解离。当儿童迫切地渴求某种自我意识时,一个更为有害的过程便随之发生了——他们将恶意的他者(malevolent other)吞并(incorporate),成为自体的一部分,并通过这一方式来体验心理现实。对儿童而言,采纳他人有摧毁孩子的意图这一视角,与安娜·弗洛伊德提出的向攻击者认同(identification with the aggressor)的概念是类似的。

情绪唤起对心智化造成的不利影响

阿恩斯腾(Arnsten, 1998)将过度唤起恰当地描述为"疲惫而烦躁的生理状态"。正如本书第一章所述,他所提出的双重唤起系统模型,描绘了一对互补且独立的唤起系统:前额叶系统、后皮层及皮层下系统(Arnsten, 1998; Arnsten et al., 1999; Mayes, 2000)。激活额叶以及前额叶系统,会抑制次级唤起系统。正常情况下,只有在唤起程度相当高的情况下,前额叶活动才会让位于后皮层、皮层下系统(如更为自动化的或运动的功能,即逃跑的时候可不会想那么多)。这两个唤起系统之间的转换点,可能因儿童期创伤而改变(见图2-1)。毫无疑问,由于心智化需要前额叶皮层的参与,这一转换可以解释有依恋创伤史的人心智化抑制的原因。这些人对唤起水平升高会做出反应,而对于我们中的多数人来说,这一唤起程度并没有高到抑制心智化的地步。

鉴于创伤病人不稳定的心智化能力,对治疗师而言,重要的是监控病人在多大程度上准备好了去聆听有关想法和感受的评论。随着创伤病人唤起水平的升高,部分也是出于他们对诠释工作的反应,他们没有能力处理有关自己心理的谈话。在这种时刻,无论治疗师的移情解释有多么精准,可能都远远超出了病人的理解力。临床工作中的首要任务,必须是降低唤起水平,这样病人才能再次思考他人的观点(心智化)。

异化自体的外化

对创伤病人而言,以依恋对象(包括治疗师)作为接受者,把异化自体外化,这会成为一个生死攸关的事情。这一需求有其婴儿期发展的根源。在安全依恋背景下,通过镜映和"正常的"投射性认同过程,婴儿会逐渐构建出自身内部状态的表征。然而,如果照顾者未能涵容婴儿的焦虑,无法代谢这些焦虑,且不能镜映婴儿的自体状态,婴儿就会被迫容纳客体,即在自体表征中,形成一个异化的存在。伊迪斯·雅格布森(Edith Jacobson, 1954)以及唐纳德·温尼科特(Donald Winnicott, 1956)都曾分别指出,在个体的自体边界尚未完全形成之前,内化另一个个体的表征,会破坏个体形成连贯的自体感。

当然,创伤个体内射的这些异化自体部分,具有他们所遭遇的创伤情境的色彩。有着可怕意图的照顾者被内化。一旦自体感觉受到攻击(实际上攻击来自个体内部),这样的内化便会引发短暂且难以忍受的心理痛苦,且很可能被一种"恶"(badness)的体验所淹没,这种"恶"不可能通过保证的话语而缓解。在心理等价模式中,"恶"的感觉直接转化为实际的"恶";而处于目的论模式运作中,自毁则可能是唯一的解脱之道。依我们所见,这种内在心理状态通常是触发非自杀性自伤行为的扳机点,而自杀未遂也往往与依恋创伤有关。

在创伤病人看来,处理这些内射的唯一方法,就是将自体结构中异化的部分,持续外化到一个容器上。通过投射性认同,迫害性的部分被体验为源于外界,而非自身。此时的重点在于,这些异化的体验就被另一个人的心智所拥有,如此一来,这个人开始自我毁灭的那部分自体就被另一个人的心智控制了。这里需要重申的是,对自我结构中有创伤性成分的人而言,投射性认同的需要是一件事关生死的事,但这也使他们形成了对客体的依赖,这一依赖具有很多成瘾的特征。然而我们知道,当自体中受到创伤的、异化的部分,需要一个亲近的容器时,依恋系统就会被激活,而这可能会进一步抑制心智化。这种抑制,既降低了个体接受其他解决方案的机会,也减少了个体找到非目的论式的(非躯体化的)解决方案的可能性。

对创伤病人的治疗工作

下文所描述的病人的创伤体验,可以说明我们所提及的某些一般性原则。

在某些方面,P先生小时候的资质可谓得天独厚:他拥有很多值得信赖的朋友,在一所不错的学校念书,住在一个环境良好的社区里。他有一个关系紧密的大家庭,保持着规律性的接触。他曾和父亲极为亲近,但是,在P先生14岁时,他父亲因癌症而过早去世了。对P先生来说,这是一个非常痛苦的丧失,但他觉得,自己已经从父亲的亡故中走出来了。他知道母亲一直不太开心,但并不知道为什么她如此不开心。他说可能与父亲的去世有关,但他从未深究此事。他选择将自己的注意力放在家庭以外的生活上,同时与爷爷奶奶保持着极为重要且充满活力的联系。

P先生17岁时,在某个周末,他参加了一次学校组织的外出游玩活动。这是很久之前就计划好的,不过,母亲对他将要离家"如此之久"表达了一些保留意见。虽然这样,他还是去了,母亲也没有反对。事后,他回忆说自己对那次旅行感到非常兴奋,部分原因在于,他很期待借此机会更好地了解他当时着迷的那个女孩儿。两天后,当P先生回到家的时候,发现母亲已经上吊了。他是第一个发现她的人。他试着去救活她,但一切都已经太迟了。后来,P先生得知,她可能是在他离家那天自杀的。

心理治疗为病人提供了一个机会来重构他的故事:找到词汇来讲述他的故事,不仅描述实际经历的创伤,也描述病人为该体验赋予的意义。关键是,这是一个帮助病人发现或再次发现自己心灵的机会。该过程的核心是信任与希望——信任并希望能有一个"他者"听到并承受这样的讲述,这样,无论其体验是如何的惨淡、凄凉与阴暗,都能逐渐被自体所了解。如此一来,一个支持性的客体,就有可能在病人的内心世界中找到位置。现在,让我们带着P先生的故事,来讨论针对创伤病人的治疗性干预。从研究中我们已经知道,一些治疗技术可以帮到他们(Courtois & Ford, 2009;Foa et al., 2009)。我们关注的重点,并非技术层面的问题,而是聚焦于思考治疗过程,以及治疗师的立场。

人际安全感与涵容

创伤性事件带来的后遗症之一,是个体的安全感、对生活中的"好"及他人身上的"良善"的信任感遭到了破坏(Janoff-Bulman, 1992)。那些不可思议的或未曾预料的事,居然就这样发生了,恐惧占据了内心。再也没有什么事情是理所当然的了,毕竟可怕的事情确确实实发生了,而且,真的已经发生在这个人身上了。其结果便是,心灵处在高度警觉状态,心智化被削弱了。因此,必要且首要的事情,是提供一个安全且涵容的环境。治疗师可以通过多种方式提供涵容。其中最基本的层面是:通过建立安全的框架来传达涵容,在安全框架内,治疗进程得以展开,病人可以依赖这一框架。实际上,安全的、值得信赖的框架,其重要性无论怎么强调都不为过,尤其是对于那些创伤来自依恋对象的病人更是如此。

心理教育也可以帮助病人感到安全(Allen, 2005)。PTSD和解离的症状是非常可怕的。很多病人都害怕自己会发疯,但是,一旦治疗师明确将他们的症状视为已知临床问题表现的一部分,这时病人便会大大地松一口气。对病人进行有关创伤反应的教育,可能会有所帮助,但治疗师所做的,并不仅仅是一场教育实践,更是在向病人提供与治疗师在一起的体验,而这位治疗师能够理解病人的心理状态——那种不仅会淹没自己,还会淹没治疗师的恐惧感。

创伤破坏了一个人在依恋中感知到的安全感,这个人也可能会由于自身遭受到的痛苦,而在某种程度上给自己打上了一个与别人不同的"标记"。为了让病人参与进来,关键是:治疗师需要确认病人所经历的事情确实相当可怕(如,"大多数跟你有同样遭遇的人,都会有你那样的感觉")。当创伤牵涉到让人感到羞耻的行为(如,强奸或是儿童期性虐待)时,这一确认尤为重要。

在治疗情景中,在治疗师和病人之间,首先要尽可能建立起一种"人际安全感"(Sullivan,1953),这将涵容病人的焦虑。这一过程包括:治疗师关注病人对于治疗及治疗师的体验,带着真诚的兴趣和透明度,回应病人的任何焦虑或问题。

在治疗性会谈中,以长时间的沉默或更经典的诠释来回应病人的问题或焦虑都是无益的,尤其是那些曾经遭受过严重人际创伤的病人。因为创伤破坏了他们对他人对待自己的意图之信任,所以,这些策略只会加重他们的焦虑,也会妨碍他们探索自身感受或想法的可能性。很自然地,受到个人经历的影响,这些病人会表现出很大的偏执性焦虑,治疗的目标并不是通过治疗师保持不透明性,来医源性地加剧焦虑的这一性质,而是为病人创造尽可能好的环境条件,让病人有能力触碰他自己的心灵,接近那些最有可能让他们感到混乱与恐惧的东西。

在某些情况下,创伤病人的偏执是如此明显,以至于在他们眼中,治疗师很快就被吸纳,变成了创伤病人眼中的"他人"(如,"就只是个虐待者")。治疗师可能会经不住诱惑,想要从移情的角度,对这一偏执做出解释,但我们相信,在治疗中,特别是在治疗的早期阶段,处理偏执性移情最好的办法,就是直接帮助病人立足于现实,例如下面这个临床案例所示:

> Y女士,曾经受到过虐待折磨,当她前来进行首次评估会谈时,她看上去吓坏了。在男治疗师解释治疗边界时,看起来Y女士几乎无法看向他,好像也没听进他说的话。她高度警觉,显得很困惑,几乎无法说话。治疗师敏感地向Y女士呈现了她的情绪状态,并邀请Y女士告诉他是不是他说了或做了什么令她感到如此恐惧。一开始,Y女士很难回答,慢慢地,在治疗师的帮助下,她能够告诉他,某个虐待她

的人也有胡子,跟治疗师的胡子很像。这种相似性强有力地触发了侵入性的意象。听到这里,治疗师确认了她的恐惧感:要去见一个陌生人,而且还是个男人,必定感觉可怕,然后看到胡子又这么相似,肯定会恐惧了。随后,他提醒Y女士自己是治疗师,以及他们会面的目的为何。Y女士明显放松了下来。

治疗师的心智化立场,为病人提供了涵容,原因在于,这一立场强调治疗师以自身的透明性,共情地对病人的心理状态表达理解。

上述案例中,治疗师有技巧地处理本次治疗开场的方式,为后面的治疗定下了基调。然而,Y女士所遭遇的那些令人异常不安的经历,意味着对她而言,信任他人是极其困难的。因此,她会不断地将治疗师和她生活中的其他人,投射成各种不同版本的虐待性他人。治疗师的部分工作便是:在与治疗师的关系中,当病人的某些经历被唤起时,治疗师让病人参与进来进行思考,或者说心智化移情。我们会在后文回到这一点。

心智化创伤

核心治疗任务,并不是专门针对创伤性事件的内容进行工作,而是在涉及创伤的意义及影响时支持心智化的立场。也就是说,在心智化立场下,主要聚焦的是病人的心理,而非事件本身。简而言之,心智化的立场强调的是过程,而非内容。不过,在与创伤病人工作的过程中,内容无疑也是重要的,这不只是因为病人现实遭遇的困难,需要治疗师的确认,同时,事件本身被心智化处理的方式,常常也是问题的一部分。因此,实际事件的内容,可能需要在其情感细节上详细阐述。

一般来说,对过去事件的记忆,是以故事的形式回想起来的,这些故事会随着时间的推移而发生改变,并唤起可控感。但在创伤事件刚刚发生过后的那段时间里,绝大多数人都会体验到一定程度的压力,对该事件的记忆都可能会引发短暂的闯入性体验。我们认为,PTSD病人的一个典型特征,便是心理等价模式的再度出现(van der Kolk 等人,1996)。此时,内心世界变成了一个危险区域,最好的办法就是避开它。在一些病人身上,反复的闯入性症状,以及再度活现相当常见(van der Kolk,1989)。再度活现使得闯入性症状得以维系,反之亦然(Allen,2011)。这一恶性循环让人觉得自己"卡在"创伤性的过去当中。这种持续地陷在过去当中的状态会导致两个严重后果。首先,割裂创伤前的自体与创伤后的自体之间的连接,随着创伤一遍又一遍地回放,这个人现在变成了一个被创伤所定义的人。例如,创伤之前的任何韧性全都不可企及了。其次,也与第一点相关,上述这种"卡住"的状态表现为病人避免思考创伤的复杂性,但这样一来他也就不得不面对痛苦的情感了,这是一个悖论。病人只有一个视角来看待创伤,他们深陷其中无法自拔。病人会觉得,自己的脑子里塞满了创伤,唯有创伤这件事,正如一个病人的描述:"我想这事儿想太多了,这让我很痛苦",虽然如此,但实际上病人并没有真的投入思考当中,即,对于他自己的所感所思发展出一种微妙的、不同的理解。很多创伤病人都不愿把极度痛苦的经历带到头脑当中去思考,这一阻抗是可以理解的。

需要注意人们对创伤及其后果所赋予的意义。比如,福阿等人(Foa et al.,1999)发现,关于自我的负性认知、对世界危险性的认识,以及个体认为自己应为创伤事件的发生负责,这些使得PTSD持续下去。以前文提到的P先生为例,治疗的核心焦点就是,他认为自己要为母亲的自杀负责。在他当前生活的很多方面以及治疗关系中,都能明显感觉到:P先生陷在了有关责备与责任的问题当中。这一点会在后文的会谈摘录中呈现。因此,任何治疗性干预,都应具有这样一个重要特征:要详细阐述创伤对病人的意识和无意识意义。也就是说,病人需要发展出的是与创伤性事件的影响及意义有关的叙事,而且这个叙事应该是立足于情感的,以便病人能够以不同的视角来思考这一体验。

发展出与创伤有关的叙事

附着在创伤性事件上的那些意识与无意识的意义与情感是病人问题的核心所在,也是恢复健康的关键所在。治疗师通过聚焦于问题和观察,来阐述意义和情感,帮助病人逐步整合上述内容,形成一个有关自体的连贯事。在PTSD的暴露疗法中,福阿等人(Foa et al.,2006)也将叙事的连贯性视为改变的机制。从本质上来说,变化的过程涉及病人需要发展出一段与创伤有关的叙事,这一叙事可以将创伤前后的自体联结起来,并且是"往前看"的。实际上,一些作者也已经注意到了心理治疗的故事讲述功能(storytelling function)(Holmes,1998;Spence,1984)。

重构是任何治疗过程的重要成分。在与创伤病人工作的过程中,没有别的比重构更重要的了。其中一个原因在于,病人对创伤性记忆进行编码有特殊的困难。创伤后的记忆功能呈现出特殊的悖论：一方面，病人抱怨太多闯入性的回忆，事实似乎也的确如此；另一方面，他们对创伤性事件的回忆是非常碎片化的。实际上，闯入性症状往往包含了以视觉性印象为主的、碎片化的感觉印象（Brewin et al., 1996；va der Kolk, 1994）。病人可能还会再次体验特定的生理感觉或情感，比如强烈的恐惧感，然而事件本身却没有被回忆起。埃勒斯和克拉克（Ehlers & Clark, 2000）对此做出了令人信服的解释，他们认为：该现象显示了创伤性记忆编码和存储方式的问题。具体来说，他们认为在PTSD中，创伤性记忆是"阐述不足的，且没有充分地整合到自传体记忆的背景脉络中去，这些背景包括时间、地点、随后的情况、之前的信息及其他"（p.325）。此外，他们还提出："对患有持续PTSD的病人而言，创伤事件已经严重威胁到了他们的自我认识……他们自传体记忆知识库的整体构架可能被扰乱了"（p.327）。

那些创伤事件的记忆更为碎片化且更为混乱的病人，似乎更可能发展出慢性PTSD。部分可能是因为：他们无法有意识地检索创伤性记忆，也无法以整合性的方式处理它。这里所说的整合是指：能够将创伤性记忆纳入一个连续的、包含创伤发生前后的生活叙事之中（这样一来，创伤记忆就能够成为自传体记忆的一部分）。因此，他们受制于强烈的知觉启动（内隐记忆的一种）的刺激的影响，这些刺激偶然与创伤性事件有关。因此，病人非常难以区分创伤事件发生时出现的刺激、与那些与之有某些相似性的刺激（如前文案例中Y女士对治疗师的胡子的反应）。他们越是感到被往事以闯入性的症状纠缠着，他们就越是觉得，自己需要通过各种回避性的手段来保护自己免遭痛苦情感的侵扰。其中一个最常见的回避策略就是，尽力压抑有关创伤的念头。不过，这实际上也是一个相当失败的策略，因为这些想法被压抑得越厉害，它们出现得也就越频繁（Wegner, 1994）。

治疗性干预的一个核心特征是：提供一个安全的环境，在此环境里，病人能够获得帮助，将其所经历的创伤性体验，与创伤相伴的情感，以及他们赋予创伤的意义都带回到意识中，这样一来，病人就能够将创伤所包含的认知和情感成分逐步打开。认知行为疗法已经发展出了有效的技术，以帮助有闯入性症状的病人，如再度体验创伤性事件和记忆更新法（Ehlers et al., 2005；Foa et al., 2007；Resick et al., 2008）。上述技术的运用，可以有效地整合到分析取向的心理治疗中，在初期工作中，可以帮助病人处理某些较为紧急的、削弱日常生活功能的症状。

不过，构成一个整体性的治疗方法需要有多种技术成分，我们很难确认，认知治疗中到底哪个因素,对最终治疗结果起到了关键作用。比如,这里的重要因素,可能不是针对某个特定记忆片段的工作,相反这些技术之所以有效,是因为它们可以让病人回忆起创伤事件,同时还可以突出他们的情感、强调他们赋予创伤体验的意义。这一点很重要,因为只有当情感"被唤起、被体验并被调节"时,这些情感才能够被心智化(Allen et al.,2008,p. 233)。

在当下对过去进行工作

在和那些曾遭受创伤的病人工作的过程中,势必涉及对他们过去生活中的事件进行工作。特别是与遭受过依恋创伤的病人工作时,往往会有一个相当大的时间上的滞后,比如,在儿童期经历性虐待与其寻求帮助之间的间隔是很长的。尽管我们一直在强调,发展出一段有关创伤的叙事对病人是有益的,但是我们并不认为,治疗的首要目标在于挖掘过去、提取被压抑的记忆,来让病人获得洞察。相反,治疗的目标是,帮助病人对自己的内心世界产生好奇,从而聚焦于当下的心理状态。治疗师的目的是,支持病人试图理解创伤对自己目前的功能,以及人际关系(包括与治疗师的关系)的影响。

有时候,这类工作难免会涉及重提旧事,尤其是创伤关乎童年期虐待的时候。虽然在个人随时间经历的叙事中,将创伤性事件情景化的确很重要,但这并不足以支持改变的发生。我们最好将重构遥远的过去,看作治疗工作的一个组成部分,而治疗更为重要的关注点则在于:探索痛苦且混乱的早年经历对当下的影响。治疗的目的是:通过修正当下的体验,帮助病人对自己的过去形成新的看法。

治疗关系与活现

创伤性叙事所展开的人际背景极为重要,这是因为创伤经历会严重破坏一个人对他人"良善"的信任。无论治疗师有多么和蔼可亲,病人都可能将他体验为一个潜在的施虐者。病人常常无意识地寻求在治疗师身上唤起特定的反应,而这些反应,难免会在某些时候被活现/见诸行动。对有些病人来说,再次暴露在让自己想起创伤的场景之下,这股动力是势不可当的,这可能会给治疗师带来巨大的压力。这股子再度活现的势头,在病人当下的其他人际关系中,可能也是显而易见的。

我们认为,再度活现是普遍存在且不可避免的,如果能以这样一种态度看待它的话,我们就更可能在治疗中识别并利用它来推进治疗工作。在此,我们不妨回到前述 P

先生的案例上。

在治疗工作的早期阶段,很明显P先生挣扎于自己的内疚感——因在母亲上吊的那个周末外出,留下她独自一人在家而引起的内疚感。他责备自己的自私,他想,要是自己当时留意到母亲的感觉(觉得他会离家"很久")就好了。他被反复出现的梦魇折磨。在梦里,他一次又一次地打开那扇通往母亲卧室的门,看到她那已死去的躯体。除了谈悲伤、丧失和内疚以外,他从来不提任何别的情绪感受。P先生沉浸在自己害死母亲的想法中,无法反思母亲带给自己的伤害。在治疗师倾听P先生自我指控的过程中,她想象,P先生很可能对母亲也有着强烈的愤怒,但他尚不能承认。

在某一周,他们治疗的时间被弄错了:几周前P先生就已经告诉治疗师,他会请假一周,但治疗师明显把时间给记错了,导致她错过了P先生的一次会谈(P先生实际想取消的治疗,比治疗师以为的要晚两周)。来到办公室的时候,她听到P先生留言说自己来了但治疗师不在。在电话留言中,P先生说,估计是自己"搞错了",并说下周会再来。治疗师感到很困惑,同时对这次事件的后果感到非常担忧,她不确定是自己记错日子了,还是P先生在请假的时候犯了糊涂。后来,她致电P先生,给他留了言。

在接下来那周的治疗中,P先生迟到了很久,这很少见。当他走进治疗室的时候,治疗师注意到他明显与以往不同。这次,他没有看向她,他表示今天没有什么想说的,自己的生活基本上没什么变化。同时,他显得烦躁、疏离。治疗师认为,坦白地承认把治疗时间搞混了,并对前一周P先生来了而自己不在这儿表示歉意是很重要的。P先生说这根本不是个事儿;反倒恰好让自己有时间去拜访好友,同时,他还表示自己能够理解,一个人可能会因为太忙而忘事儿。随后他补充说,其实自己也干过这样的事儿,他一直都在丢东西或忘事儿。无论什么情况下出了状况,只要跟他扯上关系,那很可能就是他的错儿。说到这儿的时候,治疗师觉得,P先生实际上是在说,在某种程度上,她确实有错,但与此同时,他非常想把治疗师从她自己的罪责中解救出来,转而责备自己。

治疗师向P先生分享了自己的感受。她表示,对自己上周未能在治疗的时段出现一事,她感到不安,虽然她也没有搞清楚是什么导致了这样一个局面的出现,但是她觉得,实际上很可能是自己的失误所致。但她注意到,好像无论事实的真相究竟为何,P先生都觉得自己有必要让她安心,不管怎样都没关系,都是他自己的错。P先生说,这确实"没什么大不了的"。治疗师感觉他并不想深入讨论下去。她说,在听他说话的过程中,她想知道,是不是"其实并不是怎样都没关系,而是可能想要说的话很难用言语表达出来"。

P先生一开始耸了耸肩,但最终他还是告诉治疗师,自己今天差点儿就不来治疗了。他被自己随手拿起的一本书给吸引住了,时光飞逝,当回过神来的时候,他觉得前来治疗已经太晚了。治疗师问他是怎么理解这一切的。P先生说,迟到是因为自己过于分心了。治疗师说,或许他还觉得,在他给出取消治疗的日期时,治疗师也分心了。P先生再次回应说:"这种事情是会发生的"。治疗师温柔且坚定,留意不让自己显得过于侵入,同时也提起注意:这是他们关系中的一个重要的关头。她问P先生之前的一周,当他按响门铃而她没有应门时,他的感受是怎样的。P先生沉默了一会儿后告诉治疗师,自己当时感到非常惊慌、"不舒服",等了几分钟后,他开始告诉自己说,一定是自己搞错了。治疗师提醒他注意,在她没有应门的时候,P先生马上就进入了自我责备的模式,即便当时他们并不清楚到底是为什么他们会记成两个不同的日期,而这一切有可能确实是治疗师的错儿。听到这里,P先生打断治疗师,说他觉得自己犯错的可能性更大一些。治疗师说,P先生看上去陷在了到底要去责备谁的议题上。她很好奇,是不是在某种程度上,对他而言,扛起这些责备要比对治疗师感到愤怒容易得多。

P先生抬起头来,可以明显地看到他流泪了。他说在她没有应门的时候,自己陷入了惊恐之中,担心治疗师是不是出事儿了。当天晚些时候,在接到她的电话之后,他感觉好多了。但到了傍晚,他感受到一种莫名的愤怒,但并不确定这是为什么。他痛恨这种感觉。那天晚上他和一个朋友出去喝得酩酊大醉。治疗师注意到,自己的意外缺席,让他经历了一个确实很可怕的体验:可怕的不仅仅是治疗师可能遭遇了不测,也是后来他被愤怒感压倒,以至于需要借助酒精来压抑自己的愤怒。治疗师提示他:也许,这种愤怒的感觉让他感到极为不安。随后,P先生可以谈论他有时候感受到的极度愤怒了,例如刚刚过去的那一周,他是如何用力捶自己房间的墙,以至于伤到自己。治疗师说,似乎对他而言,在心里承认自己不仅感到可怕的丧失和内疚,有些时候还感到暴怒,这是很难的。P先生沉默了一会儿,然后,用一种令人心酸的语气说,去恨一个你所爱的人并不容易。随后,他继续这个话题,开始谈论自己的母亲。

在这个场景里,治疗师不可能确切地知道,是否真是自己把日期搞错了,也许治疗师活现了对P先生母亲的投射性认同,这个母亲满脑子都是自己的心事,而且抛弃了自己的儿子/病人,将他置于极为可怕的恐惧之中。但终归,在P先生看来,搞清楚到底是不是治疗师的错并没有那么重要,真正重要的是,他体验到这样一种感受,即治疗师对自己弄错的可能性保持开放,并愿意与他一起对此进行思考。对P先生有帮助的似乎是:在治疗中,有一个机会与治疗师一起探索某个困难的事件,并能够表达自己对此事的真实感受。这让他对创伤场景带给他的体验与感受,产生了深刻的共鸣,也正是这一创伤情境促使他前来寻求治疗的。

在对当下的治疗关系进行工作时,治疗师所面临的挑战之一在于,要依照病人的情绪唤起水平来为干预定调。心智化可以调节强烈的需求与情绪,并使其可以承受,但是,在情绪唤起水平过高的情况下,我们是不能进行心智化的。而这是在与创伤病人工作时,需要着重考虑的一点。这些创伤病人,要么过度唤起,要么处在与创伤解离,或者与周围的一切都解离的状态下。无论处于哪种状态,他们都很难进入任何反思性的过程中。在治疗师的坚持下,P先生能够开始探索发生了什么,但是,其他病人则可能会将类似的善意当成侵入。

希望性的客体

面对一个曾经经历过难以想象的痛苦的人,治疗师可能会受到诱惑,想要做出"打包票"或是给病人以希望的举动。在某种程度上,一些疗法提倡灌输希望,这种做法的确有其人性化的一面,可能会对某些创伤病人具有支持性的作用。病人相信自己再也不能爱上另一个人,或是再也不能信赖另一个人,治疗师向他保证:他"会好起来的,也能够再爱上某个人",在某种程度上,病人可能会得到极大的宽慰。但治疗中的关键问题在于,要如何帮助病人调动起这种希望。是通过治疗师向病人做出言语上的保证吗?是通过治疗师主动做一点儿什么来帮助病人,还是在面对难以想象的体验时,仍能保持一种思考的态度,而不被拖入一种要"做点儿什么"的模式中?或者是上述策略的结合?

这些问题不容易回答。不过,至少有一点是明确的,即在治疗角色的限制范围内,治疗师有可能提供再次进入非创伤世界的切入点。治疗师往往会变成一个"希望性的客体"(Cooper,2000),这样做激起的既有希望也有需求,而这个需求永远也无法彻底满足。不过,满足这些需求的拉力,往往都很强大,会在治疗关系当中随时出现活现。

在与创伤病人工作过程中,治疗师必须识别出自己在面对全能感的诱惑时所具有的脆弱性。克莱因(Klein,1957)曾警告:不要认同病人想要获得保证的需求,因为这可能会导致治疗师在反移情中,承担起母亲的角色,从而缓解病人的焦虑。即便是病人热切渴求、治疗师也情愿提供,这一缓解措施的效果也很少与持久的心理变化有关系。给予病人希望,这种善意的尝试可能会掩盖焦虑,这一焦虑是一个人在可怕的现实面前,体验到无助时所引发的焦虑。我们认为,只有当治疗师能够承受自己的治疗努力的局限性时,也就是说,在他们能够忍受自己无法拯救病人的痛苦时,他才能成为一个希望性的客体,从而能够被病人内化并"使用"。同样地,治疗师能够将这种希望感维持住,是因为:治疗师能够忍受自己成为那个被病人所恨的客体,有时候在病人心中,这个客体与虐待或折磨他的人并无二致,而同时,治疗师仍能投身于与病人合作性的工作中,当治疗师被当成坏客体的那一刻,还能帮助病人理解心中发生了什么。对病人而言,治疗师有能力涵容痛苦情绪,以及,以心智化的立场保持合作性地参与,这些都示范了一种开放式地接近自己心理内容的方式,从而扩展了对特定事件的视角。最终,这一立场传达了一种可能性,即在自体内部调和爱与恨的感受的可能性(Lemma,2004)。

在病人与治疗师的相互关系中,由于移情赋予了他们非常特定的角色,因此移情关系是希望的载体。这一关系为病人提供了一种可能性——理解和体验以不同的方式与他人建立联系的可能性(Cooper,2000)。因此,可能性,以及由此而来的希望感,是治疗性二元体的即刻性所固有的。比如说,在谈到种族大屠杀的创伤性后果时,奥尔哈恩和劳布(Auerhahn & Laub,1984)曾提出,"在努力重建好客体中,并对邪恶与良善进行整合的过程中,'他者的作用'至关重要,确切地说,这是因为自体与他者之联结的内在表征在种族大屠杀中被彻底摧毁了"(p.338)。

这样的"他者",是治疗师为了病人而努力成为的,是一个有兴趣去了解病人的人,即便病人恨治疗师对自己的发现,治疗师也是这样。而这样的客体,是治疗师能给予病人的最好的礼物。我们这么说,并不意味着所有受过创伤的病人,需要的都只是治疗,也不是说,他人提供的实际支持、与充满希望的保证都毫无价值。不过,治疗师必须考虑到,病人是以非常特定的方式在使用它们。这些特定的功能(指实际支持与安慰保证），可能会阻碍治疗师去满足病人的许多其他需求，这些需求对病人而言同样重要，但是，若想要提供这些别的需求，治疗师未必能够做到不去过度损害其独特的治疗贡献。

希望感是扎根于现实的。但这也并不是说，当病人表达出他们幻想性的希望时，治疗师应当仅仅通过诠释其防御功能来压制病人的表达。对那些曾经历严重创伤的病人来说，在早期阶段"怀有一线希望"有可能是防御性的，但在心理上却是适应性的，因为自我在试图克服创伤的过程中，会慢慢地重新整合它自己（Alarez, 1992）。或许是通过将治疗师认同为希望性的客体，病人产生了"事情会有所不同"的希望，这一希望很可能是基于对治疗功效的幻想，也可能建立在治疗师作为理想化客体的基础之上。在某种意义上，这些幻想是防御性的，但其中可能也蕴含了希望的种子，也因此孕育着改变的契机。

结 论

从依恋甚至更为广泛的视角来看，创伤对个体造成的心理后果，必定使得心智化能力脱钩，以及表征内部现实的非心智化模式再度出现。从心智化到非心智化这一转换是有害的，因为在心理等价这一非心智化模式中，人所体验到的记忆的即刻性（immediacy），能够反复地再度伤害这个人。创伤持续恶化，会进一步损害人的心智化能力，并使得这些体验越发真实。依恋中的创伤最为有害，因为在基本的生物学水平上，在一个值得信赖的环境中，依恋必然带来信任。不过讽刺的是，尽管安全的依恋是心智化的训练场，但依恋安全同样也提供了一种不必进行心智化的安全感，以及知道他人会为我们而思考的安全感，所以我们就不需要监控自身或他人的思考过程。

创伤必然会激活依恋系统。也许是进化的缘故所致，上述激活会暂时性地抑制与记忆和心智化有关的脑区。这也正是为何在面对创伤，特别是依恋创伤的时候，心智化会如此轻易地败下阵来。未经心智化的创伤是难以消弭的，会削弱个体的心理功能，并干扰个体的新关系。自体通过对攻击者的认同，被从内部破坏了，它迫使投射性认同发生，这会将他人拉近，并选择会让个体再度受伤的关系。如此一来，个体就丧失了一条可能的途径，而这一途径本可以让他从那些仍在不断重现的过往创伤之桎梏中解脱出来。

我们在他处(Allen et al.,2008)也曾总结道,大量研究结论均支持这一点,即干预带来的治疗性获益,遵循一个基本的原则——心智化引发心智化,无论在个体的发展进程中,还是在心理治疗中,都是如此。为了从创伤的魔掌中逃脱,受过创伤的人需要一段治疗关系的帮助来恢复心智化。而在这样一段治疗关系中,治疗师面临的挑战在于:在思考不可思考的内容(thinking the unthinkable)的过程中,保持心智化的立场。

推荐阅读

Allen JG: Coping with Trauma: A Guide to Self-Understanding, 2nd Edition. Washington, DC, American Psychiatric Publishing,2004.

Allen JG, Fonagy P, Bateman AW: Mentalizing in Clinical Practice. Washington, DC, American Psychiatric Publishing,2008.

Allen JG, Fonagy P, Bateman A: The role of mentalizing in treating attachment trauma, in The Impact of Early Life Trauma on Health and Disease: The Hidden Epidemic. Edited by Lanius RA, Vermetten E, Pain C. Cambridge, UK, Cambridge University Press,2008, pp 247-256.

第十七章

药物成瘾

比约恩·菲利普斯

乌拉斯·卡恩

安东尼·W.贝特曼

本章,我们将讨论人格障碍和物质滥用(drug/substance addiction)之间的关系,并思考心智化治疗作为这两种情况共病的干预原理。心智化增强技术可能有效,其原因有如下几点(见表17-1)。首先,众所周知,人格障碍与物质滥用之间存在重叠。其次,很明显的,物质滥用的病人由于成瘾而缺乏心智化能力,或者,在某些压力情境下,由于心智化能力失败,他们会转而使用成瘾物质。最后,心智化有关的大脑加工过程、与通过依恋系统调节的、涉及成瘾的大脑加工过程之间,可能存在着神经生物学上的联系。现在让我们更详细地思考这些领域。

表17-1　心智化、物质滥用和人格障碍

- 研究表明物质滥用和人格障碍同现(co-occurence)
- 负性情绪和冲动性可能会对这一同现起到中介作用
- 高唤起状态下,心智化丧失的脆弱性可能会导致物质滥用
- 使用成瘾物质会损害心智化
- 物质滥用与依恋有共同的神经生物学基础

人格障碍和物质滥用

物质滥用者中,最普遍的精神疾病共病是人格障碍(Uchtenhagen & Zeiglgansberger, 2000)。维尔修尔(Verheul, 2001)总结了许多关于物质滥用者人格障碍的研究。他的这篇综述显示:在被治疗的成瘾病人中,56.5%(中位数)的病人至少有一种人格障碍(在不同的研究中其范围为34.8%~73.0%)。这一群体中最为普遍的人格障碍是:反社会型人格障碍(中位数为22.9%;范围为3.0%~27.0%)、边缘型人格障碍(中位数为17.7%;范围为5.0%~22.4%),和偏执型人格障碍(中位数为10.1%;范围为3.2%~20.7%)。可见,精神疾病病人和物质滥用病人中的人格障碍共病率,是普通人群的四倍。这一结论也同样适用于非住院物质滥用病人(Zimmerman & Coryell, 1989)。

特鲁尔等人(Trull et al., 2000)回顾了1987—1997年有关边缘型人格障碍和物质滥用共病的实证研究。他们发现:17项研究提供了边缘型人格障碍病人的物质滥用共病率,26项研究提供了物质滥用病人的边缘型人格障碍共病率。在边缘型人格障碍被试中,57.4%的病人被诊断为物质滥用。更具体地说,这一群体中48.8%的病人达到了酒精使用障碍的标准,38.0%的病人有物质滥用。在物质滥用的病人中,边缘型人格障碍的患病率如下:未明确指明的物质滥用病人中有27.4%的病人有边缘型人格障碍;在酒精滥用或酒精依赖病人中14.3%有边缘型人格障碍;可卡因滥用或依赖的病人中16.8%有边缘型人格障碍;阿片类物质滥用或依赖的病人中18.8%有边缘型人格障碍。

是原因还是结果

是人格障碍导致了物质滥用,还是物质滥用问题引起了后续的人格障碍?这是一个有趣的问题。一项纽约北部的随机儿童样本的纵向研究解决了这个问题,研究评估了这些儿童的轴I、轴II障碍,首次评估是在1983年,平均年龄为13.7岁(*SD*=2.6),最近的追踪研究平均年龄为33.2岁(*SD*=2.9)。这项研究显示,青春期早期的一些人格障碍(分裂型、边缘型、自恋型和被动攻击型)及品行障碍(成人反社会障碍的前身)与之后的物质滥用显著相关(Cohen et al., 2007)。

人格障碍和物质滥用的同现,部分原因可能是二者存在共同的潜在人格特质。就这方面对负性情绪和冲动性的作用进行了研究,研究对象是那些自我报告有物质滥用和B族人格障碍问题的大学生。结果显示负性情绪与物质滥用、反社会型人格障碍、边缘型人格障碍和自恋型人格障碍都显著相关。冲动性与物质滥用、反社会型人格障碍和表演型人格障碍显著相关。在物质滥用和每个B族人格障碍症状之间,负性情绪起到中介作用。冲动性仅仅在物质滥用和表演型人格障碍之间起到中介作用。这些研究发现意味着:在理解物质滥用和B族人格障碍特征的共病特征方面,负性情绪比冲动性相关更大(James & Taylor, 2007)。

市内物质滥用者的社区干预项目,对情绪失调与边缘型人格障碍之间的关系($N=$ 76;33%的被试伴有边缘型人格障碍)进行了研究。结果显示:自我报告和行为测验测得,边缘型人格障碍与高水平的情绪失调相关(Bornovalova et al., 2008)。

其他研究也显示出物质滥用和边缘型人格障碍之间的关联。一项对孕期和产后物质滥用者进行社区干预的研究项目,对77位女性进行了关于受害和犯罪的研究。其中三分之二的被试为孕妇,其余三分之一为婴儿的母亲。88%的被试其滥用物质为可卡因。被试的受害率为71%,犯罪率为73%。精神病及物质滥用严重程度、童年期身体虐待、边缘型人格障碍和PTSD都可以预测受害率。精神病及物质滥用严重程度、边缘型人格障碍、PTSD、攻击-施虐和反社会型人格障碍都可以预测犯罪率(Haller & Miles, 2003)。

最后,与自杀行为相关的因素,可能是将物质滥用与人格障碍联系起来的重要因素。在一项案例对照心理剖析研究中,发现了五个主要的独立自杀风险因素:重度抑郁发作使自杀风险增加41.2倍、使物质滥用增加3.2倍、情绪不稳型人格障碍(在ICD-10中相当于边缘型人格障碍)增加4.3倍、丧失事件增加6.1倍、一级亲属中的自杀行为增加5.2倍(Cheng et al., 2000)。一项物质滥用项目,研究了103位参与者的既往自杀未遂史的发生率和相关性。19%的被试有阳性自杀未遂史,在女性中尤为突出。自杀未遂者滥用物质的次数显著多于没有自杀史的人。在自杀未遂者中,酒精和镇静催眠药的滥用频率显著高于没有自杀史的人。而在兴奋剂滥用上,二者没有显著差异。自杀未遂者更有可能有精神病共病,因为60%的自杀未遂者,当前有精神疾病诊断,而80%的自杀未遂者,过去有精神疾病诊断;他们大部分是情感障碍,如重度抑郁。关于人格障碍,男性自杀未遂者有显著更高水平的边缘病理,而女性自杀未遂者有显著更高水平的依赖、表演和边缘病理(O'Boyle & Brandon,1998)。

一项研究采用了前瞻设计,调查了人格障碍样本中自杀未遂的诊断预测指标。在两年的追踪期内,9%的人报告至少有一次自杀行为。多元逻辑回归分析表明:基线水平上的边缘型人格障碍和物质滥用,能显著预测之后的自杀尝试。20.5%的边缘型人格障碍病人和22.4%的物质滥用病人有自杀尝试。在自杀尝试之前的一个月里,重度抑郁和物质滥用的恶化也是自杀行为的重要预测指标(Yen et al.,2003)。

在一项纵向研究中,对瑞典隆德市进行戒除成瘾物质的物质滥用病人连续样本进行了15年的追踪。在15年随访中,24%的被试死亡。能够预测这15年被试死亡率的指标,是5年追踪中的精神疾病状态,而不是5年的戒除成瘾物质,也不是基线水平的任何特征。作者得出的结论是:比起物质滥用服务来说,精神科治疗,包括心理治疗,可以挽救更多物质滥用者的生命(Fridell & Hesse,2006)。

双重诊断的心理治疗

目前,针对人格障碍和物质滥用共病的心理治疗,只有少数随机对照实验。其中两项研究使用了辩证行为疗法(DBT),专为有边缘型人格障碍的物质滥用病人做了改进。这个疗法的重要功能就是:提高病人改变的动机、增强病人的能力、泛化新的行为、将环境结构化,同时也增强治疗师的能力和动机(Dimeff & Linehan,2008)。第一个随机对照实验是对物质滥用的辩证行为疗法(含技能训练的辩证行为疗法),结合物质滥用替代治疗(美沙酮和哌甲酯),针对28名边缘型人格障碍共病物质滥用的女病人进行治疗,并与常规治疗进行对照。研究发现,与控制组相比,接受含技能训练的辩证行为疗法治疗的病人,在整个治疗年度和16个月的追踪当中,其脱落率显著低于控制组,其物质滥用减少率显著高于控制组。然而,准自杀和住院治疗未见组间差异(Linehan et al.,1999)。第二项随机对照实验的被试为23名患有边缘型人格障碍的物质滥用女病人,该研究比较了综合验证治疗和12步方案(CVT+12S)对有物质滥用的边缘型人格障碍病人的疗效,两组病人都接受了物质滥用替代治疗,且接触时间相等。结果显示,两种疗法都能有效减少阿片的使用、提高整体适应功能,但并不能改善社会适应或减少准自杀（Linehan et al.，2002）。

另一项心理治疗方法，是专为双重诊断病人而设计的，叫作双焦点图式疗法（DFST），它是一个为期24周的手册指导的个体心理治疗，针对的是广泛的轴II共病障碍，它整合了聚焦于症状的复发预防、应对技术技能，以及针对适应不良图式和应对风格的图式聚焦技术（Ball，1998）。在一项随机试点研究中，有30名美沙酮维持治疗病人，将双焦点图式疗法与12步骤康复计划（12FT）进行了对照。与接受12步骤康复计划的病人相比，接受双焦点图式疗法的病人在物质使用频率上减少得更快，而且他们还报告说治疗联盟逐渐增强（Ball，1998）。

动力性解构心理治疗（Dynamic deconstructive psychotherapy，DDP），是一种手册化的心理动力学治疗，是为有并发症（如物质滥用）的边缘型人格障碍病人而开发的，它已在一项随机对照实验中得到检验。这个治疗模型基于这样的假设：边缘型人格障碍病人在三个认知神经功能区域存在缺陷，而这恰恰对于构建连贯的、分化的自体-结构至关重要，这些缺陷涉及：1）有能力在情感体验的不同方面之间形成联系，2）有能力为这些体验提供整合性的归因，3）有能力客观地评估这些归因的准确性。动力性解构心理治疗旨在反复地激活这些认知神经功能，以促进其整合的、分化的自体发展。治疗的立场是不带评判和非指导性的。这个疗法提出"对他人开放"，意味着不去很快地确定意义，也意味着期待在治疗进程中出现新的可能性。包括每周的个体治疗会谈，治疗持续时间限制在12~18个月。其他治疗，如团体治疗、12步骤康复计划团体、艺术治疗和物质滥用治疗都是鼓励的，但不做要求（Gregory & Remen，2008）。在一项随机对照实验中，针对30名边缘型人格障碍和酒精滥用共病的病人，在1年内进行了动力性解构心理治疗与常规治疗的比较研究，发现：接受动力性解构心理治疗的病人在准自杀行为、酒精滥用、机构护理、抑郁、解离和边缘型人格障碍核心症状这些方面，都有显著的改善。而常规治疗组被试在相同时期内，只显示出有限的变化（Gregory & Remen，2008）。

关于双重诊断病人心理治疗有效性的知识，还可以从某些临床试验中得到，这些试验把物质滥用作为纳入标准，但病人中既有并发精神疾病的病人，也有非精神疾病病人。在宾夕法尼亚州费城开展的两个临床试验中，阿片类药物滥用病人接受支持性-表达性心理治疗（supportive-expressive psychotherapy，SEP，一种手册化的心理动力学治疗），同时接受美沙酮治疗。在第一个研究中，110名病人被随机分配到三个治疗组中：仅接受物质滥用咨询组、接受物质滥用咨询加支持性-表达性心理治疗组、接受物质滥用咨询加认知行为疗法组。结果表明,所有疗法总体上都有改善。此外,还发现了重要的交互效应:低水平的精神病症状的病人,在三个治疗组中的疗效都同样好;中等症状水平的病人,在接受物质滥用咨询加心理治疗的情况下,疗效更好;最后,高功能的精神病症状的病人,接受物质滥用咨询加心理治疗的情况下,其疗效显著好于仅接受物质滥用咨询的情况。改善的方面涉及就业、法律、精神科和物质滥用使用的某些指标。另一个发现是:有成瘾和反社会型人格障碍的病人,除了物质滥用减轻之外,其他方面没有太大的改善。然而,同时有成瘾、反社会型人格障碍和抑郁的病人,在几个方面都有所改善,与没有反社会型人格障碍的病人的改变相当(Woody et al., 1984)。第二项研究只涉及有高水平精神病症状的阿片类药物滥用病人。在经过美沙酮治疗稳定之后,病人被随机分配到有两个物质滥用顾问的干预方案,或者有一个物质滥用顾问加一个支持性-表达性心理治疗师的干预方案中。研究发现,所有病人都提高了,在第6个月时,没有发现组间差异。然而,在第12个月时,被分配到有两个物质滥用顾问小组的病人,失去了之前的一些获益,而被分配到一个物质滥用顾问加一个支持性-表达性心理治疗师小组的病人,可以保持获益或者持续改善(Woody et al., 1995)。

国家物质滥用可卡因心理治疗研究所的研究纳入了487名病人,他们被随机分配到四种条件下:1)只有团体物质滥用顾问;2)个体物质滥用顾问加团体物质滥用顾问;3)认知行为疗法加团体物质滥用顾问;4)支持性-表达性心理治疗加团体物质滥用顾问。在6个月时,所有的治疗条件下,可卡因使用的平均水平都有所降低,精神病症状和各个适应领域都得到改善。精神病症状水平高的被试比低的被试表现更差,但是在精神病严重程度和心理治疗类型上没有发现交互作用。一个让人出乎意料的发现是:个体物质滥用顾问加团体物质滥用顾问,比另外两个心理治疗的情况更有效(Woody et al., 1995)。

MATCH项目(为异质来访者匹配相应的酗酒治疗)研究了三种酒精依赖治疗的功效:认知行为疗法、动机强化治疗和12步骤康复计划。这项研究包含了1700个被试,他们被随机分配给这三个实验条件。就减少酗酒而言,三种疗法都表现出较好的改善。然而,心理治疗没有显示出优势,疗效和精神病严重程度之间也没有交互作用。在第15个月的追踪研究中,12步骤康复计划有微小的优势(Project MATCH Research Group, 1998)。

伍迪(Woody, 2003)回顾了这些研究发现,他总结道,一个一致性的发现是:社会心理治疗(心理治疗或物质滥用咨询)可以帮助有成瘾障碍的病人。宾夕法尼亚州两项美沙酮病人的研究,可以很好地证明心理治疗的特定作用(Woody et al.,1984,,1995)。美沙酮治疗使病人长期参与治疗,显著减少了阿片使用和物质滥用相关症状。这使得心理治疗师更容易关注精神病症状及其与物质滥用使用的关系。

依恋、心智化和药物成瘾

因塞尔(Insel,2003)回顾了来自神经生物学的研究发现,他提出:在很大程度上,在大脑里,依恋和物质滥用所涉及的脑区和加工过程是重叠的,它们便是"奖赏系统"。许多证据表明,在成瘾加工过程中,中脑皮层类固醇多巴胺的参与,其兴趣通路包括腹侧被盖区(ventral tegmental area,VTA)、杏仁核/终纹床核、伏隔核、腹侧苍白球和丘脑。丘脑对前额叶和扣带回皮层的投射似乎激活了VTA的反馈。在这个系统中,成瘾物质导致多巴胺释放。对老鼠和田鼠的研究表明:这个神经通路也与母性照顾和配对联结(pair bonding)有关。对母鼠的研究表明:产下幼鼠之后,伏隔核会释放多巴胺,原癌基因会被激活。此外,直接向伏隔核注射可卡因或者非特异性多巴胺兴奋剂,会减少母鼠找回幼鼠的行为。在一项实验中(Mattson et al.,2001),训练母鼠到一个笼子可以获得幼鼠,到另一笼子可以获得可卡因。在第8天,产后的母鼠更偏好幼鼠而非可卡因,但到了第16天,它们更偏好可卡因而非幼鼠。

配对联结是指:一个个体与另一个个体间发展出选择性的、持久的关系,通常存在于有单一性伴侣的哺乳动物中,比如土拨鼠和松田鼠。对这些老鼠的研究发现:直接向伏隔核注入多巴胺D_2受体激动剂,可以促进配偶偏好。相反,直接向伏隔核注入D_2受体拮抗剂,则阻碍了交配时配偶偏好的发展。因塞尔(Insel,2003)指出:成瘾性的物质,如可卡因,拦截了由进化所选择的、与依恋和繁殖行为相关的神经系统。

采用功能磁共振成像的研究发现,人类的母爱和浪漫爱情中,也会出现之前描述过的神经加工过程。巴特尔斯和泽基(Bartels & Zeki,2004)研究了母亲在观看自己孩子照片时的大脑活动,并与观看其他孩子照片时的大脑活动相对比。此前,他们已经研究了恋爱中的人,在观看自己所爱的人和其他人的照片时的大脑活动(Bartels & Zeki,2000)。两种依恋类型都激活了大脑奖赏系统的脑区,与富含催产素和抗利尿激素受体的脑区重叠。而且,这两种依恋类型,都会使与负性情绪、社会适应和心智化有关的一组常见脑区失活。因此,爱的力量既涉及强烈的神经化学奖赏,也涉及社会适应和心智化的降低。加博德(Gabbard et al.,2006)认为:这些机制与边缘型人格障碍病人依恋的过度激活有关,并可能导致他们不断地对虐待性的他人产生强烈的依恋。因塞尔(Insel,2003)提出了这个问题:社会性的依恋是不是一种成瘾障碍呢?

费洛雷斯(Flores,2004)很快翻转了这种说法,他提出:成瘾是一种依恋障碍。他将成瘾视为一种自我调节和自我安慰的尝试。成瘾病人必须学习必要的技能来调节情感、发展人际互动和健康亲密关系的能力。成瘾被视作一种通过退缩回一个夸大自体或虚假自体来避免依恋需求的方式,因此,成瘾被认为是未被满足的发展需要的一种表现形式。在自体结构得到修复之前,成瘾的人非常容易受到成瘾行为的伤害。心理治疗可以看作一段调节性的依恋关系,旨在稳定情绪、并修正依恋模式的情绪记忆。与传统的中立立场不同,治疗性的立场应该是完全投入感情的,以此来改变病人固有的、在关系中自体的存在状态的编码规则。治疗的第一阶段必须包括达到戒除成瘾物。在病人能够依恋上治疗师、依恋上治疗之前,他必须脱离成瘾物。当成瘾的人遇到危机、依恋系统开启的时候,就是实现戒除成瘾物的时刻。此时,从人际依恋中获得满足感,对于这个人摆脱物质滥用是很有必要的。

布雷斯林等人(Breslin et al.,2002)提出了成瘾行为复发的认知、信息加工分析。他们认为:大多数成瘾物质的使用,都是由基于记忆的成瘾物质滥用行为计划所支配,这些行为计划是通过重复的、已模式化的成瘾物质滥用而建立起来的。无论是正在进行中的成瘾物质滥用,还是复发。往往是自动化和剧本化的(即,几乎没有意识参与,或不用努力)。他们认为,通过正念练习可以防止这些过度习得的思维和情感模式复发,而正念练习可以增加对这些模式的意识,对触发事件(尤其是负性情绪)进行暴露和脱敏。这些治疗原则,在一定程度上与心智化治疗关注心智化和情感是相契合的。

一个相对直接的观察是,物质滥用损害了心智化,因为醉酒会使得所有类型的思维和感觉都变得模糊不清(Tobias et al.,2006)。醉酒会诱发一个人对他人体验出现相对心盲(如,物质滥用是如何影响配偶或家庭成员的),也会扭曲这个人对于自己的心智化(如,通过引起全能感)。一个更加微妙的问题是,心智化的问题是否会导致物质滥用。在频频报告的物质滥用触发因素中,可以找到这方面的证据,比如,在物质滥用发作之前,往往会出现无法涵容和调节的烦躁感;人际关系困难,比如某人与伴侣发生争吵,他既忍受不了,也解决不了,这也是物质滥用的一个共同的触发事件。罗塞尔(Rossel,2008)指出:物质滥用行为的特征,要么是心理等价模式,要么是假装模式。

总的来说,研究发现和临床观察都表明:物质滥用行为与依恋和心智化议题有关。成瘾物质被用作一种安慰的形式,以此来调节情绪,降低恐惧与焦虑并产生欣快感。这些功能都是由依恋对象在儿童期、有时也在成年期来完成的。在有边缘特征的人当中,物质滥用的发作经常具有心智化失败的特点。当一个人被强烈的情绪、人际关系困难或者分离的威胁(真实的或假想的)淹没的时候,就会触发物质滥用。这样一来,滥用物品或酒精,就类似于边缘型人格障碍病人使用自残或其他冲动行为。在为物质滥用病人寻找有效治疗策略的过程中,在通常会触发物质滥用的情境中,把治疗工作指向提高心智化能力,似乎是大有希望的。

心智化治疗和物质滥用

本章我们主要关注患有物质滥用的边缘病人,由于其成瘾的程度,他们需要专科治疗。但许多边缘型人格障碍病人经常滥用成瘾物质,却并没有达到需要专科治疗的程度(Bateman & Fonagy,1999),这在边缘型人格障碍病人的多数研究中都已经得到充分证实。在部分住院项目背景下的开创性的心智化治疗试验中,接近50%的病人都会定期服用非法药物,在最近的门诊试验中,超过半数病人每天都会使用成瘾物质(Bateman & Fonagy,2009)。考虑到物质滥用对治疗效果有负面影响,因此对于这一群体的治疗,需要考虑成瘾物质滥用问题,并将对这一问题的帮助纳入治疗当中。

在双重诊断的心智化治疗项目(双重诊断的心智化治疗)中,我们提议,要在治疗开始时,就与病人讨论心智化和成瘾物质滥用的交互作用,把这作为评估和纳入过程中的心理教育环节的一部分。强烈的情感会导致心智化降低。前面提过,物质滥用会明显降低心智化能力,而在焦虑情境下,心智化的缺失又会刺激成瘾物质滥用。图17-1很好地呈现了这种交互作用的概要。丧失了心智化,就会导致很难注意到他人的心理状态,并且增加了管理自己内心状态的焦虑。求助于成瘾物质,可以降低焦虑、诱发出一种控制感和愉悦感,但同时也使这个人无法区分内在世界和外部现实。心理等价占了主导,这意味着,情绪状态和想法是以一种现实的效力来体验的。而这又激起进一步的情绪体验,形成了破坏性互动的恶性循环。针对边缘型人格障碍共病物质滥用的心智化治疗,就是按照这一原理来组织和运作的。

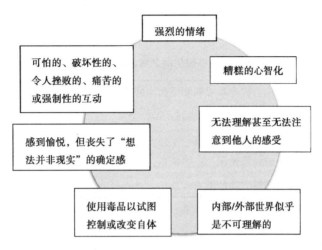

图17-1 物质滥用下心智化抑制的恶性循环

治疗师在与病人讨论成瘾物质滥用时,应遵循一些原则,与探索自伤行为时所遵循的原则一样,见表17-2。需要进行心智化功能分析(更多细节见第九章)。治疗师首先澄清叙述,然后请病人回顾,以便详细地探索与使用成瘾物质有关的心理状态。治疗师要求病人回顾成瘾物质滥用行为发生前的那个时候。讨论病人的感受和关系经历,这是因为,很多边缘型人格障碍病人会与其他成瘾物质滥用者交往,这会增加成瘾物质滥用的可能性,也会有被利用的风险。例如:

> A女士定期与一名男子见面,他带她共进晚餐,把她给"宠坏"了。然后给了她可卡因,之后他们进行了施虐受虐式的性活动,A女士并不享受却感到不得不参与。尽管这个男人有其他多个女友,但她还是把他说成是她的男友。A女士逐渐开始依赖他,他给了她足够的可卡因让她在两次见面之间撑下去。
>
> 当A女士描述她与她的"男友"在治疗会谈前一晚的会面时,治疗师请她想一想她在见男友之前的感觉,她说,对于她将从他那里得到关注、他对她身体上的爱抚,她感到兴奋。后来,她描述了成瘾物质如何增强了她的兴奋感,但也体会到一丝绝望感。治疗师聚焦于A女士对他人关注的兴奋感,并请她更详细地描述她渴求关注的感觉。她说,大部分时间她都渴求被关注,愿意承受身体的疼痛和自甘堕落来获得关注,这引起了对她的羞耻感的探索,这种羞耻感最初似乎是与施虐受虐

的性行为有关,但事实上更多的是与她对关注的渴求有关,这才是她感到羞耻的方面,因为她认为她不配得到这样的关注。治疗师正常化了A女士对关注的渴求,以便他可以去探索她所体验到的不恰当关注的各个方面。

表17-2　心智化与非成瘾物质滥用

- 在评估期间讨论心智化和成瘾物质滥用的交互作用
- 若病人受到物质滥用的影响,则终止治疗会谈
- 澄清成瘾物质滥用的故事脉络
- 聚焦于导致成瘾物质滥用的心理状态
- 探索成瘾物质滥用活动的关系背景

如以上片段所示,只有详细调查了导致成瘾物质滥用的先前情感和心理状态之后,心智化治疗师才能考虑与治疗本身可能相关的内容。一般来说,在考虑病人的冲动和自我破坏行为时,心智化治疗师要澄清相关的心理状态,一旦这一工作得以完成,治疗师就只需聚焦于治疗过程或治疗师-病人关系来工作。

阿片类药物滥用边缘型人格障碍病人的心智化治疗: 斯德哥尔摩模型

在斯德哥尔摩,有几位治疗师曾经对物质滥用病人做了很多年的心理动力心理治疗工作,他们逐渐在其干预中整合了心智化治疗的元素,这就进一步发展出了针对有边缘型人格障碍的阿片类药物滥用病人的双重诊断的心智化治疗(在物质滥用背景下使用心智化治疗的特征见表17-3)。最值得注意的是,这一蕴含心智化的心理动力方法,是由第二作者(英国)乌拉斯·卡恩,在其所进行的项目中开发出来的,涉及心理动力心理治疗联合丁丙诺啡治疗,是为有各种精神疾病共病诊断的阿片类药物滥用病人进行的治疗。

表 17-3　心智化治疗和物质滥用

- 稳定医疗和社会问题
- 将成瘾物质治疗整合进来
- 促进病人运用干预团队,以避免可能刺激病人物质滥用复发的情况发生
- 心智化引起物质滥用复发的情境,并将其纳入教育环节
- 建立治疗性的关系
- 聚焦于当前物质滥用的感受和经历
- 将物质滥用复发视为心智化失败;回顾并探索人际背景
- 调动在当下心理状态中的反思能力
- 把调节负性情绪和强烈情感作为目标

　　我们当前的心智化治疗模式,是专门为有阿片类药物滥用和边缘型人格障碍的病人设计的。在这个模型中,病人在进行心理治疗之前,需要先期接受戒除阿片类药物滥用的药物辅助治疗(MAT),药物辅助治疗包括定期(起初是每天)去门诊进行美沙酮或者丁丙诺啡药物治疗和尿检。病人与一名医生、一名护士以及一名联络人保持定期联系。他们每次去门诊就诊时,都会与联络人进行简短交谈,还可以每周进行一次较长时间的沟通。同时,安排病人与社工人员会面,以规划将来的治疗方案,必要时可以进行家庭会谈和危机干预。病人在进行心智化治疗之前,必须接受至少三个月的药物辅助治疗,以确保他们的成瘾物质和社会方面的情况已相对稳定。随后,病人接受药物辅助治疗和心智化治疗并行治疗。不过,未来的目标是开发心智化治疗和药物辅助治疗明确的整合方案,而非两个疗法并行。这一整合将会给涉及心理动力治疗和丁丙诺啡药物治疗的心理治疗项目带来好的影响。

　　丁丙诺啡或者美沙酮药理疗法,降低了病人对成瘾物质的渴望,引用一名病人的话说:"你可以去想别的事情了"。在药物辅助治疗的第一阶段,多数病人都感觉松了口气,他们以为自己已经摆脱了物质滥用,然而,很快现实又刺痛他们,而他们却没有充分的心理准备去面对这一现实。被诊断为阿片类药物滥用的病人,过去通常都有很多年的物质滥用患病史,因此他们已经有很长时间没有正常成年人的生活了(如果他们之前曾经有过这样的成人生活的话),这无可避免会给他们的人际关系、个人责任和亲密关系带来深切的影响;在这类病人群体中,从青春期早期开始持续滥用成瘾物质并非罕见,如果病人有精神疾病共病的话,情况就更复杂了。因此,接受药物辅助治疗的病人在心理上很脆弱,对于焦虑和挫折的耐受力非常薄弱。病人过去曾经逃离的现实,现在

正在带来痛苦和焦虑：破裂的人际关系、艰难的社会处境、也许健康也被破坏了，而且还有犯罪的后果。在这一阶段，能够帮助病人做好心理准备的治疗方案，将可以发挥重要作用，使得病人能够继续生活、戒除成瘾物质。

治疗联盟

我们治疗阿片类药物滥用病人的经验表明，建立治疗关系和治疗联盟是开启一段治疗的关键。一开始，治疗师需要聚焦于询问病人的感受和经历，以便刺激心智化，不管他们的回答有多么粗浅都要这么做。询问成瘾物质滥用习惯及其既往史，则要再等等，因为病人已经开始戒除成瘾物质康复程序了，而且之前已经接受过很多次同样的询问了。治疗一开始，治疗师应该强调：治疗团队将会以各种可能的方式（比如，通过临时住院治疗），来帮助病人打破现有的物质滥用的复发循环。这将有助于提升病人的安全感，消除他们的羞耻感。

对有长期阿片类药物滥用史的病人进行心理治疗需要从头开始。病人必须在心理上获得更多作为人的自主性，并且在决定自己的生活方面发展出更强的主体能动性，这样才能增加无成瘾物质生活的可能性。治疗期间也是病人组织安排其现实生活的时期，如，寻找长期住所、发展稳定的经济来源，甚至有可能开始工作。在治疗初期，当治疗师主动推动探讨解决方案、支持建设性的活动时，需要针对情绪状态（如无望感），仔细地进行工作，这些情绪状态会干扰到病人发展出主体能动感。

促进心智化

心理治疗的目的在于调动病人的能力，来反思自己和他人当下的行为、感受和反应，这样就可以更好地理解在行为的背后存在内在的心理状态，治疗师所做的事有他自己的理由，而且治疗师所做的某些事情是可以预期的（如，治疗师都有自己的行为模式）。由于物质滥用，病人的内心世界很大程度上被封闭了，而这也正是他们物质滥用的原因。一名病人曾说："我已经习惯了啥事儿都不管不顾，但是我现在不使用成瘾物质了，我就应该去处理所有的事情，但却没有一个简单的出路。这简直太复杂了"。刚开始心理治疗的病人，并不习惯于持续地反思（比如，主观与客观相遇时的心理过程，以及新的印象、感觉、经验，与记忆和既有知识之间的碰撞的心理过程）。治疗会谈在时间上的连续性、会谈框架的稳定性，连同治疗师的可靠性和关注，都为病人带来安全感，温尼科特(Winnicott,1972a)将其描述为抱持性的环境。治疗联盟一旦建立,这一安全基地可以为病人提供在其中发展心智化能力的环境。在治疗中,病人可能无法确定自己的感受和想法。感受和想法是如此陌生,以至于病人不能把它们体验为真实,只有当这些感受和想法在治疗过程中重复多次出现以后,它们才能获得现实感。

阿片类药物滥用病人在心理治疗中经常面临的困难,涉及调节负性情绪和强烈的情感。瓦德科克(Van der Kolk,2005)指出:受过创伤的儿童在成年后,表现出的情感反应是未经思想修正的,相反他们的冲动立即引起反应。在儿童调节强烈情感这一能力的发展过程中,安全依恋起到至关重要的作用。而受过创伤的儿童表现出不安全的依恋模式。在治疗过程中,儿童时期有过心理创伤经历的病人,在心理压力增加的情况下会关闭大脑、不去思考、不去感觉。治疗师应该注意到这一点,并向病人表明:他们可能没有理解到正在发生的事情,但是治疗师会在他们身边,并希望与他们一起探索那些压倒他们的东西。在病人有能力开始思考和表达他们的需求之前,必须先管理他们的焦虑。

教育性的成分也要包含在治疗性工作中。治疗师要向病人解释,在压力增加的情况下,他们心理上的脆弱性是如何影响他们自己的。这将有助于病人识别出有物质滥用复发风险的紧急情形,他们就可以在被情绪淹没之前,运用自身内在的警告信号,而不是采用他们常规的压力处理办法:"我应该能处理好这个情况"。治疗师关注病人的心理状态,如果这一点被病人内化了,那么,治疗就可以成为一步阶梯,帮助病人走在"有能力以满意的方式、像成年人一样照顾自己"的路上。

治疗期间病人反复使用成瘾物质或者酗酒,应视其为心智化的失败(见表17-3)。正如我们之前探讨过的,针对物质滥用复发的治疗策略、与针对自伤和自我破坏行为的治疗策略相似。病人物质滥用复发之后紧跟着的那一次会谈中,治疗师要以支持性和共情性的干预,来减轻病人的羞耻感,同时为全面探索物质滥用复发铺平道路。治疗师的目的是探索病人物质滥用复发的人际关系背景。病人需要详细地阐述物质滥用复发之前的几天和几个小时的情况,重点要放在情感状态上。治疗师对实际的物质滥用复发发作进行细心的探索。沟通困难、误解以及过于敏感等情况,都要被识别出来进行探讨。而且还要将病人的感觉状态与治疗过程联系起来。自上次治疗会谈以来的情感变化、要与治疗中的事件联系起来进行探索和思考。在个体治疗和团体治疗中,都要彻底地回顾不同情况下的物质滥用复发发作。逐渐地,病人对构成物质滥用复发风险的情况进行心智化的能力就会提高。其结果是,病人获得了忍耐和调节这些情境下所唤起情感的能力,而不必寻求成瘾物质或者酒精的庇护。相应地,病人就有可能从经验中学习,不断找到更好的办法来处理困难的人际关系情境。举例来说:

B先生说他在两次会谈间隔期间使用成瘾物质。(听到这)治疗师表示很惊讶。

治疗师:哦,我有点吃惊。你已经成功戒除毒品一个多月了,所以,这段时间一定很难熬吧。告诉我,发生什么了?

病人:我就只整了一口,因为一个朋友弄了些好货来。她觉得我会看在老交情的份儿上喜欢这玩意儿。我觉得我以后再也不会这么做了,所以,没事儿。

治疗师:何以见得呢?

病人:反正,我就是不会了。

治疗师:我也希望如此吧。但是,我想知道你为什么如此确定,你能说说吗?

在这里,治疗师接着B先生的感受请他谈一谈,而不是接着他物质滥用的事实而谈。这主要是因为B先生用了"就是"这个词,还因为他那没有根据的确定感,这些提醒了治疗师B先生丧失了心智化。重新激发心智化最好的办法,通常是激发思考谈话中有关情感的方面,而不是直接处理问题的内容。

病人:那个时候,我觉得我非常确定。那时主要是禁不住诱惑,但是现在我觉得我可以了。所以我那么确定其实更多是一个声明:现在我是真的想要戒毒了,而且,我觉得我能做到,而不会有不好的感觉。

治疗师:那挺好。想一想,当你的朋友来找你的时候,你的状态怎么样,这会不会有所帮助?

这项支持性的工作是探索成瘾物质滥用的其他方面(特别是与物质滥用复发相关的、更为复杂的心理方面)的重要前期工作。支持性工作激发心智化的提升,随后,B先生终于谈起他和那位朋友之间的关系,以及对方再次登门拜访时,他有多么激动。说到这儿,才有可能探索导致他物质滥用的感受。其实,物质滥用意味着,B先生与这位多年未谋面的朋友之间的亲密带给他一种归属感和完整感,否则他会觉得缺少了点什么。对于这一点,治疗师可以在这次会谈中进行工作,对移情进行心智化。

双重诊断的心智化治疗：一项正在进行的随机对照试验

在一个戒除成瘾物质诊所，我们为病人介绍双重诊断的心智化治疗，其中的一部分，是我们正在进行的一个临床试验，该试验用以检验该干预的疗效。过去，贝特曼和冯纳吉（Bateman & Fonagy，1999，2001，2008b，2009）针对边缘型人格障碍病人的心智化治疗进行了早期研究，而本研究是其重要的重复验证，也是该治疗模式在双重诊断（同时诊断为边缘型人格障碍和物质滥用）病人中的深入应用，这些病人是一个有严重问题且无法获得心理治疗的群体。

研究设计

该研究于2009年春启动。研究的目的是：验证用心智化和药物治疗阿片类药物滥用病人，是否比单独采用药物治疗对边缘型人格障碍和阿片类药物滥用的共病病人更有效，以边缘人格病理的严重程度作为主要结果测量指标，以阿片类药物使用、酒精和成瘾物质滥用、自杀自残行为、治疗持续性、精神病症状、人际问题，以及社会功能作为次级结果指标。也计划长期随访健康经济状况、犯罪行为和存活时长。

这一随机对照实验总共有80名病人。评估者不知道病人的治疗安排。本研究选取的病人，将开始接受丁丙诺啡或美沙酮药物治疗，定期接受尿检，也会约见物质滥用科室的医生和护士。此后，每位考虑纳入的病人，都将至少参与两次诊断访谈会议，以便获得信息从而决定该病人是否满足入选标准。在第二次会议结束的时候，病人将被告知评估的结果，以及他是否入选。本研究保有最少量的排除标准。接下来，会召集病人开第三次会议，即入组会面。在入选之前进行三次会议，其目的是减少入选后立即脱落的人数。

干预组

如前所述，实验组病人接受药物辅助治疗来治疗阿片类药物滥用，他们也接受历时18个月的双重诊断的心智化治疗，治疗核心部分按照手册来进行（Bateman & Fonagy，2006a）。治疗包括如下内容：

- 个体心理治疗：50分钟/次/周

- 团体心理治疗：90分钟/次/周

入组标准：

- 男性或女性，年龄为18~65岁

- 签署了参与研究的知情同意书

- 有地址和手机号码，可以联系到病人

- 符合DSM-IV-TR中边缘型人格障碍的诊断标准（APA，2000）

- 符合DSM-IV-TR中阿片类药物滥用（现在有，或处于缓解期）的诊断标准

- 正在进行丁丙诺啡或美沙酮药物治疗，至少3个月

患有边缘型人格障碍的阿片类药物滥用病人存在严重的、难治的问题，目前尚缺乏循证支持的心理社会干预。这类病人表现出高风险的破坏性和自毁行为，目前为他们提供的治疗常常是失败的。他们通常因为物质滥用，而被一般精神科诊所拒绝接收。他们的物质滥用护理治疗几乎只关注他们的物质滥用问题，所以可能无法帮他们解决一系列复杂的问题。严重的人格障碍会增加病人的风险，使得他们无法待在成瘾问题治疗中，并从中获益。针对此类病人，建立一个运作良好的心理治疗和成瘾物质干预相结合的治疗方案，将会对治疗他们的精神疾病和物质依赖都有效，这也是一项重要的临床发展。

推荐阅读

Brehm N，Khantzian EJ，Dodes M：Psychodynamic Approaches in Recent Developments in Alcoholism，Vol 11：Ten Years of Progress. New York，Plenum Press，1993.

Reading B，Weegman M：Group Psychotherapy and Addiction. London，Whurr，2004 Sellman D：The 10 most important things known about addiction. Addiction 105：6-13，2009 Weegman M，Cohen R：The Psychodynamics of Addiction. London，Whurr，2002.

Woody GE，McLellan AT，Luborsky L，et al：Psychotherapy in community methadone programs：a validation study. Am J Psychiatry 152：1302-1308，1995.

第十八章

青春期崩溃及正在显现中的边缘型人格障碍

埃弗拉因·布莱伯格

特鲁迪·罗索

彼得·冯纳吉

在通俗文学和临床文献中，青春期被描述为一个发展的阶段，其标志是心理动荡、易冲动、情绪波动剧烈而迅猛，且容易出现适应性崩溃。身份认同似乎难以捉摸，绝望和全能感不断交错出现，心智化似乎"供应"不足（Blos，1967）。

努力追踪青春期的进程，始于奥弗和奥弗以青春期男孩为样本进行的经典研究（Offer & Offer，1975）。他们的研究表明，大约1/3的青少年都经历了"混乱的"青春期，主要特征表现为无处不在的苦恼和适应不良、人际关系受损、情绪风暴、处理问题及适应能力退化、满足适应性需求的能力有限、挣扎于身份认同、与父母及其价值观产生冲突、冲动行为和自伤行为，以及痛苦地怀疑自己的自尊和自我价值感。

实证研究显示，在青春期，冒险、寻求新异事物以及渴求刺激的行为与日俱增，同时，关注点将更多转向以同龄人为导向的社会交往，且与父母之间矛盾冲突愈加严峻（Irwin，1989）。超过50%的美国青少年经常或偶尔酒驾、进行无安全保护措施的性行为、使用违禁药品、打斗，以及发生其他冲动行为（Irwin et al.，2002）。这些日益增长的冲动、冒险和对同龄人交往的关注，因其可促进适应性的提升，所以很可能被保留下来。这种促进作用包含推动青少年进行探索、促进青少年转变——从一个需要依赖照顾者的被抚养者向个体化的成人转变，此处所说的"个体化的成人"指的是，可以进行根本性的自体重组的人，这对于生理发育和性成熟来说都是必需的；这一促进作用还包括获得特定性别的、非乱伦依恋的交配角色和父母角色；使用抽象概念来表征具体事件的能力显著增强；以及从依赖他人的孩童向独立自主的成人转变（Spear，2007；Tucker & Moller，2007）。然而，上述转变所需的发展代价，似乎给许多青少年及其家庭带来了沉重的负担。

研究表明，青少年死亡的三大主要原因是意外事故、自杀和他杀，而最常见的他杀是由其他青少年实施的，这也证明了发展的代价带来了多么严重的后果（Irwin et al.，2002）。流行病学研究（Angold & Costello，2001；McDermott，1996；Moffitt et al.，2002；Offord et al.，1987）发现了一个显著的共同点，那就是青春期精神疾病发病率显著提高，而且这些研究都表明，1/5 的青少年经受着严重心理健康问题的困扰；在青春期，内外化问题行为均有所增加；许多严重精神障碍（包括抑郁、物质滥用和依赖、双相障碍、进食障碍以及精神病性障碍）的自然发展历程都证实了：青春期的启动在这些疾病的出现、发展和加重过程中都起到重要的作用。诸如达尼丁多学科健康和发展研究（Kim-Cohen et al.，2003）这类纵向研究均表明，严重精神障碍的患病率在青春期增加，且持续至成年。

在过去的三十年里，临床工作者和研究者们（e.g.，Bleiberg，2001；Chanen et al.，2004；Ludolph et al.，1990；Winograd et al.，2008）已经逐渐注意到：有相当比例的心理失调青少年表现出了情感失调、冲动以及人际关系和自我意象不稳定的症状结构，这与那些18岁以上、被诊断为边缘型人格障碍人群的症状图谱几乎难以区分。这就提出了一个问题：边缘型人格障碍是在一个人成长至18岁以后才突然出现的，这样的假设真的合理吗？然而，将人格障碍的诊断应用到青少年身上又充满了争议。《精神障碍诊断与统计手册（第四版修订版）》（（DSM-IV-TR，American Psychiatric Association，2000）将人格障碍定义为：相对稳定、持久和普遍适应不良的应对、思考、感受、冲动调节以及与他人联结的模式。相反，青少年正处于一个剧烈变化的发展过程中，这些过程极少表现出稳定或者持久的特性。

在青春期和成年期边缘型人格障碍症状学之间的诊断稳定性、发展的连续性或间断性，的确尚未很好地构建起来（Miller et al.，2008）。如何描述边缘型人格障碍发展轨迹的特征，如何将其恒定特征与反映精神障碍（如双相情感障碍）的急性症状、适应性问题或者影响青少年的神经发育和心理社会压力表现区分开来仍然是个问题（Cohen，2008；Deschamps & Vreugdenhil，2008；Paris & Zweig Frank，2001）。边缘型人格障碍症状学上与其他轴I诊断（如，注意缺陷多动障碍、进食障碍、物质滥用、抑郁症、焦虑障碍、

PTSD以及双相障碍)的高共病性也带来了有关诊断特异性的问题。

然而,几项回顾性研究和前瞻性研究愈加清晰地描述了以下内容:1)成人边缘型人格障碍发展的前因和预警指标;2)青少年时期出现的、区别于其他精神疾病的边缘型人格障碍临床表现的特异性和一致性;3)那些在青春期经历了严重情绪紊乱和适应性崩溃,但在成年后走出困境(Hauser et al.,2006)、继而功能良好,甚至是格外好的青少年,与那些青春期崩溃只是作为更长久痛苦和适应不良的一种先兆的青少年之间的区别。

为了了解成人边缘型人格障碍发展的前因,西弗尔等人(Siever et al.,2002)调查了边缘型人格障碍病人的父母,这些父母表示,他们孩子的发育特点有一种异常敏感、自我安抚、喜怒无常的模式,且在婴儿时期就已出现,这是他们区别于其他未患边缘型人格障碍的兄弟姊妹之处。这一婴儿时期的模式,使其在后期患边缘型人格障碍的可能性增加了9倍。该调查还表明,后期被诊断为边缘型人格障碍的女性,在青春期早期就会出现滥交、口舌之争、冲动行为、自杀自伤行为,而后期被诊断为边缘型人格障碍的男性,在青春期早期就会出现物质滥用、攻击性、冲动行为、自杀尝试和自残。这些家长的报告与边缘型人格障碍成人的自传体叙述相符,他们记得困难大体始于青春期早期,在青春期中期和晚期逐渐恶化,那时候他们就已经有了一系列的问题,包括进食障碍、物质滥用、抑郁、焦虑、滥交、自残和自杀。其他诸如扎纳里尼等人(Zanarini et al.,2006)的回顾性研究也表明:在童年和青春期出现的自残行为,是边缘型人格障碍的一个早期风险标志。相反,其他研究(如,Siever et al.,2002)表明,在青春期有过蓄意自残行为的人当中,相当一部分在成年后不会发展成为边缘型人格障碍。这一群体中,青春期女孩可能占到25%,男孩占到6%。

一项前瞻性研究(Crick et al.,2005)追踪调查了一个400名四至六年级儿童的样本,在控制了抑郁因素之后,发现边缘型人格障碍特征具有中等程度的一般预测稳定性。社会情绪功能失调的指标可以更好地预测边缘型人格障碍,这些指标包括关系攻击、敌对、持有"世界不可信任"的观点,以及在人际关系背景下情感的不稳定性。青春期边缘型人格障碍症状与大范围的成年期心理病理之间的联系,更为清晰地建立起来,其中包括内外化问题(Crawford,2001)、物质滥用(Cohen,2008)以及暴力行为(Johnson et al.,2000)。

扎纳里尼(Zanarini,2007)使用儿童版的边缘病人诊断访谈来研究招募于在英国布里斯托出生的社区儿童样本。6 330名儿童在他们11岁生日后接受了访谈,3.27%的受访儿童满足五个或五个以上DSM-IV-TR中边缘型人格障碍的症状标准,这提示:青春期早期边缘型人格障碍患病率与成年期相似。这一研究发现与科恩对社区儿童的研究(Cohen et al.,2005)结论相符。科恩等人对733名9~19岁的儿童进行了持续的纵向评估,发现边缘型人格障碍患病率为3%。研究还表明,14~16岁受试者的边缘型人格障碍症状具有稳定性(Johnson et al.,2000),且与其他内外化症状相比,边缘型人格障碍症状具有更大的稳定性和持续性(Crawford et al.,2001)。

还有几项研究(e.g.,Becker et al.,2006;Bondurant et al.,2004;Chanen et al.,2007;Ludolph et al.,1990;Westen et al.,2005)发现:符合边缘型人格障碍诊断标准的青少年,与符合其他轴I或轴II疾病标准的临床样本之间存在差异。这些研究表明:边缘型人格障碍组中,被虐待和忽视的程度明显更高,适应性功能也显著更差。正如德克莱克和德·弗鲁伊特(De Clercq & De Fruyt,2003)所提议的那样,边缘型人格障碍青少年的大量适应性问题和症状引发了一连串负面后果或者"滚雪球"效应,使其错失了发展的机会,被排除在建立适应性能力的道路之外,被主流同龄人、父母和老师排斥和疏远,陷入成瘾性的以及其他适应不良的应对及情感调节模式当中——所有这些都强化了他们的发展轨迹,导致成年后患上边缘型人格障碍。

针对住院治疗的青少年边缘型人格障碍患病率的研究表明:青少年边缘型人格障碍患病率高于成人。夏布罗尔等(Chabrol et al.,2001)认为,青春期边缘型人格障碍的患病率要高得多,他们对1 363名高中生的社区研究发现,近1/3的人符合边缘型人格障碍的诊断标准。这类研究都表明:青春期边缘型人格障碍患病率增加,而随后成年初期的边缘型人格障碍患病率则显著降低。正如科恩等人(Cohen et al.,2005)的观点所述,虽然发展因素很可能作为中介变量使青春期边缘型人格障碍患病率显著增加,随后在成年期患病率下降,但是,那些边缘型人格障碍持续至成年期的病人,却可能代表着极端严重的情况,他们逐渐偏离了同龄人群体。

为了确认是哪些因素保护了成年人免于持续的"骚动",豪瑟等人(Hauser et al.,2006)追踪了150名青少年样本,这些青少年中有一半的人,在青春期早期曾因精神疾病而住院治疗。他们对这些青少年进行了每年四次的访谈。10年之后,他们对这些青少年进行了深度访谈,访谈者在访谈时并不知道他们的过去。上述"前病人"中有一个"惊喜"组,在社会功能和情感功能、关系质量、反社会行为和精神病性症状的测量中,他们的功能表现处于所有受访年轻人(既包括前述病人,也包括那些从未住过院的年轻人)的前半部分。

那些"惊喜"组里的人热爱生活,并且以生动的、流畅的方式开放地谈论自己。他们拥有持久且令人满意的关系,并投入到他们认为有意义的工作或者教育中。他们对心理体验感兴趣,会思考关于自己和其他人的感受,并对未来充满希望和乐观的态度。简言之,这些"出人意料"的具有心理韧性/复原力的年轻人展示出了有效心智化的标识。豪瑟等人(Hauser et al., 2006)识别出了以下三个关键的保护性因素:1)反思,即有能力也有意愿去认识、体验和反省自己的想法、感受和动机;2)能动性,即一种认为自己是有效能的、对自身行为负责的感受;3)关系性,即重视关系,表现为对于他人的观点采取开放的态度,并努力与他人交往。此类研究都指向一些技能,这些技能影响和塑造了青少年在面对逆境、情绪紊乱和感到脆弱时的有效适应。

我们在此提出八个重要观点:

- 不断增加的证据支持这一观点:边缘型人格障碍症状群植根于童年和青春期,且可以在患有边缘型人格障碍的青少年中进行可靠的评估,并将他们与患有其他疾病的青少年区分开来。

- 患病率研究指出,在适应性崩溃和精神疾病的"易感性"广泛增加的背景下,边缘型人格障碍在青春期发病变得越来越普遍。

- 神经科学研究表明,这种易感性的增加,与青春期神经发育变化有关,这种变化损害了心智化的各个方面,并导致认知的、外显的、受控制的、内部聚焦的心智化,与情感的、内隐的、自动的、外部聚焦的心智化之间整合不良。

- 日益增多的多重线性研究结果都支持这一点:可以基于心智化的路径来解释边缘型人格障碍的发展。这一路径是:在青春期,某一特定阶段的心智化受损会影响那些易发展为边缘型人格障碍的青少年,原因在于他们之前就已存在的缺陷,这些缺陷包括:依恋系统强烈而迅速激活的阈限很低,相应的受控制的心智化去激活的阈限也很低。这组核心损伤会导致:区分自体与他人的困难、在依恋和情绪背景下易于情感失调,这些似乎都与青春期出现边缘型人格障碍有关。

- 青春期似乎成为预防性和治疗性干预的一个关键点,原因是:急性精神病性问题和普遍的适应性崩溃,尤其是边缘型人格障碍症候群的患病率增加。因为青春期动荡会影响社会、同龄人、学校环境、家庭功能,最终影响青少年自身完成发展任务的能力,所以它塑造了人一生的生命轨迹,并导致心理疾病持续存在。

- 识别出自然的保护性的、促进适应的过程,创建一个工作框架,来组织预防性和治疗性的干预,这可以更有效地支持到那些处于动荡中的年轻人及其家庭。在这一点上,我们注意到以下两方面存在着的高度显著的关联,一方面是在青少年时期经受过严重情绪动荡和失调的打击,而在成年期适应良好甚至适应超好的情况,另一方面是,在依恋和压力场景下,能够调动起心智化技能的能力。这些技能包括:主体能动性、反省和关系的能力。

- 我们在寻求成年期边缘型人格障碍发病率下降的原因时,发现:尚没有实证研究证明心智化技能可以保护符合边缘型人格障碍标准的青少年成年后免患边缘型人格障碍。然而,心智化技能的使用,可以为处在风险中的青少年开辟一条路径,使其有韧性地"走出困境",并避免持续的痛苦和适应不良,这一假设是具有说服力的。

- 上述假设,以及心智化治疗方法治疗边缘型人格障碍的理论合理性,及实证研究的支持,让我们有动力检验青少年心智化治疗的有效性。青少年心智化治疗的设计目的在于:解决患有边缘型人格障碍和普遍的适应性崩溃的青少年所面临的特定的发展议题。

本章将阐述这一治疗框架以及两个补充项目,一个为期3~6周的住院项目,紧跟着一项为期6周的部分住院项目,以及为期12个月的密集门诊项目。后者目前是一项研究性临床试验的一部分,该项试验将这种密集门诊青少年心智化治疗模式与常规治疗进行了比较。

青春期的神经发育变化、心智化以及边缘特征

总体来说,导致青少年精神疾病高发病率(尤其是边缘型人格障碍症状)的发展路径,毫无疑问是很复杂的。马斯滕(Masten,2006,2007)提出了发展精神病理学的观点,他的理论假设是:青少年期间,个体出现多重困难,源于受发育影响的基本适应能力的功能失调,与青少年先前就已存续的、潜在的风险和资源、脆弱性和保护性因素之间的交互起作用。

我们提出了发展心理病理学的动态适应系统框架,其重要假设是:精神疾病反映的是社会情感适应的核心过程和机制中的功能障碍,社会情感适应具有发展的性质,且出现在人际交往系统中(Masten,2006)。

日益增多的证据表明,青少年脆弱性的核心就是心智化的瓦解。这反映在边缘型人格障碍症状的出现上,尤其反映在易感青少年身上。冯纳吉和卢伊滕(Fonagy &

Luyten，2009)总结了大量神经科学研究，指出：成年边缘型人格障碍病人激活战斗-逃跑系统的阈限值似乎较低(Jogems-Kosterman et al.，2007)，并且与之相关的外显或受控制的心智化(即，反思性的、有意识的、用语言来解释心理状态)很容易去激活。调节这些能力的脑区是：外侧前额叶皮层、内侧前额叶皮层、内侧顶叶皮层、内侧颞叶，以及喙前扣带皮层，上述脑结构通常会在青春期进行大规模重组，这一点我们将在后文加以探讨。

冯纳吉和卢伊滕(Fonagy & Luyten，2009)引用了有关边缘型人格障碍成年人的研究证据表明，不断升级的压力和情绪唤起会迅速导致特定神经回路的激活，这些神经回路涉及外显的、受控制的、内部聚焦的、认知的心智化，进而切换到自动化的、外部聚焦的、情感处理过程，这部分特定回路包括杏仁核、基底神经节以及腹内侧前额叶皮层。有关边缘型人格障碍病人的脑功能神经影像学研究(Goodman et al.，2009)一致证明：杏仁核会对负性刺激的反应性增强。此外，前额叶皮层与杏仁核之间正常的交互关系在边缘型人格障碍病人中是异常的。二者之间的交互正常关系反映的是，前额叶皮层的激活会"自上而下"地降低杏仁核的激活程度。边缘型人格障碍病人出现杏仁核的亢奋反应，尤其是对于激怒刺激的反应尤为过度(New et al.，2007)。正如西弗尔和温斯坦(Siever 和 Weinstein，2009)所总结的那样：边缘型人格障碍病人的前额叶皮层中，负责社会判断和情绪评估的脑区，不能有效地抑制边缘系统的活动，从而产生攻击行为和情感不稳定。

如前所述，边缘型人格障碍的神经生物学及其加工进程标识，与发育中的青少年大脑的正常神经发育特征显著相似。脑成像研究表明，在青春期以及成年初期，大脑会进行重要的重构(如 Giedd et al.，1999；Gogtay et al.，2004；Sow-ell et al.，2007)。在大脑新皮层区域，髓鞘形成和与其相关的灰白质容积的发育变化将持续到成年期(Sowell et al.，2007)，新的神经元在特定大脑部位(如海马区)产生(Eriksson et al.，1998)，进而为大脑提供重构和可塑性的机会。青春期巨大的神经发育变化，使貌似效率较低的童年时期的儿童大脑转变为交流更迅速、更高能效的成人大脑(Spear，2007)。

灰质容积急速减少或"修减"，这一转变非常显著，尤其明显的是构成社会认知和心智化的基础的大脑结构发生转变。在青春期，随着前额叶灰质稳定生长，前额叶中的神经递质受体的密度和突触增加，表明新的突触连接从青春期起才开始形成。因此，前额叶中灰质的发展轨迹类似于倒U形曲线，且在12岁时达到顶峰。颞上回或颞上沟中的灰质也在减少,但减少的速度不如前额叶中的那么急剧,且成熟得相对较晚。同时,白质密度(髓鞘)的稳定增加,说明灰质中枢之间的连通性增强,提高了连接专门的灰质中枢的轴突之间的连接效率。从童年期至青春期,再到成年期,都一直稳步增强(Sowell et al.,2003;Toga,2000)。尸检研究(Huttenlocher,1984;Spear,2007)也显示了髓鞘形成(特别是在额叶和顶叶区域)有一个延长的过程,会持续至生命的第三个十年,同时在整个青春期过程中,突触密度都会降低。

总的来说,这些研究表明,青少年的大脑会经历两个不同的神经发育过程,特别是涉及前额叶的发育:1)突触形成,之后是突触修剪;2)轴突髓鞘形成,会增加前额叶、颞上回/颞上沟,以及其他皮层区域的神经传递效率。以上神经发育的变化过程,是由纳尔逊等人(Nelson et al.,2005)提出来的,是社会信息加工三阶段模型的一部分,涉及三个节点:一个探测社会相关线索的节点,在婴儿期和幼儿期成熟;一个将情感意义归于社会线索的节点,在青春期成熟;以及一个认知调节的节点,在青春期后期或成年早期成熟,并用于抑制反应和指导行为。

关于青春期大脑结构和连接性(connectivity)变化的研究结果十分复杂,看起来似乎这些脑区所执行的功能可能也在经历发展变化,联结效率低、活动更分散可能与这些变化有关。下面的研究有同样的结果:在儿童期到青春期的转换期间,突触形成,在执行社会认知和心智化任务时额叶和前额叶活动增加(Yurgelun-Todd & Killgore,2006),而在青春期和成年期,很多突触被修剪后,这些脑区的活动则减少(Wang et al.,2006)。

行为和磁共振成像研究,证明了大脑重组对青少年心智化和社会认知能力的影响。例如,社会观点采择能力在生长发育期和青春期会受到干扰(Choudhury et al.,2006)。决定词语是否与情绪表达匹配的能力,在速度和准确性上都有所下降(Monk et al.,2003),然而,青少年对情绪图片的反应而产生的杏仁核激活却显著升高(Killgore et al.,2001)。青少年在读取情绪时,对额叶和前额叶的使用明显低于成年人。在回答一个直白的口头问题时,例如与鲨鱼一起游泳是不是个"好点子",青少年远不如成年人那样能清楚快速地识别进行这一危险行为是个"坏主意"。在回应风险探查时的差异,与成年人的脑岛和右侧梭状面孔区激活更大有关,这表明有能力处理可能发生的结果,可以将可控的、反思性的处理方式,与陷入危险时自动化的、程序性的自体"感觉"联系起来,符合躯体标记假说(Damasio,1999)。相反,青少年的大脑反应仍然主要在背外侧前额叶,让他们感到危险只是一种"假装的"、纯粹外显的或象征性的心理意象,无法与现实关联，不是发自内心地感觉到危险是"真的"。冯纳吉和卢伊滕（Fonagy & Luyten, 2009）也引述了边缘型人格障碍成人的过度心智化证据，他们指出这是在尝试进行心智化，但未能成功整合认知与情感。

这些社会性脑区，与青春期期间尚在进行结构性调整的脑区之间，存在相当大的重叠。一些最近的发育神经影像学数据表明，5岁时起心智化作用的神经网络的整体结构可能就已到位，但这些区域在整个儿童中期和青春期，都持续表现出功能性变化（Blakemore, 2008, 2010; Saxe et al., 2009）。例如，右颞顶叶交界处最初便能广泛参与到思考各种社会性信息当中，可在成人中观察到的那种高度选择性的思考观点的反应则是逐步获得的。这里的核心问题是，在正常发展人群和高危人群中，功能性变化是如何与行为表现关联起来的。

这些模型告诉我们：常见的青少年现象，如对同龄人影响的易感性，以及对同龄人拒绝的敏感性，其基础就是神经发育。目前，有关青春期拒绝敏感性的实验行为证据还甚少。发展神经影像学研究虽不多，但已考察了社会认知出现这一主题。整体而言，这些研究都指向了神经策略的发展性转变，即内侧前额叶内活性的降低，这表明在执行社会认知任务时，青少年和成年人使用的是不同的认知策略，或者表明了这一转变是在生命的这个时期发生的，是大脑结构性发育的副产品。我们将迄今为止有关青少年神经发育的观察综述总结如下：

- 研究一致表明，在青春期和成年期之间的阶段中，背内侧前额叶活性降低了。对于年龄较小的青少年而言，需要更大的努力，才能解决需要心智化的问题（如，带有讽刺意味的话语，需要理解其字面意义和内涵之间的差异；Wang et al., 2006）。

- 要求受试者思考自己的意图，并对比思考物理因果关系的研究发现，青少年和成年人，他们的大脑右半球背内侧前额叶的活性同样都会降低，但成年人的右侧颞上沟比青少年更为活跃（Blakemore et al., 2007）。最近有研究发现，心智化方面的行为有重大改善，特别是在观点采择方面（Dumontheil et al., 2010）。

- 基本情感（如，厌恶、恐惧）不需要了解人的心理状态，但社会情感（如尴尬、内疚）则需要理解心理状态。在功能性磁共振影像研究中发现，受试者阅读描述社会情感（如，尴尬、内疚）或基本情感（如，厌恶、恐惧）的场景，青少年的背内侧前额叶，对社会情感的活性比对基本情感的活性更大（Burnett et al., 2009）。关于意向思考和物理思考之间的对比（这在前面已讨论过），青少年在思考社会情感时，内侧前额叶活性增加，而左颞叶端的发育模式正好相反,二者相互匹配。

● 有关面部情绪刺激的加工,与成年人(Guyer et al.,2008)或儿童的杏仁核及前额叶区域(Hare et al.,2008;Yurgelun-Todd & Killgore,2006)相比,青少年似乎更多启动杏仁核。黑尔等人(Hare,2008)研究发现,在进行"反应-不反应任务"(该任务涉及恐惧、快乐和平静的面部表情)时,相较于年龄更小或年龄更大的被试,青少年对恐惧表情的反应更大,这与青少年的杏仁核对恐惧表情(相较于快乐表情)的反应延时有关。相反,腹侧前额叶活性与年龄无关,这表明相对于腹侧前额叶调节而言,边缘系统活性的增加可能会导致情绪反应性增加,以及青春期相关的决策不良。

● 一项研究将抵制同龄人影响能力高和低的人进行了对比,也得出了类似的结论。在观看愤怒面孔时,运动前区和前额叶区域表现出更多协调活动的青少年,在抵制同龄人影响上也高于平均水平(Grosbras et al.,2007)。这项研究很重要,不仅仅是因为它提供了一个合理的机制来解释为什么某些青少年能够抵御同伴影响(使用了执行程序来响应社会性刺激),而且还因为它表明了采取个体差异(发展心理病理学)的方法,可以阐明典型的发展机制。

因此,虽然在心智化过程和面部表情加工任务中,前额叶活性似乎随着年龄的增长而降低,意味着对这些类型任务的处理能力增加,但在涉及情绪调节的相同区域中,加工中心的自上而下的控制作用却在日益增加。对刺激产生初始情绪反应的脑区,如杏仁核,在青春期可能更为活跃,且更无选择性地进行反应。所以,我们之前认为,从多巴胺系统重塑的角度可能可以解释青少年发病的心理病理学(Casey et al.,2008;Steinberg,2008),社会奖励显著性地增加(比如,同龄人认可),或性腺类固醇的释放,青春期对社会刺激敏感性的增加,这些通过影响催产素受体来起作用;现在,随着年轻人越来越意识到在社会环境中取得成功的重要性和失败的社会成本(即,大脑发育可能会构成青少年拒绝敏感性的基础),我们也可以从青春期心智化出现的角度来解释。测试其他可选模型对于开发干预方案至关重要,而且在所提议的方案当中,加速纵向设计将提供理想的试验场。那么,在减少青少年心理病理风险方面,我们应该强调社会加工网络的情感和认知调节节点呢,还是强调来自同龄人积极社会反馈的奖赏价值呢?

在前额叶和相互联结的脑区,青少年的大脑正在进行重组,这可能会使执行功能、反应抑制、努力控制注意和情绪自我控制下降(Casey et al.,2000;Dahl,2001;Luna et al.,2001;Pine et al.,2002)。青春期的大脑边缘系统也经历着巨变,该脑区也是构成压力-敏感回路的重要组成部分,而压力-敏感回路则涉及调节冒险、追求新奇及社会行为

（Le Moal & Simon，1991），也涉及将享乐情感（Volkow et al.，2002）附着于自然奖赏之上，特别是社会刺激和社会互惠。青春期中脑边缘多巴胺能的活性减弱与"奖赏缺陷综合征"有关（Gardner，1999），其特征是积极寻求环境刺激，包括物质滥用以及其他具有成瘾性的刺激，尝试去修补奖赏缺陷。然而，成瘾物质和成瘾行为，如成瘾物质、自我伤害或暴饮暴食，可能会干扰大脑奖赏系统的发展，从而进一步损害社会情绪功能，该功能与社会互惠及有效心智化的奖励相关。

因此，研究证据指出，青春期神经发育的变化，会通过认知的、控制的心智化，进而影响情绪情感调节、冲动调节或行为调节，并很可能导致这些方面的紊乱。从发育的角度来说，认知的、控制的心智化能力发展滞后了。这些变化表明，这一可能的神经发育背景，使青春期成为适应崩溃的高发期，对于易感和危机个体则是精神疾病的高发期，他们尤其容易情感失调和冲动失控，而这两个特点正是边缘型人格障碍的特征。

正在出现中的青少年边缘型人格障碍

正如前几章所述，冯纳吉和贝特曼（Fonagy & Bateman，2006a，2007，2008；Fonagy & Target，2006）提出的边缘型人格障碍依恋-心智化理论认为，体质上的脆弱性（Koenigsberg et al.，2002；New et al.，2008；Ni et al.，2007，2009；Siever et al.，2002；Skodol et al.，2002），以及在早年依恋关系中经历忽视和无效养育（Battle et al.，2004），会导致在依恋关系背景下的心智化能力变得脆弱，进而阻碍对心理状态的连贯表达（Fonagy & Bateman，2008）。由此出现一连串复杂的发展上的连锁效应，主要涉及：婴儿期发展出紊乱型的依恋，关联着情感失调的脆弱性，这种脆弱性又连接着在依恋关系中情绪唤起时，内部状态的表征能力弱化。

这种脆弱性在童年时期的标志包括对依恋对象的反抗、控制以及胁迫行为，带有敌意与怀疑的世界观、暴躁易怒的倾向、冲动，以及定义不良的自体感。对于如此脆弱的儿童而言，在依恋关系中遭受虐待和忽视，会造成毁灭性的恶性循环，即，创伤激活了依恋系统，使其努力寻求亲近、互惠和保护。但是，依恋也会激活儿童及其照顾者心中强烈的悲痛，这种加剧的痛苦，连带进一步遭受创伤的概率增加，又加剧了依恋的激活。其结果便是，依恋系统"随时触发"，"表现为，在人际关系中快节奏形成亲密关系"，由于依恋系统被过度激活(这种情况很常见),这种迅速发展的亲密依恋的反应是灾难性的,会伴随着依恋激活时,心智化短暂缺失的脆弱性(Allen et al.,2008,p.227)。

若儿童进入了青春期,却带着在依恋情境下脆弱的心智化能力,是较难承受青春期的发展性挑战的。也就是说,他们不太能够整合发生巨变的身体,也难以合理把控增强的性欲和情感强度,而且他们也很难在自体感重组过程中,处理增强的抽象与象征能力,而同时还要去面对同伴导向的规范(对此的关注日益增加)与互动的压力、实现自主与分离的社会心理需求的压力,以及承担不同的成人角色的压力。而这一切都发生在神经发育的背景之下——心智化大脑回路正经历修剪(因此很难调节情感和唤起),以及边缘系统对新颖与刺激产生渴求。我们认为,青春期的这场心理-生物-社会风暴交汇在一起,导致了适应性崩溃,我们把这看作青春期正在出现的边缘型人格障碍。贝尔德等人(Baird,2005)对此做过恰如其分的描述:对易患边缘型人格障碍的青少年而言,其神经发育发生变化的影响,犹如把一个330马力的马达装在纸板箱上(p.1046)。这里的纸板箱指的是脆弱的心智化能力,当情感唤起和依恋需求的"330马力的马达"被激活时,这种心智化能力就会突然消失。我们再进一步假设,脆弱的青少年内心强烈的绝望情绪,会使其发展出心理防御,这种情况在青少年时期首次出现会自动抑制心智化,从而使他们避免体会到自己的无助和脆弱,也避免感知到别人对自己的恶意(Fonagy & Target,2006)。

总而言之,我们认为,青春期是这样一个节点,在这一点上,早期的发展困难与神经发育变化联手,弱化了心智化能力、也弱化了受心智化影响的情感调节能力,加上剧烈的社会-心理和发展压力,这些压力对表征自体和调节情感的能力提出了更高的要求,这些都为边缘型人格障碍的症状表达创造了条件。

专为青少年制定的结构性访谈和问卷,以及适合青少年的成人测量工具[如,人格障碍检查(Garnet et al.,1994;McManus et al.,1984)、DSM-IV BPD 儿童访谈(Zanarini,未出版手稿,2003)以及儿童人格障碍特征量表(Crick et al.,2005)]均包括适合青少年年龄的题目,而这些项目为青少年边缘型人格障碍诊断构想的有效性积累了大量证据。一些研究发现其症状特征与成年人的类似(Becker et al.,2002;Bradley et al.,2005),尤其是青春期女孩是这样,而符合边缘型人格障碍标准的男孩则表现出更具攻击性、破坏性和反社会的症状(Bradley et al.,2005)。

大的社区样本,诸如夏布洛尔等人(Chabrol et al.,2001)以及布兰得利等人

(Bradley et al., 2005)的研究显示:达到边缘型人格障碍标准的青少年中,将近90%存在偏执或解离症状。同样常见的,还有不适当的、强烈的愤怒、自杀倾向和故意自伤,以及对抛弃、分离和拒绝的淹没性焦虑易感。冲动性与冲动攻击的戏剧性展示稍微不那么普遍,仅在75%的范围内。

以下片段说明了青少年在寻求临床帮助时的表现:

珍妮

珍妮今年15岁,她的父母描述她的生活状态是"抑郁、焦虑、易激惹、情绪化"。父母总拿她与她哥哥做负面比较(她称她哥哥是"金童")。她跟男朋友吵了一架之后,显得极为悲痛、"歇斯底里",过量注射了苯二氮镇静药物,这让她入院治疗,之后的3个月内又发生了三次因药物注射过量而急性住院治疗的情况。

珍妮的母亲含泪谈到自己的感受,她感觉"整个家庭功能失调了",因为他们从来没有找到一个适合家里所有四名成员的相处方法,总会有一个人"不得不"被排除在外,这个受到排斥的人感到被拒绝、被无视,而这个位置,几乎非珍妮莫属。她的父母都同意,他们在抚养孩子方面有分歧,母亲倾向于用严厉的规则管教孩子的不端品行,而父亲则更愿意松散管理,对孩子的敏感表示"理解"。他们常常卷入对养育标准的激烈争吵中,却渐渐发现珍妮擅长利用他们之间的分歧成功挑起二人之间的对抗。父母感到被珍妮"操控"了,而珍妮似乎很"享受"这种混乱,也很"享受"再次过量注射药物之后给她带来的痛苦。然而当父母二人就某事达成一致时,珍妮就会勃然大怒,行为会变得鲁莽冲动。

珍妮表示,她不能理解"小小的失望"是怎么引发情绪失控的情感风暴的,这种失控充斥着辱骂、自残、毁坏家具、对母亲进行身体攻击和逃跑。

她常在周末狂喝滥饮,平时使用兴奋剂,结果几次导致短暂的意识丧失,还有一次,警察让她与同伴停车后,在车里发现了打开的酒瓶和一些毒品,便拘捕了她。有一次因为珍妮的男友重拳暴击她的脸和肚子,邻居打电话报警后,父母才知道她的男友一直打她。但她却拒绝让警察介入,她担心有前科的男友会被撤销缓刑。

还有一次珍妮与她哥哥打架,最终使她被送去门宁格诊所接受治疗。在那次打架事件中,她哥哥大喊大叫,说她"不属于这个家",她一气之下,抓起刀子冲出房间。有人打电话报警,警察追捕一阵后最终把她抓获,她对警察拳打脚踢、张口撕咬,于是警察把她送往精神科,诊断为躁郁症,随后转至门宁格诊所做进一步评估与治疗。

玛利亚

玛利亚是一位14岁的女孩,出生于墨西哥移民家庭,家中共有三个孩子,她排行老大。学校护士注意到她的胳膊上伤痕累累,有很多新的疤痕、烧伤及撕裂伤,便将她送往急性精神科接受治疗,后又转至门宁格诊所。通过问询,护士发现玛利亚感到极度抑郁,曾考虑过注射过量药物然后上吊。玛利亚从小就厌恶自己的身体。她记得曾经注视着镜中的自己,感到胃里恶心。去年一整年她每天都在催吐,她发现呕吐能使她从折磨自己的巨大恐惧和焦虑中"奇妙地"释放出来。"呕吐能摆脱一切感受",玛利亚解释道。早在两年前她就被送往医院"重新喂料",当时她的体重降到了36公斤(身高160cm),这个数据几乎接近她心目中34公斤的理想体重。她抑郁了至少5年,其间倍感沮丧无望、缺乏精力,还经受着难以忍受的恐慌。她时时刻刻都在想着伤害自己,她曾经用烫发器烫自己,用剪刀、刀片和回形针划自己。她母亲如影随形,陪她睡,疯狂努力地阻止她自我伤害。玛利亚认为母亲是"唯一理解我的人",她感到跟母亲一起睡有助于缓解她独处时的惊慌,也能帮她去除脑子里回荡不去的声音。但她也感到自己在保护母亲,让母亲免于遭受绝望地思念墨西哥家人的痛苦,这个痛苦她也曾经体验过。玛利亚也认为,她母亲感到被丈夫抛弃,被其他孩子们的需求压垮了。

在住院的第一天,玛利亚告诉母亲,6个月之前,她可能在家附近的公园里被陌生人强奸了,不过她并不敢确定这种创伤究竟是真实发生的,还是一个惊扰她睡眠的噩梦。母亲听到此事恐慌不已,要求她做艾滋病检测。她妈妈坚信,如果没有迅速查明玛利亚是否感染该病毒,以及是否将病毒传染给与其共用梳子和毛巾的其他孩子,那她就活不下去了。然而,她坚持要求不告诉玛利亚她做的是艾滋病检测,因为她担心玛利亚不能承受等待结果的压力。

詹森

詹森是一位15岁的男孩,家中的独子,父亲是神经外科医生,忙于工作;母亲在剧院工作,名声斐然。詹森很小的时候,他的母亲就对其戏剧天赋赞叹不已,她注意到,詹森具有卓越的模仿别人的能力,比如模仿娱乐圈名人,或模仿家庭成员,他还喜欢穿着色彩艳丽、制作考究的衣服。心理测试表明,他的言语智商为150,远远超过他的操作智商,不过他的操作智商还是很好的。詹森从来不会表现出茫然无措、无话可说,自读小学起他就措辞老练,听起来就像个小大人。然而,当事情没按他的意愿发展,或是他没能吸引公众的注意成为大家的焦点时,他就变得焦躁不安,蓄意挑衅,就会搞破坏造成祸害。在上六年级前,詹森就已被四所学校劝退了。

青春期的到来,新的更严重的症状突然开始出现了。詹森自述,在住进诊所前的四年间,他"狂躁易怒、自我憎恨",变得令人难以忍受。12岁那年他开始酗酒到了中毒的程度,入院治疗时他还每天使用毒品,滥用维柯丁、奥施康定及苯二氮䓬类药物。暴怒时,他毁坏过自己的卧室,有时还用拳头击打父亲的脸。他说,当独自一人在房间时,他会接触到一些恐怖的生物,而它们企图逼他去死。他经历了数次痉挛,导致他一次次去急诊部,去专科中心诊断评估。这些情况无法为他的"发作"下一个定论。詹森越来越沉迷于恋童癖网站,每天都要花数小时浏览。他以轻蔑的口吻谈论自己的父母,直呼其名,声称父亲可能患有阿斯伯格综合征,因为他完全不能理解任何人的感受,或者,他完全不能理解他不理会别人的关心所暗含着的残酷。相反,母亲则总是想尽办法要"进入"他的脑袋。詹森的母亲向治疗师承认,她确实试图操纵詹森的思想和感受,她觉得他会因其"独一无二"敏感性而遭遇痛苦,所以想"罩着他"以免他遭受苦难。当他听到这些的时候,他感到些许满足。入院时,詹森悲伤地谈起他的无望感和他的失败——未能与人产生联结,但谈及自己天赋异禀——不仅有能力告诉别人他们想听的话,而且他确信自己能够哄骗技艺最高超而且"很著名"的治疗师,这时他会感到十分自豪。

这三个片段强调青春期出现的与边缘型人格障碍有关的几个核心特征,前述内容中也谈及这些特征。下面来具体讨论这些特征:

第一,患有边缘型人格障碍的青少年易于解离,这是由压力、丧失、拒绝,或互动伙伴与这个青少年的心理状态"匹配"失败而触发的(Stiglmayr et al.,2008;Zanarini et al.,2008)。这些触发情况会激起一种淹没性的过度唤起状态、主观失控感,以及一种破碎感("四分五裂"),这些感觉带来难以承受的痛苦,并引发了类似精神病的状态——听见声音或看见东西、现实感丧失和人格解体。

第二,青少年开始预见这种解离的脆弱性,或者将解离的脆弱性与主动防御解离的努力联系起来,他们认为这些防御是让自己"分心"或"麻痹"自己,这些防御的方式各式各样,使人成瘾或类似成瘾的模式,如:故意自我伤害(Coid,1993)、催吐、使用成瘾物质、滥交，或沉溺在网络或电子游戏的虚拟世界。但是，令人上瘾的、自我麻痹的行为，往往会使得青少年生理心理失调，进而朝着偏离常轨的同龄群体发展的趋势加剧。加入偏离常轨和反社会的同龄人，会导致进一步疏远那些适应良好的同龄人，背离学校提供的亲社会"拉力"和其他适应的机会（Fergusson & Horwood, 1999）。

第三，这些解离的努力为青少年提供了一种解脱的方法和虚幻的控制感，但同时，也加剧了他们与自己的主体性、意向感以及自我导向之间联结的断裂（Barnow et al., 2005；Bradley et al., 2005）。因此，他们发现自己陷入黑暗的绝望之中，在这样的绝望中，他们拒绝提及或理解自己的体验，而是认为自己的行为"碰巧发生"在自己身上。他们被原始情感的强大力量所驱使，按照死板僵化、难以理解的反应模式来见诸行动。

第四，解离也会阻碍青少年进入他人的内在主观体验去与他人内心产生联结，这又会导致更强烈的孤单感。这样就失去了与另一个人的关系，还失去了心智化的方式来与他人建立情感联结和人际互惠感。

第五，孤单感会加剧痛苦、过度激活依恋，煽起青少年的需要——通过身体上的、非心智化的、目的论的，以及操纵性的行为，强制性地激起包括父母在内的其他人的"相应"反应。这种"相应反应"为青少年带来具体有形的互惠保障，抵消了孤单感和自体破碎感。

第六，强制、操纵性的行为会激起其他人强烈的情绪，会让父母感到越来越失控、难以变通，无法心智化（Diamond & Liddle, 1999；Solomon & George, 1996）。父母越是焦虑、担忧、暴怒和无助，他们就越是拼命地控制孩子，以压制孩子的操控，这就会强化和加剧青少年丧失心智化。这样一来，在这个不幸的互动序列中，青少年们通过抑制心智化和成瘾性的强迫性行为，来尝试应对孤单感和失控感的努力，却激发了父母与他人的非心智化反应。这些反应又会导致自体延续（self-perpetuating）与强化的（self-reinforcing）、非心智化的、强制性恶性循环。强制性循环助长了非心智化，让家庭产生被"困住"、精疲力竭的感觉，甚至感觉置身于一场非心智化的军备竞赛中，这种竞赛强化了青少年持续的、适应不良的反应方式。

非自杀式蓄意自伤是一种极为强烈、恶性的非心智化行为。蓄意自伤与情感忽视（Sar, 2006）、剧烈的内心痛苦，以及由拒绝、抛弃或失调引起的解离有关（Stiglmayr et al., 2008）。非自杀式蓄意自伤的青少年也常表现出边缘型人格障碍的其他特征，这与那些尝试自杀却不是非自杀式蓄意自伤的青少年，以及显得更像是重度抑郁障碍的青少年恰恰相反(Jacobson,2008)。不过,其他有关青少年蓄意自伤的研究表明(Nock et al.,2006;Wright et al.,未发表的研究,2009),非自杀式蓄意自伤与自杀行为之间存在诸多重合部分,包括在蓄意自伤的过程中意外死亡或濒临死亡的情况。在二者重合的群体中,88%~97%的人符合宽范畴的轴I精神障碍,这一比例似乎要高于可能患上包括边缘型人格障碍在内的轴II人格障碍的可能性(Hog,2002;Nock et al.,2006;Polewka,2005;Portzky,2005)。

这些研究,以及之前引用的回顾性研究和纵向研究数据,均支持蓄意自伤是青少年边缘型人格障碍的普遍特征。但从诊断的角度来看,这个观点既非必要(因为很多青少年,尤其是男孩子,即便并没想要自伤,也符合边缘型人格障碍的标准),也非充分(因为有些青少年即便实施了蓄意自伤,却并不符合边缘型人格障碍的标准,而属于其他精神病诊断的范畴。这部分青少估计占到15%~20%。)

然而,蓄意自伤却是高度成瘾性的,因为这个过程会因释放出阿片而减轻痛苦、降低对抛弃、拒绝或失调谐的敏感性,这些痛苦和敏感性都与阿片类物质(大脑产生的麻醉剂)减少有关,而研究证明,阿片类物质减少牵涉边缘型人格障碍中的自伤行为(Stanley et al.,2010)。蓄意自伤还是心智化瓦解的敏感标志,与解离密切相关,还会引起他人强烈的情感反应,这些反应可能最终导致急性住院治疗,以及家长的疯狂控制,同时混杂着愧疚、羞耻、愤怒、无助和绝望的情感,而这些情绪会助长前文所述的强制性循环的升级。因此,蓄意自伤不仅仅是青少年(正在经历心智化能力的崩溃)的极度痛苦与苦恼的信号,还是边缘型人格障碍和广泛性适应不良的强有力的风险指标。因此,本章作者之一(T.R.)将蓄意自伤作为接受密集门诊青少年心智化治疗项目的关键标准,以及治疗性干预的核心焦点。本章后文将述及密集门诊青少年心智化治疗项目,详见本章青少年心智化治疗相关部分。

在边缘型人格障碍青少年样本中发现与轴I诊断共病的现象,这与从边缘型人格障碍成年人样本中获得的流行病学数据(如 Grant et al.,2008;Zanarini et al.,2008)是一致的。这些数据显示,共病的患病率:物质滥用达50%、焦虑障碍达50%~60%,PTSD达30%~50%、进食障碍达30%~50%、双相障碍I型与II型达10%~30%(Kutcher et al.,1990;Lewinshow et al.,1997;Muratori,2003)。

青少年边缘型人格障碍与轴I障碍的共病现象提出了鉴别诊断的问题。边缘型人格障碍与心境障碍之间的区别尤其复杂,因为心境障碍在青少年时期的临床特征本身就很难定性。青少年心境障碍的临床症状描述为:喜怒无常、易激惹、心境不定、易暴怒,难以忍受挫折。很多临床医生对边缘型人格障碍青少年做出评估时,重点关注的是他们的情绪症状,使得他们做出双相II型或双相障碍快速循环的诊断。确实,很多人都曾提出,"边缘"应该被看作双相障碍的变体(Akiskal,2004)。但是,边缘型人格障碍的情感切换是在愤怒和烦躁之间摆动,而并非在情绪高涨与抑郁之间摆动,并且这些情绪往往快速反转,且是对关系情境产生的敏锐反应,而不是由内因驱动的或偶发的(Henry et al.,2001;Koenigsberg et al.,2002)。

更为偶发式的表现,则应当指向双相障碍,尤其是指向有遗传因素存在的双相障碍情形中。这种表现持续几日或数周,病人精力旺盛、情绪高涨、高声大笑、想法浮夸、好高骛远、活动和能量增加、最近开始怒气爆发、去抑制、冲动、睡眠需求减少。抑郁的急性发作,也有双相过程的前兆,尤其是有双相情感障碍家族史的青少年中,以嗜睡、精神运动迟滞和以精神病为特征的发作,也是双相情感病程的预测因素。

成年人中同时患有双相情感障碍与边缘型人格障碍的比率为10%~30%,这表明,大多数边缘型人格障碍病人都没有双相障碍,而大多患有双相障碍的人,也没有边缘型人格障碍。另外,边缘型人格障碍的自然发展有在中年期情绪不稳定性降低的倾向,而双相障碍的发作,如果不加以治疗,成年后往往会变得更加频繁和严重。

然而,双相障碍与边缘型人格障碍症状显著的共病性表明,二者(也许还有其他神经精神病性的脆弱性,如注意缺陷多动障碍或焦虑障碍)与依恋障碍之间具有复杂的交互作用,这破坏了心智化,而心智化是作为导致边缘型人格障碍发展轨迹的核心。气质上的脆弱性可能会让某些情绪信号表现出来,使得照顾者更加难以心智化和"标记",尤其是对那些具有相似的气质性脆弱性,且具有忽视、情感虐待和依恋紊乱史的照顾者来说,这种情况尤为严重。依恋与心智化上的发展障碍,会削弱青少年的自我保护与情绪调控能力,使他们更易于表现出内外化症状,也会让他们在压力情境下更易于产生神经精神病性的障碍。抑郁、物质滥用、进食障碍、焦虑、自杀以及蓄意自伤的症状,反过来又会助长情感失控、人际关系风暴、家庭功能失调以及个人教育与社交受损,进而进一步削弱边缘型人格障碍青少年及其家人心智化的能力,同时影响他们信任治疗与接受治疗的能力。

针对青少年崩溃与边缘型人格障碍的心智化治疗框架

临床上运用青少年崩溃与边缘型人格障碍这一模型必然会包含一个治疗焦点:聚焦于增强青少年及其家庭、在依恋关系中情感唤起背景下的心智化能力。聚焦于提升心智化,提供了一个概念性的框架,可以将多种治疗干预方法归口在一个连贯性的治疗模型当中。

一个连贯的叙事,对于父母、病人和临床工作者来说都同样重要,它为治疗提供了清晰的方向,给病人及其家庭的困难赋予了意义,也给治疗带来的、不可避免的挑战赋予了意义。明确说明治疗的首要目标是"增强父母和青少年的真实的主人翁感和控制感",这使得聚焦于增强心智化更加必不可少。这里的主人翁感,指的是不断训练人类的主要性情,来扭转消极、无助,以及互惠的缺乏,并通过反思和阐述自己与他人意向性的心理状态,来创造主体能动性和人类联结。

与混乱的青少年工作的临床工作者,极为需要一个连贯的框架,来指导他们进行干预治疗,并帮助他们应对所面临的强制性压力。由于在治疗中依恋被激活,因此唤起的正好是青少年脆弱的危险信号。

首先,要维持这一框架,就需要考虑到青少年普遍的脆弱性,尤其是边缘型人格障碍青少年,在经历具有挑战性的人际交往情境时,会引发他们强烈的情绪唤起,进而易心智化崩溃。因此,治疗的重要原则在于,提供一个社会"脚手架"(Masten,2007)来支持青少年的心智化能力,进而向更强大的心智化能力转变。该原则强调:那些不恰当的治疗干预,会给青少年提供复杂的心理解释、挑战他们的内在状态,这大大超出了青少年可以加工这些内容的能力。这样的干预要求较高的心智化能力,有可能将青少年推入目的论或心理等价状态(这是一种恐怖的状态,在这种状态下,想法和幻想感觉像是真实的事件一样),或者推入假装模式(在这种模式下会认为想法与现实脱离,且想法无关紧要)。比如詹森,他带着几年密集心理治疗中获得的洞察力开始了住院治疗。这些"洞察力"包括引人注目的口头小聪明、超凡的想象力和玩弄文字游戏的本领,而这恰恰与他在人际交往和解决现实问题中的困难形成鲜明对比。当他谈起自己如何将"自我嫌恶的根源"追溯到童年经历时,似乎更像是将语言当作了一种展示和操纵的工具、一种抵御羞耻感和脆弱感的防御,以及一个控制、恐吓和与人(以及自己的感受)保持距离的武器。

其次,青少年对父母和其他人的安全依恋,为他们脆弱的心智化提供了正常的支撑,这些依恋对象提供了涵容的、支持性的和有限制的设置,在这样的背景下进行心智化,青少年可以安全地探索、联结想法和感受,并容忍情绪唤起,而无需关闭心智化。但是在边缘型人格障碍青少年的家庭中,维持着强制性的、非心智化的循环,巩固并强化了青少年和父母的非心智化,导致父母拒绝、批评、惩罚或与孩子脱离接触。因此,该治疗框架的第二关键原则是:帮助家庭从强制性的、非心智化的循环转变为心智化的讨论,这可以促进家庭成员的信任感、安全感、依恋,以及有效沟通和问题解决。这个目标要求我们尽量减少父母的不胜任感,以及父母因孩子的问题而体验到的、被责备的感觉或羞耻感。为实现这个目标,要向父母提供心智化的个案构想(这将在下文进行详细讨论)。该构想会在青少年心智化崩溃的背景下,检视他们的问题,把青少年的问题看作他们的反应——他们的自体和依恋的连续性和安全感受到威胁时的反应。不过,这样的反应注定会引起强制性的行为模式,破坏治疗合作,削弱对治疗的有效使用。

强制性循环由情绪唤起和心智化崩溃所引发,这一观点有助于父母理解自己及青春期的孩子所体验到的问题具有交互作用的性质。这就界定了关键的目标,那就是,争取把父母作为治疗的队友,该治疗目的在于转换——从讨论那些需要被控制或消除的行为(照顾者埋怨孩子的"失控"行为,青少年怒气冲冲拒绝被父母控制,二者之间的"聋子的对话"),转成心智化的对话,心智化的对话可以让家庭成员了解彼此的观点,表达他们各自的看法。从强制性循环中转换出来,目的是在所有的家庭成员中重新点燃好奇心、尊重、共情、互助和主体能动性。然而,共情不排除限定设置。适用于青少年的心智化框架认为:青少年若能信任父母能提供有效且有回应的照顾,以此为基础,他们与父母的依恋过程就有助于产生心智化。这种照顾需要联结和支持,而联结和支持又包括对破坏行为或自毁行为的有效涵容,这样结合起来的方式与青少年异常行为和物质滥用行为减少有关联(Fletcher et al., 1995; Schmidt et al., 1996)。

按照这些路线来架构治疗目标,就要首先将治疗过程聚焦于帮助父母实现或保持心智化这一点上,在他们面临让其失去心智化的极大压力时,帮助他们实现或维持心智化,这样他们就可以支持自己的孩子进行心智化。这种方法涉及:邀请父母合作,来识别哪些经历和互动会导致他们的感觉受到混乱情绪的冲击,进而无法对他们自己、自己的伴侣以及他们的孩子采取心智化的立场。因此,与父母工作的主要关注点在于识别压力源(这些压力源影响了他们的心智化和养育能力),并且帮助他们为自己而接受支持和治疗。

心智化能力也受到神经精神障碍的影响。可以说,青少年的所有神经精神障碍都涉及心智化功能紊乱,即青少年精神障碍毫无疑问必然包含理解自己和他人的能力受损,以及适应不良的、非心智化的模式,这一模式涉及觉察、感受、思考、应对、交流和与他人的关系各个方面。这种损害可以像孤独症谱系障碍一样长期存在;也可能像抑郁症或双相障碍一样不定期发病;或是像边缘型人格障碍一样间歇性的、在特定场景之下发病。

但是,心智化损害和神经精神疾病之间的关系是双向的:通过干扰协作和有效使用治疗的能力,心智化缺陷会令神经精神性问题恶化。因此,青少年边缘型人格障碍心智化框架的第三个关键原则是:评估神经精神障碍,并为其提供具体的心理、教育或药物治疗。这些神经精神疾病既具有症状,出现在急性心理生物学代偿失调期间,也具有特质性的脆弱性,呈现出长期存在的功能失调的素质。

有几种治疗方法注重加强青少年的情感调节,已在治疗青少年边缘型人格障碍中显示出了有效性(Davidson et al.,2006;Denaro,2008;Linehan et al.,2006)。辩证行为疗法把接纳改变的挑战和良好的手册化技能训练结合在一起,已证明对减少冲动性攻击和自我伤害、改善情感调节尤其有效(Linehan,1993b)。

药物疗法的靶目标是调节不良的状态和特质(涉及唤起、认知、情感和冲动),以及轴I精神障碍(比如抑郁症和注意缺陷多动障碍,这些症状会抑制心智化)(Bleiberg,2001;Soloff,1998),因此可以促进心智化的个体或家庭治疗。

物质滥用和进食障碍的行为,则由心理教育、支持性小组和特定治疗性干预(比如动机强化治疗)(O'Leary and Monti,2004)来进行针对性的治疗,还可以进行住院治疗或部分住院治疗,尤其是涉及极端严重、共病或自杀风险的情况,则更应如此(Gowers & Bryan-Waugh,2004;Sigman,2003;Simkin,2004)。

上文所述的心智化框架,是为治疗边缘型人格障碍青少年及其家庭而设计的。然而,我们在本章中主张,促进和强化青少年及其家庭的心智化,是所有青少年治疗有效性的根本的(如果不是核心的话)核心机制;因此我们提出,将促进和强化心智化作为一个普遍的工作框架,来组织治疗以帮助青少年及其家人。在接下来的章节中,我们会阐述青少年心智化治疗的两种补充应用:住院治疗和部分住院治疗模型(由门宁格诊所的埃弗拉因·布莱伯格和劳伦尔·威廉姆斯研发),以及密集门诊模型(由伦敦的特鲁迪·罗索和彼得·冯纳吉研发)。

门宁格诊所青少年治疗项目

门宁格诊所青少年治疗项目是一个针对青少年边缘型人格障碍、严重精神障碍和适应性崩溃的心智化住院和部分住院项目。它包括两个不同但互相联系的项目:一个2-8周的住院评估和稳定化治疗项目,以及一个6-12周的部分住院(一周五天,每天八小时)治疗项目。

青少年出现以下情况,即可进入住院治疗项目:当青少年的行为对自身或他人造成危险,并引发了来自环境(学校、同龄人、家庭)的破坏性反应,需要中断这种强制性的、非心智化的循环时;当他们的症状可能包括物质滥用、自杀尝试、存在潜在的威胁生命和无节制进食障碍行为、离家出走行为及其他破坏性或自毁行为,但门诊干预无法涵盖时;还有当他们呈现的问题似乎非常复杂、涉及多个方面,有必要在可控的环境下进行密集综合评估时。排除准则包括:有心理发育迟滞,有明显语言缺陷的自闭症,需要在医疗单位进行稳定治疗的药物不稳定问题,以及有严重反社会问题迹象的,如有严重偷盗或破坏他人财物这一类的,或身体和/或性暴力一类的。对53例连续入院病例的回顾(Sharp et al., 2009)发现,其中38%(*n*=20)的人符合边缘型人格障碍诊断标准。

接收进入住院项目后,便启动了一个2~3周的综合评估,并形成稳定化的方案,该方案将引入进一步的治疗干预,包括:在原有青少年治疗方案基础上,额外增加4-6周的住院治疗,再逐步减到部分住院项目,或转介到其他地方进行治疗。接收的病人中,30%是本地社区人员,其他人来自美国其他地方或其他国家。

基于连贯的依恋-心智化概念框架,2~3周住院评估过程可以提供一个详细的评估判断。评估要整合以下方面:青少年及家庭对个人、团体和家庭心智化干预的参与度,以及对休闲时间、学校和同龄人活动的积极参与程度。有关青少年及其家庭的心智化优势和弱点,尤其是关于青少年参与到个人、团体和家庭会谈等、不同依恋情境中所带来的挑战,以及寻求与治疗者建立合作关系,这种沉浸式的评估允许我们得到一个自然的临床判断。

评估的目标是形成诊断构想,包含如下内容:确认青少年的精神科诊断及病情严重程度;评估出现人格障碍的特征表现,包括边缘型人格障碍的诊断标准及反社会和精神病性特征;描绘影响青少年治疗反应的心理能力,包括测量认知能力、执行功能、心智化能力;评估青少年的社会交往情境下的家庭功能,包括对父母造成冲击的压力源及父母的心智化能力。这项评估整合了临床判断和一套正式的测评(见表18-1),覆盖了前文提到的所有方面。

表18-1　门宁格临床中心青少年心理治疗项目的诊断评估

轴I: 严重程度

儿童诊断访谈计划表 (DISC)

CRAFFT筛查工具,用以筛查青少年的高危酒精及其他药物滥用

青少年自我报告 (YSR)

儿童行为检核清单 (CBCL)

长处和困难问卷 (SDQ)

蓄意自伤调查表 (DSHI)

同辈冲突量表 (PCS)

儿童创伤症状检核表 (TSCC)

正在出现中的人格障碍

米隆青少年临床调查表 (MACI)

黑尔精神病态评价量表 (PCL)

DSM-IV 边缘型人格障碍童年访谈 (CI-BPD)

儿童边缘型人格障碍特征量表 (BPFSC)

反社会筛查工具 (APSD)

冷酷无情特质调查 (ICU)

家庭功能

儿童依恋访谈(CAI)

安全感量表 (SS)

青少年父母的压力指数量表 (SIPA)

父母反省功能问卷 (RFQ-Parent)

亲密关系经历量表–修订版 (ECR-R)

亚拉巴马教养问卷 (APQ)

青少年的特征

认知能力

　韦氏儿童智力量表(WISC)/韦氏成人智力量表 (WAIS) (IQ)

　皮勃迪图片词汇测验 (PPVT)

　皮勃迪表达词汇测验 (PEVT)

　伍德考克–约翰逊认知能力测试(第三版)(WJ-III)

续表

执行功能

　执行功能行为评定调查 (BRIEF)

心智化能力

　基本共情量表 (BES)

　青少年回避与融合问卷 (AFQ-Y)

　社会认知评估影片(MASC)

　反省功能问卷–青少年 (RFQ-Adolescent)

　工作联盟调查 (WAI)

情绪调节能力

　情绪调节困难量表(DERS)

　认知情绪调节问卷 (CERQ)

　　举例来说,我们为詹森及其父母提供的构想指向重度抑郁的诊断。这个诊断描述与詹森的自我报告及其母亲的看法一致,不过却与父亲的观点大相径庭,在父亲看来,詹森是一个被宠坏了的、挑衅的、愤怒的、寻求关注的顽童,与母亲的看法形成了鲜明对比,在母亲眼里,孩子是一个极度痛苦的、敏感的、备受折磨的年轻人,他害怕失控。要形成这样的构想,需要邀请父母双方与彼此、与整个家庭、与诊疗团队之间相互合作、共同努力,去探索他们对儿子看法上的差异,这是他们换种方式去理解詹森、理解他们自己的困境的第一步。而现在,他们陷入在相互指责的怪圈当中,要么说对方"宠坏"了孩子,要么指责对方对孩子不够"敏感"。

　　詹森还有正在出现的边缘或自恋人格特征,这意味着,他非常容易发展出一种高度不适应的模式,会在情感调节、应对强烈情绪和人际关系方面很困难。更重要的是,这种模式涉及一个倾向性,即,在他面对强烈的唤起、压力和感到脆弱时,容易解离及与现实失去联结。

　　詹森的认知测试证明他的言语智商达到了155,显著高于他的操作智商(110分,高于平均水平)。这一巨大差异,可能会塑造(也可能被塑造)这个青少年的性情——逃离自己的脆弱性,而进入到一个"假装的世界"(文字和虚拟的网络图像)中去,而当他无法与自己的真情实感和程序性经验产生联结时,就会用成瘾物质麻痹自己,这样的做法又会使言语智商和操作智商之间的差距维持下去。执行能力及心智化能力的评估又进一步指出,无论何时,只要詹森感到脆弱或需要帮助,他就很容易行为冲动、心智化崩溃。

在这些时候,詹森的失控感、羞耻感与受辱感就会迅速升级。然而,他越是感到失控,就越是迫切地想要"关闭"心智化,以至于他都注意不到自己有多么无助,也注意不到其他人是怎么理解不了他的,这让他感到更加孤独无助、被别人疏远,或者,别人又太过于完完全全地懂他,这又置他于思想失控、迷失自我的危险处境当中。他的"解决办法"就是进入假装模式,幻想自己可以控制感觉和思想,以及控制他人的可获得性和他人的反应,以此来设法"骗"过其他人,最终"骗"过自己。

物质滥用评估识别出一个模式:酒精依赖、阿片剂及苯二氮卓类药物滥用,以及类似成瘾的网络依赖,这在很大程度上造成了他心智化能力的崩溃,以及进一步与现实关系、真实感受脱节。

基于诊断构想可以勾勒出治疗路径,这个治疗路径强调特定的方法,使用这些方法的治疗干预可以促进交流、重燃希望,在此基础上,帮助青少年及其家庭获得控制感。这种再教化受到多种治疗的支持,旨在对神经精神障碍和成瘾障碍进行矫正,这些障碍会加重心智化问题、而心智化崩溃又会恶化这些障碍。这两个步骤是心智化能力长期复原的出发点,而心智化能力可以帮助病人产生主体能动性、进行反思,并与他人产生联结,还可以帮助病人掌握更有效的方法来管理压力、应对逆境及调节脆弱性(Bateman & Fonagy,1999)。

以下类型的青少年,在前文的示例中提到过,通常需要将他们的住院治疗时间延长(在最初3周住院评估的基础上,额外再加3~6周),还需要6~12周的部分住院治疗,以达到再教化和再矫正的目的,并启动心智化能力复原的过程:

- 患有广泛共病性神经精神障碍的边缘青少年,共病如注意缺陷多动障碍、双相情感障碍、焦虑障碍、抑郁症和有创伤史(或当前受到虐待),以及那些主要以解离和自毁来回应他人的青少年。
- 患有重度和失控的成瘾或进食障碍问题的边缘青少年。
- 边缘–自恋青少年,他们在尝试通过适应不良的方式获得控制感,但却受挫时,会表现出不信任、变得紊乱、易冲动且具破坏性。

对于这些青少年,心智化住院和部分住院治疗项目为他们提供了一个框架,该框架将以下几个方面组织起来形成一个连贯的、整合良好的治疗干预,其中包括:个体、团体、家庭、药物、学校、娱乐及技能培养干预,精神活动,针对物质滥用及其他成瘾问题的干预,针对进食障碍及心理创伤的特定治疗(见表18-2和表18-3)。

青少年治疗项目时间表

表18-2　青少年边缘型人格障碍、严重精神疾病和适应性崩溃的心智化住院治疗项目时间表

时间	星期一	星期二	星期三	星期四	星期五	星期六	星期天
7:30	起床	起床	起床	起床	起床	起床	起床
8:00	早餐	早餐	早餐	早餐	早餐	早餐	早餐
8:30	瑜伽正念练习	团体活动 8:30-10:30	冥想	瑜伽正念练习	音乐放松	自由时间	自由时间
9:00	日常活动 9:10-9:45		日常活动 9:10-9:45	日常活动 9:10-9:45	日常活动 9:10-9:45		
9:30				团队会议 9:30-11:00		早会	早会
10:00	心智化 10:00-10:50	家庭动力 10:00-10:50	情感调节 10:00-11:00	自尊团体 10:00-10:50	创伤治疗 10:00-10:50	最近事件 10:00-10:50	团队建设 10:00-10:50
10:30							
11:00	自由活动	自由活动	自由活动	自由活动	自由活动	自由活动	午餐 11:20
11:30	午餐 11:20	午餐 11:20	午餐 11:20	午餐 11:20 团队会议 11:30-13:30	午餐 11:20	午餐 11:20	
12:00	自由活动	自由活动	自由活动	自由活动	自由活动	自由活动	自由活动
12:30	学业课 12:30-15:20	学业课 12:30-15:20	学业课 12:30-3:20	学业课 12:30-15:20	学业课 12:30-15:20		Teen Chpl 12:30-13:00
13:00		团体活动 13:00-15:00				体育活动 13:00-14:00	阅读团体 13:00-14:00
13:30							
14:00						游泳或手工 14:00-15:00	体育/灵性课程 14:00-15:00
14:30			全员职工会议 14:30-15:30			自由活动	自由活动
15:00							

青少年治疗项目时间表

时间	星期一	星期二	星期三	星期四	星期五	星期六	星期天
15:30	自由活动	团体心理治疗 15:40-16:40	辩证行为疗法 15:40-16:40	团体心理治疗 15:40-16:40	社区MTG 15:40-16:40	健康生活方式 16:00-16:45	
16:00							健康团体 16:00-16:45
16:30		自由活动	自由活动	自由活动			
17:00	晚饭	晚饭	晚饭	晚饭	晚饭	晚饭	晚饭
17:30	自由活动	自由活动	自由活动	自由活动	自由活动	自由活动	自由活动
18:00	有氧活动运动 18:00-19:00	有氧活动运动 18:00-19:00	有氧活动运动 18:00-19:00	有氧活动运动 18:00-19:00	有氧活动运动 18:00-19:00	日常 18:00-18:45	日常 18:00-18:45
18:30							
19:00	自由活动	自由活动	成瘾教育 19:15-20:00	自由活动	自由活动	自由活动	自由活动
19:30	创造追求 19:30-20:30	家庭教育管理 19:30-20:30		闲暇教育 19:30-20:15	目标团体 19:30-20:15	团体活动19:30-20:15	成瘾团体 19:30-20:15
20:00			健身时间 20:00-20:50				
20:30	12步骤康复计划团体 20:30-21:30	自由活动		手工室 20:30-21:15	自带零食电影时间	自由活动	自由活动
21:00			自由活动		上床时间		
21:30	放松时间	放松时间	放松时间	放松时间		放松时间	放松时间
22:00	上床时间	上床时间	上床时间	上床时间		上床时间	上床时间

注：DBT=辩证行为疗法；MTG=心理训练团体。

表 18-3　青少年边缘型人格障碍、严重精神疾病和适应性崩溃的心智化部分住院治疗时间表

时间	星期一	星期二	星期三	星期四	星期五
7:30					
8:00					
8:30	登记入院	登记入院	登记入院	登记入院	登记入院
9:00	周末回顾 9:00—9:45	瑜伽/渐进式肌肉放松 (PMR)/冥想	瑜伽/渐进式肌肉放松/冥想	瑜伽/渐进式肌肉放松/冥想	瑜伽渐进式肌肉放松/冥想
9:30	家庭心智化	日常护理 影响调节	日常护理	日常护理	日常护理 病人管理
10:00	10:00—11:00	10:00—11:00	创伤团体 10:00—11:00	团体技能锻炼 10:00—11:00	10:00—11:00
10:30					
11:00	午餐/进食障碍病人不同	午餐/进食障碍病人不同	午餐/进食障碍病人不同	午餐/进食障碍病人不同	午餐/进食障碍病人不同
11:30	学业课	学业课	学业课	学业课	学业课
12:00					
12:30					
13:00	11:30—14:30	11:30—14:30	11:30—14:30	11:30—14:30	11:30—14:30
13:30					
14:00					社区会议 14:00—15:00
14:30	目标/健康团体 14:30—15:15	CD 步骤团体 14:30—15:15	生活管理 14:30—15:15	CD 教育团体 14:30—15:15	
15:00					
15:30	辩证行为疗法技术团体 15:30—16:30	团体治疗 15:30—16:30	有氧运动或游泳时间 15:30—16:30	团体治疗 15:30—16:30	登记出院 15:00—16:00护理
16:00			多个家庭 家庭CD 教育	创造性表达* 16:45—18:00 每周三	
16:30	登记出院	登记出院		登记出院	
17:00			心智化团体 16:45—18:00	母使用心智化团体-FF	
17:30			18:00—19:00		

*PHP 青少年使用创造性表达,父母使用心智化团体-FF

517

心智化治疗工作框架,由多个心理教育模块组成,分为单独进行的青少年组和父母组。在本书(见第七章)中,艾伦等人也有过类似的描述,他称其为外显心智化教育小组。这些小组通过讨论及角色扮演的形式来解释以下内容:心智化和非心智化的过程和成分;如何区分心智化与非心智化;心智化的技术和态度(如好奇、开放、主体能动性及反思);心智化与依恋的关系;在压力下唤起升高时,自体感受到威胁时,心智化如何失败;在心智化失败或被抑制的特殊情况下,如何运用治疗改善心智化。治疗团队也会参与相似的心智化训练,还会每周召开团队会议,讨论员工自身心智化失败的情景,并采用角色扮演的方法来恢复心智化立场。在这些会议上,一些工作人员会扮演心智化失败的青少年或父母,而其他人则扮演那些经历过心智化失败的工作人员。

心理教育模块为家长们提供了一个机会,让他们反思这一强制性的、非心智化的循环(有问题的青少年家庭正是"卡"在了这样的循环里),思考其他家长如何理解他们的特殊困境,同时也促进他们考虑其他人的角度。通过角色扮演,家长们可以练习,在心智化崩溃之后如何尝试去重拾心智化,比如一个青少年因为父母评价自己选的泳裤"不合适",就在人潮涌动的百货商店爆发吼出一连串"去你妈的"。这些外显心智化小组旨在传递以下原则:1)治疗向病人及家庭发出邀请,邀请他们和治疗人员建立合作关系,以解决病人及其家庭的问题;2)合作的目的是改善心智化能力,这种能力展现在互惠互利的给予与获取、彼此尊重、互助的互动中,而非强制性的交往当中;3)该治疗模型基于这一前提:心智化可以使问题发生改变,这种改变源于病人及其家庭选择能力的提高——这涉及他们如何使用治疗,他们如何与对方发生关联并互相交流,以及他们如何对压力、逆境,以及脆弱性(包括神经精神病性的脆弱性)做出反应。

外显心智化团体工作内容的一个方面,就是回顾家庭与治疗者之间的"合约"。如同冈德森(Gunderson,2001年)认为的那样:"合约"指的是,就某一实践议题达成的一致协议,如预期治疗的时长(2~3周的住院评估和稳定阶段,接着是4~6周的住院治疗项目,6~12周的部分住院治疗项目)、治疗的结构与环节(见表18-1和表18-2),具体来说,除了团体和学校的基本结构之外,住院治疗项目还包括2小节的个体心智化治疗,2小节的内隐团体治疗,2小节的心智化家庭治疗伴随1次个体治疗,以及治疗团队每周一次每次1个小节的药物管理会议;部分住院治疗项目包括1小节个体心智化治疗,2小节内隐团体治疗,1小节心智化家庭治疗,和每周一次的药物管理会议。此外,"合约"也要列出自愿参加的病人及家庭的权利与责任,以及病人、工作人员、家人需要遵循的基本行为规范,如尊重隐私、不得使用暴力、药物,不得发生性关系,不得使用网络,以及要求病人限制自由的程度将依照治疗团队的许可而定。

讨论制定这些限制和规定,是为了能够建立一个安全的、相互尊重的环境,以保证青少年、父母与治疗团队之间发展出合作关系,以及在心智化能力提高的基础上,病人及其家庭产生主体能动感和控制感。

在这个模式中,培养合作及主体能动性源于个人、团体、家庭、教育及药物干预的协同,这些干预都设法:1)提升心智化;2)加强冲动控制及自体调节与情感调节;3)促进对他人心理状态的觉察。

提升心智化

如何着手提升青少年的心智化呢?治疗所有的青少年,尤其是那些边缘型人格障碍青少年或正在经历适应性崩溃的青少年,其重要的前提条件是:由环境提供的"脚手架",可以对冲动的、破坏性的和自毁的行为,提供明确且持续一致的涵容(这些在规则及期望中概述);在这样的环境中,观察、标记和交流心理状态(包括相关的生理反应),如果这是安全和受到鼓励的,那么就会引入心智化的视角,将行为与行为背后的心理状态联系在一起。临床工作者的干预,主要聚焦于有意识或前意识的心理状态上,比如,每一时刻出现的信念、渴望、想法和感受,这些心理状态发生在一轮轮的互动当中,也发生在个体、团体或家庭会谈当中,还发生在教育活动或与同龄人一起进行的休闲活动当中。同时,任何情况下,工作人员的目的都不是用心智化的要求来加重他们的负担,那些会加重负担的要求包括让青少年将当下的想法和情感与解离的或压抑的经历联系起来,以及让青少年探索当下想法、情感、愿望、幻想、恐惧和冲突是如何从过去的重要人物和关系中"移情"过来的。

在这方面,我们所实施的总体方法放弃了精神分析所关注的焦点——打开通向被压抑的经历、无意识的想法和被否认的情感的道路。相反,面对内在或人际威胁时,青少年的心智化能力容易崩溃,也容易被防御性地抑制,他们需要得到帮助,来学会使用自己的受控制的心智化这一概念性的能力,以调节他们的情绪体验和自动化的心智化。

在个体和团体干预中,我们鼓励青少年思考和交流每一时刻自己心理状态中发生的变化,鼓励他们理解引发这些特定感受的想法、人际互动和环境情境。例如,詹森可以去关注的是,当他想到自己无法控制住院时间的时候,他是怎么感到生气的,以及愤怒和失控的感觉又是多么迅速地引发自恨和羞耻感的。珍妮可以在家庭会谈中去理解,当听到母亲拿自己与哥哥(母亲引以为豪的"金童")作对比的时候,一旦她看到自己是怎么感到被误解和轻视的,她就可以理解自己是如何爆发怒火的了。

我们可以帮助青少年将情感、思想和行动联结在一起,进而他们就可以理解自己在特定情况下所做的**选择**——选择忽视还是接近、交流还是隐藏某些心理状态。例如,珍妮能够说出是怎么通过让自己"分心"、然后感到大脑空白、从而做到主动解离的。同样的,玛利亚可以谈论自己如何通过催吐来"摆脱"愤怒及伤痛。一旦青少年理解到"选择"这个因素包含在这些现象中,就会提升他们的主体能动感,为发展更强的注意控制和心智化奠定基础,而心智化又可以增强冲动控制、自体调节和情感调节。

加强冲动控制,提高自体调节和情感调节

前面有关内容强调了提升心智化与管理反应之间的密切联系,这些反应是冲动的、自动化的、成瘾性的,是由心智化崩溃或心智化压抑导致的。

个体、团体和家庭干预传达了一个观点(该观点也要在心智化心理教育模块中与父母和青少年进行明确讨论),即要去理解由冲动的、自动化的、成瘾性的模式所带来的解脱感和虚幻的控制感、安全感和联结感。这就是玛利亚和詹森在描述自己的经历时认识到的事情:(玛利亚)通过催吐"摆脱"负面情绪是如此"美妙",(詹森)在感到失控或羞耻时,用成瘾物质来"麻醉"自己,或者沉迷于网络的"帮助"来"迷失"自己。这一角度允许表达对中断冲动的、非心智化的、成瘾模式的不情愿,这种不情愿是可以理解的。它也为在个体和小组治疗会谈中讨论这些议题铺平了道路,在会谈中要讨论的是冲动的、非心智化的、成瘾性的行为带来的痛苦和付出的适应性的代价,以及改变自己和寻求真正的掌控感所需的勇气。清晰地认识到心智化和非心智化之间的选择,有助于引入具体的干预措施来处理自杀、准自杀,以及其他伤害性的或冲动性的行为,比如物质滥用、暴饮暴食和催吐,或愤怒发作、威胁性的行为。

重要的是,要认识到这些冲动的、成瘾性的、非心智化模式具有自动化的、程序性的性质,这样就可以理解为什么要使用技能培养的策略以及整个治疗环境的构建要能够涵容和管理冲动的、成瘾性的行为。可以通过心理教育干预和支持性的团体来增强冲动控制和自体调节、情感调节。辩证行为治疗的具体技术(Fleischhaker,2006)可以促进情感调节、抑制自杀和准自杀行为。危机和复发预防计划有助于识别冲动的、成瘾性的

行为的"触发因素",比如感到孤单或感到被忽视,也可以明确帮助青少年管理冲动欲望、避免丧失心智化能力的具体步骤。

心理教育聚焦于神经精神病性的脆弱性(neuropsychiatric vulnerabilities)——特质脆弱性和急性代偿失调状态——以及轴I精神障碍。它为青少年及其父母提供了一个认知框架,以弄清楚影响冲动控制和自体调节、情感调节的因素。这一框架可以检验特殊脆弱性的影响,包括:对青少年自身和他人的体验的影响、对他们保持心智化立场和调节情感和冲动的能力的影响,以及对他们的家庭关系的影响。同时,也为药物治疗提供了理论依据,既针对急性状态,又针对长期存在的认知、冲动、唤起和情感功能紊乱的素质。

提高对他人心理状态的觉察

通过个体、团体和家庭干预,鼓励青少年觉察和思考他人的心理状态和观点。首要目标就是提升一种观念意识,即,看事物的方式不止一种,尤其是当他们感到压力大和脆弱时更是如此。然而,青少年会主动抵制这种意识的现象,这也非常普遍,因为这挑战了青少年既有的经验和关系模式,尤其是家庭内部的模式,这些既有模式能帮他们回避自己无法忍受的感觉。例如,玛丽亚最初觉得,家庭会谈和与父母分开的治疗会谈安排,有可能会"破坏"她所说的"我的完美家庭",因为,家庭会谈给家庭带来了挑战,让他们承受并听见彼此的观点,而分开的治疗安排让父母讨论他们自己的关系和共同教养子女所做的努力,却不让她在场。

在个体和团体干预中,对工作人员和同龄人的心理状态和观点的觉察"练习",可以帮助家庭投入心智化交流中来。个体会谈中进行角色扮演,扮演他们自己和其他家庭成员,或者进行心智化团体练习,这些都为家庭会谈中的心智化交流做好了准备。

一般情况下,抓住机会采用好玩儿的、幽默的态度,尤其在角色扮演中这样做,有助于提升心智化及对他人心理状态的觉察,这是因为角色扮演要求扮演者在头脑中同时抱持着"假装"和真实,并要求时刻解读其他参与角色扮演者的心理状态。使用假装、幽默和角色扮演,可以让人从淹没性的、威胁性的、难以处理的人际交往中"后退一步"。这些互动,通过提升青少年多种视角的意识,让他们准备好在家庭会谈这一情绪"高压锅"里保持心智化立场。

通常来说,在青少年和家长有能力参与到心智化对话、讨论饱含情绪负荷的议题之前,需要先进行个体指导训练。这种指导训练旨在明确"说话的内容和方式,对其他参与者潜在反应做好准备,并巩固小型合约,这个小型合约会考验参与者这样的能力——一旦开始互动,就要遵循计划进行下去"(Liddle & Hogue,2000,p274)。

这种训练聚焦于让青少年及其父母理解彼此的观点,同时也清楚地了解自己的观点和动机,这会帮助青少年和家人在心智化最常崩溃的互动当中,迈出恢复心智化的第一步。这种指导训练让詹森练习如何与父母讨论,告诉父母他过去一直在"编造""突然发病"的谎言,而没有向父母(也向自己)承认他当时有多焦虑、感到多么失控。

努力聚焦于提升心智化、增强冲动控制,以及自体调节和情感调节、促进对他人心理状态的觉察,可能产生以下指征,这些指征预示着该病人可能已准备好结束住院和部分住院治疗项目了:

- 通过与治疗者维持合作关系,青少年和父母都表现出能有效参与治疗的能力,当病人的心智化崩溃时,这种合作关系就会帮助他/她解决问题。此外,他们还稳固地表现出,他们已可以开始运用这一合作立场,并打破僵局、中断治疗会谈内外的强制性的循环了。
- 青少年表现出有能力中断自伤、自杀、进食问题行为或物质滥用等成瘾性和破坏性的循环;青少年在以下方面可以做到心中有数:如何识别未来旧病复发的触发因素、采取什么策略来应对压力和脆弱感,这些策略不包括使用那些成瘾性的、非心智化的、强制性的策略,而要包括青少年自己主动发起寻求帮助的方法。
- 青少年的轴I障碍共病症状,如焦虑、抑郁、注意力缺陷,或者躁狂症等,都有所减轻。
- 青少年和父母重新燃起希望感,这种再教化(remoralization)来源于以下能力的提高:将自身体验为有意向的存在——能动主体,能够做选择、能够求助和能够获得支持,将自己和他人体验为真实的人类存在。

出现这些标志,是青少年心智化复原过程开始启动的信号(Bateman & Fonagy,1999)。

青少年心智化治疗

治疗模型的背景

青少年心智化治疗(mentalization-based treatment for adolescents, MBT-A)项目源于成人心智化治疗模式,然后根据发展因素和家庭环境的重要性进行了改进。目前,该模型正在进行一个随机对照实验测试,以确定其有效性。有关这项随机对照实验的细节,不在本章讨论范围之内,但一旦实验结束,我们就会公开研究结果[①]。本节中讨论的模型,是为有自我伤害行为的青少年而开发的。我们之所以决定瞄准这一特殊群体,背后有个假设,即自我伤害是边缘型人格障碍青少年的风险指标。某项研究把自伤组与两个对照组进行了比较,对照组其中的一组为临床无自伤组,另一组为非临床学校组。研究结果显示,自伤组在所有测评中都呈现出显著的边缘病理(初步结果见表18-4和表18-5),这部分是该研究中初步的横断研究部分,研究结果尚未发表。这些发现强有力地支持了这一假设:自我伤害可以作为青少年边缘型人格障碍的风险指标,这也就为针对这一群体、以早期干预和防止进一步发病为目标的治疗方案创造了机会。

表18-4　自伤组与临床非自伤组和非临床学校组的人口统计项目

人口统计项目	自伤组	临床对照组	学校对照组
参与者数量	59	19	65
年龄(岁)			
平均年龄(标准差)	15.15(1.31)	15.03(1.29)	16.6(1.25)
范围	11.92~17.50	12.25~17.17	13.33~18.42
性别,n(%)			
男性	9(15.3)	10(52.6)	26(40.0)

[①] 迄今为止的初步研究结果表明:使用青少年心智化治疗模型进行一年的治疗后,在减少自我伤害、情绪困扰和边缘功能方面是有效的。相比其他常规治疗,青少年心智化治疗有较好的效果,但由于研究尚未结束,所以得出这一结论还为时尚早。

续表

人口统计项目	自伤组	临床对照组	学校对照组
女性	50(84.7)	9(47.4)	39(60.0)
生活安排,n(%)			
与父母住	26(44.8)	8(44.4)	34(77.3)
与母亲住	21(36.2)	6(33.3)	6(13.6)
与母亲及其伴侣住	5(8.6)	3(16.7)	4(9.1)
与父亲住	2(3.4)	0	0
其他	4(6.9)	1(5.6)	0

资料来源: Wright et al., unpublishd study, 2009.

治疗项目的结构

　　青少年心智化治疗是一个为期一年的项目,包括:每周一次、每次50分钟、在同一时间地点进行的MBT-青少年个体治疗会谈;每月一次的心智化家庭治疗(MBFT),也在同一时间地点进行,并且会提前告知家庭治疗的整个时间安排,以确保出席率(见表18-5)。

表18-5　边缘病人诊断会谈儿童版中,符合三种水平的边缘型人格障碍诊断标准的被试百分比 [a]

小组	一定会出现	可能会出现	不会出现
自伤	73.08	10.44	15.66
临床对照	0	17.64	82.32
非临床对照	3.62	3.62	92.31

注: 使用儿童边缘型人格障碍特征量表 (BPFSC; Crick et al., 2005) 进行测量, 得到的结果相似。
　　BPFSC通过配对比较发现, 自伤组中的边缘特征显著多于其他两个控制组。与配对比较分析相一致的是, 计划比对也发现, 在两个对照组中儿童边缘型人格障碍特征量表的测量结果不存在显著差异 ($t_{129}=1.79$, $P<0.0008$, 部分的 $\eta^2=0.024$), 而在学校组和自伤组之间则存在显著差异 ($t_{129}=7.96$, $P<0.001$, 部分的 $\eta^2=0.33$)。
　　a半结构式访谈改编自边缘性病人诊断访谈–修订版 (Zanarini, 1989)。

　　目前,我们所提供的服务中已用到这一模型,也正在进行检测。作为伦敦东北部大型儿童青少年心理健康服务机构,我们的服务领域覆盖了上百万人口,依托于三个门诊诊所来进行。22位临床工作者,全都是具有不同专业背景的儿童和青少年心理健康工作者,比如儿童精神病学、心理学、心理治疗、家庭治疗、护理学和社会工作,他们都会接受MBT-青少年和心智化家庭治疗的培训。

培训治疗师是这个模型至关重要的起始点,而每周一次的团体督导则是本项目的基石(见表18-5)。团体督导提供了一个持续学习的平台,创建了涵容和理解病人的研讨会,还创造了一个体系来帮助病人进行危机管理。

我们的模型包括:每周进行一次MBT-青少年的团体督导见图18-1,每月进行一次心智化家庭治疗督导。督导在心智化工作框架下进行。在督导会谈中,团体成员聆听临床材料,同时反思自己的情绪体验,尝试心智化会谈中发生的内容。督导中的心智化立场不仅能够促进从经验中持续地学习这个模型,还能创造一个非迫害性的督导环境,这样的环境,能够极大地促进所有小组成员在工作中提升心智化。

治疗始于评估阶段,该阶段会持续几次会谈。结束后会形成一个构想,以书面手写的形式交给病人,其中包括治疗方案和危机方案。这个构想并不会和病人的父母讨论,但父母会收到治疗方案的复印本。家庭治疗会谈在开始时有一个评估阶段,之后就是反馈和教育。

评估阶段之后是初始治疗阶段,该阶段侧重于建立治疗联盟。无论是个体工作还是家庭工作,建立治疗联盟的基础都是治疗师与病人进行共情性调谐的能力,以及保持心智化立场的能力。一旦联盟得以建立,接下来便是工作(中间)阶段,之后则是巩固(最后)阶段,直到治疗结束。

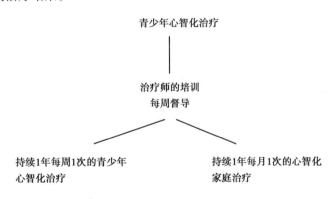

图18-1　青少年心智化治疗的结构（MBT-青少年）

评估阶段

评估阶段(见表18-6)用以了解青少年及其面临的困境。在这个阶段,治疗师还希望能了解青少年处理困难的方式、心智化能力,及其心智化能力失败的特殊情况。这通常会用到二到三个小节。在青少年进入研究之前,我们在随机对照试验当中,对他们进行了心理测试,这对我们做评估有所帮助。测试结果要整合进构想里交给青少年,其中,米隆青少年临床清单(Millon & Davis, 1993;Millon et al., 1993)特别有用。类似的,在心智化家庭治疗中,治疗师也会尝试在第一次会谈中去了解整个家庭、不同的家庭成员及其心智化能力。

表18-6　青少年心智化治疗的评估阶段

需要了解:
病人
病人的过去经历
病人的关系背景
病人转介原因的意义
病人的应对策略
病人的心智化能力
构想
背景
人格类型
参与治疗
背景中的自我伤害
心智化
治疗方案
危机方案

构想

一旦评估完成,临床工作者便会把构想拿给青少年阅读,并与之讨论。下面就是一个构想的例子。

背景 　鲍勃,15岁,来治疗时有抑郁史和情绪困扰史,这导致他间断性地自我伤害。鲍勃是独生子,在父母冲突不断的家庭里长大。他的母亲还曾对他进行过情感和身体上的虐待。家庭的长期冲突和敌意令他感到焦虑、备受折磨,他不知道接下来会发生什么,他感到非常孤单,仿佛没人注意到他的痛苦,没人能够帮他应对这些。

当家庭出问题的时候,儿童和青少年往往会自责,觉得是自己的错。这种情况多少也在鲍勃身上发生了，这让他感到自己很糟糕。结果，鲍勃成了低自尊的孩子，注意不到自己的优良品质。

应对技巧。考虑到家庭冲突和鲍勃在家里体会到的疏离感，他不得不在生活中早早就学会了如何应对伤痛、压力、焦虑、不确定性和愤怒的感受。鲍勃的确这么做了，他曾尝试照顾周围人的需要，最后才考虑自身的需要。然而，这些却让他感到憎恨和空虚，并时不时地产生强烈的愤怒。鲍勃通过把情绪发泄到他人身上，或者通过自我伤害来应对这些情绪。由于鲍勃缺乏对外界环境的掌控力，他便通过某种实际的掌控感来尝试应对，比如，通过控制体重和控制食物。

人格风格。鲍勃是一个温和体贴、非常聪明、口才很棒的人。然而，他常常感到不开心，他预期生活是痛苦的。他觉得自己会在生活中失望、受到伤害，他也不期望得到回报。这些使得他警惕心很高，也让他异常迅速地远离负面经历。因为害怕受伤，他常常远离他人。不幸的是，与他人的疏离又令他感到孤立，无法获得正面一些的反馈。

鲍勃常常会以自我牺牲的方式与他人交往，有时甚至让别人利用自己。他也在他人面前呈现消极的状态。

鲍勃常常体验到情绪波动：有段时间他会感觉非常低沉，无精打采，另一段时间他又会充满能量、兴高采烈或怒气冲冲。鲍勃在与他人交往时，可以形成激情的依恋，但接下来就会变得多疑，担心自己会被人拒绝。在与他人的关系中，他有时感觉自己像是在坐过山车，在爱、暴怒和愧疚的情绪中跌宕起伏。时不时地，他也会感觉内心空虚。他也经历过厌恶自己并想伤害自己的时候。

有时当鲍勃被情绪淹没时，他便会麻痹自己，可这又会让他有一种不真实感。

治疗参与。鲍勃很愿意积极参与治疗，但同时又因为担心治疗师不会真的对自己内心感受感兴趣而感到焦虑。他同时也很敏感，担忧自己会被评判或被拒绝。有时，会谈的结束可能会变得很困难，鲍勃会感觉，要等待很长时间才能到下一次会谈。为了帮助鲍勃处理这个问题，治疗师给了他一个号码，以便他在情绪危机时可以打电话求助。

自我破坏行为。鲍勃用自我伤害作为管理感觉的一个手段。有时他觉得似乎这是他唯一能应对自己感觉的方式。现在他在治疗中，这对他来说或许是第一次，会帮助他更好地理解自己和自己的感觉，从而帮助他发现其他各种不同的情绪应对方式。

敏感的心智化。鲍勃经常表现出极强的理解他人心理状态的能力，比如他对父亲感受的觉察，或是对母亲感受的理解（即便他不认同母亲的想法，却仍然能够体会到她的感受)。鲍勃也曾尝试去理解自己的想法和感觉,有时候他能做到,但有时候却发现自己很难不陷入熟悉的模式当中去评判自己(参见下面的部分)。

非心智化。鲍勃经常陷入憎恨的感觉和想法中,而不是试着去理解自己潜在的想法和情感。这种情况让鲍勃陷入可怕的感觉中,然后他就会认为,管理感受的唯一方法便是把它们转化成行动(比如,自我伤害)。这使得感觉变成了具体的事物,情绪转化为血液,然后便能用实际的关怀来处理情绪。这便是"感觉如何变成一个实际行动"的例子,但是真实的感受是什么,以及什么引起这些感受,却并未被理解。

治疗计划。鲍勃承诺每个周五下午4:00,于诺福厅与T医生进行个体治疗会谈。鲍勃和他的父母每月一次,于周五下午5:00在诺福厅会见一位社会工作者。鲍勃在这期间未进行任何药物治疗。鲍勃的治疗会持续一年,在每个疗程,T医生都会见鲍勃及其父母,一起回顾治疗。T医生和鲍勃也在危机方案上达成一致(参见下面部分)。鲍勃的父母将会拿到一份危机方案和治疗方案的副本,但他们并不会得到鲍勃个案构想其他内容的副本。

危机计划。有时鲍勃会有自我伤害的欲望。这种情况常常出现在他被强烈的情绪(诸如愤怒、悲伤,或对自己的负面情绪)淹没,而又无法管理这些情绪的时候。本危机计划(见表18-7)就是用来帮助他处理以上情况的,也是当鲍勃意欲自我伤害时,用来帮助他父母的。

表18-7　鲍勃的书面危机计划

鲍勃,当你感到自己无法应对,进而想伤害自己时,你可以尝试以下办法:

- 写下你现在的感觉,写下过去一小时发生的每件事,然后把它带到治疗中来,或是打电话给诊所,让他们转告我回电话给你,我空了的时候,会给你回电话的。
- 做一些消耗体力的身体运动,比如去跑步。
- 在手腕上绑一个松紧带,当你有想要伤害自己的冲动时,就用松紧带崩弹自己的手腕。
- 用一支钢笔在你手腕上画画。
- 通过对自己说"让我等十分钟",来延缓伤害自己的冲动,然后在这十分钟内,用视频游戏之类的东西来分散自己的注意力。这样也许可以把冲动驱散。

熟悉一直以来触发你的那些因素,这是件好事。到现在为止,我们识别了以下触发事件:与父母的争吵、与朋友的争论、想到你的女朋友要甩掉你、感到愤怒、攻击自己,以及担心别人怎么想。

对你来说,带来风险的感觉是那些涉及你不关心自己的那些感觉,有些时候会导致你产生自杀的念头。当你有这些感受时,识别出它们是危险的感觉,这是很重要的。当你那样感觉的时候,告诉你的父母,或者拨打[电话号码]联系诊所。诊所会联系我,我空下来就会给你打电话。如果我没有时间,其他治疗师也会给你打电话。我们会在电话里谈论危机,然后,根据情况来决定,是否在你下一次会谈之前安排一次紧急会谈。

有时电话谈话可能就会起到作用,但是如果风险很高,你可能就需要紧急会面。当人们感到非常抑郁的时候,考虑服药或入院短期治疗,有时候也是有必要的。在其他时候,如果家庭需要更多支持,也可以联系社会服务。

如果危机情况发生在诊所下班后,你认为自己可以等到第二天早晨,那就在第二天早晨联系诊所。如果你感觉等不了,那么你可以到急救室,在那里你可以看值班医生,值班医生会联系到咨询师,咨询师会根据你的情况决定下一步的举措。

签名处:

病人:

家长:

治疗师:

在第一种情况中,本危机计划可能有助于鲍勃的父母了解到,当鲍勃伤害自己时,他是想借此来试图逃离痛苦的感觉。他并不是想要通过自我伤害来达到自杀的意图。

治疗的初始阶段

虽然我们把初始阶段写在评估阶段之后,但实际上,初始阶段的许多方面都始于评估阶段。这是因为初始阶段的主要焦点就是建立治疗联盟,让青少年参与进治疗当中来(见表18-8)。要青少年参与进一个治疗关系里是比较困难的,这很常见,尤其是要参与到持续较长时间的治疗关系里来更是如此。我们在研究中发现,在治疗过程中最有可能脱落的时候,是在分派治疗与开始治疗之间的阶段。一旦心智化治疗开始了,退出率反而会变得很低(比通常的治疗要低得多)。治疗师采取非评判的、好奇的、非全知的态度,这一心智化立场我们自始至终都很看重,但开始阶段是最强调的。

表18-8 青少年心智化治疗的初始阶段

- 提供构想和心理教育
- 要运用共情、共情、共情!
- 建立情感联结
- 建立积极联盟

在成人心智化治疗模式中,一旦评估完成,治疗师就会与病人讨论诊断结果,紧接着便是心理教育。然而在心智化治疗模型发展的过程中,这一点引发了很多争议。大家普遍认为,告知青少年病人他们有边缘型人格障碍或者正在出现边缘型人格障碍的特征,那将太过简化,且存在潜在的危害。本章开头所引用的一些研究也部分支持了这种观点,这些研究发现,青春期的边缘型人格障碍以及青春期之后的边缘型人格障碍之间,并不总是存在联系,因此对太小年龄的孩子做出这样的诊断,可能具有误导性。因为这个原因,我们不给出边缘型人格障碍的诊断,而是告诉年轻人"他们的应对机制蓝图",以及与人交往中的触发点,我们把这些吸收进构想当中。我们把构想拿给青少年看,然后在会谈中用大部分的时间来讨论这个构想,而在该次会谈中,他们的反馈(具有心理教育的功能)也会纳入构想之中。

以上所有内容,都是在有心智化立场的情况下进行的,且非常强调共情以及与病人建立真实的情感联结,因此,从一开始便促进了正性联盟的建立。一旦正性联盟在位,初始阶段余下的工作内容便紧随其后了,包括:逐步了解青少年的情绪全景、他们的脆弱性、应对方式,以及用到的特别的非心智化机制。而了解青少年的关系背景,帮助他们逐渐理解自己何时丧失心智化能力、导致心智化失败的特定情绪是什么,以及心智化崩溃前发生了什么事件及之前的情绪状态如何,这些也是非常重要的。

下文的例子是对一个14岁女孩的首次会谈,她极度焦虑,因自杀未遂被送来治疗。她服用过量药物,想摆脱充满焦虑、恐慌和持续的空虚感的痛苦的内心世界。这个例子呈现了治疗师努力与病人互动、并与她建立情感联结的过程,同时也体现了治疗师努力避免令人不悦的沉默,来减轻病人的焦虑的过程。

治疗师:你好。很高兴你能来,从你妈妈打来的电话中,我听出你要来可能是件不容易的事。所以,今天你一定是非常勇敢才来到这里的。

病人:[沉默,眼睛看着地板]

治疗师:在这里感觉还好吗?

病人:跟人聊天让我很尴尬。

治疗医师:我理解,特别是现在,因为对你来说我还是个陌生人。在任何时候,如果你觉得我说的话让你感到我没有理解到你,请告诉我。你愿意告诉我发生了什么,以及你是怎么来这里的吗?

病人:我在学校遇到了问题……[沉默]

治疗师:我很抱歉听到这些,可以告诉我发生了什么吗?

病人:我被人欺负了,而且我也担心我的考试。我害怕别人对我指指点点。

治疗师:可以告诉我多一些吗?

病人:我担心我会考得一塌糊涂,老师会对我发火。

治疗师:你的老师很可怕吗?

病人:她有时会故意给我打低分,让我感觉自己很差劲好激励我努力学习。

治疗师:天啊,那这会让你感觉怎么样呢?

病人:我感觉很烦,然后会很生气,觉得自己没有努力学习。

治疗师:我听起来是,你的老师那样做,你对自己很生气,可错的是你的老师,而并不是你,那你为什么要生自己的气呢?

病人:我常常生自己的气。

治疗师:你觉得你只是感到生气吗,有没有其他感觉呢?

病人:我觉得我也很难过。

治疗师:你觉得是什么让你感到难过呢?

病人:我很努力地学习了。

治疗师:嗯嗯,我理解。那么,她那样给你打低分,是不是让你觉得,她根本就没有注意到你有多努力?

病人:是。[开始哭泣]

治疗师:我不知道,这对你来说会不会太残酷了。

病人:是的。

治疗师:她就是个可怕、残酷的女人吗? 你觉得她为什么会那么做呢?

病人:她说她是为我好,能促进我更努力地学习。

治疗师:可是她这么做并没有让你有那样的感觉,对吗? 在我听来,你觉得自己做得不够好。

病人:是啊。

治疗师:你觉得她知道你的痛苦吗?

病人:不知道,我认为她觉得这只是个小游戏而已。

治疗师:如果有人这样玩弄我,我有时会生气的。

病人：我生气后特别糟糕。

治疗师：为什么这么说呢？

病人：我很担心我生气后会弄糟所有事情。

治疗师：你对你的家里人也有这种感觉吗？

病人：嗯，我和我爸爸也是。

治疗师：多跟我说说吧……

治疗的中间阶段

中间阶段是整个治疗过程中耗时最长、要做大量工作的阶段（见表18-9）。我们之前已经弄清楚了青少年的心智化缺陷及其特殊的情绪背景，接下来这个阶段旨在提高病人的心智化能力。初始治疗阶段的重心在于，建立治疗联盟以及对病人进行心智化（即，打开并探索病人的感受、反应，尤其是病人在关系情境中的反应）。正如下文展示的那样，治疗的中间阶段会带来特定的非心智化挑战。

表18-9　青少年心智化治疗的中间阶段

- 参与治疗过程中的大部分工作
- 处理非心智化
- 在病人处在情绪唤起状态时，应暂停，返回去探索感觉和触发因素
- 当病人处在情感风暴时，应保持冷静，避免复杂的或移情的解释，应使解释简单且没有威胁性，保持情绪调谐、避免沉默
- 处理错误解释
- 探讨另一种可能性
- 应敞开心扉去探索更细微的潜在感觉
- 帮助病人心智化其他人

非心智化的思维形式

具象思维。 下面的例子是与一个15岁男孩的会谈，他来我们机构寻求治疗，曾经自伤、过量服药，在学校里的人际关系面临很大困难。

皮特还有强烈的暴力倾向和冲动行为，他曾因攻击某个男孩而遭到警察训斥。他跟着母亲长大，有两个同母异父的兄妹。他的母亲曾吸毒。在皮特的成长过程

中,他的体验是:生活是难以预测的,他身边都是暴力的人际关系,与他人之间的边界反复无常,这使得他很难管理自己的情绪,因此他常常采用具象的方法来让自己安全、安心、管理自己的情绪。

下面这个几分钟的对话片段,可以说明皮特的具象心智化,以及治疗师如何尝试心智化他的感受。

皮特:我跟米歇尔闹崩了。上周五我想去找她,她却说她很忙。之后,我发现她只是忙一小时而已,我本有时间见到她的。所以,周六的时候我想我还是算了吧,我最好和她分手也好过等她回心转意。

治疗师:那周五的时候你的心情怎么样呢?

皮特:周六的时候我给她发了一条短信:"如果你到五点还没给我打电话,那我们就分了吧。"我过去经常以为她不接我电话是因为电话坏了,可搞笑的是,她在我发了短信后立马回复道:"不好意思,但我是个快乐的人,而你却经常抱怨,也把我弄得不好了。"所以我就想,那好吧,管他呢,不想了。

治疗师:天啊,你肯定感觉很受伤吧?

皮特:还好吧,我试着让自己相信这没什么。我只是不明白,当我和她在一起时,我一直都是很开心的啊。我不懂她怎么能说我经常抱怨。我唯一抱怨过她的,就只是她不接我电话而已。任何男朋友都会这样说的,对吧?

治疗师:所以,当她不接你电话时你感觉怎样呢?

皮特:我感觉她好像无所谓。珍妮就常接她的电话,所以我就知道她在乎。

治疗医师:那么当你觉得她不在乎你时,这让你感觉怎样呢?

皮特:很焦虑,我会不停地给她打电话,我会给她发短信、给她留言。她这样忽视我是不对的。

治疗师:那么,也就是说,她越是不接你电话,你就越感到焦虑。

皮特:有时候我会连着给她打二十次电话,可她还是会忽视我。

治疗师:当你焦虑时,你会想些什么呢? 你又在焦虑什么呢?

皮特:我觉得她另有新欢了,而且我多多少少能觉察到。于是周五晚上我去跳舞时,我和别人调情,然后遇见一个女孩。这个女孩也不算陌生人,之前我就认识她。我想要和她约会，于是我假装喝醉说我想和她约会。我觉得如果我假装喝醉着说的话，她如果不愿意，那么第二天我就可以说，我昨天喝多了什么都不记得了。那样我就不会感到尴尬了。那晚她并没有答应我，但她说她还是想要和我约会的。周六的时候，当我甩了米歇尔，我已经有另一个人在排队等着约会了，因此我真的不在乎米歇尔。现在生活在继续，这周末我打算第一次约她出去。这一星期我都很开心。这个女孩很特别。我们之间有很多相似的地方，而且她又那么漂亮……

治疗师：可以说慢一点吗？让我尽量跟上你的节奏。

皮特：嗯，我说的确实有些快，是吧？我总是这样——我常常会留个备胎。当我看到麻烦要来的时候，我会立马给自己找个备胎。

治疗师：在我看起来，你所有的这些行为，不停给她打电话、找另一个女孩做备胎，这些方法都是为了解决你内心可怕的焦虑感。

皮特：是啊，但我现在不再焦虑了，我的新女友总会接我电话的，就像珍妮那样，这真的对我有帮助。

治疗师：你说当米歇尔不接你电话的时候，你感到焦虑。那这是你所有的感受吗？还是说还有其他感受呢？

皮特：我焦虑的是她在见另外的男生。于是我一遍又一遍地打给她。

治疗师：如果我觉得我喜欢的人在和其他人约会的话，我也会很生气。

皮特：是啊，我觉得自己都想把手机砸了，想踢烂她的房门。

治疗师：那你给她打这么多电话，她也是很生气的，是吧。

皮特：是啊，我知道这让人有点窒息，可能这也就是为什么她说我总在抱怨吧。但任何人如果被忽视都会觉得心烦意乱的……

目的论的思考。青少年常见的目的论思考的例子是：只有在别人以具体行为，而非以抽象形式表现出关心时，才能相信别人是关心自己的；青少年自我伤害，之后就会得到别人对他身体上的关心，或者，一个青少年女孩，因为没有收到男友的短信，就突然"明白"自己的男友不再爱自己了（短信被她看成男友爱她的具体表征了）。例如：

在某次会谈中，一个16岁的男生盖瑞，因为和女朋友争吵而觉得很烦。他很生气,威胁要毁掉一切,而且急切、冲动地想要付诸行动。他深信他女朋友对他不忠,并试图收集各种证据来证明自己的信念。接着他在会谈中收到了他女朋友的短信。短信表达了她想和盖瑞在一起的想法,还说她会跟前男友断绝来往,让盖瑞放心她对他的爱。在短信的结尾她说道:"我会告诉我前男友这些话的。"

盖瑞给治疗师读了这条短信,接着他把手机摔到地板上,喊道:"看,这就是我刚才给你说的。"治疗师感觉有点困惑,说自己没懂他的意思。盖理说道:"我的意思就是,她现在就和他在一起。"治理师还是很困惑,说自己并没有从短信里听出这些,是什么让盖瑞这样想呢?盖瑞捡起手机,再读了一遍短信,然后说道:"就是她说的,'我会给他说的,'她之所以这样说,就是因为她和他在一起。"治疗师还是一头雾水,要求盖瑞说得再明白点。盖瑞回答道:"如果她说'当我之后见到前男友时我会告诉他',那就意味着她以后还要去见他,但她的话'我会告诉他的'就意味着她现在就和他在一起。"在盖瑞看来,如果他女朋友和前男友在一起的话,那就是对自己的不忠。

盖瑞盛怒之下很冲动,他立即就想给他女朋友发一条短信,告诉她再也不要和自己联系了。通过治疗师细心工作,阻止了他付诸行动,让他慢下来,帮助他看到自己的误解,以及他在误解时,是怎样遗漏了短信的真实意思,而没有看出他女朋友在短信里所表达出的对他的爱意。

盖瑞试着心智化女朋友,好奇当她发出这条短信时,她对他的感觉是怎样的,这让盖瑞冷静了下来。也只在盖瑞冷静下来、不再冲动,更多地与女朋友(作为一个对他有感情的人)接触时,他才有可能探索内心深处的恐惧,即担心她会离开他,或者因为他的冲动情绪而离开他。

这些非心智化的思维形式会出现在非心智化的模式中。下面将描述非心智化的模式。

伪心智化。伪心智化,作为第一种模式,可以被细分为具象的心智化、侵入性的心智化,以及心智化滥用。

具象思维,青少年的具象思维可以以一个青少年女孩为例子来加以说明。在一次过量服用药物后,这位女孩说,自己并不知道为什么要过量服药,她说她只是时不时地尝试自杀:对于她来说,这一切是出乎意料的,就这么发生了,没有意义。然而,通过非常细致的工作和理解之后,我们发现,复杂的情绪和人际关系冲突导致她过量服药。在自杀事件发生之前,一层又一层错误的知觉最终导致情绪升级,她难以控制,冲动进而转化成具体的行为来解决问题。

侵入性的心智化在家庭疗法中很常见。例如,家长错误理解孩子行为背后的心理,而没有尝试去理解孩子的实际感受。举例来说,一位母亲抱怨说,孩子故意用一种带有怒气的方式行事,是因为孩子的父亲具有攻击性(所以孩子就像他爸一样)。只有在认真仔细的工作后才发现,孩子之所以生气实际上是因为被母亲责备和误解,以及孩子感到无论自己做什么,似乎都会惹恼母亲。这位母亲和治疗师单独进行了几次会谈,她谈到前夫抛下她另寻新欢,对此她余怒未消,还有深深的羞耻感和被抛弃感。一旦她理解了自己的感觉,她就能意识到,自己在心里面把前夫和孩子混淆了。

心智化滥用,指某人有能力心智化他人,但滥用了这种能力,目的是操控他人。这种情况通常可以在父母闹离婚或经历婚姻纠纷时看到。孩子的感受被利用、被扭曲,用作对付另一方的武器(阿森和冯纳吉在本书第五章中有探讨)。

假装模式。在非心智化心理状态中,某个人好像是在心智化,会提供丰富的信息和细节,但他与人的互动在情感上却是缺失的、失联的或过度理智的。治疗中,这一点很容易迷惑人,会让人误以为这就是心智化,或者以为这就是好的治疗,然而,这样的情形风险在于,这个人会在这种虚假互动中,感到情感隔离和空虚,因此存在冲动见诸行动的风险。在这种状态下,治疗师首先要意识到这是一种假装模式,然后,要么通过中断滔滔不绝的细节描述、试着把病人拉回感受中,要么评论或询问病人的情感,以此尝试与病人建立深一些的情感联结,比如:"你今天谈了很多你的朋友,以及你与朋友所做的事情,虽然这听起来很重要,但我不由得注意到,你说话的语气很平淡,我想知道你的感受是什么呢?"

对非心智化进行工作

对非心智化进行工作的第一个治疗性挑战是:无论是在家庭,还是个体治疗设置中,都要能在非心智化发生时就注意到它。当病人处在非心智化状态时,重要的是,要注意到这种状态,然后暂停,要意识到这是情绪唤起的迹象,这时病人很容易误解别人所说的话,此时应避免用复杂的观察或诠释,这会过度唤起病人,特别是那些会被其体会为迫害性的诠释则更要小心避免。如果治疗师能与病人情感上联结,帮助他们意识到自己的感受,并在唤起状态之前,帮助他们理解错综复杂的情绪,这样病人就会得到很大的帮助。

治疗技术是关于：理解情绪状态、理解这些情绪状态是如何在人际交往环境中产生、阻止见诸行动、正确理解感觉、处理错误的知觉和扭曲的理解，探索多种可能性。所有这些因素，都有助于涵容唤起的心理状态，而这些也会反过来促进青少年的心智化能力。从技术上讲，我们的工作就是一次又一次地做这些事情，就像盖房子，一块又一块地垒砖。

这些技术也涉及帮助人们反思和心智化与其关系亲近的人的行为。从这个意义上来说，要想处理和挑战青少年对他人的误解或伪心智，就需要帮助青少年自己采取心智化立场，需要帮助他们理解"人的心理状态解释了行为的意义"。

正如贝特曼和冯纳吉在本书第三章中所言，"在移情中工作"，治疗师必须始终意识到移情。意识到反移情也很有用，因为在治疗室内进行工作的时候，反移情感受往往是假装模式首先被觉察到的地方。反移情中的感受也有助于治疗师理解病人的情绪状态。意识到移情和诠释移情也是很有用的。然而不同于精神分析，"在移情中工作"的技术重点在于：对于移情的诠释，应仅限于病人对分析师的情感回应，且能被病人意识到并接受的内容上。而涉及深层次和潜意识焦虑的诠释则不在该技术中使用。

该技术成功的关键在于，治疗师有能力与青少年病人建立情感联结，在于保持心智化的立场和青少年形成正性的联盟。时不时开开玩笑，对这项工作来说也是很重要的，因为幽默发生在象征化的领域，能使人暂时脱离具象的范畴。

心智化家庭治疗的技术在第五章已经谈到过了，这里不再赘述。

治疗的最后阶段

治疗的最后阶段发生在治疗的最后两个月。本阶段的目的是：提升独立性和责任感（Bateman & Fonagy, 2006a）、加强社会关系的稳定性、修通即将到来的分离并巩固治疗效果（见表18-10）。在某些情况下，最好是在一年内逐渐缩减会谈频率，比如在某个时期提供一月两次的会谈，之后再减为一月一次。在此阶段，青少年将收到一个有关其治疗结果的构想说明。这与心智化家庭治疗中最后2个月的工作是类似的。

表18-10　青少年心智化治疗的最后阶段

- 提升独立性和责任感
- 加强社会关系的稳定性
- 修通即将来临的分离
- 巩固成果
- 必要时，在较长一段时期内逐渐减少会谈
- 形成关于结果的构想

危机管理

每位病人都有一份危机方案，包括危机发生时会用到的详细的联系方式，以及可替代的其他方法（见表18-7）。当青少年处于危机中时，会为他提供简短的电话交流，但这并非通过电话进行一次会谈，而是通过电话安排别的会面时间，并在电话里做一些危机评估。有时候，如果危险程度过高，则有必要转介给精神科，或者有必要入院进行短期危机干预。

在病人爆发"情感风暴"的会谈中，关键技术是要和病人保持共情性的同调，避免做复杂的诠释，要持续谈话，尝试澄清其感受、厘清误会。应该避免深度诠释或移情诠释。

最后，谈到危机管理，运用督导和团队非常关键，因为在这样的研讨会里危机可以被集体分担和思考；而治疗师也能得到帮助，去理解加诸他们身上的压力的意义，以及治疗师随时都会体验到的、强烈的反移情感受的意义。

推荐阅读

Bleiberg E: Treating Personality Disorders in Children and Adolescents: A Relational Approach. New York, Guilford, 2001.

Sharp C, Williams LL, Ha C, et al: The development of a mentalization-based outcomes and research protocol for an adolescent inpatient unit. Bull Menninger Clin 73: 311-338, 2009.

Williams LL, Fonagy P, Target T, et al: Training psychiatry residents in mentalization based therapy, in Handbook of Mentalization-Based Treatment. Edited by Allen JG, Fonagy p. New York, Wiley, 2006, pp 223-232.

致谢

我们要特别感谢同事们对于本书所做的贡献，感谢他们对我们的帮助。此外，这本书能够问世，离不开很多同行所提供的想法和观点，他们是埃弗拉因·布莱伯格、露易丝·崔凯、帕斯科·费恩、乔治·杰尔格里、约翰·冈德森、杰里米·福尔摩斯、罗宾·吉赛尔、帕特里克·卢伊滕、琳达·梅斯、卡拉·夏普、玛丽·塔吉特，以及伦敦圣安医院的哈利威克科室的成员们。我们还要特别感谢乔恩·艾伦，他同意采用我们的著作《心智化临床实践》这本书中的词汇表，他也是那本书的主要作者。最后，我要感谢利兹·艾莉森，她对多个章节再次进行了细致的润色，还要感谢萝丝·帕尔默的编辑助理工作，尤其是在文献方面所做的极其有效的工作，我还要对亚历珊德拉·贝特曼表示感谢，她对全书手稿进行了详细认真的检查，并提出了编辑方面的建议。如果没有他们和伦敦大学精神分析学院成员们的贡献，以及美国精神病学出版社的耐心等待，那么本书将永远不会问世。

affect focus　情感焦点

指心智化治疗中所使用的一种干预方式。使用时,治疗师会关注自己和病人所共享的某种情感。无论是治疗师和病人之间的互动,还是团体成员之间的互动,情感都是起决定作用的因素之一。情感焦点指的是隐蔽的,或是处在前意识水平下的那些情感。

alexithymia　述情障碍

指缺乏描述感受的词汇的状态;是进食障碍者和物质滥用者的典型特质。述情障碍是情绪的主观感受成分与语言之间失去联结的情况。

alien self　异化自体

当儿童不能够在养育者心里面"发现"自己被准确地、当作一个有想法意图的个体来表征时,他们就会在自体内部内化一个他者的表征,其特点是扭曲的、具有能动性的。异化自体被内化后,会引发个体对自身的攻击(如自伤行为);被外化后,则会寄住于另一个人,催生出一段成瘾性的人际联结,惧怕会丧失这一(虐待性)个体。

anaclitic personality style　依附型人格类型

具有依附型人格的病人在依赖与需求这两个议题上都存在困难。

attachment　依恋

依恋指的是一个过程,个体在感到害怕、脆弱或病痛时,为了获得保护和安全感而寻求养育者的亲近。儿童寻求的是身体上的接近;而成年人则通过电话联系、语音或是照片就足以恢复安全感。依恋所提供的不仅仅是一个安全港湾,还为个体的探索行为提供了安全基地。这种探索包括对自己和他人心理的探索。参见过度激活的依恋。

attachment trauma　依恋创伤

依恋创伤指在依恋关系中发生的创伤。这种创伤在一定程度上是养育者心智化失败导致的。上述失败之所以是创伤性的,是因为它实质上会在无形中破坏儿童的心智化发展,并损害其安全依恋及情感调节的能力。[①]

borderline personality　边缘型人格

一种以情感失调、人际关系问题、冲动性和带有偏执意味的敏感为特征的障碍。

challenge　挑战

挑战是一种干预方式,目的是让非心智化的状态迅速停止。这种干预方式在正常的治疗性对话范畴内。例如,一位女病人处在非心智化状态之下,因为治疗师向旁边看了一眼而怒吼道:你该看向我、听我说话。治疗师表示自己能够在看向别处的同时倾听她,因为他是一名男性,能够同时进行多项任务。

---

① 改编自Allen等人2008年的著作。在此对Jon Allen致以感谢。

clarification　澄清

以增强心智化为目的的干预方式。进行澄清时,治疗师会对病人的材料进行重构,并增加病人对自己正在交流内容的觉察。

combined therapy　组合治疗

由同一位治疗师进行小组治疗和个体会谈的一种治疗模式。心智化治疗就是按照组合治疗的模式构建的。不过初期研究中运用的是联合治疗模式。

concrete mentalizing　具象心智化

具象心智化指无法领会和注意到自己或是他人的想法、感受及行为,以及想法、感受和行为三者之间关系的一种状态。个体是从情境或身体的角度对(自己或他人的)行为做出解读,而非从感受和想法的角度来理解行为。

concurrent therapy　并行治疗

并行治疗指同时向病人提供团体和个体治疗的一种治疗模式。

conjoint therapy　联合治疗

联合治疗指分别由不同治疗师向同一病人提供个体治疗和团体治疗的一种治疗模式。

contingent responsiveness　因应反应性

养育者对婴儿行为高度响应但并不完美。因应反应性能够促进婴儿注意养育者的心理状态,从而奠定心智化的发展性基础。

dimensions or facets of mentalizing　心智化的维度或剖面

心智化是由一系列进程所构成的,其中包括自体与他人、认知与情感、自动化的或内隐的与受控的或外显的,以及聚焦于内部与聚焦于外部。此外,还可以包括模棱两可的与清晰明确的,此时此地的与此时彼地的等维度。

effortful control 有意控制/自主控制

有意控制/自主控制指一种能力，能够关注处于次要地位的心理过程，同时抑制处于主要地位的心理过程。该能力使得个体在分心的时候仍能集中注意力。这对于情感调节是至关重要的。

egocentrism 自我中心

一种缺乏心智化的模式，将他人的心理状态与自己的心理状态完全等同。

e-imagination or enactment imagination e-想象或活现的想象

指的是一个心理过程，其间个体不仅假设自己的情感状态，还尝试活现这一状态。活现的想象与共情有关。

embodied mentalizing 具身心智化

身体用以填补心智化的失败。具身心智化这一术语涵盖了和一个人的躯体有关的心理状态，包括知觉、和躯体功能有关的认知以及感觉运动知觉。

emotional intelligence 情绪智力

指与心智化情感有关的多层面评估。其中既包括知觉和表达情绪的能力，也包括情绪理解与情绪调节的能力。

empathy 共情

西蒙·巴朗-科恩界定了共情的概念，指识别他人的情绪反应，并以适宜的情绪来回应。从广义上说，心智化是一个比共情更具包容性的概念，既包含对自己的共情，也包括对他人的共情。

excrementalizing 废柴心智化/排泄心智化

扭曲的心智化的俗称，指个体试图心智化，但实际上心智化得非常糟糕，比如，个体将自己弃置在一种抑郁状态中。

explicit mentalizing group　外显心智化团体

指一种心理教育性/过程性的团体,用于增进成员对依恋、心智化、人格障碍,以及其他相关主题的理解。有时也被称为基于心智化的引导性治疗。外显的心智化团体这一概念与内隐的心智化团体相对应。

hyperactive attachment　过度激活的依恋

指依恋系统高度敏感、易于触发,它会导致边缘型人格障碍的核心症状,在这种状况下,刺激依恋系统削弱了个体的心智化能力。

hypermentalizing　过度心智化

将想法、反思和幻想作为回避当前现实的一种手段。该状态与过度警觉、毋庸置疑的假设,以及过度推理有关。

implicit mentalizing group　内隐的心智化团体

团体作为训练成员的心智化的基地。内隐的心智化团体和外显的心智化团体或心理教育团体相对应。

intentionality　意向性

意向性是心理状态的一个显著特征,指这些状态是具有表征性的或是有关于某些事物的。

intergenerational transmission　代际传递

指行为模式在不同代人之间习得和再度活现的交互式进程。比如说,创伤的代际传递是通过不同代际之间一连串的心智化失败得以延续的。

introjective personality style　内射型人格

指病人的主要议题表现为自主性和自我界定。

joint attention 联合注意

指婴儿和养育者共同注意第三方客体的一种互动。联合注意可以培养婴儿的多角度感受力,包括当注意的客体为婴儿自身时,他人对于自体的角度。上述能力的培养对心智化的发展有显著作用。

marked emotion 打了标记的情绪

打了标记的情绪是情绪镜映的一种特征,指养育者对婴儿的情绪加以修正后,表达返回给婴儿。比如说,在对婴儿痛苦情绪的映射中融入关切的表情。打了标记的情绪有助于促进婴儿发展情绪状态的自我表征能力。

mentalizing 心智化

指想象地将自己和他人的行为看作有意图的心理状态,在此基础上知觉并解释自己和他人的行为。也可以简单地理解为"将心理放在心里面"。

mentalizing emotion 心智化情绪

指识别情绪状态及其意义,调节情绪的强度,并从内在和外在的角度表达情绪。心智化情绪对情绪调节至关重要。指处在情绪状态中,同时对情绪进行心智化(心智化了的情感)。

mentalizing region 心智化的脑区

指内侧前额叶和前扣带回交叠的一个区域。在神经影像研究中,被试在参与心智化任务时,该区域呈现出持续的激活。

mentalizing stance 心智化立场

指一种对心理状态求知和好奇的探索性态度,心智化干预致力于促进这一立场。

mentalizing the transference 对移情的心智化

更加明确具体地探索治疗师和病人之间的关系,目的是合作发展出一种不同的角度。这种干预方式的目的并非增进洞察。

metacognition　元认知

元认知是心智化的一个维度，指对思维的思考；其功能在于监察和调节认知进程。

mindblindness　心理盲性

西蒙·巴朗-科恩用该术语描述自闭症病人表现出的心智化缺乏。心理盲性一词也可以延伸到更为短暂、动态的心智化失败上，比如，个体感受到依恋关系受到威胁，就会出现明显的心理盲性状态。

mindfulness　正念

正念是一个佛教概念，指专注于当下。心智化中特别蕴含了对心理的正念。

mind-mindedness　将心比心

伊丽莎白·梅恩斯及其同事所使用的术语，指代养育者将他们的孩子视为心理自主体，并倾向于在话语中提及孩子的心理状态。

mindreading　读心

在心理理论方面的文献中被广泛使用的术语，指对他人心理状态的解读。有的时候，作为心智化的同义词被使用。

mirror neurons　镜像神经元

在观察某个动作或情绪、做出某个动作或体验到某一情绪时，该神经元被激活。它是共情的潜在神经生物学基础。

misuse of mentalizing　心智化的误用

指个体理解心理状态的能力虽然没有受到直接的损伤，但这一理解却在以一种有害的方式被使用。常见的心智化的误用包括出于自利的目的，扭曲他人的感受，以及出于自利的目的而做出共情性理解（如反社会型人格障碍的情况）。个体可能为了他自己的目的而夸大或扭曲他人的感受。

moments of meeting 灵犀一刻

丹尼尔·斯腾及其同事用该术语指心理治疗中主体间关系里那些深邃切中要害的时刻。他们认为这些时刻具有潜在的强大治疗效果。"灵犀一刻"所具有的自发性显示了心智化的精巧本质。

not-knowing stance 不知道的立场

指心智化的立场的一个方面,尊重病人心理状态的不透明性。这一立场与做出毫无根据的假设或解释相对立。

oxytocin 催产素

催产素是一种由下丘脑合成的神经活性激素。该激素会影响大脑中与情绪及社会化行为有关的区域(如杏仁核和扣带回)。催产素对动物的依恋和亲社会行为有所影响,同时它还与人类的信任、慷慨以及对情感状态的观察有关。

parental metaemotion philosophy 父母的元情绪理念

约翰·戈特曼及其同事使用该术语,以指代父母对儿童情感状态的觉察,以及对培养儿童情感觉察能力的关注。父母的元情绪理念与父母的心智化立场相一致。

pedagogy 教育学

乔治·盖尔盖伊及其同事用教育学一词指代人类独特的能力——能够教授和学习文化信息,包括有关心理状态的信息。这一过程是心智化的基础。同时,通过打标记的情绪,对自己的情绪状态有所学习。

prementalizing modes 前心智化模式

一种思考和互动的方式,是心智化的发展性前身,包括心理等价模式、假装模式和目的论模式。

pretend mode 假装模式

是一种前心智化模式下的思考方式。与心理等价模式不同的是,假装模式中心理状态和现实是脱节的；与心智化的区别在于，假装模式和现实的连接不灵活。在心理治疗的伪心智化、理智化、心理学呓语（或者，用哲学家哈利·法兰克福的艺术术语来说，是"艺术-胡扯"）之中，有明显的假装模式。

pseudomentalization　伪心智化

我们并不确切地知道他人心理的具体细节，这本身具有不确定性。伪心智化指的是无法认识到上述不确定性，且倾向于表达对他人心理细节的绝对确定性。这样的个体具有构想心理状态的能力，但这种构想脱离实际的现实状况。可以表现为通过具有侵入性的（不尊重不同个体心理状态之间的分别性或不透明性）；或者过度活跃的（投入过量精力去思考人们是怎么想的）；抑或是以破坏性的、不准确的方式对客观现实予以否认，削弱他人的主观体验（"你在挑衅我"）。伪心智化与假装模式这一功能有关。

psychic equivalence mode　心理等价模式

是一种前心智化模式下的思考方式。对处于精神等价模式的个体而言，现实等同于心理状态，缺乏心理状态的表征性感受。梦境、创伤后的闪回、以及偏执性妄想都属于心理等价模式。

psychological mindedness　心理学头脑

该术语最早出现于讨论病人接受心理动力治疗适宜性的文献中。广义而言，这是一种心智化的倾向。更多被当作一种特质，而非一种心理活动。

psychological unavailability　心理的不可获得性

情感忽视，指缺乏对儿童心理状态的调谐；是一种关键的心智化失败的例证。

reenactment　再度活现

在当下的关系中无意识地重复过往创伤性的关系模式。再度活现是一种心智化失败，涉及再度创伤，并可能置病人于创伤后症状的风险之中。

reflective functioning 反省功能

彼得·冯纳吉及其同事对于心智化能力的操作定义,例如他们在研究中使用的反思功能量表。在一些研究和临床文献中,反省功能作为心智化的同义词被使用。

representingness 表征性

拉杜·博格丹用该术语表明:个体把心理状态感受为用特定的方式对来表征事物。在心理等价模式中,心理状态的表征性缺失了,例如,抑郁的病人不能够将自我谴责理解为一种对抑郁心境的映射,而将其视为客观现实的标示。

secure base 安全基地

安全型依恋的一个方面,依恋关系为探索行为奠定了基础。依恋中的安全基地促进个体对心理现实和外部现实的探索,因此有利于心智化。

self-agency 自主能动性

指具有自主能动性的个体。个体自主能动性是心理状态的一种属性。该能力是在与养育者的互动中、在依恋关系背景下,通过因应性镜映过程逐渐形成的。儿童在养育者的关注中发现了自己:我存在,是因为你想到了我并表征了我。

social cognition 社会认知

一个范围甚广的研究领域,与调节社会关系的心理过程有关,因此其中所涉及的很多知识都与心智化息息相关。

systemizing 组织化

西蒙·巴朗-科恩出了此概念,与共情概念相对立。指一种基于规则理解和预测系统行为的方式。一些自闭症个体会表现出非凡的组织化能力,然而其共情能力却严重受损。

teleological mode 目的论模式

是一种前心智化模式。在目的论模式下,心理状态通过目标导向的行为来表达,而无法通过外显的心理表征（如词语）表达。例如,将自残行为作为表达强烈情感痛苦的一种方式。

theory of mind　心理理论

心理理论是一个广泛的研究领域。该领域关注理解心理的表征性本质之能力的发展。一个明确的例子是:个体解释行为的能力源自错误信念。理论论、模仿论和模块论是解释心理理论发展的三个重要理论观点。

transference tracers　移情追踪

在病人和治疗师的对话中,提示其治疗关系重要性的标识。移情追踪中包含的信息能表明在治疗关系中可能会发生什么。"如果你所有的关系都只维持了大概三个月,那么我们的关系在三个月的时间节点上就需要小心了!"这样的表达温和地暗示了移情,但除非病人做出某种回应,否则不进一步探索。

图书在版编目（CIP）数据

心智化手册 / (英) 安东尼·W. 贝特曼
(Anthony W. Bateman), (英) 彼得·冯纳吉
(Peter Fonagy) 主编 ; 吴明霞主译 . -- 重庆 : 重庆大学
出版社, 2025. 1. -- (鹿鸣心理). -- ISBN 978-7
-5689-4985-9
Ⅰ .R493
中国国家版本馆 CIP 数据核字第 20245B4W91 号

心智化手册
XINZHIHUA SHOUCE

［英］安东尼·W. 贝特曼（Anthony W. Bateman）
　　　　　　　　　　　　　　　　　　　　　　　　主　编
［英］彼得·冯纳吉（Peter Fonagy）

吴明霞　主译
鹿鸣心理策划人 : 王　斌
责任编辑 : 赵艳君　　　版式设计 : 赵艳君
责任校对 : 谢　芳　　　责任印制 : 赵　晟

*

重庆大学出版社出版发行
出版人 : 陈晓阳
社址 : 重庆市沙坪坝区大学城西路 21 号
邮编 : 401331
电话 : (023)88617190　88617185(中小学)
传真 : (023)88617186　88617166
网址 : http: // www. cqup. com. cn
邮箱 : fxk@ cqup. com. cn(营销中心)
全国新华书店经销
重庆市正前方彩色印刷有限公司印刷

*

开本 : 787mm × 1092mm　1/16　印张 : 36.5　字数 : 672 千
2025 年 1 月第 1 版　　2025 年 1 月第 1 次印刷
ISBN 978-7-5689-4985-9　定价 : 168.00 元

Handbook of Mentalizing in Mental Health Practice

edited by

Anthony W. Bateman, Peter Fonagy

First Published in the United States by the American Psychiatric Association, Washington DC, USA.

Copyright © 2012. All rights reserved. 在美国，2012 年首次由美国精神病协会出版英文版。

First Published in China by Chongqing University Press Limited Corporation.. Chongqing Universtity Press Limited Corporation is the exclusive publisher of Handbook of Mentalizing in Mental Health Practice(Copyright © 2012),authored by Anthony Bateman,MA,FRCPsych & Peter Fonagy,PhD,FBA, FMedSci,FAcSS in simplified character Chinese for distribution Worldwide. 在中国，首次由重庆大学出版社出版中文简体版，并在全球发行。

Permission for use of any material in the translated work must be authorized in writing by Chongqing University Press Limited Corporation.

Simplified Chinese edition copyright:2025 Chongqing University Press Limited Corporation

版贸核渝字(2020)第 12 号